# 康复治疗师临床工作指南

## ——神经疾患康复治疗技术

主　编　刘惠林　胡昔权

副主编　朱玉连　姜永梅　陈慧娟

主　审　燕铁斌　吴　毅

顾　问　励建安　宋为群　贾子善

人民卫生出版社

**图书在版编目（CIP）数据**

康复治疗师临床工作指南.神经疾患康复治疗技术/
刘惠林,胡昔权主编.—北京:人民卫生出版社,2019
ISBN 978-7-117-28854-5

Ⅰ.①康⋯　Ⅱ.①刘⋯②胡⋯　Ⅲ.①神经系统疾病
-康复　Ⅳ.①R49②R741.09

中国版本图书馆 CIP 数据核字（2019）第 201531 号

| 人卫智网 | www.ipmph.com | 医学教育、学术、考试、健康，购书智慧智能综合服务平台 |
| 人卫官网 | www.pmph.com | 人卫官方资讯发布平台 |

康复治疗师临床工作指南——神经疾患康复治疗技术

主　　编：刘惠林　胡昔权
出版发行：人民卫生出版社（中继线 010-59780011）
地　　址：北京市朝阳区潘家园南里 19 号
邮　　编：100021
E - mail：pmph @ pmph.com
购书热线：010-59787592　010-59787584　010-65264830
印　　刷：三河市宏达印刷有限公司
经　　销：新华书店
开　　本：787×1092　1/16　印张：30
字　　数：749 千字
版　　次：2019 年 10 月第 1 版　2023 年 12 月第 1 版第 3 次印刷
标准书号：ISBN 978-7-117-28854-5
定　　价：169.00 元

打击盗版举报电话：010-59787491　E-mail：WQ @ pmph.com
（凡属印装质量问题请与本社市场营销中心联系退换）

## 编者（以姓氏笔画为序）

叶大勇（齐齐哈尔市第一医院）

朱玉连（复旦大学附属华山医院）

刘晓艳（宜兴九如城康复医院）

刘惠林（中国康复研究中心）

李　奎（中山大学附属第三医院）

李　睿（中山大学孙逸仙纪念医院）

李勇强（南京医科大学第一附属医院）

李德盛（中国康复研究中心）

杨东宁（宜兴九如城康复医院）

宋　红（湖南师范大学附属第一医院）

张艳明（首都医科大学宣武医院）

陈　颖（海南医学院第一附属医院）

陈　曦（中山大学附属第三医院）

陈慧娟（哈尔滨医科大学附属第一医院）

周　斌（中国康复研究中心）

胡昔权（中山大学附属第三医院）

姜永梅（大连医科大学附属第二医院）

宫本明（神户国际大学）（日本）

宫本陈敏（蓝野大学医疗保健学部）（日本）

焦　龙（昆山市康复医院）

### 秘书

周　斌（中国康复研究中心）（兼）

## 主编简介

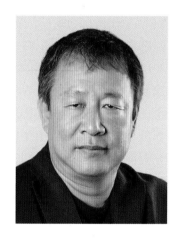

刘惠林，中国康复研究中心北京博爱医院神经系统理学疗法科主任，日本国际医疗福祉大学学士、修士（硕士）并通过日本国家考试获得日本理学疗法执照。

中国康复医学会物理治疗专业委员会副主任委员，中国康复医学会康复治疗专业委员会原副主任委员，中国康复医学会呼吸康复专业委员会常委，中国康复医学会呼吸康复专业委员会危重症康复学组常委，中国医师协会康复医师分会肾康复专业委员会常委，中国研究型医院学会冲击波医学专业委员会常委，中国康复治疗教育国际化物理治疗专家委员会常委，国家卫生和计划生育委员会能力建设和继续教育康复医学专家委员会常委，中国医师协会康复医师分会咨询专家，卫生部"九五公关"项目脑卒中的偏瘫康复PT小组负责人，中国康复医学会全国十佳治疗师，中国康复医学会全国优秀治疗师，人力资源和社会保障部西藏人才培养专家。日本国际医疗福祉大学中国同窗会会长。担任10余部康复书籍主编、副主编及编委。发表20余篇核心期刊学术论文。先后参加了多个康复治疗技术国际认证培训并取得证书，主要致力于脑血管疾病的康复治疗，对于脑出血、脑梗死、脑外伤、神经系统疾病等康复治疗方面经验丰富。

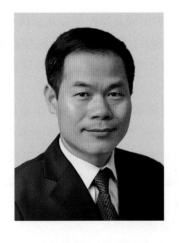

胡昔权,教授、主任医师、博士生导师,中山大学附属第三医院康复医学科副主任、岭南医院康复医学科主任。2018年入选"广东省医学领军人才"。

现任中国康复医学会脑功能检测与调控康复专业委员会副主任委员、中国残疾人康复协会神经伤残康复专业委员会副主任委员、中华医学会物理医学与康复学分会神经康复学组副组长、广东省医学会物理医学与康复学分会主任委员、广东省康复医学会副会长兼神经康复分会会长、广东省医师协会康复科医师分会副主任委员、国家自然科学基金二审专家等。

一直承担中山大学、南方医科大学康复治疗专业"神经康复学"等核心课程的教学任务。目前已培养全日制博士生、硕士生20余人。研究方向为脑损伤后各种功能障碍的康复及其神经可塑性机制。主持各级科研课题18项,其中国家自然科学基金面上项目4项、广东省自然科学基金重点项目1项;已发表论文60余篇,其中SCI论著逾20篇;获2018年中国康复医学会科学技术奖一等奖;主编、副主编《神经康复学》《实用瘫痪康复》等5部专著,参编10余部。

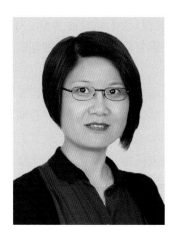

朱玉连,博士、主任治疗师、副教授、硕士研究生导师,复旦大学附属华山医院康复医学科副主任。

现任上海康复医学会物理治疗专业委员会主任委员、中国康复医学会物理治疗专委会副主任委员、中国康复医学会康复治疗专业委员会常委,中国康复医学会物理治疗师资考核专家委员会副主任委员,上海市康复医学会康复治疗师专业委员会副主任委员,中华医学会物理医学与康复学分会康复治疗学组副组长,上海市医学会物理医学与康复学专科分会委员兼秘书,康复治疗学组组长等。擅长各类疾病导致运动功能障碍的评估和物理治疗、急重病及意识障碍患者的早期康复治疗和管理;参与国家"九五""十五""十一五""十二五"攻关课题及国家自然科学基金项目 10 余项,参与省部级课题 11 项,主持国家自然科学基金课题 1 项、上海市科委课题 3 项,各级教育课题 3 项,并作为主要完成者获教育部科学技术进步奖二等奖、上海市科学技术进步奖二等奖、上海医学科技奖二等奖和中国康复医学科技奖一等奖等,获中国康复医学会首届"十佳康复治疗师"和"优秀治疗师"称号,上海市卫生健康委员会"三八红旗手";发表论著近百篇,其中第一作者和通讯作者 SCI 论文 7 篇。主编或副主编 4 本专业图书,参编 8 本教材和书籍。

## 副主编简介

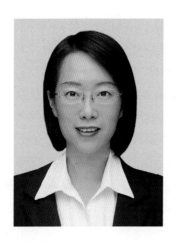

姜永梅,教授、硕士研究生导师,大连医科大学附属第二医院康复医学科主任、康复医学教研室副主任。

现任中华医学会第十一届物理医学与康复学分会心肺康复学组委员,中华医学会临床流行病学分会循证医学学组委员,辽宁省医学会物理医学与康复学分会副主任委员,大连市医学会物理医学与康复学分会副主任委员,大连市甘井子区人大代表。

担任大连医科大学康复医学教研室副主任并主持工作,参与大连医科大学康复治疗学专业教学管理及授课工作,该教研室每年承担康复治疗学、运动康复学等专业课授课200余学时。一直从事脑小血管病及脊髓损伤的科研工作,主持及参与国家级及省级课题5项,发表论文20余篇,其中SCI文章2篇。参编书籍6部,其中主编一部及副主编2部。

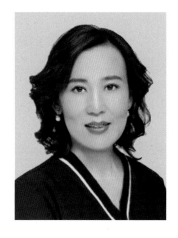

陈慧娟,副主任治疗师,哈尔滨医科大学附属第一医院康复医学科治疗部主任。

现任黑龙江省康复医学会物理治疗专业委员会主任委员,黑龙江省医学会物理医学与康复学分会康复治疗学组组长,中国康复医学会物理治疗专业委员会常委,中国康复医学会康复治疗专业委员会常委,中国康复医学会物理治疗师资质认证考核委员会委员,黑龙江省康复医学会常务理事,黑龙江省医疗保健国际交流促进会运动创伤康复专业委员会副主任委员,黑龙江省医学会物理医学与康复学专业委员会秘书。通过国际本体感觉神经肌肉诱发术(PNF)协会认证 IPNFA4 级(国际 PNF-4 级 A 课程)证书考试。荣获中国康复医学会首届"十佳康复治疗师",黑龙江省首届"优秀康复治疗师"。

主要擅长早期脑卒中、颅脑损伤、骨关节疾病导致功能障碍的评估及物理治疗,急重症早期康复治疗及管理,疑难认知功能障碍及呼吸功能障碍的治疗。主编、参编教材及专著数部,任《中国康复医学杂志》审稿专家。获得黑龙江省自然科学基金,黑龙江省新技术一等奖,哈尔滨医科大学新技术三等奖。发表国家核心期刊专业论文数篇。哈尔滨医科大学康复治疗专业讲课教师及哈尔滨医科大学附属第一医院康复治疗专业临床实习带教负责人。

# 出版说明

2016 年 10 月发布的《"健康中国 2030"规划纲要》将"强化早诊断、早治疗、早康复"作为实现全面健康的路径，在康复相关领域提出了"加强康复医疗机构建设、健全治疗—康复—长期护理服务链"等一系列举措。

康复医疗水平的提升离不开高素质的康复团队，其中，康复治疗师在整个康复环节起着十分关键的作用，而我国康复治疗的专业化教育起步晚，从业人员普遍年轻、缺少经验，水平参差不齐。为了规范、提升康复治疗师的临床工作水平，进而助推康复医疗学科发展，人民卫生出版社与中国康复医学会康复治疗专业委员会及康复专科医院联盟的主要专家一起，在全面调研、深入论证的基础上，组织国内顶尖的康复治疗师、康复医师编写了这套康复治疗师临床工作指南。

该套丛书包括 16 个分册，在编写委员会的统一部署下，由相关领域的 300 多位国内权威康复治疗师与康复医师执笔完成，为了进一步保障内容的权威性，在编写过程中还特邀了一大批业界资深专家担任主审及顾问。

该套丛书强调理论与实践相结合，注重吸纳最新的康复实用技术，突出实践操作以解决临床实际问题。具体编写过程中以临床工作为核心，对操作要点、临床常见问题、治疗注意事项进行重点讲述，特别是对治疗中容易发生的错误进行了详细的阐述，同时通过案例分析，给出相应科学的、安全的治疗方案，以促进康复治疗师对康复治疗技术有更好的认识和临床运用的能力。

本套丛书有助于满足康复治疗师、康复医师的需求，对康复相关从业人员也有重要的指导意义。

# 康复治疗师临床工作指南编委会

**主任委员**

燕铁斌　席家宁

**委　　员**（以姓氏笔画为序）

万　勤　万桂芳　卫冬洁　王于领　公维军　朱　毅　朱利月　刘巧云
刘晓丹　刘惠林　米立新　闫彦宁　江钟立　肖　农　沈　滢　张庆苏
张志强　陈文华　武继祥　赵正全　胡昔权　姜志梅　贾　杰　候　梅
徐　文　徐开寿　高晓平　席艳玲　黄　杰　黄昭鸣　黄俊民　梁　崎

**编委会秘书**

吴　伟　郄淑燕

**特邀审稿专家及顾问**（以姓氏笔画为序）

丁绍青　丁荣晶　于　萍　万　萍　马　明　马丙祥　王　刚　王　彤
王　琳　王　磊　王人卫　王乐民　王宁华　王丽萍　王伯忠　王国祥
王惠芳　卜卫国　亢世勇　方　新　叶红华　丘卫红　冯　珍　冯晓东
朱　庆　朱登纳　任爱华　华桂茹　刘　浩　刘　慧　闫　燕　闫彦宁
关雄熹　许光旭　孙启良　孙喜斌　麦坚凝　严　静　杜　青　杜晓新
李　奎　李奎成　李胜利　李晓捷　杨亚丽　励建安　吴　毅　吴卫红
何成奇　何兆邦　沈玉芹　宋为群　宋宗帅　张　通　张　婧　张　锐
张长杰　张玉梅　张晓玉　陆　晓　陈　翔　陈丽霞　陈卓铭　陈艳妮
陈福建　林　坚　林国徽　欧阳财金　岳寿伟　周　涛　周士枋　周贤丽
周惠嫦　郑宏良　单春雷　赵　澍　赵振彪　郝会芳　胡大一　胡继红
姜志梅　敖丽娟　贾　杰　贾子善　顾　新　徐　静　徐洁洁　高　颖
郭　兰　郭凤宜　郭红生　郭险峰　唐久来　黄昭鸣　黄晓琳　黄锦文
常冬梅　梁　兵　梁兆麟　韩在柱　韩丽艳　韩德民　喻传兵　喻洪流
谢　青　谢欲晓　窦祖林　褚立希　蔡永裕　燕铁斌　魏　全　魏国荣

# 康复治疗师临床工作指南目录

# 前　言

随着中国康复事业的发展,康复治疗技术越来越受到重视。在众多康复治疗技术中,神经系统疾病康复治疗是目前重要的治疗技术,其治疗领域代表疾病有脑血管病、帕金森病、运动失调症、脑性瘫痪、神经系统变性疾病、脊髓损伤等。

神经系统疾病在我国发病率和致残率均较高,给社会和家庭带来了巨大负担。康复治疗技术是治疗功能障碍的重要手段,但是这类书籍偏少,甚至没有一本专业性强的治疗专著。在人民卫生出版社和该领域全国康复专家的大力支持下,终于编写完成《康复治疗师临床工作指南——神经疾患康复治疗技术》。

本书编者均工作在临床一线,他们将最新的理念与技术介绍给大家,并依照治疗需要,对相关的病理机制、治疗原理及危险因素进行解释,再结合急性期与慢性期的特点,将相关的评估方法和治疗理念展示给大家。

本书共十二章,分别阐述神经康复概论、神经康复常用技术及各单病种康复评定与治疗。内容翔实,图文并茂,易懂、易学、易上手,是一本值得推荐给治疗师人手一册的工具书。

本书可能还存在许多不足之处,望大家批评指正。

最后,感谢参与本书策划以及出版的各位编者。

刘惠林　胡昔权

2019 年 6 月

# 目　录

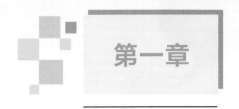

# 第一章

# 神经康复概论

## 第一节　神经系统的生理基础及解剖结构

神经系统由位于颅腔内的脑和椎管内的脊髓及遍布全身的周围神经所组成,调节和控制全身各器官系统的活动,使人体成为一个完整的独立统一体,以适应多变的外界环境。人类的神经系统在机体内居主导地位,是一切生理和思维活动的物质基础。

### 一、生理基础

#### （一）神经元（神经细胞）

神经元是神经系统的基本结构和功能单位,由细胞体和突起两部分构成(图 1-1-1)。神经元的突起分为树突和轴突,树突较短但分支较多,它接受信息并将冲动传至细胞体。传递信息的结构为轴突,每个神经元只发出一条轴突,轴突的远端可分成数支,分别以终末小体终于其他神经元。

根据突起的数目,可将神经元分为单极神经元、双极神经元和多极神经元。

根据神经元的功能,可分为感觉神经元、运动神经元和联络神经元。

根据突触所含化学递质不同,可分为乙酰胆碱能神经元、去甲肾上腺素能神经元、多巴胺能神经元、5-羟色胺能神经元等。

#### （二）神经胶质细胞

神经胶质细胞(图 1-1-2)包绕在神经元周围,分隔不同功能的神经元,其数目是神经元 10~50 倍。主要对神经元有支持、绝缘、营

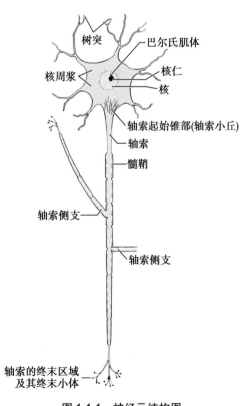

图 1-1-1　神经元结构图

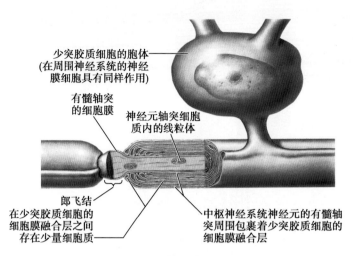

少突胶质细胞的胞体
(在周围神经系统的神经膜细胞具有同样作用)

有髓轴突的细胞膜

神经元轴突细胞质内的线粒体

郎飞结
在少突胶质细胞的细胞膜融合层之间存在少量细胞质

中枢神经系统神经元的有髓轴突周围包裹着少突胶质细胞的细胞膜融合层

图 1-1-2　神经胶质细胞

养、修复损伤和保护等作用,构成轴突的髓鞘,并参与形成血脑屏障。

神经胶质细胞分为:小胶质细胞、星形胶质细胞、少突胶质细胞、施万细胞。

（三）神经纤维

神经元较长的突起(主要是轴突)及套在外面的鞘状结构称神经纤维,神经纤维末端的细小分支叫神经末梢。

根据是否有神经胶质细胞卷绕形成髓鞘,分为有髓神经纤维和无髓神经纤维,神经纤维直径越大传导速度越快,有髓神经纤维存在郎飞结,为跳跃性传导,传导速度比无髓神经纤维快(图 1-1-3)。

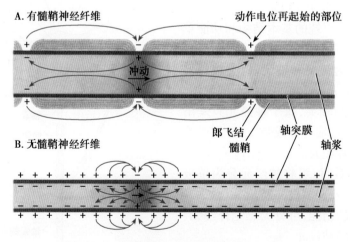

A. 有髓鞘神经纤维

动作电位再起始的部位

冲动

B. 无髓鞘神经纤维

郎飞结
髓鞘
轴突膜
轴浆

图 1-1-3　有髓神经纤维与无髓神经纤维传导

神经纤维主要有两方面作用,一方面神经纤维通过释放递质来改变所支配组织的功能活动,另一方面通过释放某些神经营养因子调整所支配组织的内在代谢活动,影响其结构、生化和生理功能。如神经受损后其支配的肌肉会发生明显的萎缩。

（四）突触传递

神经元间通过突触相互联系,通常是一个神经元的轴突与另一个神经元的树突或胞体借突触发生联系,神经冲动由一个神经元通过突触传递到另一个神经元。神经系统内的突触可分为两类,少数为电突触,大部分为化学性突触。

（五）神经递质和受体

神经递质是化学性突触传递的媒介物,而神经递质需要作用于相应的受体才能完成信息的传递,所以,神经递质和受体是化学性突触传递的物质基础。

1. 中枢神经递质 由中枢神经系统内的突触前神经元末梢释放,作用于突触后膜受体的递质。

（1）乙酰胆碱(acetylcholine,Ach):存在于脊髓前角运动神经元、脑干网状结构上行激动系统、丘脑、纹状体、边缘系统等部位,与感觉、运动、学习记忆等活动有关。

（2）单胺类:包括去甲肾上腺素(norepinephrine,NE)、肾上腺素(epinephrine,E)、多巴胺(dopamine,DA)、5-羟色胺(serotonin,5-HT)、组胺等。

（3）氨基酸类:包括门冬氨酸以及谷氨酸(glutamate,Glu),为兴奋性递质,甘氨酸(闰绍细胞释放)以及 γ-氨基丁酸(γ-aminobutyric acid,GABA),为抑制性递质。

（4）神经肽类:包括脑肠肽、阿片肽、P 物质(与痛觉传入有关)等。

2. 外周神经递质 由外周神经末梢释放,作用于节后神经元或效应器细胞膜受体的递质。几乎所有的外周神经递质都可以在中枢神经系统中找到。

3. 受体

（1）胆碱能受体:能与 Ach 特异性结合的受体称胆碱能受体,包括 M 受体(毒蕈碱样受体)和 N 受体(烟碱样受体)。

（2）肾上腺素能受体:能与 E 或 NE 结合的受体称肾上腺素能受体。

（3）其他:多巴胺受体、5-羟色胺受体、甘氨酸受体等。

（六）反射活动的基本规律

1. 中枢神经元的联系方式 主要有单线式联系、辐散式联系(多见于传入通路)、聚合式联系(多见于传出通路)、链锁式联系、环式联系(正反馈、负反馈、后发放的结构基础)。

2. 中枢兴奋传递特征 单向传递、突触延搁、总和(包括时间性与空间性总和)、兴奋节律的改变、后发放、对内环境变化敏感和易疲劳。

3. 中枢抑制

（1）突触后抑制:包括交互抑制(保证各种反射活动的协调一致)和回返性抑制(负反馈抑制)。

（2）突触前抑制:对感觉传入活动的调节起作用。

二、解剖结构

（一）神经系统的活动方式

神经系统的活动方式是反射,反射活动的形态基础是反射弧,它包括感受器、传入神经、反射中枢、传出神经和效应器五个部分,反射弧任何一部分损伤,反射即出现障碍,如肌肉瘫痪、皮肤感觉丧失等。

1. 浅反射 如腹部反射、提睾反射、跖反射、肛门反射等。

2. 深反射 如肱二头肌反射、膝腱反射等。深反射减弱或消失见于下运动神经元病变,深反射亢进是上运动神经元损害的重要体征。

3. 病理反射 当椎体束损害时才出现的各种异常反射,是一种原始反射的释放。如 Babinski 征、Chaddock 征等。

（二）运动系统

运动系统由上运动神经元(锥体束)、下运动神经元(周围性)、锥体外系、小脑系统四个部分组成。

（三）感觉系统

感觉系统是机体感受各种刺激的结构。有特殊感觉包括视、听、嗅、味；一般感觉包括浅感觉，即来自皮肤和黏膜的痛觉、温度觉、触觉；深感觉，即来自肌腱、肌肉、骨膜、关节的运动觉、位置觉和振动觉；复合觉（顶叶皮质感觉），即实体觉、图形觉、两点辨别觉、定位觉、重量觉等。

（四）脑

脑位于颅腔内，分为端脑、间脑、小脑、脑干（中脑、脑桥、延髓）四个部分（图 1-1-4）。

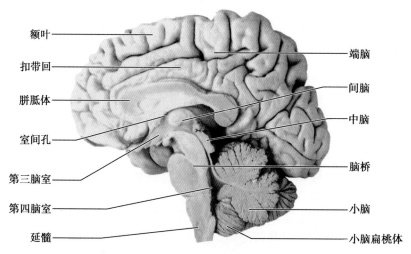

图 1-1-4  脑正中矢状面

1. 端脑  端脑主要由左、右大脑半球构成，连接两半球的是胼胝体，大脑半球内的腔隙为侧脑室，表面灰质为大脑皮质，深部白质为髓质，髓质内的灰质核团为基底核，还包括位于大脑内侧面的边缘叶（扣带回、海马旁回、海马、齿状回）。端脑有五个叶，即额叶、顶叶、枕叶、颞叶、岛叶。

（1）大脑皮质功能区（图 1-1-5、图 1-1-6）

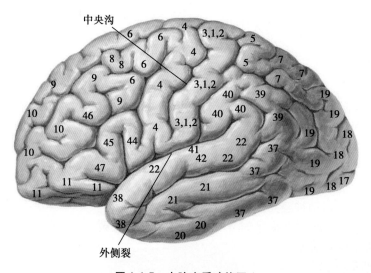

图 1-1-5  大脑皮质功能区 1

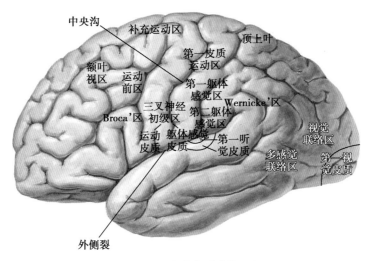

图 1-1-6　大脑皮质功能区 2

1）第Ⅰ躯体感觉区：中央后回、中央旁小叶后部（3、1、2区），接受背侧丘脑腹后核传入的对侧半身浅、深感觉。

特点：上下颠倒，但头部是正的；左右交叉；身体各部在该区投射范围的大小取决于该部感觉敏感程度。

2）第Ⅰ躯体运动区：中央前回、中央旁小叶前部（4、6区），发出纤维组成锥体束，参与对骨骼肌运动管理。

特点：上下颠倒，但头部是正的；左右交叉，一些与联合运动有关的肌则受两侧运动区的支配，如面上部肌、躯干肌、呼吸肌；身体各部分投影区的大小取决于功能的重要性和复杂程度。

3）视区：距状沟上、下方的枕叶皮质（17区），一侧视觉区接受双眼同侧半视网膜来的冲动。

4）平衡觉区：中央后回下端。

5）嗅觉区：海马旁回钩的内侧部及其附近。

6）味觉区：中央后回下部（43区）。

7）内脏运动中枢：边缘叶。

8）语言中枢：A. 运动性语言中枢，额下回后部-Broca区（44、45区）；B. 书写中枢，额中回后部（8区）；C. 听觉性语言中枢，颞上回后部（22区）；D. 视觉性语言中枢（阅读中枢），角回（39区）。

9）听觉区：颞横回（41、42区）。

（2）基底核：基底核是埋藏在大脑白质深部的灰质神经细胞核团，包括纹状体（含尾状核和豆状核）、屏状核和杏仁核。豆状核又分为壳核和苍白球。主要功能是维持骨骼肌的张力，协调肌群运动（图1-1-7）。基底核病变主要的临床表现是不自主运动及肌张力改变，多见于变性疾病。

（3）大脑髓质

1）联络纤维：连结同侧大脑半球的纤维，包括弓状纤维、上纵束、下纵束、钩束、扣带。

2）连合纤维：即胼胝体、前联合、穹窿联合。

3）投射纤维：主要是内囊。

4）边缘叶：由隔区、扣带回、海马旁回、钩、及其深面的海马、齿状回、颞极和脑岛前部构

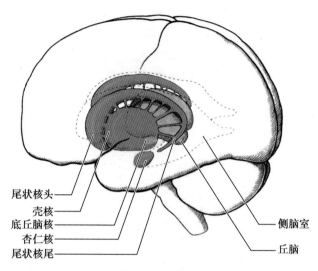

尾状核头

壳核

底丘脑核

杏仁核

尾状核尾

侧脑室

丘脑

图 1-1-7　基底核

成,呈"C"形环绕在胼胝体周围,其功能与控制调节内脏和内分泌活动有关。

5)内囊:位于丘脑、尾状核和豆状核之间的白质区,是由上、下行的传导束密集而成,通往大脑皮层的运动神经纤维和感觉神经纤维,均经内囊向上呈扇形放射状分布,水平切面呈向外开放"V"形,分前肢、膝部和后肢三部分(图 1-1-8)。一侧内囊损伤,产生"三偏"症状:对侧偏身感觉丧失(丘脑中央辐射损伤)、对侧偏瘫(皮质核束、皮质脊髓束损伤)、两眼视野对侧同向性偏盲(视辐射受损)。

(4)侧脑室:侧脑室借左、右室间孔与第三脑室相通。

前角——伸向额叶

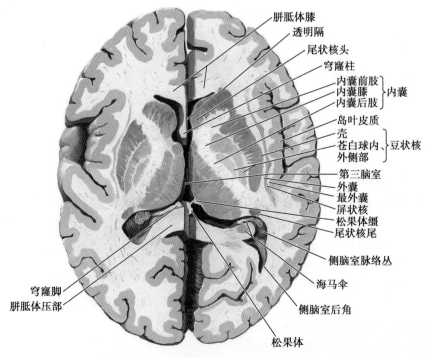

胼胝体膝

透明隔

尾状核头

穹窿柱

内囊前肢

内囊膝　　内囊

内囊后肢

岛叶皮质

壳

苍白球内、　豆状核

外侧部

第三脑室

外囊

最外囊

屏状核

松果体缰

尾状核尾

侧脑室脉络丛

海马伞

侧脑室后角

穹窿脚

胼胝体压部

松果体

图 1-1-8　内囊

后角——伸入枕叶

下角——伸至颞叶

中央部——位于顶叶内

（5）脑脊液

1）脑脊液：主要由脑室脉络丛产生，充满于脑室和蛛网膜下隙，无色透明，成人总量约150ml。脑脊液处于不断产生、循环和回流的平衡状态。对脑和脊髓具有营养、缓冲震动、调节颅内压和起保护作用。

2）脑脊液循环途径：左、右侧脑室（脉络丛）→室间孔→第三脑室（脉络丛）→中脑水管→第四脑室（脉络丛）→正中孔和左、右外侧孔→蛛网膜下隙→蛛网膜粒→上矢状窦→回流入血液（图1-1-9）。

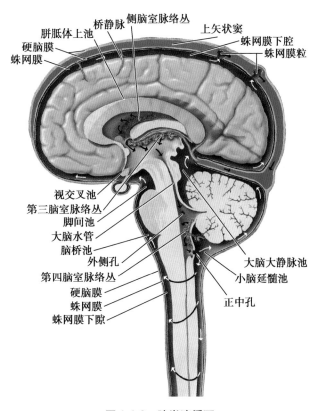

图1-1-9　脑脊液循环

（6）额叶

1）解剖：大脑半球表面的前1/3，前端为额极，外侧面以中央沟与顶叶为界，底面以外侧裂与颞叶为界，内侧面以扣带沟与扣带回为界；中央沟前有中央前沟，两沟之间为中央前回，是大脑皮质运动区；中央前回前方从上向下以额上沟及额下沟为界，分额上回、额中回和额下回。

2）损害表现及定位

A. 精神症状——额极；

B. 瘫痪——中央前回；

C. 言语障碍——优势半球额下回后部（Broca区）；

D. 书写障碍——优势半球额中回后部（书写中枢）；

E. 共同偏视——额中回后部皮质侧视中枢；

F. 强握及摸索反射——额上回后部近中央前回处；

G. 额叶性共济失调——额桥小脑束损害；

H. Foster-Kennedy 综合征——见于额叶底面肿瘤；

I. 其他。

（7）顶叶

1）解剖：位于中央沟之后，顶枕裂于枕前切迹连线之前。在中央沟和中央后沟之间为中央后回，是大脑皮质感觉区。横行的顶间沟将顶叶余部分为顶上小叶和顶下小叶。顶下回包括围绕外侧裂末端的缘上回和围绕颞上沟终点的角回。

2）损害表现及定位

A. 皮层感觉障碍——中央后回及顶叶后部上方病变所致；

B. 体象障碍（包括自体认识不能和病觉缺失）——右侧顶叶邻近角回损害；

C. 古茨曼综合征——优势半球顶叶角回损害所致（a. 计算不能：失算症；b. 手指失认症；c. 左右辨别不能：左右失认症；d. 书写不能：失写症）；

D. 失用症（a. 运动性失用症；b. 意念性失用症；c. 结构性失用症；d. 意念运动性失用症）；

E. 视野改变——顶叶深部的视放射纤维损害。

（8）颞叶

1）解剖：位于外侧裂之下，中颅窝和小脑幕之上，其前方为额叶，上方为额顶叶，后方为枕叶。颞上沟颞中沟颞下沟将颞叶分为颞上回、颞中回、颞下回，颞上回的尾端斜行卷入外侧裂为颞横回。

2）损害表现及定位

A. 感觉性失语——颞上回的后部（Wernicke 区）语言中枢损害所致；

B. 命名性失语——颞中、下回后部损害所致；

C. 颞性癫痫——海马钩回；

D. 听力障碍——颞横回、颞上回；

E. 视野改变——颞叶深部。

（9）枕叶

1）解剖：位于大脑半球后部，在枕顶裂和枕前切迹连线的后方，其后端为枕极。枕叶内侧面由距状裂分为楔回和舌回。距状裂周围的皮质为视觉中枢，亦称纹状区。

2）损害表现及定位：A. 视野改变（a. 偏盲，一侧视中枢病变可产生对侧同向性偏盲，而视中心不受影响称黄斑回避；b. 象限盲，距状裂以下舌回损害，可产生对侧同向性上象限盲，距状裂以上楔回损害，可产生对侧同向性下象限盲；c. 皮质盲，双侧视觉中枢病变产生全盲，但对光反射存在）；B. 视幻觉，为视中枢刺激性病变所致；C. 视觉失认，见于左侧纹状体周围及角回病变；D. 视物变形，见于视觉中枢及顶、颞、枕交界区病变（图 1-1-10）。

2. 间脑　间脑位于中脑和大脑半球之间，间脑内的腔为第三脑室，包括丘脑（背侧丘脑）、下丘脑、上丘脑、后丘脑及底丘脑五部分。

（1）丘脑：又称背侧丘脑，丘脑病变时，可产生丘脑综合征，包括对侧偏身感觉障碍，对侧偏身自发性疼痛，对侧偏身感觉过敏或感觉过度，对侧面部表情运动障碍，对侧偏身不自主运动。

（2）后丘脑：包括内外侧膝状体，内侧膝状体接受下丘来的听觉纤维，外侧膝状体接受视束的传入纤维。

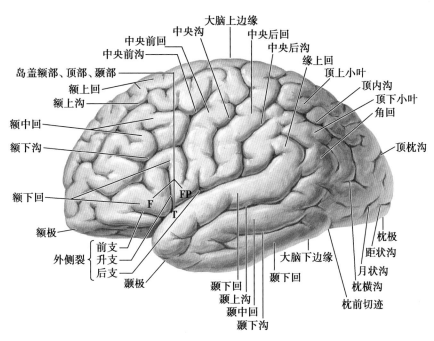

图 1-1-10　各脑叶分区

（3）下丘脑：位于背侧丘脑前下方,分泌加压素和缩宫素,是人体较高级的神经内分泌及自主神经整合中枢,是维持机体内环境稳定和控制内分泌功能活动的重要结构,对体温、摄食、水和电解质平衡、内分泌、情绪改变起重要调节作用。

（4）上丘脑：位于第三脑室顶部周围,其功能与嗅觉、视觉有密切联系。上丘脑病变常见于松果体肿瘤,可出现由肿瘤压迫中脑四叠体而引起帕里诺综合征。

（5）底丘脑：一侧底丘脑核受损,可产生对侧肢体,尤其上肢较为显著的、不自主的舞蹈样动作。

3. 小脑　小脑位于颅后窝（图 1-1-11）,在小脑幕下方,脑桥及延髓的背侧,借助上脚（结合臂）、中脚（桥臂）、小脑下脚（绳状体）分别与中脑、脑桥、延髓相连。主要功能是调节躯体平衡、调节肌肉张力（肌紧张）、协调随意运动。

（1）小脑结构

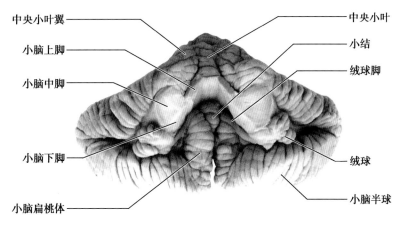

图 1-1-11　小脑

1）外部结构:小脑的中央为小脑蚓部,两侧为小脑半球,小脑下面靠小脑蚓部两侧小脑半球突起称小脑扁桃体。

2）内部结构:小脑的表面是一层灰质,叫做小脑皮质;皮质的下方是小脑髓质,由出入小脑的神经纤维和4对深部核团组成。

（2）小脑传导通路

1）小脑的传入纤维来自大脑皮质、脑干(前庭核、网状结构及下橄榄核等)和脊髓,主要有脊髓小脑束、前庭小脑束、橄榄小脑束、顶盖小脑束等。所有传入小脑的冲动均通过小脑的3个脚进入小脑,终止于小脑皮质和深部核团。

2）小脑的传出纤维发自小脑深部核团(主要为齿状核、顶核),经过小脑上脚离开小脑,再经过中间纤维神经元(前庭外侧核、红核、脑干的网状核和丘脑核团)达到脑干的脑神经核及脊髓前角细胞。

（3）小脑分叶和功能:根据小脑纤维联系和功能可分为绒球小结叶(原小脑或古小脑或前庭小脑),主要调整肌紧张,维持身体平衡;小脑前叶(旧小脑或脊髓小脑),主要控制肌肉的张力和协调;小脑后叶(新小脑),主要协调随意运动。

（4）小脑损害定位体征

1）小脑蚓部受损:主要表现为头部和躯干的共济失调,可有言语缓慢,眼球水平震颤,头、颈及身体的姿势性震颤,直立障碍,向前、后倾倒,步态蹒跚,肢体共济失调症状不明显。

2）小脑半球受损:主要表现为四肢的共济失调,可有构音障碍,爆发性言语,写字过大,动作分节或过度,指鼻及跟膝胫试验不稳、不准,轮替运动笨拙,伴有意向性震颤,肌张力低,Romberg征向病侧倾倒。

3）小脑脚受损:上脚损害表现为意向震颤;中脚损害以运动障碍为主;下脚损害可伴有同侧痛、温觉障碍,软腭麻痹,Horner综合征,对侧偏身痛、温觉障碍。

4. 脑干　脑干位于颅后窝、小脑腹侧,包括中脑、桥脑和延髓。中脑向上与间脑相连,桥脑居中,延髓向下与脊髓相连。

（1）脑干的外形

1）腹侧面(图1-1-12):延髓腹侧面-锥体(前正中裂两侧)、锥体交叉(锥体下端)、橄榄(锥体外侧)。脑桥腹侧面-基底部,其正中线上有基底沟,基底部两侧逐渐缩窄延为小脑中脚,连接小脑。中脑腹侧面-大脑脚(一对柱状结构,由锥体系纤维构成)、脚间窝(大脑脚之间)。

2）背侧面

延髓背侧面——后正中沟两侧有薄束结节(内侧)、楔束结节(外侧)。

脑桥背侧面——与延髓背侧面上部共同形成菱形窝(第四脑室底部)。

中脑背侧面——四叠体(上丘是视觉反射中枢、下丘是听觉反射中枢)。

3）第四脑室:位于小脑和脑干间,向上经中脑水管通第三脑室,向下经延髓中央管通脊髓中央管,并借正中孔和外侧孔与蛛网膜下隙相通。

（2）脑干的内部结构

1）脑干的神经核(灰质):共10对,分布在中脑、桥脑及延髓中。中脑有第Ⅲ、Ⅳ对脑神经核;桥脑有Ⅴ、Ⅵ、Ⅶ、Ⅷ对脑神经核;延髓有Ⅸ、Ⅹ、Ⅺ、Ⅻ对脑神经核。

2）非脑神经核:传导深感觉的薄束核与楔束核,与椎体外系有关的红核、黑质。

3）脑干的传导束(白质):包括上下行纤维束。

上行纤维束:包括内侧丘系(传导本体感觉和精细触觉至背侧丘脑)、脊髓丘系(传导躯干四肢的痛、温、触觉)、三叉丘系(传导头面部皮肤黏膜及牙齿的痛温触觉)。

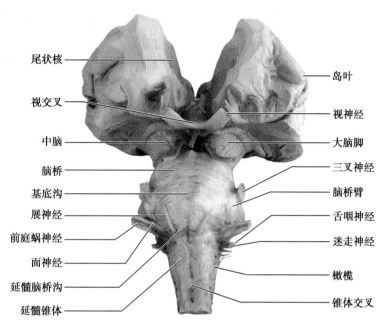

尾状核

视交叉

中脑

脑桥

基底沟

展神经

前庭蜗神经

面神经

延髓脑桥沟

延髓锥体

岛叶

视神经

大脑脚

三叉神经

脑桥臂

舌咽神经

迷走神经

橄榄

锥体交叉

图 1-1-12　脑干腹侧面

下行纤维束:包括皮质脊髓束(锥体束,管理躯干、四肢的随意运动)、皮质核束(管理头面部的随意运动)、其他起自脑干的纤维束(红核脊髓束、前庭脊髓束、顶盖脊髓束、网状脊髓束)。

(3)脑干的网状结构:分布在脑干中轴,由胞体和纤维交错排列形成的"网状"区域。其主要功能是通过上行激动系统传导非特异性冲动,使大脑皮质保持意识水平、清醒状态,通过网状脊髓束参与运动调节,通过网状结构内的生命活动中枢,保证心、血管活动及呼吸活动。

(4)脑干的生理功能:中脑支配眼球的运动,参与瞳孔反射和锥体外系运动的控制;桥脑接受头面部感觉、听觉和前庭觉的传入,支配口、面部肌肉及眼外肌的运动;延髓接受味觉和各种内脏感觉的传入,参与调节内脏运动与唾液腺的分泌,支配咽、喉、舌肌的运动,并对维持机体正常呼吸、循环等起重要作用,被称为"生命中枢"。

（五）脊髓

1. 脊髓的外形

(1)脊髓的位置及外形:脊髓位于椎管内,是脑干向下延伸的部分,上端与延髓在枕骨大孔处相连,下端形成脊髓圆锥至第一腰椎体下缘,少数成人及新生儿可达第三腰椎体下缘,占据椎管的 2/3,全长约 45cm,有两个膨大,即颈膨大($C_5 \sim T_2$)及腰骶膨大($L_1 \sim S_2$),分别发出支配上肢和下肢的神经根。$L_2$ 以下的腰、骶、尾神经的神经根在出相应椎间孔之前,在椎管内垂直下行包绕于终丝周围聚集成束,形成马尾(图 1-1-13)。

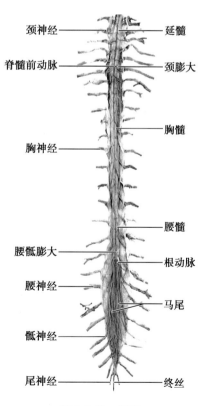

颈神经

脊髓前动脉

胸神经

腰骶膨大

腰神经

骶神经

尾神经

延髓

颈膨大

胸髓

腰髓

根动脉

马尾

终丝

图 1-1-13　脊髓

脊神经共有 31 对,每对脊神经所连的一段脊髓,称一个脊髓节段,脊髓共 31 个节段,即 $C_8$、$T_{12}$、$L_5$、$S_5$、$C_{01}$。

（2）脊髓的节段性与椎体的对应关系:在个体生长发育过程中,脊髓与椎体的生长速度并不一致,在成人达第一腰椎下缘或第二腰椎(图 1-1-14)。了解脊髓节段与椎体的对应关系,对临床诊断及治疗具有一定的指导意义(表 1-1-1)。

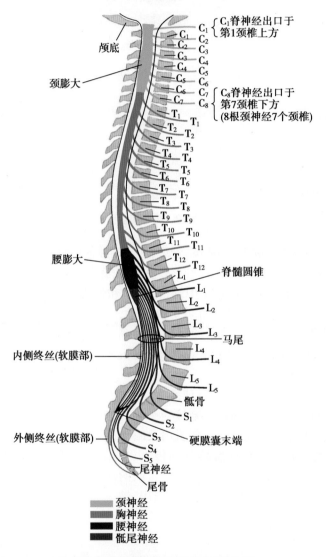

图 1-1-14　脊髓与椎体的对应关系图

表 1-1-1　脊髓节段与椎体的对应关系

| 脊髓节段 | 与同序数椎体对应关系 | 脊髓节段 | 与同序数椎体对应关系 |
| --- | --- | --- | --- |
| $C_1 \sim C_4$ | 与同序数椎体同高 | $T_9 \sim T_{12}$ | 比同序数椎体高 3 个椎骨 |
| $C_5 \sim T_4$ | 比同序数椎体高 1 个椎骨 | $L_1 \sim L_5$ | 平对第 10~12 胸椎体 |
| $T_5 \sim T_8$ | 比同序数椎体高 2 个椎骨 | $S_1 \sim C_0$ | 平对第 1~2 腰椎体 |

2. 脊髓的内部结构　脊髓由灰质和白质两大部分构成(图 1-1-15)。

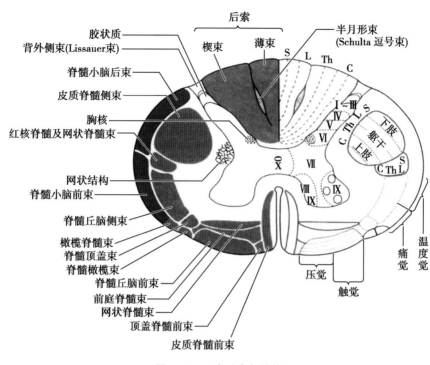

图 1-1-15　脊髓内部结构

（1）灰质：脊髓中央部有中央管，围绕中央管可见 H 形或蝶形的灰质，脊髓灰质是神经元胞体和突起、神经胶质和血管等的复合体，主要由大量形态、功能各不相同的神经元胞体聚集而成，形成神经核团。

1）前角：主要由运动神经元构成，形成脊神经前根，支配骨骼肌的随意运动。

2）后角：其神经元构成感觉性神经核团，主要接受来自脊神经后根感觉纤维传入的信息。

3）侧角：主要含中、小型的交感神经节前神经元胞体，为交感神经的低级中枢。在骶 2~4 脊髓节段无侧角，但含副交感神经的节前神经元胞体，称骶副交感核，为副交感神经的低级中枢。

（2）白质：白质位于灰质的外周，主要由长的上行纤维束和下行纤维束以及短的固有束组成。分为 3 个索，前索：位于前正中裂与前外侧沟之间，外侧索：位于前、后外侧沟之间，后索：位于后外侧沟和后正中沟之间。

1）上行纤维束（感觉传导束）：薄束和楔束、脊髓小脑前束和脊髓小脑后束、脊髓丘脑束（图 1-1-16）。

2）下行纤维束（运动传导束）：主要含管理骨骼肌运动的下行传导束为锥体系（皮质脊髓束）和锥体外系（红核脊髓束与前庭脊髓束等）

3. 脊髓的功能

（1）反射功能：脊髓反射指脊髓的固有反射，其反射弧不经过脑，但要接受脑的控制，属低级反射。临床上常用的深浅反射均有相应的脊髓定位（表 1-1-2、表 1-1-3）。

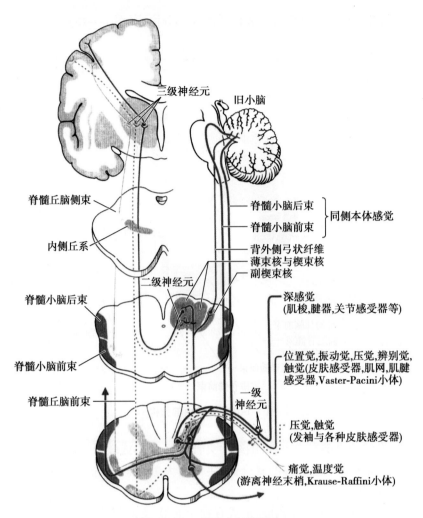

图 1-1-16　脊髓上行传导束

三级神经元

旧小脑

脊髓丘脑侧束

内侧丘系

脊髓小脑后束
脊髓小脑前束
同侧本体感觉

背外侧弓状纤维
薄束核与楔束核
副楔束核

二级神经元

深感觉
(肌梭,腱器,关节感受器等)

脊髓小脑后束

脊髓小脑前束

位置觉,振动觉,压觉,辨别觉,
触觉(皮肤感受器,肌网,肌腱
感受器,Vaster-Pacini小体)

脊髓丘脑前束

一级
神经元

压觉,触觉
(发袖与各种皮肤感受器)

痛觉,温度觉
(游离神经末梢,Krause-Raffini小体)

| 表 1-1-2　浅反射及脊髓定位 | |
| --- | --- |
| 反射名称 | 脊髓定位 |
| 上腹壁反射 | $T_{7\sim8}$ |
| 中腹壁反射 | $T_{9\sim10}$ |
| 下腹壁反射 | $T_{11\sim12}$ |
| 提睾反射 | $L_{1\sim2}$ |

| 表 1-1-3　深反射及脊髓定位 | |
| --- | --- |
| 反射名称 | 脊髓定位 |
| 肱二头肌腱反射 | $C_{5\sim6}$ |
| 肱三头肌腱反射 | $C_{7\sim8}$ |
| 膝腱反射 | $L_{2\sim4}$ |
| 跟腱反射 | $S_{1\sim2}$ |

（2）传导功能：脊髓是感觉和运动神经冲动传导的重要通路,除头面部外,躯干、四肢及部分内脏的感觉冲动,经脊神经后根传入脊髓,除完成脊髓水平简单的反射活动外,通过脊髓的上行传导纤维传到脑,在脑内经过整合。由脑发出的神经冲动再经下行传导纤维将各种运动信息传递到脊髓,使躯干、四肢在大脑的调节和控制下完成更复杂的活动。

（六）脑和脊髓的被膜

脑和脊髓的表面包有三层被膜,由外向内依次为硬膜、蛛网膜、软膜,起到支持、保护脑和脊髓的作用（图1-1-17）。

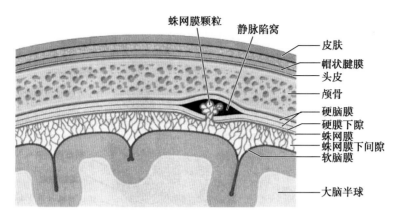

蛛网膜颗粒 静脉陷窝

皮肤
帽状腱膜
头皮
颅骨
硬脑膜
硬膜下隙
蛛网膜
蛛网膜下间隙
软脑膜

大脑半球

图 1-1-17 脑的被膜

（七）脑和脊髓的血管

1. 脑的血管

（1）脑的动脉：来源于颈内动脉（颈内动脉系）和椎动脉（椎-基底动脉系）。以顶枕裂为界，大脑半球前 2/3 和部分间脑由颈内动脉分支供应，大脑半球后 1/3 及部分间脑、脑干和小脑由椎动脉供应（图 1-1-18）。

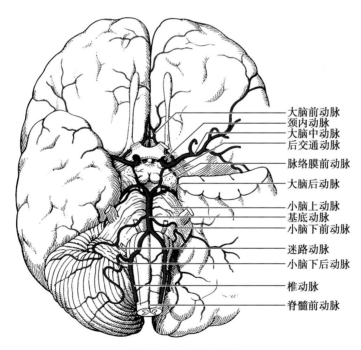

大脑前动脉
颈内动脉
大脑中动脉
后交通动脉

脉络膜前动脉

大脑后动脉

小脑上动脉
基底动脉
小脑下前动脉

迷路动脉
小脑下后动脉

椎动脉

脊髓前动脉

图 1-1-18 脑的动脉

1）颈内动脉：起自颈总动脉。包括大脑前动脉、大脑中动脉、脉络丛前动脉、后交通动脉。

2）椎-基底动脉：起自锁骨下动脉第一段。包括小脑下后动脉、大脑后动脉。

3）大脑动脉环（Willis 环）：由两侧大脑前动脉起始段、两侧颈内动脉末端、两侧大脑后动脉借前、后交通动脉连通共同组成。动脉环将两侧颈内动脉和椎动脉相互沟通，调节两侧大脑半球的血液供应。

（2）脑的静脉：可分为深、浅两组，深组收集大脑深部髓质、基底核、间脑、脑室脉络丛的静脉血，浅组收集脑皮质及皮质下髓质的静脉血，两组静脉最终经硬脑膜窦汇入颈内静脉。

2. 脊髓的血管

（1）动脉：包括从椎动脉发出的一条脊髓前动脉、两条脊髓后动脉分别沿脊髓前正中裂及后外侧沟下行，行程中得到节段性动脉分支的补充（图 1-1-19）。

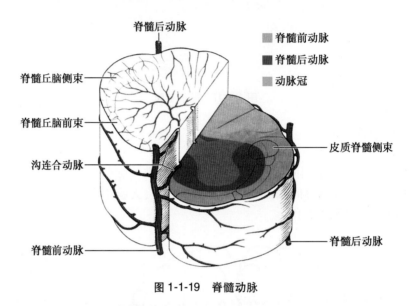

图 1-1-19 脊髓动脉

（2）静脉：脊髓的静脉血集中于脊髓前、后静脉，通过前后根注入硬膜外隙内的椎静脉丛。

（八）周围神经系统

1. 脑神经

（1）脑神经的名称：共 12 对组成，Ⅰ嗅神经，Ⅱ视神经，Ⅲ动眼神经，Ⅳ滑车神经，Ⅴ三叉神经，Ⅵ展神经，Ⅶ面神经，Ⅷ前庭窝神经，Ⅸ舌咽神经，Ⅹ迷走神经，Ⅺ副神经，Ⅻ舌下神经（图 1-1-20）。

（2）脑神经连脑部位、进出颅部位、组成、起源、功能见表 1-1-4。

2. 脊神经

（1）颈丛：由 $C_{1~4}$ 前支构成，位于胸锁乳突肌上部深面。包括皮支、肌支（主要深支是膈神经，受损表现为同侧膈肌瘫痪，膈神经受刺激可发生呃逆）。

（2）臂丛：由 $C_{5~8}$ 前支和 $T_1$ 前支的大部分纤维构成，向外穿过斜角肌间隙，经锁骨后方进入腋窝，主要支配上肢（图 1-1-21）。

1）锁骨上部：包括胸长神经（损伤可导致前锯肌瘫痪，出现"翼状肩"）、肩胛背神经、肩胛上神经。

2）锁骨下部：包括肩胛下神经、胸内外侧神经、胸背神经、腋神经（损伤时导致三角肌瘫痪，形成"方肩"，并三角肌区皮肤感觉丧失）、肌皮神经（损伤时出现屈肘无力及前臂外侧感觉减弱）、正中神经（在臂部损伤，运动障碍表现为前臂不能旋前，屈腕力减弱，拇、示指不能屈曲，拇指不能对掌，鱼际肌萎缩，形成"猿手"，感觉障碍以拇、食、中指远节显著）、尺神经

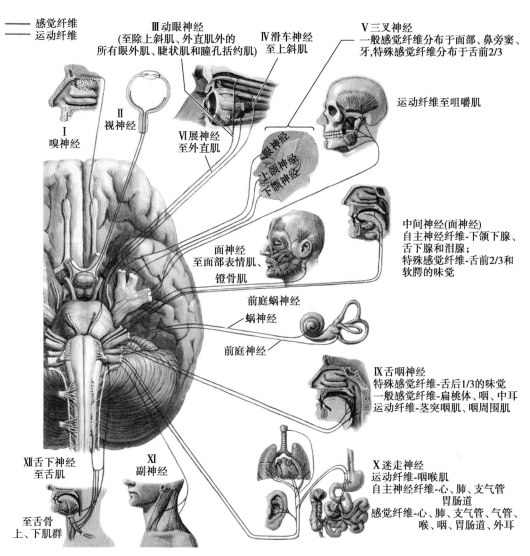

图 1-1-20 脑神经

表 1-1-4 脑神经连脑部位、进出颅部位、组成、起源、功能

| 脑神经 | 连脑部位 | 进出颅部位 | 组成 | 起源 | 功能 |
|---|---|---|---|---|---|
| Ⅰ 嗅神经（感觉性） | 端脑 | 筛孔 | 特殊内脏传入 | 双极嗅细胞 | 嗅觉 |
| Ⅱ 视神经（感觉性） | 间脑 | 视神经管 | 特殊躯体传入 | 视网膜节细胞层 | 视觉 |
| Ⅲ 动眼神经（运动性） | 中脑 | 眶上裂 | 躯体传出 | 动眼神经核 | 支配上、下、内直肌，下斜肌，提上睑肌 |
| | | | 内脏传出（副交感性） | 动眼神经副核 | 支配睫状肌、瞳孔括约肌 |

| 脑神经 | 连脑部位 | 进出颅部位 | 组成 | 起源 | 功能 |
|---|---|---|---|---|---|
| IV滑车神经（运动性） | 中脑 | 眶上裂 | 躯体传出 | 滑车神经核 | 支配上斜肌 |
| V三叉神经（混合性） | 脑桥 | 眼支经眶上裂，上颌支经圆孔，下颌支经卵圆孔 | 躯体传入 | 半月神经节双极细胞 | 接受面部皮肤及眼、口、鼻黏膜一般感觉 |
| | | | 特殊内脏传出 | 三叉神经运动核 | 支配咀嚼肌 |
| VI展神经（运动性） | 脑桥 | 眶上裂 | 躯体传出 | 外展神经核 | 支配外直肌 |
| VII面神经（混合性） | 脑桥 | 内耳门-茎乳孔 | 特殊内脏传出 | 面神经核 | 支配面部表情肌 |
| | | | 内脏传出 | 上涎核 | 支配舌下腺、颌下腺分泌 |
| | | | 特殊内脏传入 | 膝状神经节 | 接受舌前2/3味觉 |
| | | | 躯体传入 | 膝状神经节 | 接受外耳、鼓膜外面感觉 |
| VIII前庭窝神经（感觉性） | 脑桥 | 内耳门 | 特殊躯体传入 | 前庭神经节 | 平衡觉 |
| | | | | 窝神经节 | 听觉 |
| IX舌咽神经（混合性） | 延髓 | 颈静脉孔 | 特殊内脏传出 | 疑核 | 支配茎突咽肌 |
| | | | 内脏传出（副交感性） | 下涎核 | 支配唾液分泌、腮腺 |
| | | | 特殊内脏传入 | 下神经节 | 接受舌后1/3味觉 |
| | | | 内脏传入 | 上神经节 | 接受舌后1/3和咽部感觉 |
| | | | 躯体传入 | 上神经节 | 接受中耳、咽鼓管感觉 |
| X迷走神经（混合性） | 延髓 | 颈静脉孔 | 特殊内脏传出 | 疑核 | 支配咽肌、喉肌 |
| | | | 内脏传出（副交感性） | 迷走神经背核 | 支配胸、腹腔内脏运动 |
| | | | 内脏传入 | 下神经节 | 接受腹腔感觉 |
| | | | 特殊内脏传入 | 下神经节 | 接受味觉、会厌 |
| | | | 躯体传入 | 上神经节 | 接受耳道硬脑膜感觉 |
| XI副神经（运动性） | 延髓 | 颈静脉孔 | 特殊内脏传出 | 疑核（颅根） | 支配咽喉肌 |
| | | | 躯体传出 | 前角细胞（脊髓根） | 支配胸锁乳突肌、斜方肌 |
| XII舌下神经（运动性） | 延髓 | 舌下神经管 | 躯体传出 | 舌下神经核 | 支配舌内肌、舌外肌 |

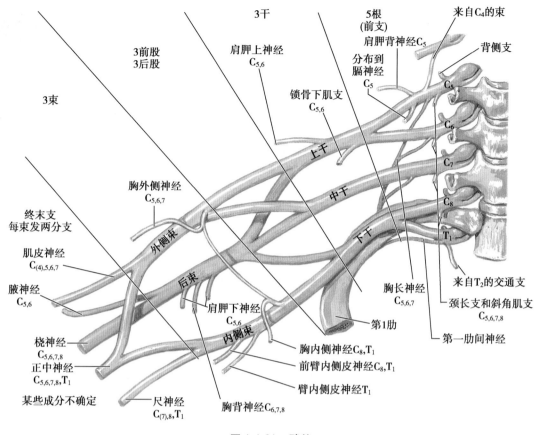

图 1-1-21　臂丛

（受损时表现为屈腕力减弱,环指、小指掌指关节过伸和指间关节弯曲,远节不能屈曲,小鱼际肌萎缩,出现"爪形手")、桡神经(损伤导致前臂伸肌瘫痪,呈"垂腕"状,感觉障碍以"虎口区"明显)。

（3）胸神经前支:共 12 对,胸神经前支具有明显的节段性分布,$T_2$ 相当于胸骨角平面,$T_4$ 相当于乳头平面,$T_6$ 相当于剑突平面,$T_8$ 相当于肋弓平面,$T_{10}$ 相当于脐平面,$T_{12}$ 相当于耻骨联合与脐连线中点平面。临床上常以上述标志检查感觉障碍节段。

（4）腰丛:由 $T_{12}$ 前支一部分、$L_{1\sim3}$ 前支和 $L_4$ 前支一部分组成,位于腰大肌深面,分支支配髂腰肌、腰方肌,腹股沟区及大腿前部和内侧部（图 1-1-22)。包括髂腹下神经、髂腹股沟神经、股外侧皮神经、股神经(受损时表现为屈髋、伸膝无力,股四头肌萎缩,膝腱反射消失,大腿前面和小腿内侧面皮肤感觉障碍)、闭孔神经。

（5）骶丛:由 $L_{4,5}$ 前支合成的腰骶干与全部骶神经、尾神经前支组成。位于盆腔内,分支分布于盆壁、臀部、会阴和下肢（图 1-1-23)。包括臀上神经、臀下神经、股后皮神经、阴部神经、坐骨神经。坐骨神经分为胫神经和腓总神经。胫神经损伤时足不能跖屈,内翻力弱,不能用足尖站立,出现"钩状足",并足底感觉障碍;腓总神经损伤时出现足下垂、内翻,足不能背屈,不能伸趾,形成"马蹄内翻足"畸形,行走呈"跨阈步态",小腿外侧面和足背感觉障碍。

（九）内脏神经系统

内脏神经系统的中枢部位于脑和脊髓内,周围部由内脏运动神经(自主神经)和内脏感觉神经组成,分布到内脏、心血管和腺体（图 1-1-24)。

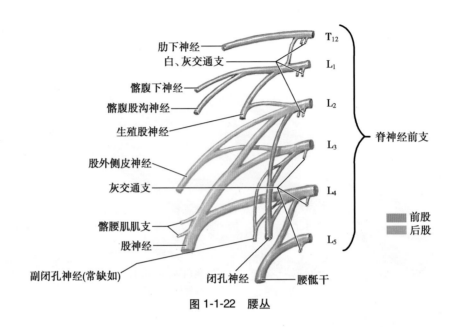

肋下神经

白、灰交通支

髂腹下神经

髂腹股沟神经

生殖股神经

股外侧皮神经

灰交通支

髂腰肌肌支

股神经

副闭孔神经(常缺如)

闭孔神经

腰骶干

$T_{12}$

$L_1$

$L_2$

$L_3$

$L_4$

$L_5$

脊神经前支

前股

后股

图 1-1-22　腰丛

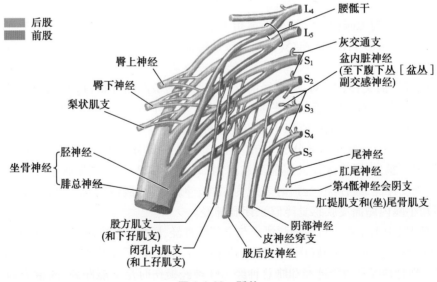

后股

前股

臀上神经

臀下神经

梨状肌支

坐骨神经

胫神经

腓总神经

股方肌支
(和下孖肌支)

闭孔内肌支
(和上孖肌支)

股后皮神经

皮神经穿支

阴部神经

$L_4$

$L_5$

$S_1$

$S_2$

$S_3$

$S_4$

$S_5$

腰骶干

灰交通支

盆内脏神经
(至下腹下丛［盆丛］
副交感神经)

尾神经

肛尾神经

第4骶神经会阴支

肛提肌支和(坐)尾骨肌支

图 1-1-23　骶丛

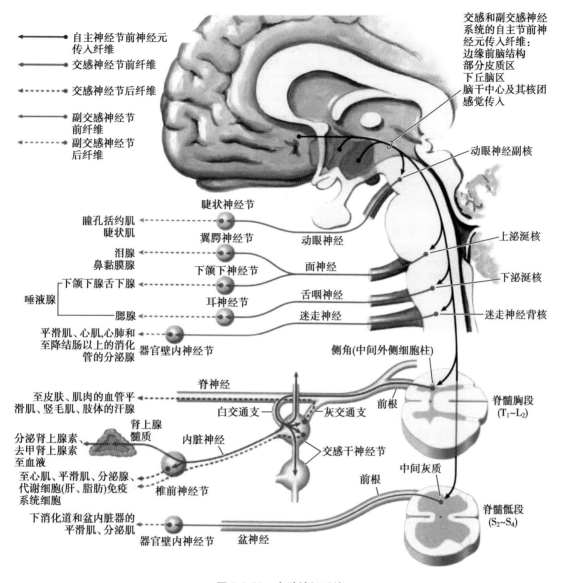

**图 1-1-24 内脏神经系统**

1. 内脏运动神经与躯体运动神经的区别见表 1-1-5。

表 1-1-5 内脏运动神经与躯体运动神经的区别

| | 内脏运动神经 | 躯体运动神经 |
|---|---|---|
| 支配结构 | 平滑肌、心肌、腺体 | 骨骼肌 |
| 纤维种类 | 交感、副交感纤维 | 运动纤维 |
| 神经元数目 | 两级神经元（节前神经元-节前纤维，节后神经元-节后纤维） | 一级神经元 |
| 分布形式 | 神经丛-分支-效应器 | 神经干 |
| 髓鞘 | 细纤维（节前纤维-薄髓，节后纤维-无髓） | 粗的有髓纤维 |
| 意志控制情况 | 否 | 是 |

2. 内脏运动神经分交感神经和副交感神经两部分,共同支配体内大部分器官活动(表1-1-6)。

表 1-1-6　交感神经与副交感神经比较

| | 交 感 神 经 | 副交感神经 |
|---|---|---|
| 低级中枢 | $T_1 \sim L_2$ 或 3 侧角 | 脑干、$S_{2-4}$ 副交感核 |
| 神经节位置 | 椎旁节和椎前节 | 器官旁节和器官内节 |
| 节前、节后纤维 | 节前纤维短,节后纤维长 | 节前纤维长,节后纤维短 |
| 分布 | 广泛(内脏、心血管、腺体、竖毛肌) | 局限(平滑肌、心肌和腺体) |
| 优势状态 | 剧烈运动 | 平静状态 |
| 兴奋表现 | 皮肤及内脏血管收缩、心跳加快、支气管平滑肌舒张、胃肠运动减弱、瞳孔散大、汗腺分泌等 | 心跳减慢、支气管平滑肌收缩、胃肠运动增强、瞳孔缩小等 |

(刘晓艳　杨东宁)

# 第二节　神经系统的可塑性

## 一、神经系统可塑性的概念和理论发展

### (一)神经系统可塑性的概念

神经系统为了主动适应和反映外界环境各种变化而发生结构和功能的改变,并维持一定时间,这种变化就是可塑性(plasticity),包括后天的差异、损伤、环境及经验对神经系统的影响。长久以来,人们一直认为成年哺乳动物的中枢神经系统是不能再生的。近来的研究表明,即使在成人脑内,也具有很大的可塑性,贯穿一生的从突触水平到皮层的可塑性被认为是神经科学的里程碑,抛弃了已往成人大脑难以发生变化的理论。可塑性体现在神经系统的发育过程中、动物的学习和技能训练过程中以及神经系统损伤后的代偿和修复过程中,为神经康复治疗提供了广阔的前景,并且神经可塑性作为一项基础理论在康复医学领域中具有非常重要的理论和实践意义。

### (二)神经系统可塑性理论的发展

许多世纪以来,有关中枢神经系统损伤后必然会导致某些功能永久性丧失的观点一直在生物医学界占有统治地位。这种观点的依据在于:很多的实验证明,中枢神经系统似乎是"无法再生"的;大脑特定部位严格负责某一特定功能,当该部位损伤后,其相应功能也就会随之消失,而大脑其他部位无法取代失去的功能。然而也有一些研究也发现,部分中枢神经损伤患者的家属由于并不知道大脑损伤后"功能不能恢复"的理论,而继续积极地对患者进行治疗并最终取得很好的康复疗效。一些生物学家和医生也在日常生活及临床实践中观察到,有些瘫痪患者的肢体可以经过重新训练,获得一定的运动功能;外周感觉神经损伤后,体表丧失感觉的区域由周边向中心缩小;人和高等动物无论是幼年或成年,都能通过学习和训练获得新的知识和技能;已经形成的思想和行为,也能在一定条件下发生变化或主观地加以改造。为了解释这些现象,人们相继提出一些理论或假说,各有侧重地阐述了功能恢复的种

种可能机制。这其中,神经可塑性理论最受关注也最为重要。Bethe(1930年)等首先提出了中枢神经系统可塑性的概念,他认为神经系统可塑性是指生命机体适应发生的变化以及应付生活中危险的能力,并认为这也是中枢神经系统受到打击后重新组织以保持适当功能的基础。Luria(1969年)等整理并最后完善了功能重组的理论,认为受伤后脑的残留部分通过功能重组,以新的方式代偿已丧失的功能,并认为在此过程中,特定的康复训练是必须的。他们将功能重组划分为系统内功能重组和系统间功能重组两部分:

1. 神经系统损伤后系统间功能重组　　神经系统损伤后可引发功能重组。在中枢神经系统中某一部分损伤后,它所支配的功能可由另一部分来代替,表现出中枢神经可塑性的潜能。系统间的重组是指由在功能上不完全相同的另一系统,来承担损伤系统的功能。具体形式如下。

(1) 古、旧脑的代偿:当大脑皮质受到损伤时,较低级的功能可由古、旧脑来承担。

(2) 对侧半球的代偿:中枢神经系统对运动的双侧支配是存在的,在正常情况下,同侧支配居于次要地位。在中枢神经系统受损后,处于次要地位半球功能发挥代偿,可能成为运动功能恢复的神经基础之一。

(3) 在功能上几乎完全不相干的系统代偿:如在盲人中发生了触觉替代视觉的现象和相关研究,即是功能上几乎完全不相干的系统代偿的最好例证。

2. 神经系统损伤后系统内功能重组

(1) 突触可塑性:系统内功能重组主要表现在突触的可塑性,突触的可塑性是指突触连接在形态和功能上的修饰,即突触连接的更新及改变;突触数目的增加或减少;突触传递效应的增强或减弱。

(2) 神经轴突发芽:神经轴突发芽是神经系统适应性变化、神经再生的表现。它是指当神经元的轴突损伤后,受损轴突的残端向靶组织或神经元延伸,或损伤区邻近的正常神经元轴突侧支发芽,向靶组织或其他神经元延伸,形成新的突触,实现神经再支配。轴突发芽有两种形式,一种为再生长芽,另一种为侧支发芽,目前认为成人神经组织受损后主要以侧支再生发芽为主。神经轴突发芽是中枢神经系统可塑性的重要形态学基础。一般在2~6个月完成,但要出现较理想的功能则需数月或一年以上时间。长期运动训练可以促进神经轴突发芽的进行。

(3) 潜伏通路的启用:潜伏通路是指在动物或人发育过程中已经形成并存在的,但在机体正常情况下对某一功能不起主要作用或没有发挥作用,处于备用状态,而一旦主要通路无效时才承担主要功能的神经通路。有实验证明,脊髓感觉运动神经元存在有潜伏通路,颈部本体感受器在迷路反射通路被破坏后,其发挥了控制头、眼协调的主导作用。在实验性偏瘫动物的研究发现,皮质的运动局部损伤后,经过适当的训练,周围的皮质可以表达损伤皮质的功能;当把周围皮质切除后,损伤皮质功能的表达又消失。因此潜伏通路在中枢神经系统损伤后的功能恢复中发挥着重要的作用。

(4) 失神经过敏:是中枢神经损伤后机体通过改变突触传递有效性从而代偿丧失功能的一种形式。例如,在一般情况下,肌纤维只有在神经肌肉接头处才对乙酰胆碱敏感,而他处的敏感性几近于零。一旦失去神经支配的组织或细胞对相应递质敏感性也发生了明显的增加,这种敏感性增加的现象与乙酰胆碱受体的分布有关。失神经过敏现象的机制可能是:

1) 增加了局部化学受体的数量,并使受体出现在以前没有这种结构的区域上;

2) 使递质破坏或灭活的机制消失;

3）膜通透性的改变；

4）神经生长相关蛋白（growth associated protein，GAP-43）参与。神经生长相关蛋白是脊髓动物神经细胞膜上一种特异性磷蛋白，它在突触前膜和生长锥中含量极丰富，通常仅在动物胚胎发育中表达。动物成熟后，只在某些"活跃"脑区如大脑皮质、海马、蓝斑、中缝核、迷走神经背核保留一定水平表达。实验表明，在轴突发芽、生长和新突触形成事件中 GAP-43 表达增多，可能使现存神经元对刺激的敏感性增高，促进神经损伤的修复。

失神经过敏在神经损伤后的作用，主要表现在以下几个方面：

1）使失神经后的组织保持一定的兴奋性；

2）使局部对将来的神经再支配易于发生反应；

3）引起组织的自发性活动，减少失神经组织的变性和萎缩。

（5）轴突上离子通道的改变：现有研究发现，神经损伤后，适当的钠离子通道的重新形成可使神经冲动通过髓鞘再生纤维并在脱髓鞘区连接传导，从而引起了突触效率的改变，加速了神经损伤后的功能重组。

（6）内源性干细胞：在紧贴侧脑室壁的室管膜下区、海马齿状回、嗅球等处有神经干细胞（neural stem cells，NSCs）或祖细胞存在，并与脑损伤修复有关。脑损伤时，这些部位的神经干细胞可以被激活，并分化为神经元细胞和神经胶质细胞，向损伤区迁移。这是现代医学的一个突破性发现，它改写了出生后脑细胞不能再生的经典学说。但此种修复也存在很大的局限性，即这种内源性神经干细胞数量很少，且分化方向难控，是否能到达靶目标区充分发挥作用还难以确定，单靠内源性神经干细胞修复损伤作用有限。

随着神经科学的基础研究飞速发展，关于神经系统可塑性问题的研究迅速地进入细胞和分子水平。通过对神经损伤反应的研究、神经组织移植的试验、离体神经组织或神经元的培养以及对低等动物学习与记忆机制传导易化等的实验研究已取得了大量的证据，证明从神经回路、突触联系直到单神经元的形态、超微结构、生化组分（包括蛋白质、核酸、酶类以及神经递质等）及电活动特性等方面都具有一定程度的可塑性。这些研究成果实际上就是对神经系统可塑性宏观表现的微观物质基础地深入探讨和揭露。现代神经生物学和神经康复理论有关于神经系统的可塑性已经达成一致的共识，即所谓可塑性变化，主要是指各种因素和条件经一定时间和相对长期作用后所引起的变化，在微观上表现为电生理活动、神经传递、神经化学、组织及细胞形态的变化，在宏观上可以是学习、记忆、行为及精神变化以及损伤后的功能恢复等；无论在发育中或成熟后，神经系统内部因不同刺激、不同环境因素、不同经验引起局部或较大范围内结构与功能发生变化均为神经系统可塑性的表现。下图对与神经系统可塑性有关的因素做了综合概括（图 1-2-1）。

## 二、神经系统结构可塑性

### （一）中枢神经系统在损伤后的恢复过程

1. 神经元死亡    在缺血性卒中或脑出血的过程中，神经元出现一系列的改变，ATP 的耗尽导致神经元细胞膜上的钙泵功能失常，大量钙离子内流是神经元死亡的重要原因之一。不同脑区对缺血缺氧的耐受性各不相同，大脑皮质最差（4~5min），其中额叶受累最重，其次是顶叶、枕叶，最后是颞叶；小脑是 10~15min，延髓 20~30min，脊髓 40~50min。脑细胞死亡包括细胞结构破坏、细胞膜的破裂、崩解、炎症浸润等，还包括由此引发的细胞凋亡过程。细胞凋亡是与 ATP 无关的细胞程序性死亡，病理表现为细胞膜完整，其周围无炎症反应。

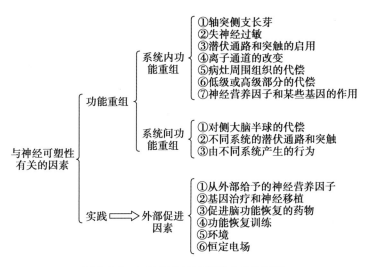

**图 1-2-1 与神经系统可塑性有关的因素**

2. 早期反应基因的激活 早期反应基因包括 *C-fos*、*C-jun*、*C-myc* 等,都是原癌基因,属转录因子,能够调节细胞的周期。在脑损伤的可塑性中,*C-fos* 及其他早期反应基因的存在十分重要,它们的靶基因可能是前脑啡肽、强啡肽、血管活性肠肽(VIP)等物质。大范围病变可以刺激这些基因激活,并进一步产生该基因在转录和表达过程中的变化,对中枢神经系统细胞生长和分化进行调节,从而促进脑的可塑性和减轻脑的损伤。

3. 急性脑损伤后的恢复过程 影像学检查证实,急性脑损伤后,病灶周围水肿可以持续 56 天之久,之后水肿逐渐消退。急性发病后局部或周围血管常常发生反射性痉挛,甚至完全闭锁,几小时或几天后重新沟通,同时在发病后可以出现侧支开放,使血液循环有所恢复。在中枢神经系统损伤后脑代谢功能有广泛的抑制,导致动物行为的显著受抑制。随着急性阶段的消退,这种抑制消失,功能可以从"休克"中恢复。此外,在中枢神经系统中存在大量神经营养因子,例如神经生长因子(NGF)、脑衍生神经营养因子(BDNF)、神经营养因子-3(NTF-3)、睫状神经营养因子(CNTF)等,均由靶组织所产生。这些因子可以对外周和/或中枢神经发挥营养作用,经过轴索逆行转运至神经细胞体,并与特定的受体相结合激活代谢而发挥作用。

目前研究表明,除海马齿状回等区域的损伤可通过自身神经干细胞分化补充外,绝大部分区域的神经细胞死亡后确实难以再生。但是不能再生的观点并不适用于神经轴突、树突及突触连接上。对动物脑皮质研究后发现,脑神经细胞体只占皮质体积的3%,而树突、轴突及神经胶质占到皮质容积的97%。当部分神经细胞死亡时,存活细胞中丰富的轴突可以代偿这种损失,因为丧失的轴突可由大量完好的轴突通过侧支长芽的方式来取代。这就为神经系统结构的可塑性变化提供了良好的基础。

(二)神经系统的结构可塑性

脑的可塑性问题实际上是突触的可塑性问题。突触的可塑性定义为:突触连接在形态上和功能上的修饰,即突触连接的更新和改变,突触数目的增加或减少,突触传递效率的增强或减弱。它们主要表现为:活动依赖性功能重组,损伤区周围皮质功能重组,对侧相应部位代偿性功能重组,其他皮质功能替代重组;潜伏通路启用,神经发芽和新任务的学习和记忆等。目前已有大量临床研究和高新技术手段检测证实,神经系统损伤后存在系统间和系统内结构和功能的可塑性。这些可塑性与神经生物学和神经免疫性等内在因素有关,也与外界丰富环境、干细胞移植、众多的康复治疗密不可分,此外恒定电场、神经营养因子和脑保护性药物、基因治疗和社会心理因素也有促进中枢神经重塑作用。这些因素均在一定程度上决定着神经塑造的方向和程度。

突触结构上调整是指重复刺激引起的中枢神经系统"活动依赖性"神经纤维发芽,新突触形成,潜伏通路启用和功能重组。这些变化增加了功能使用的突触数目,相对增强了突触的权重,是大脑可塑性方面令人信服的形态学基础。它们的可能机制是:①谷氨酸通过 NM-DA 受体通路,诱导皮质内去抑制作用,使原来无效备用通路逐渐启用,产生功能重组。如果应用谷氨酸 NMDA 受体阻滞剂,可以消除初级感觉皮质的重组现象。②"活动依赖性"神经发芽、生长。有研究表明,正常情况下丘脑传递某一功能的神经元轴突在皮质内分支长度不超过 $600\mu m$,而受到损伤后训练一段时间,邻近细胞轴突可投射到受损皮质,分支长达 $1.5mm$,最长者可达 $2mm$,使有限量的轴突引起广泛的分布联系,从而为目标神经元提供更强的输入信息。

20 世纪 50 年代,Gless 和 Cole 使用表面刺激技术,发现运动皮质拇指代表区梗死损伤后,该代表区可重新出现在梗死周围区。该研究是最早的具有代表性的大脑皮质局部损伤后,功能重组的直接证据之一。他们利用电刺激法,将猴运动皮质中负责拇指屈曲的皮质部分找出,破坏该区,引起拇指屈曲功能丧失。而针对性训练 10 天后,猴的拇指又恢复了屈曲功能,此时电刺激显示,损伤皮质周围,皮质细胞激活时拇指屈曲。再次摘除引起拇指屈曲的皮质部位,丧失的功能经一段时间训练后又一次能够恢复,而相应的皮质代表区面积又扩大至二次损伤区周围。由此说明,拇指屈曲功能的恢复是病灶周围未受损皮质功能重组的结果,并且该结果是活动依赖性的。对梗死前后运动皮质代表区图谱进行比较发现,原手功能代表区扩展至肩、肘关节运动的代表区增多,定量测定代表区面积显示,梗死区周围手功能代表区呈网状扩大。这些结果表明,康复训练引起了损伤周围运动皮质代表区功能重组,并防止了损伤手代表区的进一步损坏,诱导了未受损脑组织接替损伤区的功能。

### 三、神经系统功能可塑性

神经细胞在结构和功能上有自身调整以适应环境变化的能力,它是神经发育、学习和记忆等高级脑功能精巧修饰的细胞基础,也与脑损伤康复密切相关。在功能上,神经可塑性包括突触传递、树突整合和神经元兴奋性的改变,这些变化反映了神经细胞内成分和/或神经元空间分布的改变,也反映了神经元的基因转录和蛋白翻译调节的变化。从生理学角度,突触的传递效能既可增强也可减弱,这种现象被称为突触的可塑性,其变化可以从几个毫秒、几天几周,到更长时间。突触可塑性强弱主要是由突触前后神经元间连接强度大小决定的。突触可塑性对神经系统的发育、功能和脑损伤后功能修复都有重要作用,随内外环境变化而伴随动物终身。

（一）突触效率的调节

1. 突触效能的长时程增强　在哺乳类动物脑内的兴奋性突触都能观察到长时程增强(Long term potentiation,LTP)现象,如皮质所有区域包括运动皮质和前额叶皮质、体感皮质、视皮质,以及皮质外结构如新纹状体、伏核、腹侧背盖区、杏仁复合体、丘脑和小脑。LTP 除了与学习和记忆有关外,在不同脑区还发挥着不同的功能。

许多信号分子参与了细胞内第二信使(钙离子)的信号转导,其中钙/钙调素依赖性蛋白激酶Ⅱ(Calcium/calmodulin-dependent protein kinaseⅡ,CAMKⅡ)在 LTP 形成过程中起着一个关键分子的作用。在突触后致密带中有高浓度的 CAMKⅡ,用 CAMKⅡ抑制剂或敲除 CAMKⅡ能够阻碍 LTP 的产生。AMPA 受体反应性提高是形成 LTP 的主要机制之一。AMPA 受体亚基的磷酸化可使 AMPA 受体反应性提高,LTP 的过程中伴随着 831 位点磷酸化的增强,CAMKⅡ抑制剂能阻断上述效应。831 位点磷酸化能够增大 AMPA 受体单通道的电导,提示 CAMKⅡ依赖的 AMAP 受体亚基磷酸化参与了 LTP 的形成。

2. 交触效能的长时程抑制　几乎所有突触既可表达传递效能增强的 LTP,也能产生传递作用减弱的长时程抑制(long term depression,LTD)。通常,短暂的强刺激能诱导出 LTP,而持续的弱刺激可以产生 LTD。如果 LTP 是学习和记忆的基础,那 LTD 的功能被猜测是"记忆过程中遗忘的神经基础"。显然,同时存在突触传递效能增强和减弱的神经网络比单一突触反应增加或者降低的神经网络有着更大的处理和储存信息的优势。脑发育过程中,LTP 和/或 LTD 对神经突触结构精细修饰有影响,强的相关活动能使突触连接加强,弱的非相关活动造成突触连接减弱甚至消失。

LTD 的形成主要与突触后去极化和钙内流有关。低频刺激引起突触后缓慢小量钙内流造成 LTD。突触后蛋白磷酸酶 1(protein phosphatase,PP1)和蛋白磷酸酶 2B(protein phosphatase,PP2B)在低频长串刺激诱导的 LTD 过程中起重要作用。一般认为低频长串刺激激活 PP1,引起突触后蛋白区去磷酸化,从而诱导出 LTD。

3. 动作电位时间依赖性的突触可塑性　脑内信息可能以神经动作电位时程长短、频率高低等不同形式储存于神经系统内。动作电位时间依赖性突触可塑性(spike timing-dependent plasticity,STDP)可能在神经回路信息处理和储存中发挥重要作用。有研究表明,在体脑和离体脑片上所诱导的是 LTP 还是 LDP,与突触前、后动作电位爆发时间顺序有关:当突触前动作电位在 20 毫秒内先于突触后动作电位爆发,将诱导出 LTP;相反,当突触前动作电位在 20 毫秒内迟于突触后动作电位爆发,将诱导出 LTD。这种依赖突触前后动作电位爆发顺序的突触传递效能变化,能在许多类型的突触上观察到。另外,神经元兴奋性变化和树突整合也与突触前后动作电位爆发的时间顺序有关。STDP 在神经元感受野和人们感知的活动依赖性功能变化中起着重要作用。

与 LTP 和 LTD 的诱导机制相似,STDP 的诱导需要 NMDA 受体激活和随后引起的细胞内钙升高,只是 STDP 的突触后钙离子水平可能不一样。STDP 被认为在离体培养海马和中脑脑片神经元的长时程兴奋性突触可塑性中,发挥更加有效的作用。钙成像实验显示,突触前-后动作电位顺序,通过膜上 NMDA 受体和电压依赖性钙通道,使内流钙量大增。相反,突触后-前动作电位顺序,仅仅使细胞内钙量少许地增加。

（二）神经元兴奋的可塑性

一直以来在学习和记忆研究中观察到这样一个现象:重复的电活动能使神经元的兴奋性发生持久性改变。突触后神经元放电形式的变化,可能与兴奋性/抑制性传入力量对比或是树突后神经元膜的电学性质改变有关。比如,短促高频刺激苔状纤维,引起小脑深核细胞的兴奋性发生快速而持久的增加。强直刺激苔状纤维除了引起小脑苔状纤维-颗粒细胞突触的 LTP 外,还能易化小脑颗粒细胞的兴奋性。有意义的是,这种兴奋性的变化依赖于 NMDA 受体激活,但在没有 LTP 的情况下,颗粒细胞兴奋性的改变仍然存在。说明这种兴奋性的变化和 LTP 的产生是由不同的机制介导。神经元兴奋性的快速变化是由于细胞内的信号转导系统对细胞膜上通道调制的结果。突触前神经元兴奋性的改变需要突触后 NMDA 受体激活和钙离子内流,提示有跨突触的逆行性信使参与。采用电压钳技术直接测量突触前神经元胞体上的钠离子电流,发现和 LTP 关联的兴奋性增高与钠离子通道的激活和失活动力学性质的改变有关,这种改变使得细胞更容易爆发动作电位;而在 LTD 诱导过程中,激活了突触前神经细胞的慢失活钾通道,造成突触前神经元兴奋性下降,故钠通道和钾通道的修饰可能为上述现象的主要机制。

### (三)树突兴奋性与整合的可塑性

除了突触前神经元兴奋性的变化外,相关的活动也可以导致局部突触后膜兴奋性的改变。早期的研究发现,强直刺激所诱导的 LTP 伴随着突触后 EPSPs 增大和突触后放电频率的增加,这种效应不同于突触传递的增强,它可能是 LTP 诱导过程中紧张性抑制作用减弱所致。对树突直接电活动记录显示,LTP 的诱导的确伴随着突触后膜局部的瞬时激活钾电流电学性质的改变,增加突触后兴奋性。局部突触后受体的调制被认为参加了 LTP/LTD 的形成,这些调制作用包括突触后受体磷酸化和受体在局部膜上表达数量的多少。突触后局部的电压门控钠离子通道的调制可能也是依据相似的机制来实现的。

树突膜上局部电导的调节不仅影响树突动作电位的触发和扩散,而且影响神经信息处理其关键作用的突触电位总和。海马 CA1 区与 LTP/LTD 诱导相关的突触前后放电时相也能引起锥体细胞的 EPSPs 空间总和的线性增加/减弱。这类伴随 LTP/LTD 产生相关的线性变化,通过增加或减少对突触后神经元的输入调节,发挥对突触效能的控制作用。

### (四)轴突导向和神经可塑性

生长锥到达靶细胞后将停止运动,转变成突触前末端。轴突和树突都有指状突起,可以动态的伸缩、接触,稳定的形成突触。生长锥的指状突起对轴突的寻路很重要,新近的研究也发现指状突起也参与突触连接的动态修饰。轴突的指状突起可以主动的寻找树突的指状突起,以形成连接。而树突的指状突起是树突脊,树突脊是突触后端。调节指状突起运动的细胞内分子常常和轴突导向是相同的,钙信号和 Rho 家族 GTP 酶控制突触前后指状突起的形成和退缩。

### (五)胶质细胞对突触的调节

很久以来,神经胶质细胞被认为是营养和支持细胞,缺乏类似神经元那样的细胞间信息传递机制。但近年来的研究表明,胶质细胞膜上存在多种神经递质的受体和各种离子通道,可以感受来自神经元的各种信息。突触旁胶质细胞(星形胶质细胞和施万细胞)与突触前后神经元紧密联系形成特殊结构,有利于胶质细胞主动参与神经系统的信息整合与传递。胶质细胞可以通过释放和摄取神经递质、调节离子平衡和影响突触发生等方式,在突触的发生、传递效率和突触可塑性等方面发挥重要的调节作用。

1. 对突触发生的影响    最新的研究发现,胶质细胞参与调节突触的形成。在体外培养的纯化视网膜神经节细胞的研究中发现,在缺乏胶质细胞的情况下,视网膜神经节细胞形成突触很少;而在胶质细胞存在的情况下,突触形成的数量和活性显著增强,提示胶质细胞具有促进突触形成的作用。该结果与施万细胞促进脊髓神经元突触形成相一致。这些研究提示胶质细胞参与神经系统内的突触形成可能是一个普遍存在的现象,其机制可能是通过分泌各种信号分子和营养因子来完成。激活的星形胶质细胞释放 TNF-α 通过激活和上调神经元表面 AMPA 受体的表达,增强突触传递的效率,稳定突触间的联系,以促进突触形成。星形胶质细胞和神经元之间也可以建立突触联系,如在发育过程中形成的轴突-胶质突触,以及在海马内发现的神经元的轴突终末和少突胶质前体细胞之间存在的直接化学突触。

2. 对突触传遍效率和神经元兴奋性的调节　　神经元释放的递质可以增加胶质细胞内 $Ca^{2+}$ 浓度,释放活性分子,调节突触的传递效率。谷氨酸能突触活动激活邻近星形胶质细胞上的非 NMDA 受体,诱导释放信号分子 ATP 及其代谢产物腺苷。这些分子作用于突触前膜相应的受体,反馈抑制神经元谷氨酸释放。这种抑制作用不但发生在原来引起胶质细胞释放的突触,也发生在其他邻近的突触。提示神经元之间即使没有直接的突触联系也可以通过胶质细胞的介导而产生相互作用。这种神经元-胶质细胞之间的信息交流可能在神经网络的信息处理和神经可塑性中起重要作用。胶质细胞释放的 ATP 及其代谢产物腺苷对维持神经元基础活动的平衡具有重要的作用。神经胶质细胞通过谷氨酸转运体摄取突触间隙的谷氨酸、调节突触传递。星形胶质细胞还可通过维持和调节细胞外离子环境的稳定性来调节神经元的活动,神经元活动时细胞外的 $K^+$、$H^+$ 发生变化,直接影响突触的效率和活性。

3. 对突触可塑性的调节　　LTP 是突触可塑性的重要形式,是学习和记忆的基础。最近研究发现神经元 LTP 的形成需要星形胶质细胞的参与,其机制可能为 LTP 的诱导需要 NMDA 受体的激活,而 NMDA 受体的充分激活则依赖于星形胶质细胞分泌的 D-丝氨酸参与。这些研究提供了胶质细胞参与 LTP 形成的直接证据及分子机制,提示胶质细胞可能主动参与脑高级功能活动的调节。

### 四、脑损伤后影响神经系统可塑性和功能恢复的因素

由于脑可塑性的存在,中枢神经系统在损伤后可有所恢复,但是在不同个体中,其恢复的程度是不同的。寻找影响神经系统可塑性的因素,创造有利于增强可塑性的因素,控制不利于可塑性的因素,均具有重要的临床意义。

#### (一)影响神经系统可塑性的因素

1. 功能康复训练　　功能缺损动物必须通过学习、适应新的运动方式或技巧,以便能充分代偿缺失的功能。这些代偿方式的形成可以明显地引起受损及完整脑半球组织发生相应改变,而这些脑结构的改变又反过来增强了行为方式的变化。研究表明,适当强度的运动训练可增加鼠纹状体多巴胺受体的密度及海马胆碱能受体的密度,促进大脑皮层Ⅱ/Ⅲ层单个神经元突触数量增加及新血管生成,增加轴突、树突分支及单位长度树突的树突棘数量。随着时间及体验的逐步进行,行为方式与中枢神经系统之间这种连续不断的相互作用为机体功能改善提供了丰富资源。具体的康复方法包括运动训练和物理因子治疗,常用的有 Bobath 方法、Brunnstrom 方法、Rood 方法、PNF 方法、MRP 方法、减重训练、强制训练、双侧训练、抗痉挛治疗、运动想象,以及生物反馈、FES 等治疗。此外,康复机器人训练、模拟现实系统训练、物联网技术运用、精神心理认知训练、经颅磁刺激、经颅直接电刺激等治疗方法也不断应用于临床康复。

2. 丰富环境　　丰富的环境是相对于动物和人生存的单调环境而言的。它是指具有可操纵的多个物品,社会整合因素刺激与体力活动(或运动)的联合体的特征的环境。例如老鼠的典型丰富环境为:鼠笼较大、适用于群居、笼中有不断更换的各种可操纵物品及"玩具",并配有不同的声音及光亮,老鼠在这种环境中能有机会进行各种体力活动及相互间接触。大多数研究表明,丰富的环境可以促进中枢神经损伤患者神经的再支配,形态学研究也发

现,丰富环境中动物大脑皮质的重量和体积增加、皮质/皮质下重量比增加、神经元胞体和胞核均变大、树突分支多而长、树突棘多、轴突上突触密度大。丰富环境也可增强胶质细胞参与突触活动过程,与突触可塑性变化有着密切联系。丰富环境还可预防衰老性神经元突触数量减少,使成年或衰老小鼠海马及齿状回神经元生成数量增多。也有研究表明,中枢神经损伤后,丰富环境对神经生长因子 mRNA 的表达也起到一定作用。

3. 干细胞移植　近年来,胚胎干细胞、嗅鞘细胞和间充质干细胞移植成为人们关注的热点,相关的研究也不断开展。目前,由于嗅黏膜嗅鞘细胞和骨髓间充质干细胞可以自体获得,来源相对容易,成为自体细胞移植研究的热点话题。胚胎干细胞和间充质干细胞有着相同的增殖和分化能力,可以分化成神经元和神经胶质细胞,且可以移行至损伤部位。目前国内外已研究应用胚胎嗅球嗅鞘细胞和骨髓间充质干细胞移植治疗脑卒中和脊髓损伤晚期的患者,对脊髓和脑神经功能有一定程度的提高,且未出现明显的不良反应和副作用。但是,这些治疗还有许多问题有待解决,目前还不能期望通过人类神经干细胞的移植来解决脑局部损伤后造成的局限性脑功能缺失。影响内源性和外源性干细胞的因素很多,比如神经营养因子、神经递质、年龄、移植的时机、丰富环境和锻炼、局部微环境等。

（二）临床防治对神经康复的作用和影响

临床正确及时处理无疑是神经康复的基础,心肺疾病同步治疗是神经康复的保证,与神经系统疾患相关的临床病症的预防影响神经康复的效果和治疗。

1. 早期溶栓　在缺血性脑血管病变的早期,溶栓时间窗的选择和把握至关重要,重组组织型纤溶酶原激活剂在发病后 3h 内使用,尿激酶在 6h 内使用。正确的、及时的溶栓处理有利于半暗带的挽救,对神经功能的恢复预后较好。

2. 脑神经保护药物　许多药物可促进中枢神经功能的恢复,即对中枢神经可塑性起正性作用。自由基和钙超载是神经系统损伤时造成神经细胞死亡的主要原因,自由基清除剂和钙离子拮抗剂等可以清除自由基和有效抑制钙超载,从而保护神经细胞,有助于重建神经通路,促进脑功能恢复。

3. 神经营养因子　神经营养因子是神经细胞发育和生长所必需的环境因子,在伤后早期的作用包括保护神经细胞、促进神经细胞生长及轴突长芽、促进受损功能恢复等。目前一些重要的神经营养因子,如神经生长因子已广泛应用于临床,以改善患者的预后。

4. 心肺等脏器疾患的影响和处理　心脑血管病变有相近的病因、诱因和病理基础,心脑血管病又可相互影响,心脑血管病同病同治是许多心脑血管疾病专家的共识,临床康复忽略心脏疾患无疑会带来一系列问题,如长时间卧床和缺失运动影响心、肺功能,甚至产生坠积性肺炎或肺栓塞等。心肺疾患影响神经康复,心肺康复治疗可以促进神经康复。

5. 其他　促进损伤区周围组织水肿的消退,侧支循环的建立等也是需要临床解决和研究的问题,它们均有助于脑功能的恢复,可为中枢神经系统的再生提供合适的环境。

可塑性是神经系统形态与功能的一种潜力,它在人的一生中起着极为重要的作用。它与神经系统的高度分化共同成为人类神经系统两个相辅相成的基本特征。两者既保证了复杂行为高度准确、精确与稳定,又提供了灵活适应环境、保存、改造和发展自身的能力。神经系统可塑性是人类终生具备的特性,对可塑性认识的不断加深也是近年研究进展中值得重视的一个方面。随着科学的发展,神经康复的理论也日臻完善。应用神经系统可塑性的理论指导神经康复的临床实践,将会取得良好的康复治疗效果。

（胡昔权　陈曦）

# 第三节　神经系统疾病的辅助检查

目前神经系统辅助检查种类很多,临床比较常用的有神经影像学检查、神经电生理学检查、血管超声检查、放射性核素检查、病理检查、基因诊断等。选择合理恰当的辅助检查有利于神经系统疾病的诊断,本节主要介绍在神经康复中比较常用的辅助检查。

## 一、神经系统影像学检查

### (一)头颅平片和脊柱平片

随着近几年计算机 X 线摄影(CR)和数字 X 线摄影(DR)的产生,图像清晰度和对比度明显优于传统的 X 线片。

1. 头颅平片　头颅平片包括正位和侧位。还可有颅底、内听道、视神经孔、舌下神经孔及蝶鞍像等。头颅平片主要观察颅骨的厚度、密度及各部位结构;颅缝的状态;颅底的裂和孔;蝶鞍及颅内钙化斑,颅板的压迹等,见图 1-3-1、图 1-3-2。

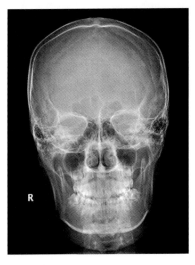

图 1-3-1　头颅平片正位

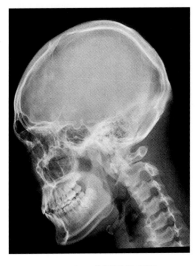

图 1-3-2　头颅平片侧位

2. 脊柱平片　包括前后位、侧位和斜位。可观察脊柱的生理屈度,椎体有无发育异常,骨质有无破坏、骨折、脱位、变形和骨质增生等,以及椎弓根的形态,椎间孔和椎间隙的改变,椎板和棘突有无破坏或脊柱裂,椎旁有无软组织阴影等,见图 1-3-3、图 1-3-4、图 1-3-5、图 1-3-6。

### (二)电子计算机断层扫描

计算机体层扫描(computed tomography,CT)是目前临床广泛应用的影像学检查技术。当前螺旋 CT 明显提高密度分辨率和空间分辨率。CT 血管成像(CTA)技术和三维立体重建技术在临床上的应用也越来越广泛。

1. 头部 CT 扫描

(1)头部 CT 平扫:是指不用任何密度造影剂的 CT 直接扫描,扫描一般以外耳道-眦线

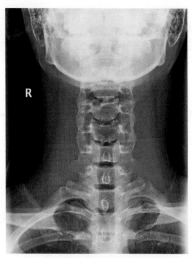

图 1-3-3　颈椎前后位

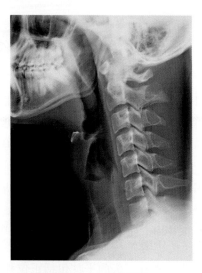

图 1-3-4　颈椎侧位

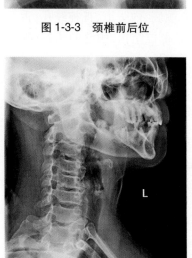

图 1-3-5　颈椎左前斜位

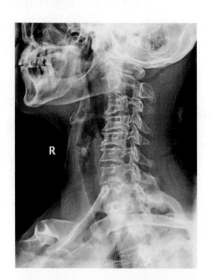

图 1-3-6　颈椎右前斜位

为基线,进行平行扫描,见图 1-3-7。

（2）头部 CT 增强扫描:是指进行 CT 扫描前,通过静脉注入一定量的密度造影剂（碘制剂）,然后迅速进行扫描,用以增加组织间的密度对比来进行检查。增强扫描可明显提高正常脑组织和病变组织间的密度分辨率,进一步了解病变组织的血液供应情况,见图 1-3-8。

（3）CT 血管成像（computerized tomography angiography,CTA）:是指头部 CT 扫描血管成像技术,主要是螺旋 CT 扫描后的计算机后处理技术。扫描方法为静脉注射造影剂后进行快速螺旋扫描,将扫描数据进行三维立体重建,就形成了脑部血管影像,也称 CT 血管造影,见图 1-3-9。

（4）头部三维立体重建成像:是指利用 CT 平扫及增强所得的图像信息,以及 CT 机的高性能计算机系统进行三维重建显示,可分别显示肌肉、骨骼、脑组织、脑室等,可对病变进行精确定位,见图 1-3-10。

2. 脊柱、脊髓 CT 扫描

（1）脊柱、脊髓 CT 平扫:脊柱位于人体的躯干部,长度较长,依据临床的需要,在定位

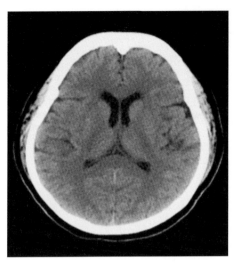

图 1-3-7　头部 CT 平扫

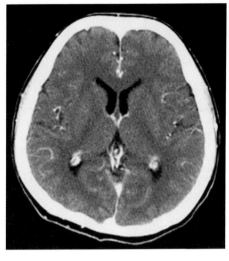

图 1-3-8　头部 CT 增强扫描

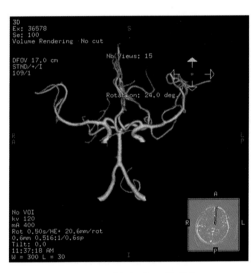

图 1-3-9　CT 颅内血管成像

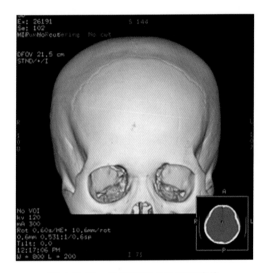

图 1-3-10　头部三维立体重建成像

像上确定扫描的范围、层厚、层距等进行直接扫描。脊柱、脊髓 CT 轴位扫描的选择以良好显示病变为原则,见图 1-3-11、图 1-3-12。

（2）脊柱、脊髓增强扫描:是指静脉注射增强造影剂后进行的扫描,增强扫描帮助增加脊柱各种组织结构的密度对比,有助于病变观察,见图 1-3-13、图 1-3-14。

（3）脊柱、脊髓造影 CT 扫描:为经硬脊膜囊穿刺后,注入适量的脊髓造影剂,数十分钟后行脊髓 CT 扫描,除轴面观察外,还可以进行三维重建显示,显示脊柱、脊髓、硬脊膜囊、马尾神经之间的关系,帮助临床进行诊断。

（三）磁共振成像

磁共振成像（magnetic resonance imaging,MRI）是生物磁学核自旋成像技术,能提供多方位和多层面的解剖学信息,图像清晰度高,对人体无放射性损害,相比 CT 可清晰地观察到脑干及后颅窝病变的形态、位置、大小及其与周围组织结构的关系。但是 MRI 检查比 CT 检查的时间长,体内有金属置入物的患者不能接受 MRI 检查。

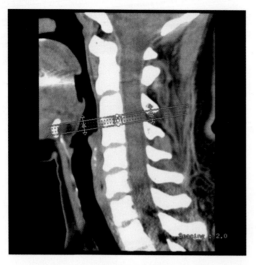

图 1-3-11    颈椎 CT 平扫（矢状位）

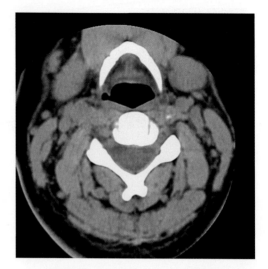

图 1-3-12    颈椎 CT 平扫（轴位）

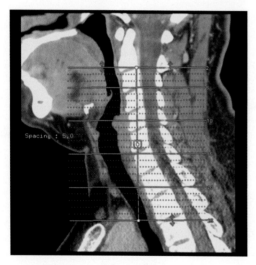

图 1-3-13    颈椎增强扫描（矢状位）

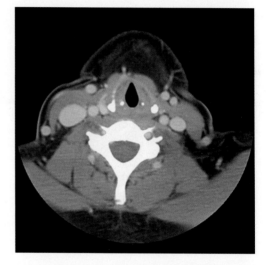

图 1-3-14    颈椎增强扫描（轴位）

磁共振成像技术包括磁共振成像、磁共振血管成像、磁共振灌注和弥散成像、波谱成像及功能磁共振成像等。

1. 磁共振成像及增强扫描    患者被置于磁场中，其磁矩取向按磁力线方向排列，接受一系列的射频脉冲后，低能量的原子核吸收射频能量跃迁至高能量级，打乱组织内质子运动。脉冲停止后质子的能量级和相位恢复到激发前状态，该过程称为弛豫（relaxation）。所用的时间为弛豫时间，分为纵向弛豫时间（$T_1$）和横向弛豫时间（$T_2$）。$T_1$ 加权像（$T_1$ weight imaging，$T_1$WI）可清楚显示解剖细节，$T_2$ 加权像（$T_2$ weight imaging，$T_2$WI）更有利于显示病变。MRI 的黑白信号来源于不同组织产生的 MR 信号的差异。$T_1$ 短的组织如脂肪产生强信号呈白色，$T_1$ 长的组织如体液产生低信号为黑色；$T_2$ 长的组织信号强呈白色，$T_2$ 短的组织信号为黑色。空气和骨皮质无论在 $T_1$ 和 $T_2$ 上均为黑色。$T_1$WI 像上，梗死、炎症、肿瘤和液体呈低信号，在 $T_2$WI 上，上述病变则为高信号，见图 1-3-15、图 1-3-16。

增强扫描是静脉内注入顺磁性造影剂钆-二乙三胺五醋酸（gadolinium-diethylenetriamine

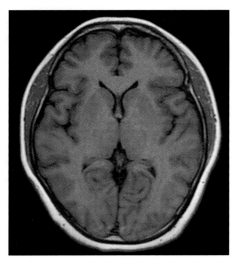

图 1-3-15　头部磁共振 $T_1$ 加权像成像

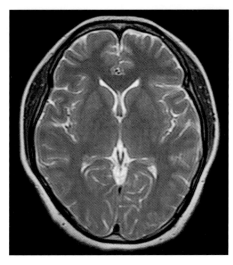

图 1-3-16　头部磁共振 $T_2$ 加权像成像

pentaacetate，Gd-DTPA）后再进行 MR 扫描，通过改变氢质子的磁性作用可改变弛豫时间，获得高 MRI 信号，增加对肿瘤及炎症病变的敏感性。

2. 磁共振血管成像（magnetic resonance angiography，MRA）　是基于 MR 成像平面血液产生的"流空效应"而开发的一种磁共振成像技术。在不使用造影剂的情况下，通过抑制背景结构信号将血管分离出来，单独显示血管结构，可显示成像范围内所有血管，也可显示侧支血管。临床主要用于颅内动脉瘤、脑血管畸形、大血管闭塞和静脉窦闭塞等的诊断，见图 1-3-17。

3. 水抑制技术　是指在 MR 成像中通过应用"液体衰减翻转恢复（fluid-attenuated inversion recovery，FLAIR）"序列水的信号，使用其在 $T_2$ 加权像上由亮信号变成暗信号，使脑脊液信号被抑制，而与脑脊液混杂的信号更明显，有助于病灶的发现和病变性质的识别。

4. MR 弥散成像（diffusion-weighted imaging，DWI）　采用的是回波平面成像技术，通过测量病理状态下水分子布朗运动的特征，进行缺血性脑血管病的早期诊断，发病 2 小时内即可发现缺血改变。在早期这种弥散变化是可逆的，为早期治疗提供了重要的信息。DWI 不需要注射造影剂，见图 1-3-18。

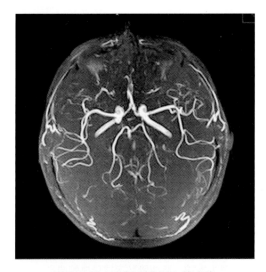

图 1-3-17　头部磁共振血管成像

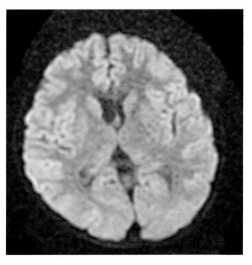

图 1-3-18　头部 MR 弥散成像

5. MR 灌注成像(perfusion-weighted imaging,PWI)    是在静脉注射顺磁性造影剂后,通过回波平面成像技术观察成像的变化。可计算出局部脑血容量(rCBV)、局部脑血流量(rCBF)和平均通过时间(MTT)等。MR 灌注成像的目的是显示通过毛细血管网的血流情况,提供周围组织氧和营养物质的功能状态。补充常规 MRI 和 MRA 不能获得血流动力学、脑血管功能状态信息的缺陷,显示急性脑缺血及其病理变化细节,有助于缺血性脑血管病的早期诊治。

6. 磁共振波谱分析(MR spectroscopy,MRS)    是利用磁共振技术和化学移位作用对体内的组织内化学成分进行分析,以波谱的形式表示,可提供病变组织的代谢功能及生化方面的信息。目前以 N-乙酰天门冬氨酸(N-acetyl-aspartate,NAA)、肌醇、肌酸、胆碱和乳酸等的测定较为常用,主要用于中枢神经系统代谢性疾病、脑肿瘤和痴呆等脑变性疾病的研究。

7. MRI 脑功能成像(functional MRI,fMRI)    以脱氧血红蛋白的敏感效应为基础,对皮质功能进行定位成像。成像基于脑功能活动中的生理学行为,大脑皮质某一区域兴奋时,局部小动脉扩张,血流量增加,结果使局部氧和血红蛋白含量增加。信号强度的变化反映了该区灌注的情况,利用该原理可以进行在视觉活动、听觉活动和局部肢体运动及思维活动时皮质功能定位。

### (四)脑血管造影和脊髓血管造影术

1. 数字减影血管造影(digital substraction angiography,DSA)    是应用含碘显影剂如泛影葡胺注入颈动脉或椎动脉内,在动脉期、毛细血管期和静脉期分别摄片。

DSA 技术利用数字化成像方式取代胶片减影的方法,应用电子计算机程序组织图像转变成数字信号输入并储存,然后经动脉或静脉注入造影剂,将所获得的第二次图像也输入计算机,然后进行减影处理,使充盈造影剂的血管图像保存下来,而骨骼、脑组织等影像均被减影除去,保留下的血管图像经过再处理后传送到监视器上,得到清晰的血管图像。DSA 的方法通常采用股动脉或肱动脉插管法,可做全脑血管造影,可以观察脑血管的走行、有无移位、闭塞和有无异常血管等。主要适应证是头颈部血管病变如动脉瘤和血管畸形等。优点为简便快捷,血管影像清晰,使减影血管三维显示,并可做选择性拍片,减少 X 线曝光剂量等,见图 1-3-19。该方法的缺点是仍为有创性检查,需要插管和注射造影剂。

2. 脊髓造影和脊髓血管造影

(1)脊髓造影:也称椎管造影,是将造影剂经腰穿注入蛛网膜下腔后,改变体位在 X 线下观察其流动有无受阻,以及受阻的部位和形态,然后在病变部位摄片,见图 1-3-20、图 1-3-21。

(2)脊髓血管造影:是将含碘的水溶性造影剂注入脊髓的动脉系统,显示血管分布的情况,称为脊髓动脉血管造影,有助于诊断脊髓血管畸形和脊髓动静脉瘘等。

### (五)CT、MRI 在神经康复中的应用

1. CT 在常见神经疾病康复中的应用价值    对于神经系统疾病,CT 扫描主要用于脑出血、脑梗死、脑肿瘤、脑积水、脑萎缩以及

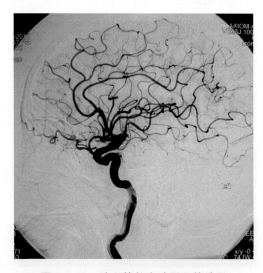

图 1-3-19    脑血管数字减影血管造影

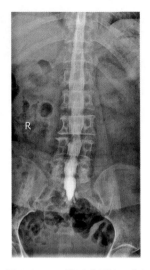

图 1-3-20　脊髓造影（正位）

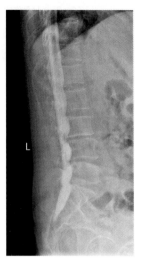

图 1-3-21　脊髓造影（侧位）

脊椎椎管内疾病的诊断。必要时可用碘造影剂增强组织显影,明确诊断。

（1）颅内肿瘤:CT 能确定颅内肿瘤的部位、数目和大小,显示肿瘤所致的继发性变化,增强前后肿瘤的形态是诊断颅内肿瘤重要依据。

（2）脑血管疾病:CT 检查是首选的辅助检查手段,但对于小脑、脑干的病变,由于骨伪影干扰影响分辨率,影响诊断。脑血管病主要分为出血性和缺血性两大类。

1）脑出血:新鲜血肿为边界清楚、密度均匀的密度增高病灶,通过高密度影很容易确定颅内出血的部位、形态、大小、扩散方向等。逐渐血肿边缘部分出现密度降低的水肿带,高密度影向心性缩小。约 1 个月后变成低密度,进而形成清晰的充满水样液的囊肿,见图 1-3-22、图 1-3-23。

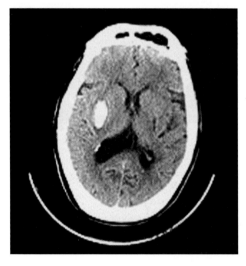

图 1-3-22　脑出血新鲜血肿的 CT

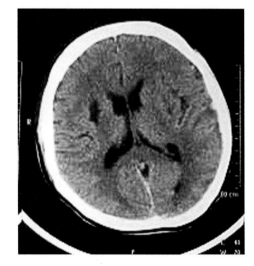

图 1-3-23　脑出血囊性变的 CT

2）脑梗死:脑梗死的表现是阻塞血管供应区出现低密度影,对于小脑、脑干梗死显示效果差。脑梗死发生后的 24 小时内由于梗死灶尚未形成,所以发病后 1 天内 CT 常不能发现异常。1周后,梗死区神经胶质细胞发生坏死,出现巨噬细胞活动,使梗死区密度明显减低,低密度影变得明显。范围较大脑梗死,由于伴发出现脑水肿,亦会产生占位效应。占位效应于发病后1~2周最明显,而后逐渐减轻,第4周后基本消退。脑梗死4~6周病灶内坏死组织被移除,为水样液所充填,遗留一囊腔,见图1-3-24。

（3）颅脑损伤:CT可出现多种改变。颅骨外头皮软组织损伤的帽状腱膜下血肿,急性硬膜外血肿和脑实质损伤,骨窗可发现颅骨骨折,见图1-3-25、图1-3-26。

（4）颅内感染:包括脑炎、脑膜炎、脑脓肿及结核性脑膜炎等。脑炎在CT上表现为界限不清的低密度影或不均匀混合密度影;当炎症

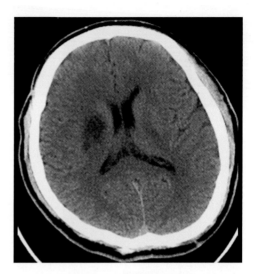

图1-3-24　脑梗死的CT

局限化时,将成为界限清楚的脓肿,并在造影剂强化时出现环状增强影。脑炎和脑脓肿的周围均可出现低密度水肿带。结核性脑膜炎可因颅底脑池增厚而呈片状强化。

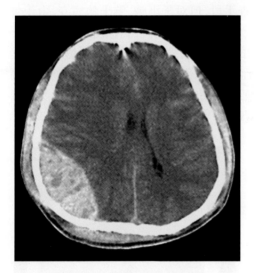

图1-3-25　急性硬膜外血肿CT

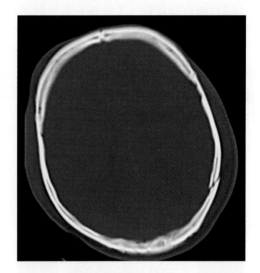

图1-3-26　颅骨骨折CT

（5）脱髓鞘疾病:CT特征是白质低密度改变,但无占位表现,晚期转变为萎缩性改变。

（6）脑变性疾病:CT表现早期不明显,晚期表现为不同部位的脑萎缩。

（7）脊髓、脊柱疾病:CT扫描可显示脊柱、椎管和椎间盘病变,对于椎间盘突出、椎管狭窄诊断可靠,但脊髓肿瘤诊断的准确性不如MRI。

2. MRI在常见神经疾病康复中的应用价值　与CT比较,MRI有如下优势:可提供冠状位、矢状位和轴位三维图像,图像清晰度高,对人体无放射性损害,不出现颅骨伪影,可清楚显示脑干及后颅窝病变。MRI主要用于脑梗死、脑炎、脑肿瘤、颅脑先天发育畸形和颅脑外

伤等检查。由于 MRI 对脑灰质和脑白质可产生明显的对比度,常用于脱髓鞘疾病、脑白质病变及脑变性疾病检查。对于脊髓病变如脊髓肿瘤、脊髓空洞症和脓肿的诊断,MRI 也具有明显的优势。

(1) 脑梗死:不同时期信号有所不同。①超急性期,即发病 12 小时内,血管正常流空消失,$T_1WI$ 和 $T_2WI$ 信号变化不明显,而 DWI 可出现高信号;②急性期,发病后 12~24 小时,梗死灶呈等 $T_1$ 或稍长 $T_1$、长 $T_2$ 信号,DWI 高信号;③起病后 1~3 天:长 $T_1$、长 $T_2$ 信号,DWI 高信号,出现水肿和占位效应,可能出现梗死后出血;④病程 4~7 天:水肿及占位效应明显,显著的长 $T_1$、长 $T_2$ 信号,DWI 高信号开始降低;⑤病程 1~2 周,水肿及占位效应逐渐消退,病灶长 $T_1$、长 $T_2$ 信号继续延长,DWI 继续降低,$T_2WI$ 信号强于 DWI 信号;⑥2 周以上:出现囊变与软化,$T_1$、$T_2$ 信号更长,可能出现局限性脑萎缩征象,如脑室扩大,脑沟加宽,见图 1-3-27、图 1-3-28。

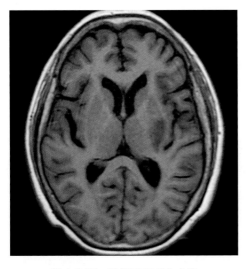

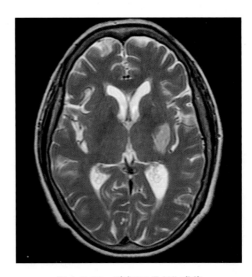

图 1-3-27　脑梗死 $T_1WI$ 成像　　　　　　　图 1-3-28　脑梗死 $T_2WI$ 成像

(2) 脑出血:脑出血不同时期 MRI 信号不同,取决于含氧血红蛋白、脱氧血红蛋白、正铁血红蛋白和含铁血黄素的变化。出血后 7 天内 $T_1WI$ 显示等信号、$T_2WI$ 显示稍低信号;出血后 1~4 周,$T_1WI$ 和 $T_2WI$ 均显示高信号;出血 1 个月后,$T_1WI$ 显示低信号,$T_2WI$ 显示中心高信号、周边低信号。

(3) 脑肿瘤:MRI 在发现低分化的、比较小的肿瘤以及转移瘤方面优于 CT。其信号强度特征与肿瘤的含水量有关,但瘤内和瘤周的出血、水肿、坏死、囊变、钙化等改变,均可影响肿瘤的信号强度和特征。增强扫描有助于肿瘤的诊断,特别是对软脑膜、硬脑膜和脊膜转移瘤的诊断有帮助。

(4) 颅内动脉瘤和动静脉畸形:MRI 可利用血管流空效应,发现动静脉畸形;MRI 可发现中等大小的动脉瘤,但小于 1cm 易漏诊。MRA 和 DSA 在发现颅内动脉瘤和动静脉畸形方面有很好的作用,见图 1-3-29、图 1-3-30。

(5) 颅内感染:对于单纯疱疹脑炎 MRI 上典型的表现为颞叶、海马及边缘系统的长 $T_2$ 信号。脑膜炎急性期 MRI 可显示脑组织广泛水肿,脑沟、脑裂及脑室变小,有时可见脑膜强化。慢性结核性脑膜炎常有颅底脑膜的明显强化。

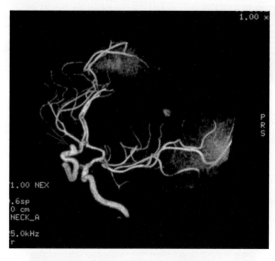

图 1-3-29    颅内动脉瘤 MRA

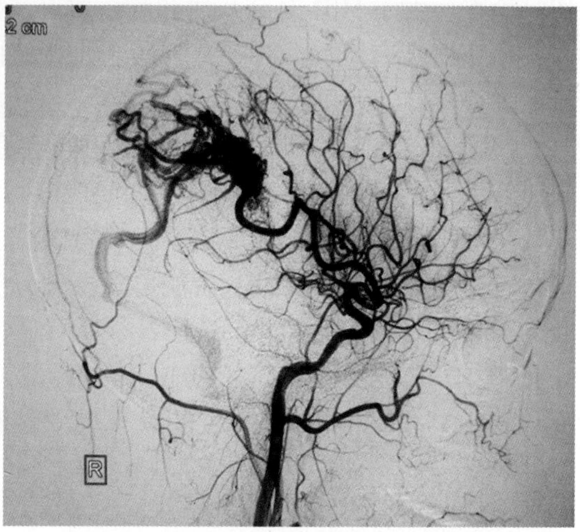

图 1-3-30    颅内动静脉畸形 DSA

（6）脑白质病变和脱髓鞘病变：MRI 在观察白质结构方面非常敏感。如多发性硬化的典型 MRI 表现为脑室周围的白质内存在与室管膜垂直的椭圆形病灶，在 $T_1WI$ 为低信号，$T_2WI$ 上为高信号，见图 1-3-31、图 1-3-32。

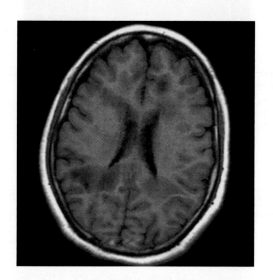

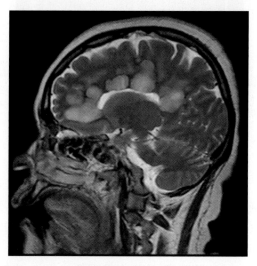

图 1-3-31    脑脱髓鞘 MRI 的 $T_1WI$ 成像（轴位）

图 1-3-32    脑脱髓鞘 MRI 的 $T_2WI$ 成像（矢状位）

（7）神经系统变性疾病：MRI 在诊断痴呆比 CT 具有优越性，可观察海马萎缩的程度，其程度与阿尔茨海默病的严重程度相关；橄榄脑桥小脑萎缩（OPCA）可见脑桥和小脑萎缩。

（8）椎管和脊髓病变：目前 MRI 是检查椎管和脊髓的最佳手段。在矢状面上，MRI 图像可直接观察椎骨骨质、椎间盘、韧带和脊髓。对椎管狭窄、椎管内肿瘤、炎症及脊髓空洞症等疾病有重要的诊断价值，见图 1-3-33 ~ 图 1-3-36。

（9）神经系统发育异常疾病：MRI 可以清楚显示小脑扁桃体下疝、脊髓空洞症、脑积水等先天性疾病。

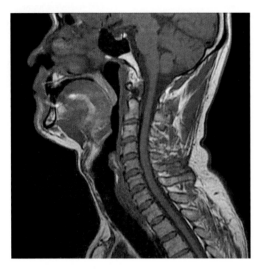
图 1-3-33 颈椎间盘突出 MRI 的 $T_1WI$ 成像

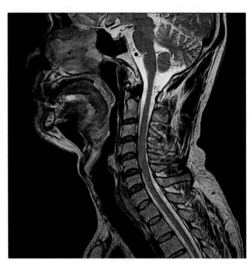
图 1-3-34 颈椎间盘突出 MRI 的 $T_2WI$ 成像

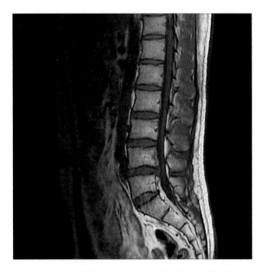
图 1-3-35 腰椎间盘突出 MRI 的 $T_1WI$ 成像

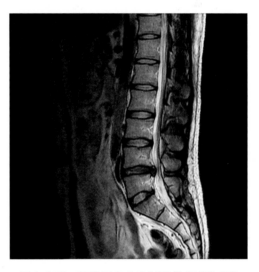
图 1-3-36 腰椎间盘突出 MRI 的 $T_2WI$ 成像

## 二、神经电生理检查

神经电生理检查是利用电子仪器来记录神经肌肉的电活动,并通过对这些生物电活动各项参数的分析研究,来对神经肌肉疾病作出正确的诊断、观察治疗效果和判断预后。

神经电生理检查包括脑电图、脑磁图、诱发电位、肌电图、神经传导速度测定、各种反射检查、直流-感应电诊断和强度-时间曲线检查等。神经电生理检查是康复评定的重要内容和手段。

（一）脑电图、脑磁图、诱发电位在神经康复中的应用

1. 脑电图（electroencephalography，EEG） 是脑生物电活动的检查技术,通过测定自发的、有节律的生物电活动以了解脑功能状态,是癫痫诊断和分类的最客观手段。包括脑电图电极的安放,脑电图的描记和诱发试验,从而判断是正常的脑电图还是异常的脑电图,见图1-3-37、图 1-3-38。

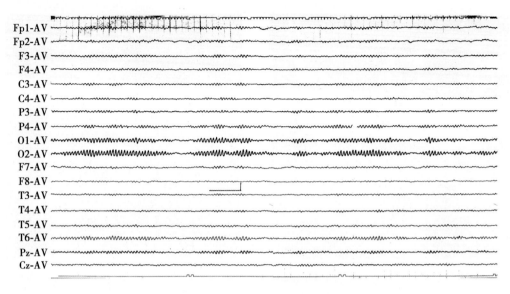

**图 1-3-37　正常成人清醒的脑电图**

正常成人的清醒期脑电图:波形整齐,波幅中等,枕部 α 节律呈现正弦样,双侧对称,调节调幅良好,快波和慢波都为少量,没有局灶或者全面性的棘/尖波、慢波活动

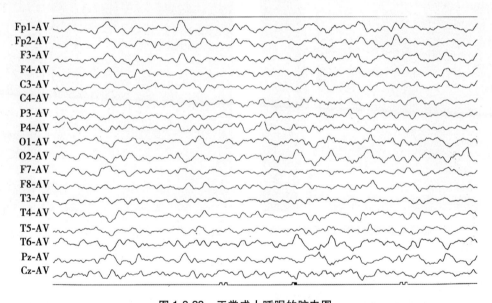

**图 1-3-38　正常成人睡眠的脑电图**

正常成人睡眠脑电图(NREM 4 期),以 δ 节律占 50% 以上为特征,睡眠纺锤消失

2. 脑磁图(magnetoencephalography,MEG)　是对脑组织自发的神经磁场的记录。用声音、光和电刺激后探测和描记的脑组织神经磁场称为诱发脑磁场。随着计算机技术和影像学信息处理技术的进展,超导量子干涉装置(superconducting quantum interference device,SQUID)的应用,探测神经元兴奋性突触后电位产生的电流形成的生物电磁场,定位误差小,灵敏度高,与 CT 和 MRI 结合脑功能定位癫痫放电的病灶部位,有助于难治性癫痫的外科治疗。

3. 诱发电位(evoked potential,EP)　是神经系统在感受外来或内在刺激时产生的生物电活动。目前能对躯体感觉、视觉和听觉等感觉通路以及运动通路、认知功能进行检测、康复评定。

（二）肌电图、神经传导速度测定、反射检查及重复神经刺激在神经康复中的应用

1. 肌电图（electromyography，EMG） 用同心圆针电极记录肌肉在安静状态下和不同程度随意收缩状态下各种电活动的一种技术。主要用于神经源性损害和肌源性损害的诊断及鉴别诊断，结合神经传导速度测定的结果，有助于对脊髓前角细胞、神经根和神经丛病变进行定位。

2. 神经传导速度（nerve conduction velocity，NCV） 用于评定周围神经传导功能的一项诊断技术，包括运动神经传导速度（motor nerve conduction velocity，MCV）和感觉神经传导速度（sensory nerve conduction velocity，SCV）的测定。NCV 的测定用于各种原因的周围神经病的诊断和鉴别诊断，能够发现周围神经病的亚临床病灶，能区分是轴索损害还是髓鞘脱失，结合 EMG 可以鉴别前角细胞、神经根、周围神经及肌源性损害等。

3. 反射检查 即 F 波与 H 反射检查。

（1）F 波（F-wave）：以超强电刺激神经干在 M 波后的一个较晚出现的小的肌肉电位。F 波有助于周围神经病损的早期诊断、病变位置的确定。由于 F 波可以反映运动神经元近端的功能，对神经根病变的诊断有重要的价值，可弥补 MCV 的不足，临床用于吉兰-巴雷综合征、遗传性运动感觉神经病、神经根型颈椎病等的诊断。

（2）H 反射（H-reflex）：利用较小电量刺激神经，冲动经感觉神经纤维向上传导至脊髓，再经单一突触连接传入下运动神经元而引发肌肉电活动。H 反射相对稳定地出现于正常成人 $S_1$ 根所支配的肌肉，其他部位则较少见。若 H 反射消失则表示该神经根或其相关的反射弧病损。临床上用于吉兰-巴雷综合征、腰椎病、腰骶神经根病变的诊断。

4. 重复神经电刺激（repeating nerve electric stimulation，RNES） 超强重复刺激神经干后在相应肌肉记录复合肌肉动作，是检测神经肌肉接头功能的重要手段。根据刺激的频率分为低频（≤3Hz）和高频（10~30Hz）RNES。临床上主要用于重症肌无力的诊断以及和肌无力综合征（Lambert-Eaton 综合征）的鉴别。重症肌无力表现为低频或高频刺激波幅递减；而肌无力综合征表现为低频刺激波幅递减，高频刺激波幅递增。

### 三、头颈部血管超声检查

彩色多普勒超声检查技术对颅内、外各主要动脉段，通过特定颅窗及相应传感器，进行脑血流动力学功能状态的观察和定量测定，能够客观检测和评定颈部动脉的结构、功能状态或血流动力学的改变。在临床神经康复中，常采用颈血管多普勒超声检查和彩色经颅多普勒超声（transcranial Doppler，TCD）检查。

（一）颈血管多普勒超声检查

该检查是通过对血管壁结构、血管内径和血流动力学指标观察，可直观检测出血管内膜弥漫性或节段增厚、管腔动脉粥样斑块形成、动脉狭窄或闭锁、血管走行或流向异常。对缺血性脑血管病等的诊断有重要意义。临床主要用于颈动脉粥样硬化、颈动脉瘤、大动脉炎、锁骨下动脉盗血综合征、先天性颈内动脉肌纤维发育不良等检查，见图 1-3-39。

（二）TCD

最常用的检查部位是颞窗、枕窗和眶窗，来探测颅内动脉血管，主要通过探头的位置、超声束的角度、血流方向及颈动脉压迫试验等进行检测。检测频谱形态、血流速度、血流方向、血管搏动指数和声频信号等，用于判断如下疾病。

1. 颅外血管狭窄或闭塞。

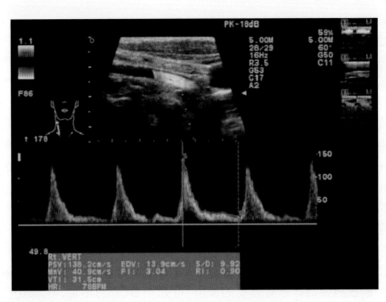

图 1-3-39    颈血管多普勒超声检查

2. 颅内血管狭窄或闭塞。

3. 动静脉畸形和动静脉瘘。

4. 脑血管痉挛。

5. 脑动脉血流中微栓子的监测。

6. 颅内压增高。

7. 脑死亡。

## 四、放射性核素检查

### (一)单光子发射计算机体层扫描

1. 单光子发射计算机体层扫描(single photon emission computerized tomography,SPECT)是利用发射 γ 光子的核素成像的放射性同位素体层显像技术。将常用的$^{99m}$Tc 标记的放射性药物如$^{99m}$Tc-双半胱乙酯($^{99m}$Tc-ECD)注入血液循环。它可通过正常的血脑屏障,快速进入脑组织,在脑内的分布与局部脑血流量成正比,并在血流丰富的脑组织中,发射单光子。然后利用断层扫描和影像重建,构成横断面、冠状面及矢状面的断面影像,或三维立体像,对图像进行客观的定量分析、测定,并计算出脑血流量和局部脑血流量。

2. 临床意义    与 CT 和 MRI 等结构性影像相比,SPECT 检测主要是了解脑功能情况。对短暂性脑缺血发作、癫痫、痴呆、锥体外系疾病等诊断具有一定的优越性。

### (二)正电子发射计算机体层扫描

1. 正电子发射体层扫描(positron emission tomography,PET)    显示脑代谢和功能的图像,是将正电子放射性核素如$^{18}$F-氟代脱氧葡萄糖($^{18}$F-FDP)引入体内,通过血液循环到达脑部而被摄取。利用 PET 系统探测这些正电子核素发出的信号,用计算机进行断层图像重建,经处理后获得脑切面组织的精确定位图像,并可计算出脑血流、氧摄取、葡萄糖利用和$^{18}$F-FDP 的分布情况,也可在彩色图像上显示不同部位示踪剂量的差别。PET 采用短半衰期核素,因此可在短期内反复使用,空间分辨率可达 3~5mm,见图 1-3-40、图 1-3-41。

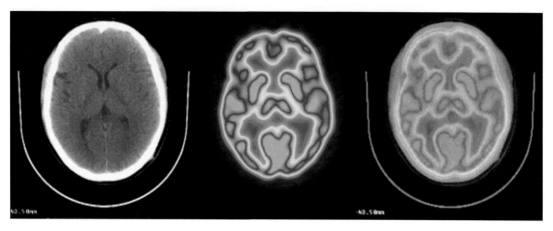

图 1-3-40 正常头部正电子发射体层扫描

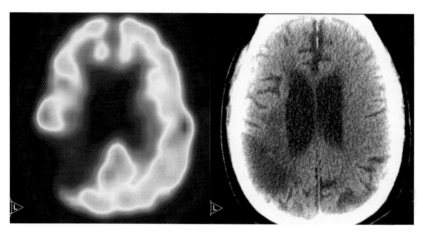

图 1-3-41 脑梗死头部正电子发射体层扫描

2. PET 检查的临床意义

（1）肿瘤：用于脑肿瘤的分级、预后判断、肿瘤组织与放射性坏死组织的鉴别。

（2）癫痫：癫痫发作期显示癫痫灶的代谢增加，而在癫痫发作间歇期显现为代谢降低，病灶的定位其准确率可达到 80%，明显高于 CT 和 MRI 检查，对外科手术前原发性癫痫的病灶定位具有重要的意义。

（3）帕金森病：多巴胺受体及转运蛋白的 PET 研究，对帕金森病的早期诊断具有较高的敏感性和特异性。特别是对于早期和症状较轻的未经治疗的帕金森病患者可见到基底节高代谢，单侧帕金森病有对侧基底节高代谢，有助于与帕金森综合征的鉴别诊断。

（4）脑梗死：早期可见低代谢和局部脑血流减少，氧摄取系数增加，可能有助于可逆性脑缺血和不可逆组织损伤的鉴别。

（5）脑功能的研究：PET 还可用于如脑内受体、递质、生化改变及临床药理学研究等。但因该仪器十分精密，仪器设备的价格和放射性标记物均很昂贵，尚不能广泛应用。

（6）痴呆：PET 可用于对阿尔茨海默病（AD）早期诊断。AD 表现为双侧顶叶和颞叶[18]F-FDG 下降；血管性痴呆表现为多发性、非对称性代谢减低；额颞叶痴呆则以额叶代谢减低为主。

## 五、脑、神经和肌肉活组织检查

脑、神经和肌肉活组织检查的主要目的是为了明确病因,得出病理诊断。主要应用于临床诊断,在神经康复中极少应用。

## 六、基因诊断技术

基因诊断主要用于弥补神经系统遗传性疾病临床诊断的不足,为遗传病的分类提供依据,也为遗传病的治疗提供新的思路。

(陈　颖)

# 第四节　神经系统疾病的治疗原则

神经系统疾病的治疗大致可以分为药物治疗、手术治疗和康复治疗。

## 一、药物治疗

药物治疗是神经系统疾病的最常用治疗方法之一,必须做到安全有效。常用的药物有脱水降颅压药,溶栓及抗凝药,扩血管药,营养神经药,抗癫痫药,抗震颤麻痹药等。

（一）脱水降颅压药

1. 用于脑出血、脑外伤、脑脊髓占位等疾病引起的组织水肿导致的压力增高,例如颅内压增高引起的脑水肿、脑疝,脊髓病变引起的脊髓水肿等,常用药物为甘露醇注射液,其可通过提高血-脑脊液间的渗透压差而发挥脱水作用,用于各种原因引起的急性颅内压增高及脑水肿。一般以20%甘露醇125~250ml静脉滴注,滴速为5~10ml/min,15~30min内滴完。急性肺水肿和严重失水者禁用,冠状动脉粥样硬化性心脏病,心肌梗死,心力衰竭者慎用

2. 甘油果糖和复方甘油注射液　通过高渗性脱水,使脑内水分含量减少,降低颅内压。用于脑血管病,脑外伤,脑肿瘤,颅内炎症引起的急慢性颅内压增高及脑水肿等。用法与用量:250~500ml静脉滴注,1~2次/d,1~3h滴完。本品降低颅内压起效慢,作用时间较长。循环系统功能障碍、尿毒症及糖尿病患者慎用。滴速过快可出现溶血、血红蛋白尿、急性肾衰竭。叮嘱家属和患者不可随意调节滴速。

3. 呋塞米注射液　呋塞米主要通过抑制肾小管髓袢厚壁段对 NaCl 的主动重吸收,结果管腔液 $Na^+$、$Cl^-$ 浓度升高,而髓质间液 $Na^+$、$Cl^-$ 浓度降低,使渗透压梯度差降低,肾小管浓缩功能下降,从而导致水、$Na^+$、$Cl^-$ 排泄增多。脑水肿、颅内高压等可以选择应用。长期使用可导致低钾、低钠等。

正在使用脱水剂的患者,提示可能存在颅高压,康复训练前注意询问患者是否存在头痛、呕吐等症状,监测血压,训练中注意控制运动强度,避免加重颅高压。

（二）溶栓及抗凝药

1. 重组组织型纤溶酶原激活剂　为一种糖蛋白,通过其赖氨酸残基与纤维蛋白结合并激活与纤维蛋白结合的纤维酶原转变为纤溶酶,导致纤维蛋白降解,溶解血块。用于治疗急性脑栓塞、脑血栓形成、颅内静脉窦血栓形成的血栓溶解。用法与用量:0.9mg/kg(最大剂量90mg),其中的10%在最初的1min内推注,其余持续滴注1h。在本品治疗后的24h以内应

避免使用阿司匹林或静脉给予肝素,常见的不良反应为颅内症状性出血。

2. 抗凝药　具有抗凝血及抗血栓作用。常用的药物如下。

(1) 普通肝素 5 000U 团注,然后 10~12U/(kg·h)加入生理盐水中持续 24h 静脉滴注,监测 APTT,病情稳定后改为华法林口服;

(2) 低分子肝素 5 000U,2 次/d 皮下注射;

(3) 华法林 5~10mg/d,停用低分子肝素或者普通肝素前 3 天开始使用,依据 INR 值调整剂量,逐渐达到治疗剂量,定期监测 INR 值,心源性脑栓塞患者,INR 目标值为 2~3,如果合并心脏机械瓣膜置换术后,INR 目标值为 2.5~3.5。

3. 抗血小板聚集药物　常用药物包括阿司匹林 50~150mg/d 和氯吡格雷 75mg/d,根据脑卒中的危险分层、发病时间及病程选择药物,可单独或者联合应用,还可以选择使用双嘧达莫及西洛他唑。

康复治疗前询问患者是否有牙龈、黏膜及肠道出血等症状,治疗中注意控制关节肌肉的运动强度及幅度,治疗后检查患者的周身皮肤是否有瘀斑、关节是否有肿胀等出血征象。

（三）脑血管扩张药物

最常用的是钙离子拮抗剂,包括尼莫地平的片剂及针剂,通过扩张血管预防脑血管痉挛,也有保护神经元的作用。用于预防和治疗蛛网膜下腔出血所致的脑血管痉挛、偏头痛、缺血性脑血管病、老年性痴呆等。尼莫地平注射液静脉滴注时可能发生血压轻度下降、心率加快、颜面潮红、静脉炎及转氨酶增高等不良反应。康复治疗前注意监测血压。

（四）神经细胞活化剂及营养神经药物

1. 神经细胞活化剂,此类药物能促进脑内 ADP 转化成 ATP,可促进乙酰胆碱的合成并能增强神经兴奋的传导,具有促进脑内代谢作用,用于衰老引起的记忆力障碍、脑血管意外、一氧化碳中毒性脑病、痴呆等。常用药物如吡拉西坦、奥拉西坦、胞二磷胆碱、多奈哌齐、利斯的明、石杉碱甲、美金刚等。

2. 神经营养药物　常用的包括单唾液酸四己糖神经节苷脂,常用量为 20~100mg,1 次/d 静脉滴注,还有脑蛋白水解物、小牛血去蛋白提取物等。

（五）抗癫痫药物

癫痫是多种原因导致大脑部分神经元异常放电,并向周围扩散,引起大脑功能暂时失调的一种神经系统疾病,药物治疗的机制是稳定神经元的细胞膜,抑制异常放电,原则是根据癫痫的分类不同,选择不同的药物,常用的抗癫痫药物为丙戊酸钠、左乙拉西坦,针剂包括苯妥英钠及地西泮。

1. 丙戊酸钠　为广谱抗癫痫药,是特发性癫痫及全身性发作的首选药,也用于单纯或复杂失神发作、肌阵挛发作,大发作的单药或合并用药治疗。成人常用量:每天按体重 15mg/kg 或每天 600~1 200mg(3~6 片)分 2~3 次服。常见的不良反应为腹泻、消化不良、恶心、呕吐、胃肠道痉挛,较少见的不良反应有短暂性脱发、便秘、轻微震颤,还可引起女性月经紊乱、闭经、不孕症,及无症状性氨基转移酶升高,连续服用 2 个月应检查肝功能。

2. 苯巴比妥(鲁米那)　为广谱抗癫痫药,无选择性,药理作用是通过对中枢神经系统的广泛性抑制作用,达到镇静、诱导睡眠的作用,并通过提高大脑皮质的电刺激阈,抑制低频电刺激的突触传导,限制癫痫性发作的扩散,而达到抗癫痫作用。口服 30mg/次,每天 3 次;肌内注射每次 100mg,1 次/6~8h。

3. 地西泮注射液　可用于癫痫发作及癫痫持续状态的治疗。常见不良反应包括嗜睡、头昏、乏力等,可引起共济失调、记忆损害等,长期连续用药可产生依赖性和成瘾性,停药可能发生撤药症状,表现为激动或抑郁。

对于服用抗癫痫药的患者,治疗中观察是否有癫痫发作,是否存在药物相关不良反应,避免劳累。

（六）抗精神病药物

奥氮平是一种新型抗精神病药,对于脑损伤引起的精神症状,包括阳性症状（如幻觉、妄想、思维混乱）及阴性症状（如情感淡漠）均有疗效,常用量 2.5~20mg,1 次/d,疗效好,不良反应小,个别患者有肌张力障碍、口渴、食欲增加、体质量增加和短暂的转氨酶升高等不良反应。同类药物还包括利培酮、氟哌啶醇等。

治疗中观察患者是否有精神症状的变化,避免不良刺激。

（七）抗抑郁药物

目前临床上主要是以选择性五羟色胺再摄取抑制剂（SSRIs）为代表的新型抗抑郁药物,作用机制是 SSRIs 可抑制 5-HT 运载体再摄取,使突触间隙 5-HT 含量升高。耐受性良好。常用药物有舍曲林、西酞普兰等。

1. 舍曲林的常用量为 50~100mg/d,半衰期为 24h,达稳态时间为一周,耐受性好,不良反应主要为恶心、厌食、腹痛、腹泻或便秘、嗜睡或失眠、口干、出汗头晕、震颤等。

2. 西酞普兰的常用量为 20~60mg/d,半衰期约 1~1.5d,1 周达稳态。常见的不良反应有恶心、出汗增多、流涎减少、头痛、嗜睡、失眠、震颤。

3. 文拉法辛具有选择性 5-HT 和去甲肾上腺素再摄取抑制作用,在低剂量（75~100mg）时基本上和 SSRIs 一样,剂量加大时去甲肾上腺素作用逐渐增加,对多巴胺则作用较弱。缓释剂 75~225mg/d,半衰期为（15±6）h。不良反应主要有恶心、口干、出汗、乏力、焦虑、震颤、性功能障碍等,大剂量可能引起血压轻度升高。

（八）抗帕金森药物

只能改善症状,不能阻止病情进展,需终生服药。主要是针对恢复纹状体多巴胺与胆碱能递质系统平衡为目标。均为口服药。

1. 抗胆碱能药物    盐酸苯海索 1~2mg/d,震颤明显的年轻患者适用。

2. 金刚烷胺 100mg/d,促进神经末梢释放多巴胺及减少多巴胺再摄取,适用于早期轻症患者。

3. 左旋多巴制剂    包括多巴丝肼、卡左双多巴缓释片等,是目前控制症状最有效的药物,从小剂量开始（多巴丝肼 125mg,2 次/d）,缓慢递增。

4. 多巴胺受体激动剂    吡贝地尔缓释片 50~150mg/d,盐酸普拉克索片 0.375mg/d,逐渐增量。

5. 单胺氧化酶 B（MAO-B）抑制剂    司来吉兰 5~10mg,2 次/d,早期可单独使用或与多巴丝肼合用,治疗中期患者不易出现异动症或症状波动。

6. 儿茶酚-氧基-甲基转移酶（COMT）抑制剂    恩托卡朋 200mg,5 次/d,可抑制左旋多巴在外周代谢,维持稳定的左旋多巴血药浓度,与左旋多巴试剂合用。

（九）糖皮质激素类药物

甲泼尼龙为常用的糖皮质激素类药物,分为针剂及片剂,具有强力的抗炎作用、免疫抑制作用及抗过敏作用,用于术后减轻脑组织水肿及急性脊髓损伤后脊髓水肿。缓解手术对脑组织造成的机械损伤及肿瘤浸润生长时对脑组织的损害,及用于多发性硬化症的急性危重期。根据临床需要,剂量范围较大。常见的不良反应有体液及电解质紊乱,胃肠道穿孔或出血,可产生精神紊乱,包括欣快感、失眠、情绪不稳、个性改变、严重抑郁,甚至明显的精神病表现,骨质疏松是长期大剂量使用糖皮质激素常见且不易察觉的不良反应。

（十）肌肉解痉药物

上运动神经元损伤的特点之一是肌肉张力增高,抗痉挛药物的使用是降低肌肉张力有效的办法之一,常用的药物以口服为主,必要时给予神经阻滞。

1. 巴氯芬 通过刺激 GABAB 受体,从而抑制兴奋性氨基酸谷氨酸和天门冬氨酸的释放,抑制脊髓内的单突触反射和多突触反射,用于降低脑、脊髓疾病导致的肌肉痉挛。常用量 15~80mg/d,根据患者的肌张力情况调整剂量。治疗开始时常出现日间镇静、嗜睡和恶心等不良反应,偶尔出现口干、呼吸抑制、头晕、无力、精神错乱、眩晕、呕吐、头痛和失眠。

2. 替扎尼定 具有 $\alpha_2$ 肾上腺素能激动剂作用,能抑制天门冬氨酸释放,降低肌张力,用于脑与脊髓性痉挛状态。4mg/d 起,逐渐加量至 24mg/d,不良反应包括嗜睡、眩晕、低血压等,服药第 1~6 个月最好检测肝功。

3. 乙哌立松 通过抑制 $\gamma$-运动神经元的自发冲动,抑制肌梭传入冲动,降低骨骼肌张力。常用剂量为 500mg,3 次/d。不良反应包括肌肉过度松弛、胃部不适、恶心、厌食、眩晕、嗜睡等。

4. A 型肉毒毒素 通过阻断神经肌肉接头的兴奋性递质的释放,导致去神经作用,使肌肉麻痹松弛,用于治疗上运动元损害导致的局部肌肉痉挛,可以使用肌电图或者超声等设备辅助定位,对目的肌肉给予肌内注射,肌肉体积大小不同注射剂量不同。一般 3~7 天起效,维持 3~6 个月,与运动疗法、矫形器等联合治疗,疗效更好。不良反应包括局部肌肉无力,个别患者可能出现一过性的发热、不适、疲劳。

使用肌肉解痉药物的患者,康复治疗中注意观察是否出现肌肉无力、嗜睡、头晕等不适症状,观察解痉药物对肌肉张力变化的影响,如有异常,建议医生调整药物剂量。

## 二、手术治疗

部分神经系统疾病,例如肿瘤、脑出血、脑外伤及颅内脓肿等,如果有手术指征,通过手术治疗,可以取得非常好的疗效。神经系统疾病常见的手术包括颅内血肿清除术、肿瘤及脓肿切除术、脑积水分流术、动脉瘤夹闭术、去骨瓣减压术、颈动脉内膜剥脱术,神经介入手术包括动脉瘤栓塞术、血管内支架植入术等。近几年随着神经介入技术的发展,血管内治疗成为一种缺血性脑血管病治疗有效的手段,机械性碎栓或者取栓治疗可以作为血管再通治疗的一种补充手段,目前在临床中的应用逐渐增多。另外,部分患者由于肢体痉挛严重者,可以考虑行神经根切断术,以降低痉挛。中晚期帕金森病患者药物治疗无效,可以考虑行脑深部电刺激植入术。

对于有颅骨缺损的患者,治疗前观察患者去骨瓣处的凹陷程度及张力变化,如果有明显膨隆改变,告知医生。嘱家属给患者佩戴有适当张力起保护作用的软帽,训练中避免枕压去骨瓣侧,避免脑损伤。去骨瓣面积比较大者,做翻身坐起及站立等动作时,动作缓慢,避免出现皮瓣下沉综合征。

## 三、康复治疗

在正确掌握康复治疗适应证的前提下,急性期康复在病情稳定后就开始,同时强调二级预防和主动性康复,在不同时期采用不同康复治疗方法,在恢复期强调以患者为中心的主动康复、任务导向性训练及强化生活实践能力的训练,结合新型康复措施的使用,并开展多学科、多专业协作,组织化医疗管理,建立三级康复网络。

（一）急重症患者的康复介入时机及禁忌证

1. 康复介入时机

（1）血流动力学及呼吸功能指标符合以下标准,即可实施康复介入。

1）心率>40 次/min 或<120 次/min。

2）收缩压（SBP）≥90mmHg 且≤1 800mmHg,和/或舒张压（DBP）≤110mmHg,平均动脉压（MBP）≥65mmHg 且≤110mmHg。

3）呼吸频率≤35 次/min。

4）血氧饱和度≥90%,机械通气患者,吸入氧浓度（FIO$_2$）≤60%,呼气末正压（PEEP）≤10cmH$_2$O。

5）在延续生命支持阶段,小剂量血管活性药支持,多巴胺≤10μg/（kg·min）或去甲肾上腺素/肾上腺素≤0.1μg/（kg·min）。

特殊体质患者可根据具体情况实施。

（2）生命体征稳定的患者,即使带有引流管（应有严格防止脱落的措施）,也可进行康复治疗。

2. 康复暂停时机　生命体征明显波动,有可能进一步恶化危及生命时,暂停康复治疗,详见表1-4-1。

表 1-4-1　暂停康复治疗的生命体征参数

| 心率 | 血压 | 呼吸 | 机械通气 |
| --- | --- | --- | --- |
| 达到年龄的最大心率预计值的70% | SBP>180mmHg 或 DBP>110mmHg | <5 次/min 或>40 次/min | FiO$_2$≥0.60 |
| 或者<40 次/min 或>130 次/min | MAP<65mmHg | 氧饱和度<88% | PEEP≥10cmH$_2$O |
| 新发的恶性心律失常或开始新的抗心律失常药物治疗 | 首次应用血管升压药或者增加血管升压药剂量 | 不能耐受的呼吸困难 | 机械通气改变为辅助或压力支持模式 |
| 合并心电图或心肌酶谱证实的新发的心肌梗死 | | | 人工气道难以固定维持或人机不同步 |

3. 禁忌证

（1）存在其他预后险恶的因素,如严重的精神障碍、下肢静脉血栓形成、急性肾功能不全等。

（2）有明显胸闷痛、气急、眩晕、显著乏力等不适症状。

（3）心脏疾病存在以下情况:2 小时内体重变化±1.8kg 以上;发生不稳定心绞痛;导致血流不稳定的恶性心律失常;确诊或者疑诊主动脉夹层;中度主动脉瓣狭窄未手术;心衰急性期。

（4）有未处理的不稳定性骨折、气胸等复合损伤。

（二）急性期早期康复

1. 开始康复时间　早期康复的目的是预防失用综合征，包括肌肉萎缩、关节挛缩、骨质疏松、心肺功能下降等，并最大限度地保存残存功能。关于康复治疗开始的最佳时间尚无统一认识。2015 年 Bernhardt 关于超早期康复的多中心系列研究统计结果表明，卒中发病后 24h 开始进行运动康复是安全有效可行的，可以促进患者的移动能力的恢复。

2. 康复强度　早期康复治疗的强度，依据患者的体力、耐力和心肺功能情况及相对的受益程度而定，早期宜采用低强度训练，不推荐在卒中发生后 24 小时接受高强度的超早期康复，并制订个体化的康复治疗方案，轻到中度的患者，在发病 24 小时可进行床边康复、早期离床期的康复训练，康复训练量应循序渐进，必要时在监护条件下进行，条件许可的情况下，开始阶段每天至少 45 分钟的康复训练，适当增加训练强度是有益的。

3. 康复原则　患者意识未恢复者，康复治疗包括协助促醒和残疾的二级预防，促醒的治疗原则包括原发病、基础疾病和并发症的恰当管理，保持良肢位，关节被动活动，包括痛、听、视、味、触、嗅、前庭、电等多种感觉刺激输入及正中神经电刺激、经颅磁刺激、经颅直流电刺激等神经调控技术，康复措施均是被动的。

如果患者神志清楚，尽早开始主动性康复训练。

（三）预防并发症

适当的康复锻炼可以预防压疮、关节挛缩、深静脉血栓、肺部感染和泌尿系统感染等并发症，2016 美国心脏协会（American Heart Association，AHA）/美国卒中协会（American Stroke Association，ASA）指南详细提供了脑卒中后常见并发症的防治建议，详见表 1-4-2。

表 1-4-2　2016 美国心脏协会/美国卒中协会指南并发症的预防与治疗

| 并发症 | 指 南 推 荐 |
| --- | --- |
| 压疮 | 减少皮肤摩擦；提供合适支撑面；避免潮湿；保证营养摄入 |
| 关节挛缩 | 将偏瘫侧肩关节置最大外旋位；应用手或腕关节夹板、踝关节矫形器预防关节挛缩；严重的关节挛缩可考虑手术治疗 |
| 深静脉血栓形成 | 给予预防剂量的低分子肝素治疗或普通肝素（缺血性卒中可用），直至患者能够重新进行活动；可使用间歇性气压预防治疗；不推荐使用医用弹力袜预防 |
| 膀胱直肠功能障碍 | 在发病 24h 内拔除导尿管，训练方式主要是盆底肌训练 |
| 肩痛 | 体位摆放及加强保护；合并肌张力增加，可局部注射肉毒素治疗；肩胛上神经阻滞可作为辅助治疗；可采用神经肌肉电刺激治疗；不推荐空中滑轮治疗 |
| 肩关节半脱位 | 体位摆放及加强保护，应用肩带保护及治疗 |
| 中枢性疼痛 | 筛查疼痛原因及个体化治疗；阿米替林、拉莫三嗪作为一线用药；加巴喷丁、卡巴咪嗪、苯妥英作为二线用药，跨专业疼痛治疗加药物可用；难治性疼痛可选用运动皮层电刺激；经皮电刺激疗法及深部大脑刺激疗效不确切 |
| 跌倒 | 参与社区运动及平衡训练有效；为患者制订预防跌倒计划；环境改造可以减少跌倒；太极训练可能有效 |
| 癫痫 | 寻找病因，给予抗癫痫药物治疗；不推荐常规预防性药物治疗 |
| 卒中后骨质疏松 | 增加活动可以减少骨质疏松的发生 |

（四）恢复期主动性康复、任务导向性训练及强化康复

主动性训练的最关键项目之一是任务导向性训练,通过重复性任务导向性训练使神经网络产生持久性生理改变,这些持久性改变包括突触重建、轴突发芽、血管生成和潜在的神经再生建立特定的神经联系,和运动学习及运动功能的行为改变。

任务导向性训练确定训练参数包括训练数量、频率、持续时间等,其中数量的量化包括主动训练的持续时间及重复次数,只有持续不断的重复完成具有挑战性的任务才能促进皮层重组及技巧性动作的获得,因此恰当的训练的难度非常重要。频率和持续时间也是二个重要参数,数据主要来自于强制性运动疗法(constraint-induced movement therapy,CIMT)的研究,对 51 个关于 CIMT 的随机对照研究进行综述,常用的运动时间为每天 6 小时,共 10 天为一个训练周期,或者每天 1 小时,每周 3 天,共 10 周为一个周期,其他的参考数据暂时没有达成一致。

（五）多器官功能障碍及个体化康复

制订个体化的康复方案是实现患者功能最大恢复的关键。必须注意患者多系统功能障碍的共存问题,根据患者的发病阶段、损伤程度、功能恢复情况、体力和耐力及内科疾病,确定治疗方案。

（六）整体康复

神经系统疾病的损伤导致多种功能障碍,包括运动功能、感觉功能、语言吞咽功能、尿便障碍、认知障碍等,针对患者存在的所有功能障碍,给予评估,并制订全面的康复方案,使患者全部功能障碍得到整体康复。以脑卒中为例,详见表 1-4-3。

表 1-4-3　2016 美国心脏协会/美国卒中协会脑卒中功能障碍康复治疗推荐

| 功能障碍 | 康复治疗推荐 |
| --- | --- |
| 运动功能 | 步态障碍可矫正,推荐使用踝足矫形器来代偿足下垂;应用神经肌肉电刺激替代踝足矫形器;使用跑步机或进行地面步行训练联合常规康复治疗以改善步行功能,可考虑在机器人辅助下进行运动训练以改善运动功能和移动能力;针灸、经皮电刺激等改善运动功能的疗效尚不明确;神经生理学治疗方法(如神经发育学疗法、本体神经肌肉易化法等)的有效性尚未能完全明确 |
| 痉挛 | 推荐肉毒素注射及物理因子治疗;严重者鞘内注射巴氯芬;不推荐使用夹板和肌内效布贴 |
| 感觉障碍 | 感觉训练 |
| 营养供给 | 7 天内建议鼻饲饮食;饲管可留置 2~3 周;如需长期肠内营养,建议进行经皮胃造瘘 |
| 吞咽障碍 | 行为干预治疗;针灸为辅助治疗方法;不推荐药物治疗、神经肌肉电刺激疗法和经颅磁刺激 |
| 言语功能障碍 | 必须包含患者陪伴者训练;最佳剂量、时间尚未达成共识;不推荐药物治疗及大脑电刺激;对于运动性失语,采用一定的行为技术与策略;代偿性手段,可采取增强词义的交流技术策略及替代交流技术策略;可电话随访康复指导;环境改造、参与社会活动等可改善效果 |
| 认知功能障碍 | 推荐提供丰富的环境;适当补偿策略;给予特殊记忆和训练方式;可给予音乐疗法;药物治疗的疗效尚不明确;合并肢体失用开展策略训练及手势训练 |
| 单侧空间忽略 | 推荐视扫描训练等 |
| 日常生活能力 | 所有患者均接受日常生活能力训练、工具性日常生活能力训练;可使用 CIMT;可结合休闲娱乐活动;可开展职业康复;不推荐针灸 |

（七）身体-活动-参与三个水平的全面康复

疾病康复的最终目的是患者个体活动能力和社会参与能力的提高。在 WHO 颁布的国际功能、残疾和健康分类中,做了全面的规定,如活动能力包括学习和应用知识、完成一般任务和要求、交流、移动、生活自理共 5 项,参与能力包括家庭生活、人际交往和人际关系、主要生活领域、社区、社会和居民生活等四项,因此除了器官的功能要进行评价之外,必须对个体的活动能力和社会参与能力进行评价,需要从身体-活动-参与三个水平进行全面的康复,忽略了活动和参与的康复治疗是不全面的。

（八）基于神经修复的康复治疗的使用

功能的改善来源于神经修复,在神经损伤的最初阶段,神经组织有自行恢复的能力,损伤部位不同,自行恢复的时间及程度不同。在修复期内,神经组织有最大限度的自我修复能力,也是给予康复治疗措施的最佳时期。与神经修复相关的康复治疗方法如下:

1. 小分子和生长因子 某些小分子可以直接调节一些特定的神经轴突,如增加血清素或单胺能受体的敏感性;生长因子在神经发育和自发修复过程中起着非常重要的作用,是促进神经功能改善的一种重要手段,如造血生长因子,表皮生长因子等,可能通过轴突竞争,促进关键蛋白合成、轴突传递等方式促进神经修复。

2. 细胞疗法 诱导的多能干细胞、胚胎干细胞、内皮祖细胞等外源性细胞可以促进卒中后神经的修复,也有试验证实骨髓基质细胞在卒中后 1 个月内注射能够安全有效的改善卒中后的残疾状况。

3. 中枢性电磁刺激 损伤侧半球的抑制能力降低,从而未损伤侧大脑半球的活性增加,降低了半球间的偏侧支配性。重复性经颅磁刺激可以增强损伤侧皮质区域的活动,或者降低过度活化的非损伤侧皮质的活性,经颅直流电刺激通过调节双侧大脑皮层的兴奋性可以提高卒中后的运动功能改善。

4. 辅助器具治疗 包括体外器具及植入体内的辅助器具治疗。部分器具是通过代替受损的神经系统来发挥作用的,比如脑机接口技术,部分器具是提高残存的神经系统功能,如康复机器人、神经假体、功能性电刺激等。机器人是一项很有发展前景的康复治疗辅助手段,它的优势在于可以使患者以一种正确的方式连续训练相当长的一段时间不产生疲劳,并且这种治疗可以程序化,可以进行远程电子监控康复治疗,还可以考虑进行机器人疗法与另一种疗法的联合使用,比如结合药物、电刺激等理疗等。

5. 任务导向性及重复性训练 首先,有针对性的重复训练对于神经损伤后的修复有着极其重要的作用。行为训练可以影响药物干预的疗效。其次,任务导向性和重复性训练对于恢复患者的日常生活自理能力具有重要作用。基于运动系统的训练方法包括双侧训练、减重训练、肌电触发式肌电生物反馈训练、协助性被动活动、控制性变速训练等,训练的强度和内容影响治疗效果。强制性使用疗法对于避免患手的失用具有重要意义,经过 2 周的训练,将会产生一定程度的功能改善,并且这种疗效持续 2 年后仍存在。

6. 想象疗法 有研究证明,通过想象疗法可以活化脊髓损伤患者的执行相应的运动功能的脑组织区,从而帮助改善运动功能。

（姜永梅）

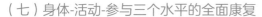

参 考 文 献

[1] 倪月秋,陈尚,胡小和,等. 人体形态与机能. 北京:人民卫生出版社,2014.

［2］ 羊惠君,王怀经,王健本,等. 实地解剖学. 北京:人民卫生出版社,2002.

［3］ 励建安,许光旭,张宁,等. 实用脊髓损伤康复学. 北京:人民军医出版社,2013.

［4］ 刘宗惠,徐霓霓译. Duus 神经系统疾病定位诊断学-解剖、生理、临床. 北京:海军出版社,2006.

［5］ 王维治,王化冰译. 临床神经病学. 北京:人民卫生出版社,2005.

［6］ 燕铁斌,窦祖林,冉春风,等. 实用瘫痪康复. 2 版. 北京:人民卫生出版社,2010.

［7］ 崔益群主译. 奈特人体神经解剖彩色图谱. 北京:人民卫生出版社,2006.

［8］ 王涛主译. 临床神经解剖. 7 版. 北京:人民卫生出版社,2011.

［9］ 陈尔瑜,张传森,党瑞山,等. 人体系统解剖学实物图谱. 2 版. 上海:第二军医大学出版社,2005.

［10］ 贾建平,陈生弟. 神经病学. 7 版. 北京:人民卫生出版社,2013.

［11］ 芮德源,陈立杰. 临床神经解剖学. 北京:人民卫生出版社,2007.

［12］ 柏树令,应大君. 系统解剖学. 8 版. 北京:人民卫生出版社,2013.

［13］ 王茂斌,Bryan J. O'Young,Christopher D. Ward. 神经康复学. 北京:人民卫生出版社,2009

［14］ 燕铁斌,窦祖林,冉春风. 实用瘫痪康复. 2 版. 北京:人民卫生出版社,2010.

［15］ 倪朝民. 神经康复学. 3 版. 北京:人民卫生出版社,2018.

［16］ 贾子善,李聪元,闫桂芳,等. 康复治疗对脑卒中患者脑的结构可塑性的影响. 中华物理医学与康复杂志,2004,26(10):634-636.

［17］ 吴毅,刘罡. 神经系统可塑性的理论研究与实践. 中华物理医学与康复杂志,2007,29(4):284-286.

［18］ 朱镛连,张皓,何静杰. 神经康复学. 2 版. 北京:人民军医出版社,2010.

［19］ 王志红. 神经系统疾病影像学诊断与分析. 北京:人民军医出版社,2011.

［20］ 倪朝民. 神经康复学. 2 版. 北京:人民卫生出版社,2013.

［21］ 倪莹莹,王首红,宋为群,等. 神经重症康复中国专家共识. 中国康复医学杂志,2018,2(33):8-14.

［22］ 张通,赵军. 中国脑卒中早期康复治疗指南中华神经科杂志,2017,6(50):405-412.

［23］ 王茂斌,Bryan J. O'Young,Christopher D Ward. 神经康复学 北京:人民卫生出版社,2009.

［24］ 余敏,周一心,陆静珏,等. 神经康复学科研究进展. 上海医药,2015,36(22):4-8.

［25］ 张通. 中国脑卒中康复治疗指南(2011 完全版). 中国康复理论与实践,2012,4(18):301-317.

［26］ Carolee J. Winstein,Joel Stein,Ross Arena,et al. Guidelines for Adult Stroke Rehabilitation and Recovery. A Guideline for Healthcare Professionals from the American Heart Association/American Stroke Association. Stroke,2016,47:e98-e169.

［27］ Kwakkel G,Veerbeek JM,van Wegen EE,et al. Constraint-induced movement therapy after stroke. Lancet Neurol,2015,14(2):224-234.

［28］ Lang CE,Lohse KR,Birkenmeier RL. Dose and timing in neurorehabilitation:Prescribing motor Birkenmeier. Curr Opin Neurol,2015,28(6):549-555.

［29］ Bryan Kolb. Arif Muhammad. Harnessing the power of neuroplasticity for intervention. Front Hum Neurosci,2014,6(8):377.

［30］ Haselkorn JK,Hughes C,Rae-Grant A,et al. Summary of comprehensive systematic review:Rehabilitation in multiple sclerosis:Report of the Guideline Development,Dissemination,and Implementation Subcommittee of the American Academy of Neurology. Neurology,2015,85(21):1896-1903.

［31］ Michael G,Fehlings,Lindsay A,Tetreault. A Clinical Practice Guideline for the Management of Patients with Acute Spinal Cord Injury:Recommendations on the Type and Timing of Rehabilitation. Global Spine Journal. 2017,7(3S):231S-238S.

［32］ Nudo RJ. Recovery after brain injury:Mechanisms and principles. Front Hum Neurosci,2013:7.

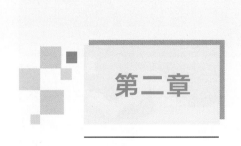

# 第二章

## 神经康复常用技术

瑞典物理治疗师 Signe Brunnstrom 认为,脑损伤后大脑皮层失去了对正常运动的控制能力,出现了人体在发育初期才具有的运动模式,即原始反射。Signe Brunnstrom 利用原始反射,发现了脑损伤后的患者肢体恢复过程中运动模式的变化,总结出了恢复过程从联合反应到共同运动再到分离运动的运动模式。因此,原始反射在 Brunnstrom 技术中占据重要地位;在恢复早期,利用这种原始反射形成的运动模式来引导患者主动活动,让患者感觉自己仍有活动能力,从而调动患者主动参与的积极性;在恢复后期,由共同运动逐渐引导过渡到分离运动,最终达到独立活动的能力。由此可以看出,Brunnstrom 技术在脑损伤恢复整个过程中均可以使用。

### 一、概述

#### (一)原始反射

新生儿在出生后具备了许多运动反射,这些反射是生来就有的正常反射又称为原始反射。随着婴儿神经发育不断完善,大部分的原始反射在一岁以后逐渐消失。但脑部受损后这些反射又会再次出现,成为病理反射。

1. 伤害性屈曲反射　当肢体远端受到伤害性刺激时,肢体出现屈肌收缩和伸肌抑制。其反应的强度与刺激的强度成正比。轻微刺激只引起局部反应,例如在仰卧位下肢伸直时如果轻触足底前部,会出现足趾屈曲和轻微的踝跖屈。随着刺激强度增大,反应逐渐向近端关节肌肉扩展,除了足趾和踝屈曲外,可以出现屈膝、屈髋,屈曲的速度也加快,甚至会出现对侧肢体的伸展,如图 2-1-1 所示。

2. 紧张性颈反射　是脑干水平的反射,通过颈部肌肉和关节的屈伸而引出的。是由于颈椎椎间盘、韧带和肌肉受到牵拉所引起的一种本体反射。该反射的感觉末梢位于枕骨、寰椎、枢椎之间关节周围韧带的下方。颈部肌肉、关节的固有感受器接受的兴奋冲动通过感觉纤维经颈髓后根进入中枢神经系统,止于上位两个颈节和延髓下部的网状结构内的中枢细胞。其产生取决于颈的运动和位置。头部位置变动时,影响四肢肌张力、眼位变化。包括对

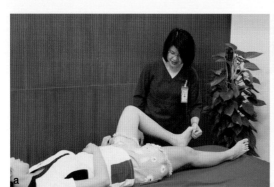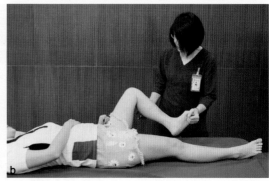

图 2-1-1　伤害性屈曲反射
a. 起始位；b. 终末位

称性和非对称性两种。

（1）对称性紧张性颈反射：表现为当颈后伸时，上肢伸肌张力增高，下肢屈肌张力增高，两上肢伸展，两下肢屈曲；颈前屈时，上肢屈肌张力增高，下肢伸肌张力增高，两上肢屈曲、两下肢伸展。它有助于发展屈曲和伸直间的平衡，用来稳定抗重力的姿势。该反射在出生 6 个月以后消失，偏瘫患者由于中枢对周围的控制减弱，此反射被释放出来，使患者的姿势与动作出现了以下特征。

1）仰卧位时，枕头过高，或乘坐轮椅时颈和躯干呈屈曲位，则患侧上肢屈肌张力增高、下肢伸肌张力增高。

2）患者从仰卧位坐起时，由于抬头动作导致下肢伸肌张力增高，动作难以完成。

3）步行时患者低头看地面，造成下肢伸肌张力增高，患侧支撑相时膝关节出现过伸，踝关节跖屈，足尖与地面接触，在摆动相时，髋关节、膝关节不能充分屈曲。

4）患者从床转移到轮椅时，由于抬头，上肢伸展支撑床面，造成患侧下肢屈肌张力增高，膝关节屈曲，足不能着地，使患侧不能负重。

5）步行时如果过度抬头，颈部伸展，导致下肢屈肌张力增高，患肢不能负重，因此在步行训练过程中，嘱患者平视前方，不可过度用力抬头。

（2）非对称性紧张性颈反射：是指当身体不动，头部左右旋转时，头部转向一侧的伸肌张力升高，肢体容易伸展，另一侧的屈肌张力升高，肢体容易屈曲，如同拉弓射箭姿势一样，故又称为拉弓反射，如图 2-1-2 所示。在个体发育过程中，这一反射是婴儿学会翻身的必要条件，它是颈部旋转、视觉固定和伸手拿东西的重要准备条件，为伸手抓物时视觉固定打下基础。对脑损伤后的患者而言这一反射有利于降低患者上肢屈肌张力。该反射在出生 6 个月以后消失，偏瘫患者因与对称性紧张性颈反射同样的原因而被释放出来，对其姿势与动作出现以下的影响：

1）痉挛期患者患侧上肢伸展时，用力将脸转向患侧。如果不将脸转向患侧，肘关节就不能伸展。

2）上肢屈肌痉挛的患者，肘关节常取屈曲位，但是当脸转向患侧时，肘关节却不能完成屈曲动作。当进行吃饭、洗脸、梳头等日常生活动作时，患侧上肢屈曲，面部必须向健侧转动，而影响正常生活活动的完成。

3）下肢肌张力低下的患者，在辅助下站立时往往脸朝向患侧，以追求安全感，使下肢的

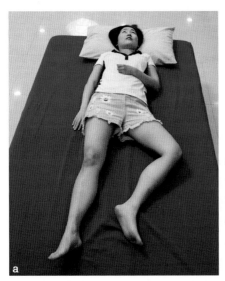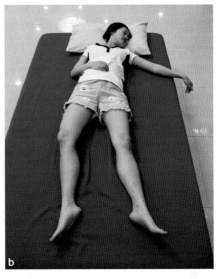

**图 2-1-2　非对称性紧张性颈反射**
a.起始位；b.终末位

伸展得到强化。这种姿势会影响正常的平衡反应，应予以抑制。

3. 紧张性迷路反射　又称前庭脊髓反射，是头部空间位置变动及其引起的重力方向改变，为迷路半规管所感知，其信号经延髓的前庭核，经前庭脊髓束下达脊髓，使四肢、躯干的肌张力紧张的反射。俯卧位头稍前屈时，可见全身的屈曲肌张力增加，四肢屈曲，双下肢屈于腹下，保持臀高头低特殊姿势，如果患者呈严重的伸肌痉挛状态时，屈肌张力增高不明显，则常以伸肌紧张程度减弱的方式表现出来。仰卧位姿势导致全身的伸展肌张力增加，四肢容易伸展。表现为颈过分伸直、脊柱僵硬的伸直、肩后缩、下肢内收和内旋，同时有胸部扩张、呼气困难、嘴巴常张开，重者可呈角弓反张姿势。分为静态紧张性迷路反射和动态紧张性迷路反射。

（1）静态紧张性迷路反射：由重力作用于内耳蜗感受器引起，能增加上肢屈肌张力，使肩外展90°并伴外旋，肘部和手指屈曲，双手能上举置头部两侧。静态紧张性迷路反射通过易化下肢、腰背及颈部的伸肌而有助于保持直立位。

（2）动态紧张性迷路反射：头部的角加速运动能刺激半规管的加速度运动，引起动态紧张性迷路反射，出现四肢反应，临床上称为保护性伸展反应。当向前方摔倒时出现双手举过头顶，伸肘，颈和腰部后伸，下肢屈曲；当向后方摔倒时出现上肢、颈、腰背屈曲和下肢伸直；当向侧方摔倒时同侧上下肢伸展，对侧上下肢屈曲。

4. 紧张性腰反射　患者侧卧位时，位于上方的肢体屈肌占优势，位于下方的肢体伸肌占优势。紧张性腰反射是随着骨盆的变化、躯干位置的改变所引起的，躯干的旋转、侧屈、前屈、后伸对四肢肌肉的紧张性有相应的影响。腰向右侧旋转时，右上肢屈曲、右下肢伸展；腰向左侧旋转时，右上肢伸展、右下肢屈曲。

5. 正支持反射（又称阳性支持反射或磁反射）　正支持反射是趾腹和脚掌前部皮肤对外部刺激的一种反应。常在足趾趾腹和脚掌前部触地时诱导出来。本体感觉刺激随后作用于脚掌前部的压力感受器，牵拉骨间肌引起。整个肢体的伸肌张力增高，同时拮抗肌一起收缩，以稳定关节使之能负重。正常发育中，该反射是站立的先决条件。在康复训练过程中，如果将施加压力的手缓慢收回,受刺激的下肢在伸肌反应的作用下会随着收回的手产生运动,恰如受到磁铁的吸引一样。该反射在 8 个月后随着神经反射的发育而被抑制。偏瘫患者因原始反射处于失抑制状态而被释放,则对其运动功能出现如下影响:

(1)患肢膝关节过伸,踝关节跖屈、内翻,影响支撑相的足跟着地。

(2)患侧处于支撑相时,踝关节跖屈,难以完成重心转移动作。

(3)训练患肢踝关节背屈运动时,要尽量防止刺激足趾导致屈肌张力增高。

6. 抓握反射　即因手掌和手指掌面受到触觉和本体感觉的刺激,引起手指屈曲和内收的抓握反应。该反射在正常婴儿一出生时就存在,随着随意性抓握发育,逐渐消失。因此,在患者肢体功能恢复的过程中,置于患者手中的物体可能增加腕和手指的屈肌张力并引起屈肘。偏瘫患者由于原始反射失抑制状态,将会出现如下表现:

(1)患者手中无论放入什么物体,都会引起肘关节、腕关节和手指的屈肌张力增高。

(2)对手指屈曲痉挛严重的患者,治疗时,如果手中放硬物或使用手指硬夹板,将导致痉挛加重。所以,不应鼓励手恢复部分活动的患者用力抓握橡皮球。

(3)训练时,为了利用自我辅助的方法,双手手指交叉,由于健侧手指从患侧手掌近端伸向远端,引出抓握反射,导致手指屈曲、内收,使动作难以完成。

(4)部分患者虽然已经掌握了手指随意伸展的运动功能,但当要将手中的物品放下时,往往由于抓握反射的影响而遇到困难。

（二）Brunnstrom 技术的基本理论

1. Brunnstrom 认为联合反应和共同运动是脑损伤后,运动功能正常恢复过程中的一部分,应予以利用而不是加以抑制。

2. 在偏瘫的恢复初期,由于中枢神经系统受损,高级中枢对运动控制能力下降,从而导致运动的修正受到影响,另因肢体的原始反射重新出现,以致出现联合反应和共同运动。Brunnstrom 认为这些现象可用来引起肌肉反应,然后将之与主动运动相结合,产生出一种被加强的半自主运动。因此在无随意运动时,应充分利用本体感觉和体外皮肤刺激诱发共同运动,以及利用联合反应引起患侧的肌肉收缩,当已确立了某种程度的共同运动后,则用各种方法抑制共同运动成分,使其分离为较单一的动作,最后去分别训练。

3. 意识和感觉在恢复中起着重要作用,Brunnstrom 认为偏瘫不仅是运动功能障碍,更重要的是感觉上的障碍,运动障碍是由感觉障碍所引起的,所以可称为是感觉运动障碍。因此在运动功能恢复中必须强调意识集中,充分利用感觉和视听觉的反馈,以及主动的参与。

（三）Brunnstrom 技术的适应范围

Brunnstrom 技术适用于脑梗死、脑出血、蛛网膜下出血、高血压脑病、脑外伤等各种脑损伤后所致的偏瘫;不适用于周围神经损伤后、肌肉骨骼疾病等。

（四）脑损伤后的运动模式

人体正常的运功基本是省力的、高效的,全身的各个关节可以根据功能分别活动,定义为分离运动。脑损伤后偏瘫肢体的恢复从迟缓期的完全没有运动控制到出现最终的分离运动,其过程不是直线性的,当下列运动模式出现时,预示着中枢损伤后恢复的开始。

1. 联合反应　联合反应是脑损伤后偏瘫侧肢体的一种非随意性的运动和反射性的肌张力增高。做非患侧全力抗阻收缩,诱发患肢发生非随意运动或反射性肌张力增高,称为联合反应,有痉挛存在时更易发生。它的发生被认为是本来潜在存在着的被高级中枢抑制的脊髓水平的运动整合,因损伤而解除了高级中枢的抑制后所表现出来的现象。联合反应导致的患肢运动多与非患侧运动相似,但不同于非患侧,而是原始反射性的运动模式。根据两侧肢体运动是否相同又分为对称性和不对称性两种。上肢联合反应一般为对称性运动,下肢内收、外展为对称性的,屈曲、伸展为非对称性的。在恢复早期,尽管患侧肢体不能做任何活动,但如果非患侧肢体做抗阻运动时,则会引起患侧肢体的相应运动。其反应与健侧的运动强度有关,非患侧抗阻越大,患侧的联合反应越明显。Raimiste 现象就是指:在仰卧位,健侧下肢抗阻力外展或内收时,患侧髋关节可出现相同动作,如图 2-1-3 所示。

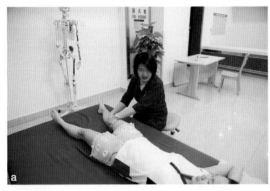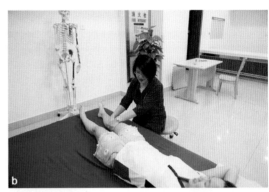
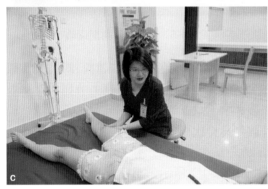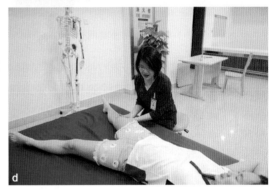

图 2-1-3 Raimiste 现象
a. 内收起始位;b. 内收终末位;c. 外展起始位;d. 外展终末位

2. 共同运动 共同运动是脑损伤常见的一种肢体异常活动表现,是病理性的异常运动模式,偏瘫患者上、下肢的运动功能从迟缓期进入痉挛期时,便可出现共同运动模式。当让患者活动患侧上肢或下肢的某一个关节时,患者不能做该关节单独的运动,而是表现为相邻的关节甚至整个肢体都可出现一种不可控制刻板的运动,并形成特有的活动模式,这种模式就称为共同运动。

伸肌共同运动的关节运动与屈肌共同运动方向相反,这其中不仅是屈肌和伸肌在起作用,有时还有其他因素的影响。肩关节和髋关节外展外旋时伴屈肌共同运动,内收内旋时伴伸肌共同运动。踝关节背屈是屈肌共同运动不可缺少的,跖屈是伸肌共同运动不可缺少的。因此踝内翻显示有屈肌和伸肌两个共同运动。腕关节伸展、屈曲的要素分别是上肢近端伸肌、屈肌共同运动,因为个体差异性的存在,也会存在例外。

(1)上肢屈曲共同运动:肘关节屈曲伴有肩关节外展,如同手抓同侧腋窝的动作,即肱二头肌与三角肌的活动不能分别进行,如图 2-1-4 所示。肘屈曲最为常见,屈肌共同运动是最强的要素,在脑损伤后最先出现。肩关节外展、外旋是较弱的,出现在恢复后期,有的患者停止在这一弱的阶段,它所造成的后果是上臂后伸。从神经生理学上讲,肘屈曲和前臂旋后肌关系密切,故易同时出现;但是偏瘫患者前臂旋前肌长期痉挛,屈肌共同运动期间,前臂也可处于旋前位。

(2) 上肢伸展共同运动:肘关节伸展伴有肩关节内收,如同坐位时手伸向对侧膝的动作,即肱三头肌与胸大肌的活动不能分离,如图 2-1-5 所示。胸大肌是上肢伸肌共同运动最强的要素,当患者从软瘫期过渡到痉挛期后,胸大肌的紧张性增强,成为伸肌共同运动的最初要素,其主要作用是上臂的内旋、内收,是随意运动的基础。

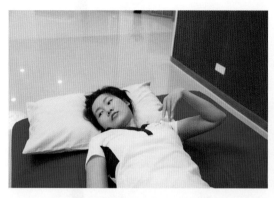
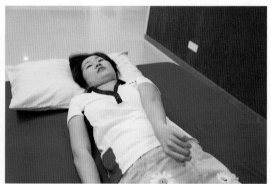

图 2-1-4　上肢屈曲共同运动　　　　图 2-1-5　上肢伸展共同运动

(3) 下肢屈肌共同运动:屈曲髋关节时伴有髋关节外展外旋、膝关节屈曲、踝关节背屈内翻及足趾伸展,如同脚掌受到伤害性刺激时的动作,如图 2-1-6 所示。髋关节屈曲是下肢屈曲共同运动的最强要素,对患者来说仰卧位屈髋非常困难。髋屈曲收缩时,进行抵抗试验可显示足背屈肌的较强作用。屈髋时髋外展、外旋则显得次要。

(4) 下肢伸肌共同运动:膝关节伸展时伴有髋关节内收内旋。膝关节显示较强的伸肌共同运动,同时伴有踝关节跖屈、内翻,足趾屈曲,如图 2-1-7 所示。重症患者内收肌要素非常强,患肢常交叉在另一肢体前,其中包含 3 个要素:膝伸展、髋内收、踝内翻。

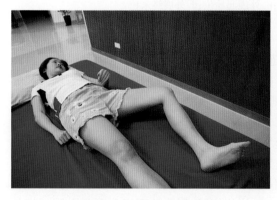
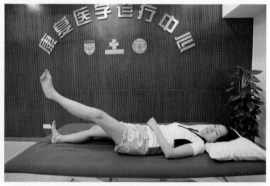

图 2-1-6　下肢屈曲共同运动　　　　图 2-1-7　下肢伸肌共同运动

（五）脑损伤后恢复的六阶段

Brunnstrom 将脑损伤后的偏瘫恢复分成 6 各阶段:Ⅰ阶段——迟缓期、Ⅱ阶段——联合反应期、Ⅲ阶段——共同运动初期、Ⅳ阶段——共同运动期、Ⅴ阶段——分离运动期、Ⅵ阶段——协调运动期。

　　第Ⅰ～Ⅲ阶段是从发病后的弛缓阶段过渡到痉挛的阶段。第Ⅰ阶段:迟缓期,处于软瘫期,没有任何运动。第Ⅱ阶段:开始恢复,出现痉挛,并出现联合反应。联合反应出现时,肢体运动明显受到联合反应的影响。Brunnstrom 主张此期应以诱发联合反应入手,将其作为随意性运动的准备,逐渐利用联合反应进行训练,使患者体会伴有随意性的肌肉收缩。第Ⅲ阶段:共同运动出现,痉挛程度增加,然后痉挛达到最高状态,此期可以利用共同运动的模式鼓励患者做随意运动。第Ⅳ阶段:共同运动期,共同运动完善,并开始出现分离运动。第Ⅴ阶段:分离运动期,共同运动减退,随意运动增多。第Ⅵ阶段:协调性运动期,患者不再以异常的运动模式(联合反应、共同运动)进行活动,可以比较随意的做分离性活动,但可能仍然有运动速度协调性欠佳的情况,如图 2-1-8 所示。在 Brunnstrom 技术理论中,肌张力扮演着重要的角色,合理引出肌张力,利用原始反射控制过度的肌张力,进而控制运动功能。在偏瘫患者整个恢复过程中,肌张力随时间而变化,如图 2-1-9 所示。

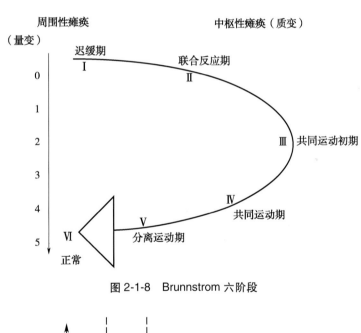

图 2-1-8　Brunnstrom 六阶段

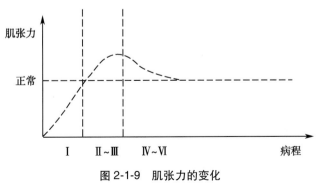

图 2-1-9　肌张力的变化

## 二、临床应用

### (一)偏瘫运动功能康复评定

为了全面、准确地评定患者的运动功能和障碍,治疗师需要仔细观察患者的运动情况,认真思考并充分倾听患者的陈述。明确患者在正常情况下是如何活动的,然后了解患者在不同情况下或进行某些活动的反应情况,进而判断患者的 Brunnstrom 分期。运动功能康复评定的目的在于:确定患者能独立做什么,是如何做的,还不能做什么;为制订治疗计划,找出妨碍患者进行某些活动的问题;为了能够经常对比,以便在必要时调整治疗;为其他治疗师能继续有效地治疗该患者提供充分的资料;能够正确地记录患者的总体情况。Brunnstrom 将偏瘫肢体功能的恢复过程根据肌张力的变化和运动功能情况分为六阶段来评定脑损伤后运动功能的恢复过程(表 2-1-1)。

表 2-1-1    Brunnstrom 各期运动功能恢复表

| 分期 | 运动特点 | 上肢 | 手 | 下肢 |
|---|---|---|---|---|
| I | 无随意运动 | 无任何运动 | 无任何运动 | 无任何运动 |
| II | 引出联合反应、共同运动 | 仅出现协同运动模式 | 仅有极细微的屈曲 | 仅有极少的随意运动 |
| III | 随意出现的共同运动 | 可随意发起协同运动 | 可有钩状抓握,但不能伸指 | 在坐和站立位上,有髋、膝、踝的协同性屈曲 |
| IV | 共同运动模式打破,开始出现分离运动 | 出现脱离协同运动的活动:肩 0°,肘屈 90°的条件下,前臂可旋前、旋后;肘伸直情况下,肩可前屈 90°;手臂可触及腰骶部 | 能侧捏和松开拇指,手指有半随意的小范围伸展 | 在坐位上,可屈膝 90°以上,足可向后滑动。足跟不离地的情况下踝可背屈 |
| V | 肌张力逐渐恢复,有分离精细运动 | 出现相对独立于协同运动的活动:肩前屈 30°~90°时,前臂可旋前旋后;肘伸直时肩可外展 90°;肘伸直,前臂中立位,上肢可举过头 | 可做球状和圆柱状抓握,手指同时伸展,但不能单独伸展 | 健腿站,病腿可先屈膝,后伸髋;伸膝下,踝可背屈 |
| VI | 运动接近正常水平 | 运动协调近于正常,手指指鼻无明显辨距不良,但速度比健侧慢(≤5s) | 所有抓握均能完成,但速度和准确性比健侧差 | 在站立位可使髋外展到抬起该侧骨盆所能达到的范围;坐位下伸直膝可内外旋下肢,合并足内外翻 |

1. 弛缓期    患者患侧肢体失去控制能力,随意运动消失,肌张力低下,腱反射减弱或消失。患侧上肢、手、下肢均无任何运动,因不能维持抗重力体位,导致部分患者出现肩关节半脱位,卧位时骨盆后倾,髋关节呈屈曲、外展、外旋位,膝关节过伸,踝关节跖屈、内翻。

2. 联合反应期    患侧肢体腱反射出现亢进,肌张力增高,联合反应出现。此期患者腱反射亢进,肌张力增高,患侧肢体出现随意运动,但是由于肌张力分布异常,姿势与运动出现异常模式。

(1)上肢:患者取仰卧位,患侧上肢肩关节外展、外旋,肘关节屈曲,患手摸同侧耳朵,健侧上肢肩关节外展,肘关节屈曲,前臂旋前,掌心向前。治疗师一手握住患者健侧腕关节,用力下压,让患者伸展肘关节与治疗师对抗。治疗师另一手触摸患侧胸大肌,如出现收缩即为上肢联合反应出现,如图 2-1-10 所示。

(2)手:无主动手指屈曲。

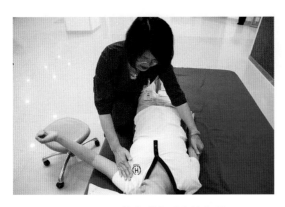

图 2-1-10　检查联合反应的出现

（3）下肢：患者仰卧位，双侧上肢放松置于身体两侧，健侧下肢轻度外展。治疗师一手置于健侧踝关节上方，向外侧用力，同时，嘱患者用力内收，完成等长收缩。治疗师另一手触摸患侧下肢大腿内收肌群，如出现肌肉收缩或是患腿也同时出现内收运动，即为下肢联合反应出现。

3. 共同运动初期　共同运动出现，痉挛程度增加，然后痉挛达到最高状态，此期可以利用共同运动的模式鼓励患者做随意运动。此期是患者出现随意运动的初期阶段，因其动作是由患者意志所引起的，所以称之为随意性动作。而另一方面这种动作是按照一种固定的运动模式进行的，所以称之为半随意动作。这种动作模式限制着上、下肢动作的多种组合，影响患者日常生活活动。训练中应防止强化这种病理性的异常模式，诱导患者向分离运动方向发展。

（1）上肢：以屈曲模式为主（见共同运动）；下肢：以伸展模式为主（见共同运动）；手：能全指屈曲，勾状抓握，但不能伸展，有时可由反射引起伸展。

（2）下肢：当下肢功能处在共同运动阶段时，动作被控制在固定的运动模式之下，所以给患者的步行带来了许多困难，如不能较好地消除共同运动的影响，为下肢多种动作组合创造条件，改善步态，那么提高步行能力是不可能实现的。

4. 共同运动期　共同运动完善，痉挛开始减弱，出现一些脱离共同运动模式的运动。

（1）上肢：①肩关节伸展肘关节屈曲，手摸脊柱（距脊柱<5cm），如图 2-1-11a 所示；②肩关节屈曲时，肘关节伸展（肩屈曲不得<60°，肩关节内收、外展不得>±10°，肘关节屈曲不得>20°），如图 2-1-11b 所示；③肘关节屈曲，前臂旋前（上臂不得离开躯干，肘关节屈曲 90°±10° 范围之内，旋前>50°），如图 2-1-11c 所示。

（2）手：能侧方抓握及拇指带松开，手指能半随意的、小范围的伸展。

（3）下肢：①仰卧位，髋关节外展（外展>20°，足跟部不得离床，膝关节伸展位，屈曲不得>20°），如图 2-1-12a 所示；②仰卧位，膝关节伸展，髋关节屈曲（膝关节屈曲不得>20°，髋关节屈曲>30°），如图 2-1-12b 所示；③坐位，膝关节伸展（髋关节 60°~90° 屈曲位，膝关节屈曲<20°），如图 2-1-12c 所示。

5. 分离运动期　痉挛减弱，基本脱离共同运动，在共同运动期的基础上，出现难度更大的分离运动，表明肢体功能正向正常水平发展，随意运动增多。

（1）上肢：①肘关节伸展，肩关节外展（肘关节屈曲<20°，肩关节外展>60°），如图 2-1-13a 所示；②肘关节伸展，肩关节屈曲（肘关节屈曲<20°，肩关节屈曲>130°），如图 2-1-13b 所示；③肘关节伸展，肩关节屈曲，前臂旋前（肘关节屈曲<20°，肩关节屈曲>60°，旋前>50°），如图 2-1-13c 所示。

（2）手：①用手掌抓握，能握住圆柱及球形物，但不熟练，如图 2-1-14 所示；②能随意全指伸开，但范围大小不等。

（3）下肢：①坐位，膝伸展，踝关节背屈（髋关节屈曲 60°~90°，膝关节屈曲<20°，踝关节背屈>5°）；②坐位，髋关节内旋（髋关节屈曲 60°~90°，膝关节屈曲 90°±10°，髋关节内旋

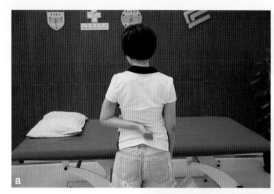
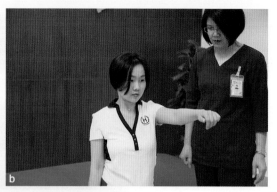
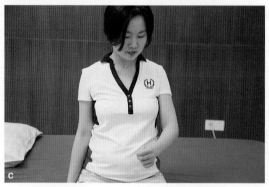

**图 2-1-11    上肢共同运动期**
a.肩关节伸展肘关节屈曲,手摸脊柱;b.肩关节屈曲,肘关节伸直;c.肘关节屈曲,前臂旋前

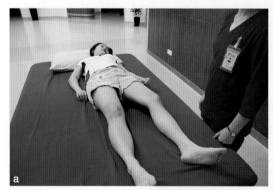
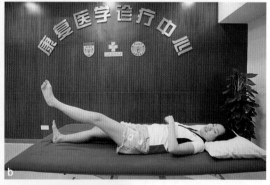
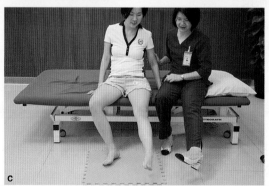

**图 2-1-12    下肢共同运动期**
a.仰卧位,髋关节外展,膝关节伸直;b.仰卧位,髋关节屈曲,膝关节伸直;c.坐位,膝关节伸直

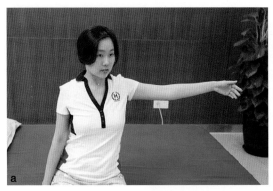
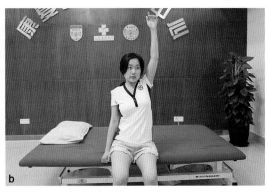
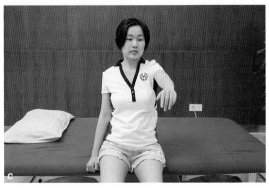

**图 2-1-13　上肢分离运动初期**
a. 肩关节外展,肘关节伸直;b. 肩关节屈曲,肘关节伸直;c. 肩关节前屈,前臂旋前

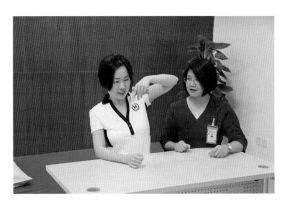

**图 2-1-14　手掌抓握圆柱状物体**

>20°);③立位,踝关节背屈(髋关节、膝关节屈曲<20°,踝关节背屈>5°)

6. 协调性运动期　患者不再以异常的运动模式(联合反应、共同运动)进行活动,可以比较随意地做分离性活动,但可能仍然有运动速度协调性欠佳的情况。

(1) 上肢:痉挛基本消失,协调运动正常或接近正常。

(2) 手:①能进行各种抓握;②全范围的伸指;③可进行单个指活动但比健侧稍差。

(3) 下肢:协调运动大致正常。①立位髋能外展超过骨盆上提的范围。②立位,髋可交替地内、外旋,并伴有踝内、外翻。

(二)感觉障碍的康复评定

感觉障碍的分类方法较多,一般可分为躯体感觉和内脏感觉两大类,其中躯体感觉对偏瘫患者的运动功能影响很大。在康复治疗中分为浅感觉(包括触觉、痛觉、温度觉)、深感觉(包括位置觉、振动觉、运动觉)、复合感觉(包括两点识别觉、图形觉、实体觉)。偏瘫患者中伴有感觉障碍的比例很高,是严重影响康复水平的重要因素之一,偏瘫患者的影响有如下表现：

1. 由于患者感觉丧失，使患者的运动意识缺乏，对于下肢着地与否不能正确地判断，使患者对步行的平衡稳定缺乏自信，产生恐惧感。

2. 位置觉的丧失导致患者关节位置和运动识别觉产生障碍，患者闭目，检查其关节屈伸或屈伸的角度，患者不能准确地判断，所以难以控制抬腿的高度，造成步态异常。

3. 患手握物品时，不能判断物品的形状、温度，也会影响日常生活的自理。

4. 重度感觉障碍的患者，往往功能恢复预后不佳。因此，为了改善偏瘫患者的运动功能，必须重视感觉障碍的康复治疗。

在康复治疗的过程中，要想确切了解偏瘫患者的感觉是相对困难的，因此，感觉的评估过程也是循序渐进的过程。虽然常规的感觉检查只能提供一个大概地情况，但是其结果可以记录下来，并可作为日后改变的比较。即便感觉评定的过程中患者对其患侧肢体的位置、运动的方向和触觉、压觉的判断都正确，也有可能在评估过后患者操纵轮椅的过程中将手卷入轮子中，这就是触觉抑制现象，即尽管患者能正确指出检查者触摸了他的哪一只手，但同时触摸他的双手时，他只能感觉到健侧手被触摸，好像是健侧刺激抑制了患侧的刺激。因此，在感觉评估过程中，要与健侧对比，同时检查两侧的感觉情况。

具体评估过程如下：

1. 治疗师在患者闭目的情况下，被动活动患者的肩关节、肘关节、前臂的旋前旋后、腕关节的掌屈和背伸、手指的屈曲和伸展等，让患者判断有无关节的活动或者活动的角度与健侧相比的接近程度。

2. 利用棉签或钝针头在患者的皮肤上轻轻划动，让患者判断能否感觉到及其位置，进而与健侧肢体对比，判断出患者的浅感觉的情况。

3. 下肢的检查与上肢操作方法类似。

（三）治疗过程

Brunnstrom 强调在早期利用姿势反射、联合反应、共同运动引导患者的运动反应，之后再从中分离出正常运动的成分，最终脱离异常运动模式向功能性运动模式过渡。其治疗原则要求任何治疗性的活动都必须依据患者的恢复阶段而异，如早期重视床上活动，利用联合反应；在一定阶段利用共同运动、促进分离运动；最终达到随意完成各种功能活动的目的，因此要求治疗人员敏锐的判断力来决定合适的治疗措施以保证治疗效果。具体流程如下：

1. 详细询问患者病情；

2. 认真地对患者进行康复评定；

3. 对患者愈后的憧憬及不同条件预估可能的结果；

4. 对患者不同阶段的鼓励；

5. 心理治疗贯穿康复整个过程等。

（四）治疗目标和目的

通过运动疗法，防治并发症，减少后遗症，促进患者功能恢复。

早期康复治疗主要是通过良肢位的摆放，预防继发性损伤、预防压疮、肌肉萎缩、关节挛缩、关节疼痛及心、肺、泌尿系、胃肠道的合并症，为即将开始的主动功能训练作准备。良肢位与功能位不同，它是从治疗的角度出发而设计的一种临时性体位。偏瘫患者急性期康复治疗所设计的仰卧位，患侧卧位，健侧卧位等对抑制痉挛模式、预防肩关节半脱位、早期诱发分离运动等均能起到良好的作用。恢复期康复治疗主要是抑制异常的、原始的反射活动，改善运动模式,重建正常的运动模式,加强肌肉的协调功能。

1. Ⅰ~Ⅲ阶段治疗目的　利用躯干肌的活动,通过对健侧肢体的活动施加阻力引起患侧肢体的联合反应或共同运动,以及姿势反射等,提高患侧肢体的肌张力和肌力,促使肩胛带和骨盆带的功能部分恢复,学会随意控制屈、伸共同运动,促进伸肘和屈膝,伸腕和踝背伸,诱发手指的抓握,并将屈伸共同运动与功能活动和日常生活活动结合起来,并注意预防过度痉挛。

2. Ⅳ~Ⅵ阶段治疗目的　促进上下肢共同运动的随意运动,以及手的功能性活动,进一步脱离共同运动,增强手部精细功能和身体的协调能力,进而恢复肢体的独立运动能力。

（五）训练方法

1. Ⅰ~Ⅲ阶段治疗方法　在此阶段当上肢无随意运动时,可使健侧上肢屈曲抗阻收缩,以引起患侧上肢屈曲的联合反应;亦可使健侧上肢伸肌抗阻收缩,以引起患侧上肢伸肌的联合反应,此现象也称为镜像性联合反应。另外,使健侧上肢屈肌抗阻收缩,会引起患侧下肢屈肌的联合反应;使健侧上肢伸肌抗阻收缩,亦会引起患侧下肢伸肌的联合反应,此现象也称为同侧性联合反应。仰卧位时,对健侧下肢的内收、外展或内旋、外旋施加阻力,可以引起患侧下肢出现相同的动作。对健侧足背屈施加阻力,可诱发患侧上下肢的伸展,如使患者脸朝向患侧,通过紧张性颈反射可进一步加强其作用。此阶段由于伸肌张力相对较弱,可利用紧张性迷路反射,在仰卧位促进伸肌群的收缩;利用非对称性紧张性颈反射,使头转向患侧,降低屈肌群的张力,增加伸肘肌群的张力;前臂旋转,旋前促进伸肘,旋后促进屈肘;利用紧张性腰反射,即躯干转向健侧,健肘屈曲,患肘伸展;轻扣肱三头肌肌腹,在皮肤上刷擦,刺激肌肉收缩;治疗者与患者面对面双手交叉相握作划船动作,通过联合反应促进伸肘。

（1）头颈:头颈的运动在偏瘫早期很容易被忽略,在利用原始反射促进肢体运动的过程中,离不开头颈的参与,因此头颈部的良好控制对后期患者运动功能的恢复起到很大的作用。具体操作如下:患侧上肢放在面前的治疗台上,治疗师一手放在患侧的肩上,另一手放在患侧的耳后。让患者用耳朵接触肩峰,治疗师用手给予抵抗,当这个阻力足够大时,可诱发肩上举及耸肩的活动,如图 2-1-15 所示。同时,在治疗师辅助下完成头颈部的侧方旋转可以降低患侧上肢的屈肌张力,如图 2-1-16 所示,能够为后期的功能性活动奠定良好的基础。所以早期进行头颈部的训练可以提高肩关节周围的肌群的功能,能够帮助患者更好的恢复整体功能。

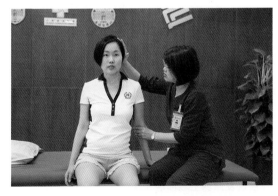

图 2-1-15　抵抗头往患侧屈诱发耸肩

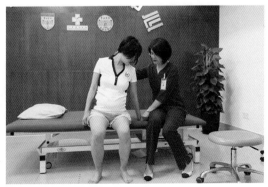

图 2-1-16　侧屈旋转诱发患侧上肢伸展

（2）上肢：上肢可从随意控制屈、伸共同运动开始，先训练肩胛骨的上举，使关节尽量在无痛情况下增加活动范围，颈部向患侧侧屈可诱发肩胛骨的活动。具体操作如下：

1）屈肌共同运动的引出

A. 患者取坐位，将患侧上肢支撑在桌子上，屈肘、肩关节外展，要求头向患肩侧屈，可加强屈颈肌群和斜方肌、肩胛提肌的收缩。亦可在头向患肩侧屈时对健肩上举施加阻力，通过联合反应提高患肩的主动上举能力。如患肩仍不能主动上举，可将患臂上举，通过叩击或按摩斜方肌来促进肌肉收缩。

B. 患者仰卧位，嘱患者健侧上肢屈肘，在屈肘过程中治疗师施加阻力，由于健肢的过度用力，患侧上肢也可出现屈肘动作，如图 2-1-17 所示。若让患者面向健侧，由于非对称性紧张性颈反射的影响，此时可进一步强化屈肘的动作。通过牵拉患侧的近端引起上肢的屈曲反应；也可轻叩斜方肌、肱二头肌引起上肢屈肌的共同运动。

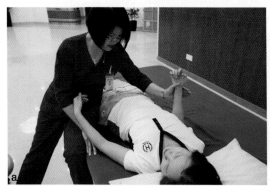
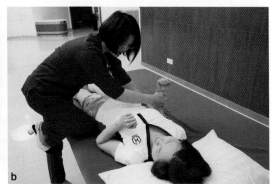

图 2-1-17　对抗健侧上肢屈曲诱发患侧上肢屈曲
a. 起始位；b. 终末位

2）伸肌共同运动的引出：患者仰卧位，嘱患者健侧上肢伸直。治疗师抵抗健侧上肢伸展，通过联合反应引导患侧上肢伸展，如图 2-1-18 所示，如让患者的头转向患侧，则由于非对称性紧张性颈反射的影响进一步加强伸展运动。也可轻叩胸大肌、肱三头肌引起上肢伸肌共同运动。

3）双侧抗阻划船样运动：是利用来自健侧肢体和躯干的本体冲动的促进效应，促进患

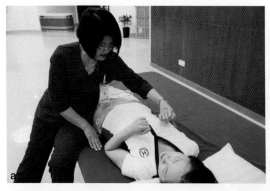
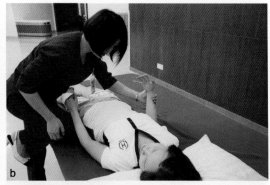

图 2-1-18　对抗健侧上肢伸展诱发患侧上肢伸展
a. 起始位；b. 终末位

肢的屈伸和脑卒中后患者难以进行的推、拉或往复运动。患者与治疗师对面坐,相互交叉前臂再握手做类似划船时拉双桨的动作,向前推时前臂旋前,向回拉时前臂旋后,治疗师在健侧施加阻力以引导患侧用力。

4) 利用镜像性联合反应引起患侧胸大肌收缩

A. 患者取卧位,在交替进行屈、伸共同运动时,因伸肌共同运动常在屈肌共同运动之后出现,并在开始时需要帮助,利用联合反应,将患者健侧上臂外展45°后,让其将臂向中线内收,在健臂内侧近端施加阻力,以诱发患侧胸大肌收缩。

B. 患者取坐位,治疗师站在其面前,用手将患者双上肢托于前平举位,让患者尽量内旋肩关节,嘱患者用力内收健侧上臂,治疗师在健侧上臂内侧向外施加阻力,由于镜像性联合反应,患侧胸大肌可出现反应,患侧上臂亦内收。在伸肌的共同运动中,肩和肘的运动紧密相连,当胸大肌收缩时肱三头肌也可收缩,故可促进患侧伸肘。

5) 利用挤腰动作进一步促进伸肘:在肱三头肌有收缩之后,嘱患者伸肘,前臂尽量旋前,用两手腕背部挤压治疗师的腰。指示患者将肘伸直,用力夹住治疗师的腰。

6) 半随意地伸肘:在患者能完成挤腰动作后,嘱其肩关节前屈 30°~45°,半随意地伸肘。

(3) 手:在此阶段手的动作从无任何运动到能够轻微的屈曲指关节,可以适当地利用抓握反射刺激患手掌侧面,使患者有抓握的感觉。与此同时,需要注意控制手的良肢位摆放,预防后期痉挛持续增高的出现。具体操作如下:

1) 诱发抓握:当患手不能随意进行抓握时,可通过屈曲共同运动的近端牵引来诱发抓握。当偏瘫患者上肢近端出现共同运动,治疗师对屈肌的收缩给予适当地抵抗,此时患侧腕关节出现屈曲,同时手指屈肌群也会反射性地收缩,这种反应称为近端牵引。此反应在痉挛出现后很容易引出。训练时,治疗师一手抵抗上肢近端屈肌收缩,另一手固定患侧腕关节于伸展位,同时指示患者握拳,在反射和随意运动相互刺激作用下,可完成手指的同时屈曲。

2) 诱发手指联合伸展

A. 治疗师一手拇指将患者患侧拇指处于外展位,其余四指紧压患手的大鱼际,同时将前臂被动旋后,另一手固定肘关节,停留数秒,痉挛的手指可自动伸展。

B. 治疗师一手托住患侧上肢,另一手从患侧肘关节伸肌群起始部开始,快速向患侧指尖部刷擦,当治疗师的手刷擦到患者手背时,稍向下压并加速,到患者手指处时,减轻向下的压力,迅速离开患者手指。

C. 手指的半随意性伸展:治疗师站在患者的身后,固定患者前臂近端,使上肢上举并举过头,嘱患者尽力做打开握拳的动作。如治疗师将前臂完全旋前,可促使手的伸展,尤其是环指和小指的伸展,前臂旋后则促进拇指和示指的伸展。

D. 练习伸腕抓握:正常的抓握常在伸腕情况下完成,但偏瘫患者常出现屈腕抓握的异常模式,因此有必要对患者进行伸腕抓握的训练。训练时治疗师将患者的肘和腕支托在伸展位,叩击腕关节伸肌近端的同时进行手指抓握训练,即一边叩击一边嘱患者"抓握""停止""抓握",反复进行。

(4) 下肢:此阶段下肢的运动功能逐渐恢复,异常的运动姿势也会很快地表现出来,比如屈髋的同时会伴随髋关节的外展外旋,此时需要进行及时控制,引导患者屈髋的同时做内收的动作,可以有效改善异常运动模式。具体操作如下。

1) 屈肌共同运动的引出:患者仰卧位,健侧下肢伸直,嘱患者健侧下肢做足跖屈,治疗师从足底对健侧跖屈足施加阻力,通过联合反应,即可引出患侧下肢屈肌共同运动。如让患者脸转向健侧,由于非对称性紧张性颈反射的影响,可进一步强化患侧下肢屈曲动作。但是此动作可能会导致足下垂内翻的风险,因此不建议治疗师先做踝关节的跖屈动作,可先利用联合反应训练患侧屈髋的动作,有助于下一阶段步行能力的提升。

A. 利用 Bechterev 屈曲反射:是一种能引起远端屈肌共同反应的反射,又称为 Marie-Foix 反射。刺激伸趾肌可以使伸趾肌、踝背屈肌、屈膝肌、屈髋肌、髋外展及外旋肌出现共同收缩。患者仰卧位,治疗师握患足的足趾被动屈曲的同时令患者踝关节背屈,通过此反射可引起足趾背屈、踝背屈、屈髋、屈膝、髋外展外旋。

B. 下肢屈曲诱发足背屈:患者取仰卧位或坐位,让患者屈髋、屈膝,治疗师在患侧膝关节上方施加阻力(使髋关节屈肌与胫前肌收缩),随着肌力的增大,可使其进行等长收缩,同时嘱患者做足背屈运动。以后逐渐减少髋、膝屈曲角度,最后在膝关节完全伸展位做足背屈的动作。

2)伸肌共同运动的引出:患者仰卧位,伸直下肢,嘱患者健侧下肢做足背屈,治疗师对背屈的健足施加阻力,通过联合反应即可引出患侧下肢伸肌共同运动。

3)内收外展动作的引出:患者仰卧位,被动或主动地将患侧下肢处于外展位,健侧下肢也处于外展位,嘱患者对抗治疗师的阻力用力内收健侧下肢,通过 Ramiste 反应,患侧下肢也会出现内收动作;嘱患者健侧下肢用力外展,治疗师对其外展施加阻力,患侧下肢也会出现外展动作。

4)足背屈动作的引出:足背屈动作的引出首先要以训练胫前肌为主,同时激发趾长伸肌,然后激发腓骨肌。利用冰刺激:使用冰块刺激足背外侧,可诱发患侧上下肢屈曲运动。利用毛刷刺激:刺激区内使用毛刷刺激,大约 30s 可出现背屈曲反应。利用叩打刺激:治疗师用指尖对刺激区进行叩打,可诱发足背屈和外翻。

2. Ⅳ~Ⅵ阶段的训练方法　此阶段患者的分离运动往往受到共同运动模式的限制而难以完成。训练时可从被动运动开始,逐渐过渡到主动运动,一旦诱发出正确的运动,要不断地重复。还应将这种运动感觉与有目的的运动结合,融入功能活动训练中。如为修正上肢屈曲的共同运动,可让患者屈肘时将肘紧压在身体一侧(抑制肩关节外展),由被动运动→辅助主动运动→主动运动完成患手摸嘴、摸对侧肩、摸前额、摸耳朵、摸健侧肘等。当能主动完成上述动作时,应尽早地与有目的的运动相结合,如将摸嘴变成拿杯子喝水,将摸头变成用木梳梳头,将摸对侧肩变成从对侧肩上取物等。

(1)上肢:迅速牵张瘫痪的肌肉并刺激其皮肤引起反应,先引起屈肌反应或共同运动,接着引起伸肌反应或共同运动,通过被动的屈伸共同运动来维持关节的活动范围。轻扣上、中斜方肌、菱形肌和肱二头肌引起屈曲的共同运动,牵张上臂肌群引起屈曲反应;轻扣三角肌,牵拉前臂肌群以引起伸肌的共同运动。通过上肢外展抗阻来抑制胸大肌和肱三头肌的联合反应。被动肩前屈 90°~180°,推动肩胛骨的脊柱缘来活动肩胛带;加强前锯肌的作用,当肩前屈 90°时,让患者抗阻向前推,并逐渐增加肩前屈的活动范围。在肩前屈 30°~90°时伸肘并做旋前旋后的动作。具体操作如下:

1)患手手背接触至后腰部:患者取坐位,通过转动躯干,摆动手臂,触摸手背及背后;在坐位上被动移动患手触摸骶部,或让患者用患手手背推磨同侧斜腹部,逐渐移向后背中央。此动作能使胸大肌的作用从伸肌的共同运动模式中分离出来,而且在沐浴、从后裤带中取钱等日常生活中起到重要作用。当患者出现此动作时,可让患者患手从患侧取一物体,经背后传递给健手。

2）肩0°，肘关节屈曲90°，前臂旋前、旋后：让患者患侧肘关节屈曲90°，将肘紧压在身体一侧，手掌做向下、向上翻转的动作，如图2-1-19所示。此动作若不能摆脱屈肌共同运动模式，前臂旋前时肘关节会出现伸展。

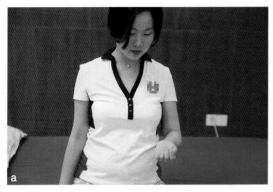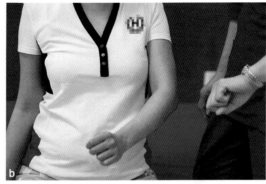

**图2-1-19　前臂旋前旋后**
a.肩0°，屈肘前臂旋后；b.肩0°，屈肘前臂旋前

3）肩关节屈曲90°，肘关节伸展，上肢前平举：让患者前屈肩关节，逐渐接近90°，可同时在三角肌前、中叩打以促进肩关节屈曲；前平举起后，叩打或刷擦肱三头肌肌腹可辅助充分伸肘。此动作若不能摆脱屈肌共同运动模式，会出现肩关节的外展、肘关节的屈曲；若不能摆脱伸肌共同运动模式，因胸大肌的牵制，肩关节屈曲达不到90°。训练肩前屈90°。在患者前中三角肌上轻轻拍打后让其前屈肩关节；被动活动上肢到前屈90°，并让患者维持住，同时在前中三角肌上拍打，如能维持住，让患者稍降低患肢后，再慢慢一点一点地前屈，直至达到充分前屈。在接近前屈90°的位置上小幅度继续前屈和大幅度的下降，然后再前屈。前臂举起后刺激肱三头肌表面以帮助充分伸肘。

4）肩关节屈曲，肘关节伸展，前臂旋前、旋后：伸肘时先对前臂旋前施加阻力，再逐步屈肘；或屈肘90°时翻转扑克牌，取牌时旋前，翻牌时旋后。也可让患者做手掌向下、向上翻转的动作。旋前是伸肌共同运动模式的成分，旋后是屈肌共同运动模式的成分，因此伸肘旋前是破坏屈肌共同运动，伸肘旋后是破坏伸肌共同运动。

5）肩关节外展90°，肘关节伸展：此动作结合伸肘、前臂旋前的伸肌共同运动成分和肩关节外展的屈肌共同运动成分，在脱离屈肌、伸肌两种共同运动模式后才能较好地完成。

6）肩关节外展90°，肘关节伸展，前臂旋前、旋后：在上述动作基础上，做手掌向下、向上翻转的动作，此时若仍有共同运动的影响是做不到的。

7）肘关节伸展，前臂中立位，上肢上举过头：前臂中立位既不是屈肌共同运动成分也不是伸肌共同运动成分，此时若仍有共同运动的影响是做不到的。

8）当以上动作完成较好时，可加强上肢协调性、灵活性和耐力的训练，尽量使上肢完成有功能的动作。同时增加日常生活活动能力的训练，如生活中利用共同运动的举例，上肢伸展内收时旋转门把手；用患手梳头；将外衣搭在前臂上；患手握皮包带；患手拿牙刷等小东西、抓火柴盒等；书写时用患手固定纸；患手穿衣袖；利用患侧上肢和躯干夹住物体等。

（2）手：当手能随意张开，拇指和各指能对指时，开始练习手的抓握。按照正常的活动方式来完成各种日常生活活动，加强手的协调性、灵活性及耐力练习和手的精细动作练习。

1）拇指分离运动:拇指分离动作是横向抓握所必需的条件,是手功能的基础。当手指屈肌张力降低,能达到半随意全指伸展运动后,将患手放在膝关节上,尺侧在下方,练习拇指与示指分离。如患者不能独立完成,治疗师可对拇长展肌和拇短伸肌肌腱做轻叩或刷擦,或患者双手拇指相对,用健侧拇指辅助患手拇指旋转。通过运动感觉和视觉刺激共同易化拇指的分离运动。

2）横向抓握:患者前臂旋后,治疗者将其拇指外展并保持这一位置;被动屈掌指关节和指间关节,以牵伸伸指肌,并在伸指肌的皮肤上给予刺激;患者只要拇指能按压、能与示指分离,就可完成横向抓握。此动作是手功能尚未达到较好水平前的一种抓握动作。训练时指示患者从较小的物品开始,用拇指指间关节与示指桡侧面对合。如能熟练地完成横向抓握,就可以完成日常生活中大部分动作,当需双手配合时,用健手做复杂动作,患手辅助。如洗餐具,可用患手拇指固定,健手刷洗。

3）随意性手指伸展:患者在不需要准备的情况下能随意屈伸手指,但绝大部分偏瘫患者很难达到这种随意性伸展手指的程度。因此,对出现半随意手指伸展的患者应注意保护这一功能,并进一步挖掘其潜力。

4）肩关节屈曲时伸指:肩前屈90°以上,前臂旋前可促进伸指,反复练习直到肩前屈小于90°时仍能伸指;保持肩前屈位,前臂旋前时可促进伸第4、5指,如前臂旋后可促进伸大拇指,如能同时刷擦尺侧缘背面则效果更好,当能反射性伸指后,可练习交替握拳和放松。

5）如果患者上述动作恢复较好时,可训练患手的精细抓握,但是需要较长时间练习手指的灵巧性、协调性、准确性。在日常生活中,可以让患者独自完成系鞋带、扣纽扣、编织等。

（3）下肢:此阶段当坐位躯干前倾时,髋关节屈肌发生反应性的收缩。当躯干后仰时,髋关节屈肌及腹肌收缩以使姿势还原。这些躯干相对于下肢的活动,既是平衡训练,又是髋关节屈肌的活动。实际上,在坐位下重心后移时,躯干平衡是利用髋关节屈肌的活动来实现的。另外,分离膝关节屈肌共同运动很关键,令患者坐于靠背椅上,使髋关节屈曲或呈钝角时,则屈膝困难,如使上身前弯,髋关节屈曲呈锐角,则屈膝容易。具体操作如下:

1）髋、膝、踝同时屈曲,伴髋内收:此训练是抑制下肢屈肌共同运动的训练。患者可分别在卧位、坐位、站立位进行,在此详述不同体位下的训练,余下内容仅以卧位为例。

A. 卧位:患者仰卧位,治疗师帮助患者保持患侧足背屈、外翻,在不伴有髋关节外展、外旋的状态下完成髋膝屈曲。在此基础上可进一步练习髋内收、内旋。

B. 坐位:患者端坐位,足平放在地面上,患侧髋膝屈曲不伴有髋关节外展、外旋;也可让患者将患腿放于健腿上,保持髋膝屈曲、足背屈(跷二郎腿),此动作类似日常生活中的穿脱裤子、鞋袜的动作。

C. 立位:患者立位,患腿位于健腿后方,健腿负重,指示患者将患膝靠近健膝,练习髋膝屈曲,髋内收的动作。训练时要注意将患足保持在背屈、外翻位。

2）髋、膝伸展,踝背屈:此训练是抑制下肢伸肌共同运动的训练。以卧位为例。患者仰卧位,在髋膝踝同时屈曲状态下,指示患者伸膝伸髋,不伴有髋关节内收、内旋。如果在下肢伸展过程中出现伸肌共同运动应及时停止,并稍作屈曲动作,在此位置上反复练习。随着患者能力的增强可指示患者在关节任意角度停止运动,主动支撑下肢的重量;也可在让患者在髋、膝伸展,踝背屈的体位下,治疗师沿患者下肢长轴加压,做下肢负重的准备性训练。同时也可让患者在双杠内站立,练习小幅度膝关节屈曲和伸展;也可以嘱患者在患腿摆动时练习踝关节的背屈和跖屈。

3）髋伸展、膝屈曲、踝背屈:诱发在膝关节屈曲状态下,髋关节完成伸展的分离运动,可打破下肢屈和伸共同运动模式。以卧位为例。

A. 双腿搭桥训练:患者仰卧位,双下肢屈曲,双膝并拢,双足平放在床面上。为避免出现联合反应,可让患者交叉握手,如图 2-1-20 所示。治疗师可协调固定骨盆,指示患者将臀部抬起,尽量伸髋。

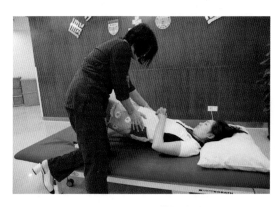

图 2-1-20　双腿搭桥训练

B. 患腿置于床边的单腿搭桥训练:患者仰卧位,患腿置于床边,小腿垂于床沿外。治疗师向前牵拉股四头肌同时下压,使小腿与地面垂直,足平放在地面(可根据患者小腿长度垫套凳),指示患者抬起骨盆,尽量伸髋,停留片刻后恢复原状,反复进行。

C. 俯卧位髋伸展、膝屈曲训练:患者俯卧位,髋关节充分伸展,完成膝关节屈曲训练,同时指示患者保持足背屈。进一步可让患者在膝关节屈曲的某一角度稍加维持,逐渐过渡到膝关节屈伸运动。

4）髋屈曲、膝伸展、踝背屈训练:诱发在髋关节屈曲状态下,膝关节完成伸展的分离运动,可打破下肢屈和伸共同运动模式。①患者仰卧位,嘱患者在患侧膝伸展、踝背屈时,将患腿抬离床面。②患者仰卧位,嘱患者屈髋屈膝,治疗者在其大腿远端施加阻力,由于股四头肌抗阻作等长收缩,可使足背伸,经过多次练习后在不施加阻力的情况下,患者可出现足背伸的动作。

5）踝关节主动跖屈训练:此训练是抑制屈肌共同运动对下肢运动功能的影响,是患侧下肢步行时支撑末期的重要基本功,十分重要。患者面向墙壁呈立位姿势,健手轻轻扶墙壁,躯干伸展,髋关节伸展,足跟翘起同时膝关节屈曲,足趾伸展。随着患者能力的增强,让患者独立维持平衡,反复进行抬足跟的运动。如果患者踝关节主动跖屈有困难,治疗师可一手控制患侧足趾使其伸展,另一手扶持足跟协助关节进行跖屈运动。

6）如果患者能较好完成上述动作,则加强下一阶段的协调性、灵活性及耐力的训练,尽量让患者按正常的运动模式完成行走、上下楼梯、绕行障碍物等。

3. 躯干训练　Brunnstrom 对躯干的训练是在早期开始进行的,其训练的主要内容是提高躯干的平衡能力及躯干肌肉活动。躯干肌的活动一般是先练屈肌,再练伸肌,最后练旋转肌。

（1）卧位状态:患者仰卧位状态下,嘱患者健侧上肢抱住患侧上肢,辅助患者向健侧和患侧翻身,如图 2-1-21 所示,进而引导患者进行自主翻身训练,从而使患者进行躯干的旋转,有助于降低患侧的痉挛。利用紧张性腰反射的原理,嘱患者双侧下肢屈髋屈膝中立位,辅助患者旋转骨盆,可以帮助患者缓解患侧肢体痉挛,诱发躯干与下肢的选择性活动,如图 2-1-22 所示。

（2）坐位平衡:大部分脑损伤患者恢复早期的患者不能保持正确坐位,又有向患侧倾倒

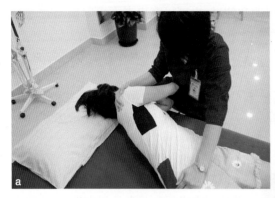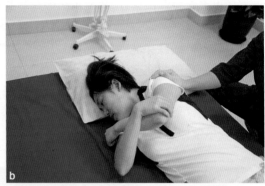

图 2-1-21　辅助患者躯干旋转
a. 辅助患者肩膀患侧旋转；b. 辅助患者肩膀健侧旋转

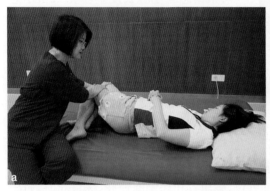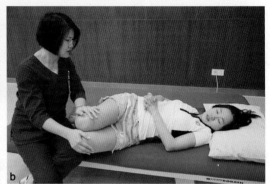

图 2-1-22　健患侧旋转骨盆
a. 健侧旋转骨盆；b. 患侧旋转骨盆

倾向。观察倾倒倾向时，可让患者坐在有靠背的椅子上。帮助患者躯干离开椅背、对称坐，然后去除帮助，观察是否向患侧倾倒，健侧躯干肌出现收缩以抵抗进一步倾斜，但这种控制能力往往是有限的，许多患者需要健手扶持来保持平衡。训练时既要提高躯干患侧肌群的控制能力又不要忽略健侧躯干肌的训练。鼓励患者去除手的支撑，自我调整坐位平衡的习惯。

（3）诱发平衡反应：坐位时，在保证患者安全的前提下，治疗师用手向前、后、左、右推动患者，破坏其平衡状态后使患者重新调整重心维持平衡。操作前要向患者解释要做什么，但不要告诉患者向哪个方向推，否则不能引出平衡反应。为了保护肩关节，可让患者用健手托住患手，这种姿势还可以避免健手抓握椅子干扰躯干平衡反应的出现。如患者尚不能主动完成平衡反应，向患侧倾斜明显时，可向倾斜的方向轻轻加力，以诱发健侧的代偿能力，做诱发平衡反应的动作时，一定要注意安全，在各个方向上保护患者，防止患者发生跌倒。

（4）躯干前屈前倾及侧倾：躯干前倾时，患者取坐位，用健手托住患手，如图 2-1-23a 所示，必要时治疗师托住患侧肘关节。治疗师与患者相对而坐，支持患者双肘，在不牵拉肩关节的情况下，引导患者通过屈髋完成躯干的前倾，同时躯干保持伸展，进一步引导患者重心充分前移，双足负重，为将来站立做准备，如图 2-1-23b 所示。复原为直坐位时让患者主动完成，此时达到了训练伸肌的目的。躯干前倾是指躯干相对于大腿的运动，运动发生在髋关节,这是很重要的运动训练。患者躯干平衡能力差时,患侧膝关节会向外运动(髋关节外展、外旋),这不利于患腿的持重,治疗师可用自己的膝部给予帮助使患者髋关节保持中间位。躯干前倾训练后,练习躯干侧倾,即左侧倾、右侧倾,引导患者侧屈时注意患腿负重的训练。

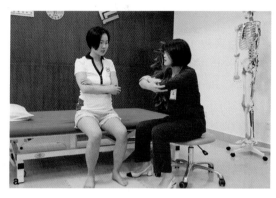
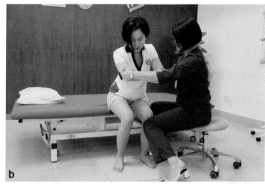

**图 2-1-23　重心转移**
a. 躯干前倾侧倾前健手托患手;b. 患者重心转移

(5) 躯干旋转:治疗师位于患者的身后,双手分别放在两侧的肩峰上,嘱患者目视前方。肩向左侧旋转时,头向右侧旋转;肩向右侧旋转时,头向左侧旋转,如图 2-1-24 所示。为了避免口令造成的混乱,也可让患者看着肩部同时做躯干旋转。如果做这些动作时出现混乱,让患者重新注视前方,然后调整动作。这一活动产生的是躯干-颈-上肢模式,肩部屈肌、伸肌的共同运动交替出现,紧张性颈反射、紧张性腰反射得到强化,共同运动的要素增强。对不能诱发随意运动的患者也能利用伸肌共同运动诱发躯干旋转。

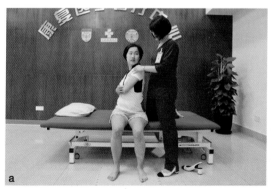
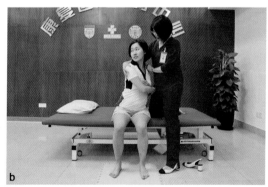

**图 2-1-24　坐位状态下躯干旋转**
a. 坐位状态下躯干向健侧旋转;b. 坐位状态下躯干向患侧旋转

Brunnstrom 技术综合应用了中枢促进、外周和本体感觉刺激,从原始反射的诱导,联合反应和共同运动的出现入手,逐渐过渡到脱离共同运动,使四肢、手和手指逐步恢复其功能,同时,其所提出的桥型运动可使脑损伤患者摆脱下肢协同,有利于训练下肢功能。在 Brunnstrom 技术的推广和发展过程中,已据此衍变出 Fugl-Meyer 评定法和上田敏法。目前 Brunnstrom 的治疗方法已得到神经生理学家和治疗师的肯定,并在临床过程中应用非常广泛。

# 第二节　Bobath 技术

## 一、概述

1984 年,在伦敦 Bobath 中心召开了成人中枢神经疾患 Bobath 治疗指导者会议(IBITA 协会)。经过不断讨论,协会将 Bobath 理论定义为:Bobath 理论是针对中枢神经系统疾病患者的康复治疗技术,可应用于成人及儿童。它最初源于 Berta 与 Karel Bobath 的临床经验以及当时的运动控制理论模型。这种整体性治疗技术经历了 50 多年的发展,今天已经以新的"运动控制和运动学习"理论模型为指导。它的理论框架将随着运动科学知识的更新而不断丰富、发展。2005 年 IBITA 进一步将定义简化为"针对中枢神经系统(CNS)损伤引起的功能、运动和姿势控制障碍的患者,给予每个病例进行具体的康复评定与治疗的一种解决问题的方法"(图 2-2-1)。治疗中通过治疗师与患者之间的沟通互动,以促进身体功能得到进一步改善。英国 Bobath 讲师协会(BBTA)还进一步对 Bobath 理论做了如下说明:"Bobath 理论以运动控制为核心,为临床实践提供了理论框架。为了再建患者的身体图式[身体图式(body schema)可确定某一瞬间人体肌肉的位置及身体各部分间相互的位置关系,其完全是无意识的、会瞬间变化的,随身体的运动方向而变化。身体图式混乱后会难以协调运动与维持平衡。其形成与及时更新对正常人类运动有着极大的意义],通过治疗师给予各种向心性输入,促使患者完成更有效的、更具功能性的运动再学习。为此需要治疗对象与治疗师之间构筑一种良好的互动关系"。综上可见,形成目前这种 Bobath 理论,历经了很长的历史变迁。

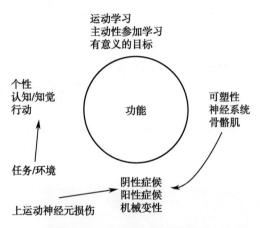

图 2-2-1　运动控制的系统疗法

## 二、发展历史

Bobath 概念是一个历史发展的过程,想要更好的理解 Bobath 概念就必须从其历史发展的角度入手。1940 年代,Berta Bobath(夫人)在伦敦开始物理治疗师的工作,并对包括 Bernstein 系统理论在内的人体运动与姿势控制展开了自己的研究。她将临床见解总结成论文《紧张性反射活动患者的过紧张治疗》发表。因为当时的医学知识还没有能够明确说明过紧张症状机制的科学依据,Karel Bobath(先生)博士当时对于 Berta Bobath 所寻求的"过紧张"的医学解释感到非常为难与困惑。最后,他们将谢林顿(Sherington)与马格那斯(Magnus)根据动物实验而得出的有关紧张性姿势反射活动的见解,用于解释人体(患者)现象。

Karel Bobath 认为,"过紧张"在神经生理学里被定义为"兴奋",如果你不想与催眠疗法或自主神经放松疗法混为一谈,而想强调这是一种全新观念的话,那么最好使用它的反义词"抑制"。因此,反射抑制姿势(RIP)及其理论的说明就这样诞生了。在论证的过程中,他们又提出了一个假设:如果能减弱中枢神经疾病患者表面上的过紧张症状,就会发现患者其实拥有着巨大的潜在能力。在反复探讨的过程中,两人共同携手,不断积累并进行研究。他们的假设在大量的病例上得到证实,Berta Bobath 提出的发掘患者潜在能力的想法不断进化,深深感动着患儿(者)和家属及所有与事者,并先后发表了《脑损伤合并异常姿势反射活动》《脑瘫的运动障碍》《脑瘫的分型与运动发育》(与 Berta Bobath 合著)。

1970 年起 Berta Bobath 大力提倡在不束缚整体姿势、治疗局部异常的同时,进行关键点控制,以促进患者的自发性(主动)运动。相关的康复评定方法与治疗计划方案也有很大的发展。

1985 年,Berta Bobath 从重视患者个人能力的观点出发,提出治疗师应先从观察患者的能力开始,边治疗边找出患者的各种障碍及其诱因。通过观察患者的姿势模式与运动模式,来确认其躯干控制能力、头部控制能力、四肢的支持性、动态平衡能力等;在考虑到将来关节挛缩与变形同时,向患者及家属提供居家及外出等生活方式的建议(图 2-2-2、图 2-2-3)。

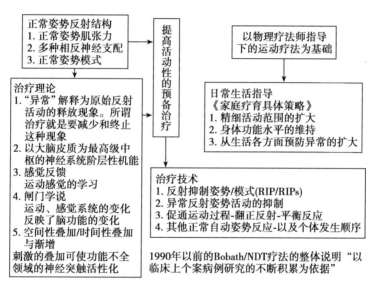

图 2-2-2　1990 年前 Bobath 方法的整体说明

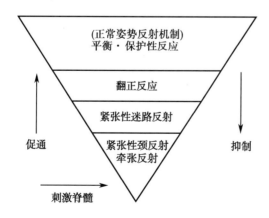

阶层性反射模型

图 2-2-3　Bobath 旧的模式说明

Berta Bobath 于 1971 年首次出版了《偏瘫的评定与治疗》,1979 年再版,1990 年发行第 3 版。第 3 版则是在基本治疗理念不变的基础上,加入了治疗方法的新发展,如在治疗中强调患者要与治疗师紧密配合,要使患者发挥出自身的主观能动性;脊柱连结着肩胛骨与骨盆,脊柱的活动性在很大程度上影响着上肢、下肢的肌张力;相对于上下肢来讲,患者躯干的主动运动在治疗中起着很重要的作用。治疗方法的另一发展,是删去了与日常生活活动(ADL)没有直接联系的"为训练而训练"的垫上练习动作。提倡在治疗中再现日常生活的部分场景,并在日常生活中通过实地练习达到患者再学习的目的(24h 管理的概念)。1991 年 1 月 Bobath 夫妇逝世。

第 2 代继承人珍妮弗·布莱斯(Jennifer Bryce)、玛格丽特·梅斯通(Margret Mayston)、玛丽·琳奇(Mary Linch-Ellerington)等根据新的研究成果对 Bobath 理论进行修正。Karel Bobath 曾把中枢神经系统功能称为正常姿势反射系统并进行了说明,但在 1990 年之后它被更改为中枢性姿势控制系统(CPCM),取消了"反射"这一用语(图 2-2-4)。

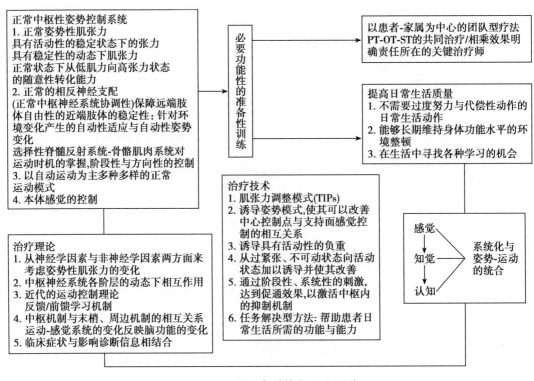

图 2-2-4  1990 年后的 Bobath 理论

1990 年后,随着神经科学的进步,随着 CT 和 MRI 等影像诊断技术的确立,Bobath 理论很快在英国的成人神经康复领域里得到普及。第 3 代所长玛格修接受了 Bobath 夫妇的教导。她科学地分析了珍妮弗·布莱斯、玛丽·琳奇等人在临床治疗上的成就,将其与 Berta Bobath 时代新旧异同之处以论文形式归纳总结(图 2-2-5)。她将以往的"RIP""RIPs"替换为"肌张力调整模式",并强调指出不能单单只重视患者神经学方面的改善,非神经学方面的症状改善也很重要。

1994 年珍妮弗·布莱斯 Jean Massion 所著的《姿势控制与运动控制的统合》发表,文里关于姿势控制与运动控制的图示(图 2-2-6、表 2-2-1),并与最新的上运动神经元控制机制成果相结合,阐述了大脑与运动的复杂关系。

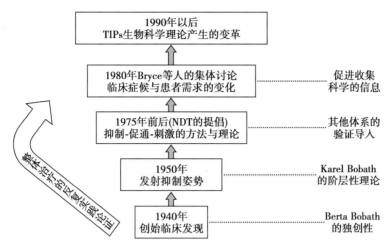

图 2-2-5　Bobath 理论的进化史

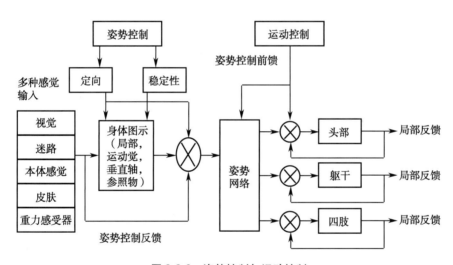

图 2-2-6　姿势控制与运动控制

表 2-2-1　Bobath 技术发展的变迁

| 异常姿势肌张力 | 手法名称 | 使用目的 | 总结 |
| --- | --- | --- | --- |
| 1960 年紧张性姿势反射的释放 | 反射抑制姿势（RIP） | 抑制原始反射中的紧张性姿势反射 | 静态非运动手法痉挛强直模式的逆转模式 |
| 紧张性姿势反射的释放 | 反射抑制姿势（RIP） | 抑制原始反射中的紧张性姿势反射 | 继 RIP 之后遵循发育学顺序进行训练 |
| 1970 年异常姿势反射活动 | 反射抑制模式（RIPs） | 抑制、促通、刺激同时进行 | 促进自动的姿势反应 |
| 1990 年以后神经活动与人体结构的异常 | 肌张力调整模式（TIPs） | 抑制、促通、刺激与人体结构变化 | 姿势控制与课题完成这两方面 |

### 三、现代 Bobath 概念

1991 年 Bobath 技术的创始人 Bobath 夫妇辞世,然而 Bobath 技术的发展并未因此而停止,相反由于讲习班的多年举办,很多医生和治疗师都以当时自己学习到的知识为基础,吸收最新的神经生理学、脑科学、神经系统理论、运动学理论,不断丰富和发展这一技术和理念,并付诸于临床治疗与实践,从而逐渐形成了现代的"Bobath 技术"。

1995 年 IBITA 为 Bobath 概念作出了最新的定义:Bobath 技术是针对有中枢神经系统损伤导致姿势张力、运动功能障碍者进行评定与治疗的方法。治疗目标是通过促通改变姿势控制和选择性运动,从而最大限度地引出运动功能。这一定义的确立,标志着新 Bobath 技术的诞生。

2008 年为纪念伦敦 Bobath 中心开创 50 周年,举行了几场专题讲演。玛格丽特·梅斯通使用图例演示了 Bobath 的过去、现在和未来(图 2-2-7),并将 Bobath 理论的核心总结为以下 5 点:

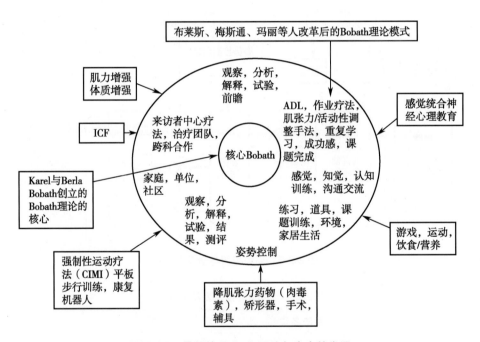

图 2-2-7　最新的 Bobath 理论与未来的发展

1. Bobath 技术主要作为中枢神经系统功能障碍所导致的脑瘫和脑卒中患者的治疗方法;

2. 修正不正确的协调运动模式,控制不必要的动作与运动,但是决不能因此而牺牲患者参与个人日常生活的权利;

3. 促通日常生活动作所需的正常且适宜的肌肉活动,减少异常的肌肉运动形式所导致的影响;控制痉挛产生的过度肌紧张,配合治疗师积极地参与治疗;

4. 治疗不仅需要考虑运动方面的问题,也要考虑到患者的感觉、知觉,及环境适应程度,需要多角度、多方位的治疗;

5. 治疗也是一种管理,所有的治疗都应有助于日常生活(24h 管理)。以上 5 项原则作为整体性治疗方针,一直密不可分地被应用于实践当中。

现代 Bobath 重视前馈与反馈的理解与应用:前馈是为了运动而先将效应器官准备到姿势运动的状态,如在上肢做够取动作之前对要够取的物体的重量、大小、质地进行先行的判断从而对够取姿势进行先行性准备;反馈是对运动过程中的感觉信息的判断,之后对运动的姿势进行改变,从而更好地完成运动,如在上肢触摸到够取物体后的姿势及运动的调整。可见若无感觉输入这一向心性信息的获取,则运动不能得到及时调整。也就是说在运动前大脑不断地进行思维、策划形成前馈,运动后得到向心性信息形成反馈再返回大脑,可见运动是一个不断修正的过程,在这一过程中应用新 Bobath 技术可以使大脑的可塑性得到改善。因而前馈、姿势控制、运动控制、反馈,形成正确的运动循环,此循环过程就是大脑对事物整体的策划战略,战略的过程中,神经系统不断的修缮来支配肌肉收缩,让患者的肌肉收缩更接近于正常,从而获得运动能力。

现代 Bobath 技术对偏瘫患者的认知障碍能够有一定的改善作用,从而调动整个身体的功能去适应环境。

现代 Bobath 概念的康复评定也有着自身的特点,并不是简单的评定—治疗—评定,而是评定—治疗+评定—评定,也就是说评定是治疗的一部分,或者说时时刻刻治疗的同时伴随着时时刻刻的评定,患者与治疗师结为一体,其个体化康复评定内容与主要问题的分析均因人而异。

现代 Bobath 的康复评定十分注意个人与环境及课题之间的相互关系,因家庭、地区及社会福利系统的不同也有不同的特点。评定与治疗时会将障碍问题点按 ICF 进行层次化分析。在这基础上完成各运动课题的治疗。

可见现代 Bobath 技术随着时代的发展已经有了更为丰富的内涵。国际 Bobath 协会的指导教师及治疗师在临床实践中还在不断丰富着这一技术,目前世界上已有 25 个国家与地区的约 270 名指导教师及几百名治疗师从事此项事业。

### 四、康复评定理念

我们知道人类的运动,是从个体、课题,环境 3 个要素中产生的,同时也受这 3 个因素制约(图 2-2-8)。

Bobath 的康复评定是以 Bobath 的理念对患者的表现作出的临床推理。通过患者的主诉及症状对病情进行推测,作出初步判断,并选择适宜的检查法评估,最终确定最适宜的治疗方法的一系列的思考过程。这个过程,一方面需要治疗者的敏感性,另一方面需要基于临床经验及知识为基础的辨证性思考与鉴诊能力,并在定性治疗中循环反复验证自己的最新推理(图 2-2-9)。因此说 Bobath 的评定与治疗是不能完全割裂的,即评定中有治疗,治疗的每时每刻都存在评定(表 2-2-2)。

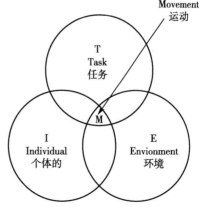

图 2-2-8　人类运动的构成要素

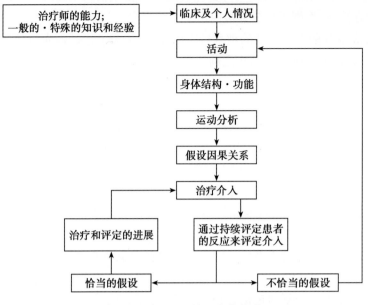

图 2-2-9  Bobath 的评定关系图

表 2-2-2  Bobath 临床实践表( 2016 年版)

日期　　　年　　　月　　　日　　　治疗师:_____

患者姓名:　　　　　　　性别:　　　(　　)岁
诊断:　　　　　　　　　偏瘫侧:
发病日期:　　　年　　　月　　　日
病史:

| 个人因素 | 健康状态 | 环境因素 |
|---|---|---|
| (年龄、利手、每天的活动、体育运动、爱好、职业、表现型、身体图式等)<br>之前:<br>现在: | (诊断、发病日期、MRI、CT、XP、既往史、并发症、发病过程) | (例:妨碍家庭/工作单位/交流活动,MSW(社会工作者)的信息)<br>之前:<br>现在: |

1. 利用者(患者)及家属的要求/希望:※回归社会提高参与能力

2. 利用者(患者)的治疗目标(为了明确能达到的目标、是否需要促通? 主要目标及相关的次要目标能否和患者共同确认? 课题(例如:穿脱衣、步行等)

| 课题分析(分析什么样的课题)<br>A. 坐位、立位分析;<br>B. 体位转化(坐-站)分析;<br>C. 上肢手的勾取、抓握、FRT(实物);<br>D. 步行中姿势、节律、速度、实用性<br>　 (转弯 TUG/10m);上下台阶;<br>※BOS、力线、姿势、对称性、速度、稳定性、感觉(本体感觉的信息来源)、分节性……<br>※抗重力伸展能力、四肢的支撑能力;运动的随意性;<br>※上运动神经元的阴性、阳性特征:<br>　 姿势的联合反应、代偿……<br>　 肌紧张、肌肉的黏弹性<br>　 (弱化? 迟缓? 短缩? 灵活性? 神经性、非神经性;姿势性,代偿性)<br>　 疼痛与不适感,疲劳? | 促通(用什么样的方法促通) |
|---|---|

续表

| 个人因素 | | 健康状态 | 环境因素 |
|---|---|---|---|
| | 重要线索(记录在动作中观察到的特异的模式、力线、肌肉短缩、知觉/认知低下等要素) | | 重要线索(记录在治疗手法中见到的要素) |
| 感觉运动经验(完成的)(动作的评定) | 肯定的要素·低效的要素 | 手法 | 肯定的要素·低效的要素 |
| 姿势控制(坐位及立位姿势)评定) | | 语言的 | |
| 选择性运动和过程(功能性)的评定 | | 环境(治疗相关) | |
| 运动诊断(例:姿势和运动能力的诊断。感觉/知觉/身体图式等、与活动和参加限制之间的关联。治疗的焦点等,总结现在的症状进行记录) | 选择假设(根据目标/运动诊断/潜能选择假设、制订治疗计划)(例:核心控制下降和课题;支撑期) | | 潜在能力(例:神经肌肉可塑性、假设相关的系统、脊髓小脑路系、代偿策略及定型的运动减少等方面观察动作的感觉) |
| 治疗 | | | |
| 选择什么姿势、与课题的构成成分的关系是什么;为了恢复身体图式,什么手法对前馈的姿势控制和运动控制影响最大;是否进行环境调整 | | | |
| 评定:运动的效率/质/量<br>主要问题的评定;包括"质"的评定及为了证实变化进行的"量"的评定;通过治疗干预改善的姿势控制和课题完成情况、选择性运动及其过程;没能很好的达到目标的原因是什么。 | | | |

TUG:起立行走试验(time up and go test);BOS:支持基底面(base of support)

## 五、Bobath 疗法的临床应用

### (一)仰卧位骨盆的选择性运动训练

详见图 2-2-10。

关键操作点:腹横肌下部、腘绳肌近端;目的:人类的一切运动都是以姿势控制为基础的,而核心(Core)控制则是姿势控制的前提,可以说 Core 是"人类运动开始的地方"。患者偏瘫后双侧核心一般均存在问题,核心控制乃至姿势控制受到影响,骨盆是人的位置中心、质量中心,也是核心所在,此课题通过对骨盆的选择性运动的手法治疗,使包括腹肌、盆底肌、多裂肌等核心肌群得到促通,从而改善核心的稳定性和控制能力。

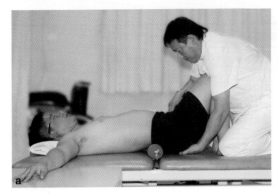
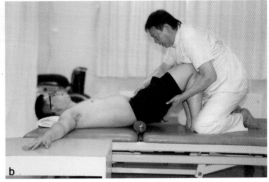

**图 2-2-10 仰卧位骨盆的选择性运动训练**
a. 仰卧位骨盆从中立位到前倾位；b. 仰卧位骨盆从中立位到后倾位

（二）坐位姿势的调整

详见图 2-2-11。

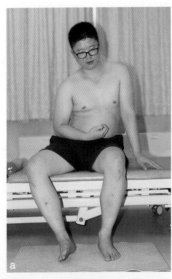
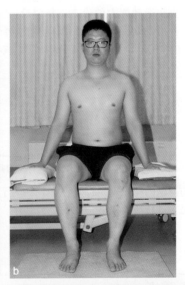
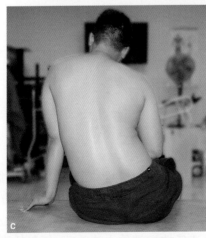
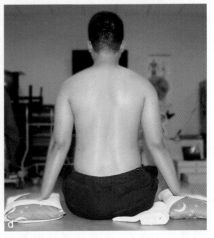

**图 2-2-11 坐位姿势的调整**
a、c. 调整前；b、d. 调整后

目的：良好的支持基底（BOS）、躯干的抗重力伸展能力、姿势的对称性是人类获得良好姿势控制的基础，而这正是偏瘫患者所最容易缺失的。利用一些小的道具是患者使患者的重心重新回到双侧坐骨结节之间，为躯干的抗重力伸展提供良好 BOS，使姿势的对称性得到改善。

（三）坐位躯干的抗重力伸展训练

详见图 2-2-12。

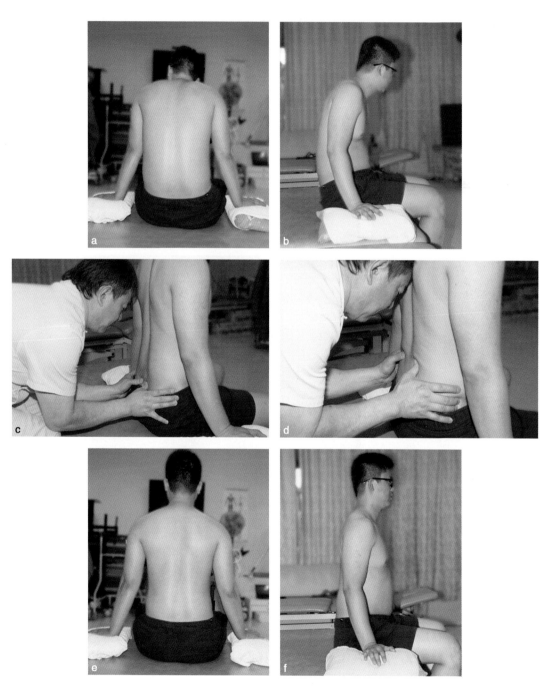

**图 2-2-12　坐位躯干的抗重力伸展训练**
a. b. 抗重力伸展调整前；c. d. 抗重力伸展的调整；e. f. 抗重力伸展调整后

目的:没有良好的抗重力伸展就不可能出现良好的姿势定向与控制,由于躯干为双侧的上运动神经元支配,偏瘫患者双侧的躯干均会出现抗重力伸展不利的现象。治疗师于患者身体后侧对其多裂肌、竖脊肌等肌肉进行感觉收入,使躯干出现自动的抗重力伸展变化。

(四)坐位肩胛带的设置

详见图 2-2-13。

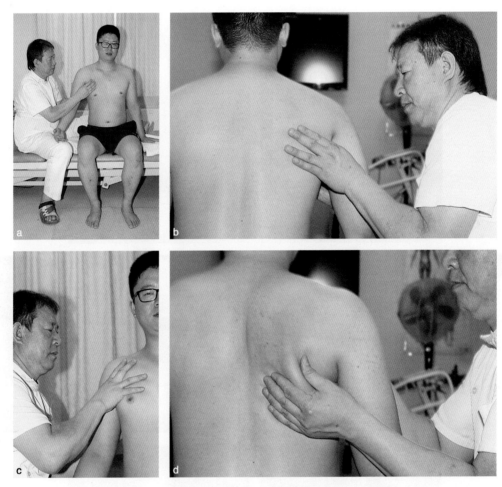

**图 2-2-13 坐位肩胛带的设置**
a. b. 肩肱关节的外旋与肩胛带的外展;c. d. 肩肱关节的内旋与肩胛带的内收

目的:肩胛骨的稳定与运动是上肢手运动的基础,是肩肱节律的前提,偏瘫患者肩胛骨的稳定性与运动的恢复,再配合上肢手的治疗可减少肩关节半脱位的概率或对半脱位进行复位治疗。

(五)立位重心的控制及骨盆的选择性运动训练

详见图 2-2-14。

目的:骨盆前后倾的选择性运动是下肢步行等运动的基础,偏瘫患者骨盆运动的促通训练及下肢抗重力伸展肌的离心性运动是立位姿势控制、重心转移、步行等运动的前提。

(六)立位患侧向后一步的训练

详见图 2-2-15。

目的:对于偏瘫患者的步行,患侧下肢在后方的负重是极为重要的,也是难点所在。而

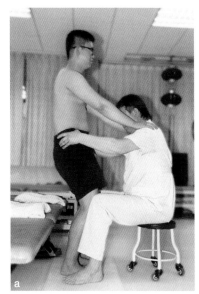
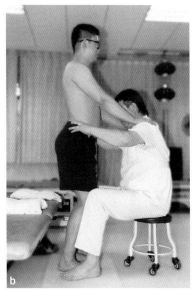

**图 2-2-14　立位重心的控制及骨盆的选择性运动训练**
a. 重心的下移,骨盆的后倾运动;b. 重心的下移,骨盆的前倾运动

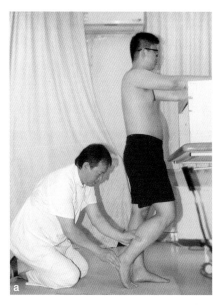
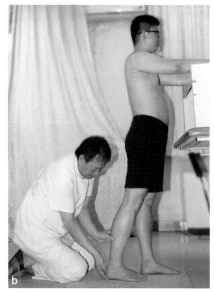

**图 2-2-15　立位患侧向后一步的训练**
a. 患侧下肢先后一步,小腿三头肌的促通与踝关节的趾屈;b. 小腿三头肌的离心收缩,踝关节的背屈,足跟着地负重的确认

小腿三头肌的离心性收缩、足部趾屈与背屈的正确力线的恢复及足跟着地感觉的确认是关键,可以提高负重的稳定性,为下一步足部蹬离地面做好关节及肌肉的准备。

（七）后方借助的步行训练

详见图 2-2-16。

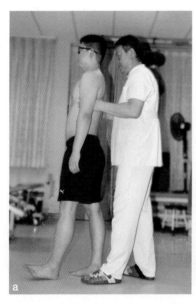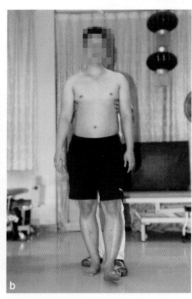

**图 2-2-16　后方借助的步行训练**
a.后方借助下的步行(侧面观);b.后方借助下的步行(正面观)

目的:偏瘫患者的步行,是一个复杂的诱导训练过程,治疗师在后方对患者的躯干进行姿势控制与诱导,使患者的躯干与骨盆出现良好的轴向反向运动,在此基础上诱导其改善步行姿态,调整步行速度。

（八）为改善患者步行,在骨盆、脊柱、肩胛带、上肢的治疗

详见图 2-2-17。

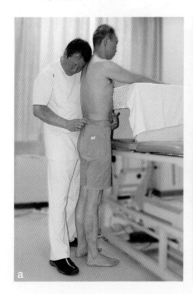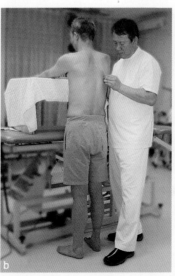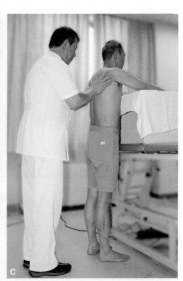

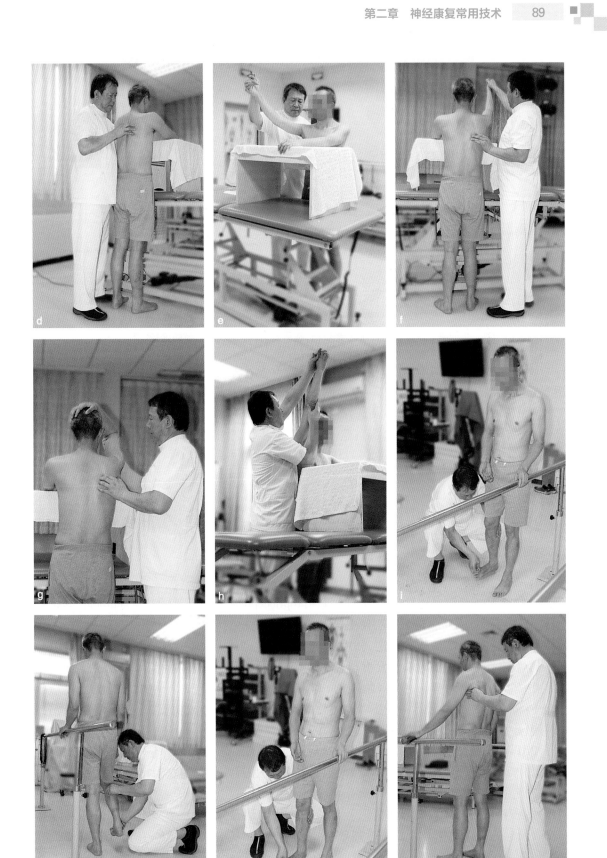

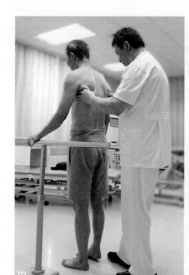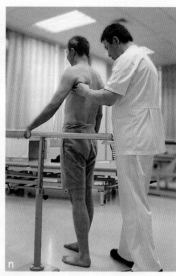

图2-2-17    为改善患者步行，在骨盆、脊柱、胛带、上肢的治疗

对于患者的步行训练，治疗师根据治疗目的设置各种治疗场景。分别施以对患者的骨盆的选择性运动训练（图2-2-17a）；肩胛带的力线设置以及周围肌肉的激活训练（图2-2-17b、c、d、e）；上肢手的力线调整及选择性运动（图2-2-17f、g）、滞空训练（h）；下肢及足踝的步行力线诱导训练（图2-2-17i、j、k）；躯干控制下的步行训练（图2-2-17l、m、n）等。

（刘惠林）

## 第三节    本体感觉神经肌肉诱发技术

### 一、概念及哲学思想

本体感觉神经肌肉诱发技术（PNF）：P＝proprioceptive 本体感觉的；N＝neuromuscular 神经肌肉；F＝facilitation 促进、诱发，使更容易。

PNF是一种治疗的基本理论，利用其全身的感觉器来帮助患者达到有效的运动功能。每一个生物都拥有很多的未开发潜能，治疗师需要运用诱发这种潜能，并以功能导向为目标，视一个人为整体：智能，身体（物理的）和精神（感情）。对于一个整体，治疗的态度应该是正面和乐观的，应该设计一些患者能做到的活动，为达到一个成功反馈，适当的沟通，治疗师与患者之间对结果或期望的理解是必须的。

PNF哲学意义是以一个理论或态度指导人的行为，PNF是我们评估和治疗的基础和根基，他的哲学思想是为了患者和治疗师：把患者看作人，治疗师是建立治疗程序。

PNF的哲学内涵如下：

1. 积极的方法    积极的评估患者和给予恰当的治疗处方，从患者能完成的活动开始训练，设定的治疗动作必须是患者能够完成的动作，间接的治疗处方，在治疗过程中没有疼痛。

2. 功能性方法    从身体结构和活动层面进行治疗。使用ICF分类，功能性导向的评估和治疗处方,使患者的功能性水平最优化。

3. 动员残余功能 提高患者对自身潜能和资源的认识,高强度重复性训练和变量(姿势、活动和环境的变换)会对治疗产生序惯性的影响,使用它或释放它,支持性训练计划(如家庭计划,家居设置等)所有这些将通向患者参与的水平。

4. 考虑人的整体性 整个治疗过程要有再评估和治疗(直接和间接),考虑环境因素和个体因素:身体,智能的和情感等因素。

5. 使用运动学习和运动控制的原则 要持久的学习功能性活动,遵守移动性、稳定性、在稳定上移动-运动控制及技巧性的运动控制 4 阶段。

## 二、发展历史

1946—1950 年,PNF 治疗技术的先驱 Dr. HermanKabat(图 2-3-1)治疗了很多脊髓灰质炎的患者,他运用了螺旋和对角线的组合模式,并将它命名为本体感觉促进技术。随后与 Maggie Knott(图 2-3-2)合作,Dr. Kabat 首先创立了 PNF 的概念、原则和技术,这个概念强调最大的抗阻和牵张反射。

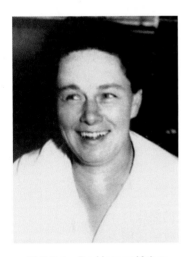 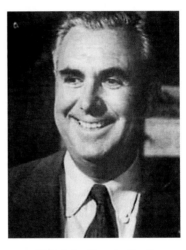

图 2-3-1 Dr. HermanKabat        图 2-3-2 Maggie Knott

1952 年 Dorothy Voss 也加入进来,她在"本体感觉促进"前加入了一个新的词语"神经肌肉"。PNF 从 1952 年开始,3 个月和 6 个月的 PNF 学习班开始在美国开展,来自各个国家和地区的物理治疗师们都参加这些课程,PNF 开始在全球范围内发展起来。国际 PNF 协会成立于 1990。至今有 83 位导师成员,62 位协会成员。

## 三、应用条件及相关技术

### (一)技术目的

1. 为治疗师提供一个工具去帮助患者获得有效率的运动功能。

2. 一个易化的工具,一个针对具体目标进行刺激的方式。

3. 通过对肌群的易化,控制,增强,放松去促进功能性活动。

### (二)适应证

1. 瘫痪,尤为脑性瘫痪。

2. 骨科损伤性疾病、运动创伤、周围神经损伤和关节炎所致的功能障碍。

（三）禁忌证

除某些技术有一定禁忌证外，一般无特殊禁忌。

（四）仪器与设备

不需要专门的仪器设备。

（五）PNF 技术

包括主动肌技术、放松和/或牵拉技术、拮抗肌技术。

1. 主动肌技术　包括节律性启动、等张收缩组合或主动肌反转、在动作范围的起始点重复牵拉、在整个运动范围的过程中重复牵拉、重复。

（1）节律性启动（rhythmic initiation）：

定义：重复性的，有节律的，沿着预想的运动范围做单向运动。从被动—辅助活动—抗阻—独立最优化。

目的：

1）教会患者一个所期望的动作或模式；

2）在运动初始给予辅助；

3）当出现异常肌张力时使患者放松；

4）使患者的运动保持正常的运动速度；

5）提高协调性和运动感知。

（2）重复（replication）：

定义：是在一个所期望的结束位置（目标位置）进行保持，接着向相反的方向被动移动一小段，患者抗阻或独立返回到目标位置。返回距离逐渐增加至达到能主动或抗阻全范围返回到目标位置（图 2-3-3）。

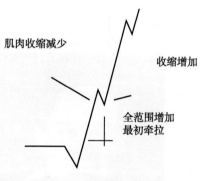

图 2-3-3　重复技术的过程

目的：

1）教会达到所期望的模式或功能运动的终点位置的路线；

2）评估患者在所期望的模式或功能活动终点维持收缩的能力；

3）评估患者从远离终点位置的各个方向回到预定的终点的位置的能力；

4）提高协调性及感知力；

5）提高日常生活能力。

PNF 技术中"节律性启动"与"重复"的不同见表 2-3-1。

表 2-3-1　节律性启动与重复的不同

| 节律性启动 | 重复 |
| --- | --- |
| 在运动的起始给予帮助 | 教会终点位置 |
| 保持独立 | 训练或教会运动 |
| 使运动速度正常化 | 自我照料活动 |
| 帮助放松 | |

（3）等张收缩组合或主动肌反转（agonistic reversal combination of isotonics）：

定义：是一种结合了协同肌群的向心、离心和等长收缩，而无放松的技术（图 2-3-4）。

目的：

1）随着时间的推移增加力量和肌肉耐力；

2）增加协调性和运动的主动控制；

3）增加在功能活动中的运动控制（尤其离心性控制的有效性）；

4）日常生活活动的功能性训练。

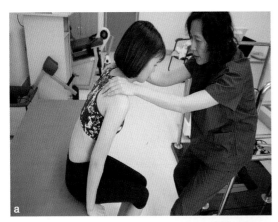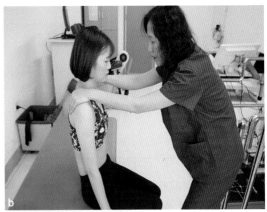

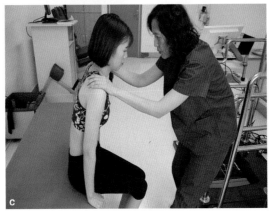

**图 2-3-4　等张组合**

a. 起始位；b. 等张组合中间位；c. 等张组合终末位

2. 放松和/或牵拉技术　包括收缩—放松、保持—放松（图 2-3-5），两种技术的区别见表 2-3-2。

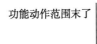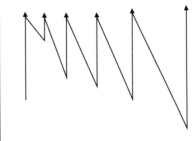

**图 2-3-5　放松和/或牵拉技术**

表 2-3-2  两种放松技术的区别

| | 收缩放松 | 保持放松 |
| --- | --- | --- |
| 目的 | 收缩肌肉<br>扩大关节活动度 | 放松肌肉<br>扩大 ROM 治疗疼痛 |
| 肌肉收缩方式 | 等张收缩 | 等长收缩 |
| 起始位 | 关节<br>活动末端 | 疼痛受限<br>无疼痛位置 |
| 阻力 | 最大阻力 | 轻柔阻力 |
| 运动 | 无 | 无 |
| 新的位置 | 主动 | 被动 |
| 技术 | 直接<br>↓<br>保持放松<br>多 | 间接<br>↓<br>收缩放松<br>多 |

（1）收缩放松（contract-relax）：

定义：抗阻等张收缩是通过提供足够的阻力去阻止运动，然后放松，并随后移动到新的运动范围。

目的：

1）放松和牵拉肌肉；

2）增加关节活动度。

（2）保持放松（hold-relax）：

定义：抗阻等长收缩时由一个想匹配的外力易化，然后放松并随后移动到运动的新范围。

目的：

1）放松和/或牵伸肌肉；

2）增加关节活动度；

3）减轻疼痛。

3. 拮抗肌技术  涉及主动肌和拮抗肌，焦点在两个方向。包括动态反转、稳定性反转、节律性稳定。

（1）动态反转（dynamic reversals）：

定义：抗阻向心运动从一个方向无暂停或松弛转换到相反的方向（图 2-3-6）。

目的：

1）增加肌肉力量和耐力；

2）增加主动的关节活动度；

3）提高方向转变的协调能力；

4）张力正常化。

（2）稳定反转（stabilizing reversals）：

定义：通过改变徒手接触面，施加足够的阻力产生交替的静态收缩，以易化一个特定位置下的稳定性（图 2-3-7）。

目的：

1）增加稳定性；

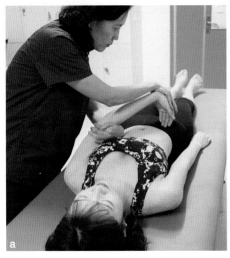
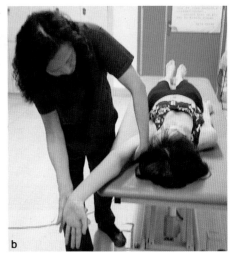

**图 2-3-6　上肢伸直—内收—内旋变换至屈曲—外展—外旋的对角动态反转**

a.伸直-内收-内旋末端;b.变换手的摆放位置之后,给予屈曲-外展-外旋动作的阻力,到达屈曲-
外展-外旋末端

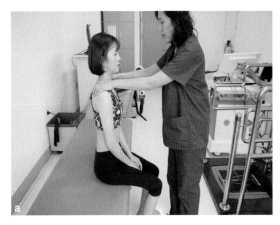
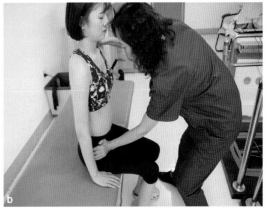

**图 2-3-7　躯干的稳定反转**

a.固定上半身;b.一手持续给予上半身阻力,另一手变换至骨盆给予阻力

2）提高姿势控制;

3）提高协调性;

4）维持一个位置;

5）增加肌肉力量和耐力。

（3）节律性稳定(rhythmic stabilization):

定义:在无放松和不改变手接触的情况下交替抗阻等长收缩(图 2-3-8)。

目的:

1）增加协同收缩的稳定性;

2）增加姿势控制和平衡;

3）增加精细肌肉力量和耐力;

4）促进放松。

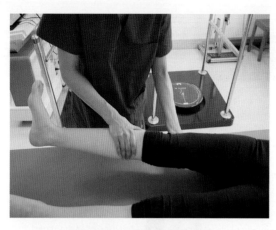

**图 2-3-8　膝关节节律性稳定**

治疗师右手在膝关节下方给予向下的阻力,左手在腘窝上方给予向上的阻力,嘱患者维持姿势

稳定反转与节律性稳定的区别见表 2-3-3。

**表 2-3-3　稳定反转与节律性稳定的区别**

| 稳定反转 | 节律性稳定 |
| --- | --- |
| 等张的 | 等长的 |
| 发生运动 | 无运动 |
| 试图移动 | 不能试图运动 |
| 动态口令 | 静态口令 |
| 从身体的一个部分转变到另一部分 | 只有身体的一部分 |
| 协同收缩 | |

以上技术应用的选择见表 2-3-4。

**表 2-3-4　PNF 技术应用的选择**

| 技术 \ 应用 | 起始动作 | 动作学习 | 改变动作的速度 | 增加肌力 | 增加稳定性 | 改善动作协调及控制 | 增加耐力 | 增加关节活动度 | 放松 | 减轻疼痛 |
| --- | --- | --- | --- | --- | --- | --- | --- | --- | --- | --- |
| 节律性起始 | √ | √ | √ | | | √ | | | √ | |
| 由动作范围起始点做重复牵拉 | √ | √ | √ | √ | | √ | √ | √ | | |
| 等张收缩动作的组合 | | √ | | √ | √ | √ | | | | |
| 整个动作范围内施与重复牵拉技巧 | | √ | √ | | | | | | | |
| 动作复制 | | √ | | | | √ | | | | |
| 动态反转 | | | √ | | | √ | √ | √ | | |
| 固定反转 | | | | | √ | √ | √ | | | |
| 节律性固定(固定反转) | √ | | | √ | √ | √ | | √ | √ | √ |
| 收缩-放松 | | | | | | | | √ | | |
| 固定-放松 | | | | | | | | √ | √ | √ |

## 四、评估

PNF 评估包括以下内容

1. 整体方法;

2. 完整评估;

3. 身体、功能、心理方面;

4. 确定强项和弱点;

5. 选择可以评测-再评测的功能活动;

6. 患者问题和原因的辨别;

7. 功能限制、病态原因;

8. 目标导向:功能性目标-治疗计划;

9. 激活、增强的方法、直接/间接治疗、健侧先做、促进、扩散;

10. 功能活动的再评测;

11. 家庭运动计划;

12. 修正目标/治疗计划、进展。

PNF 的评估和治疗计划见表 2-3-5。

表 2-3-5 评估和治疗计划

General informations　　一般信息

1. Patient's name 患者姓名:　　　　　　Therapist name 治疗师姓名:　　　　　Date 日期:
2. Age 年龄:　　　　　　female 女性　　　　　　　male 男性
3. Height 身高:　　cm　　　　　　Weight 体重:　　kg
4. Diagnosis 诊断:

On set:

5. Main activity of occupation 作业的主要活动:
6. Hobbies 爱好:
7. Present history 现病史:

---

Patient's goals/wish 患者目标/期望

1.
2.

---

Assessment 评估

1. General impression 一般表达
   (1) Causes 病因
   (2) Motivation 动机
   (3) Orientation/Mental states 定向/智力状态
2. Global evaluation 总体评估
   (1) Posture 姿势
   (2) ADL
3. Sensory tests 感觉测试

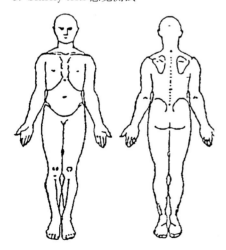

×:pain 疼痛;○:paraesthesia 感觉异常;□:anesthesia 麻痹;△:proprioception 本体感觉

4. Motor tone( Modified Ashworth scale)运动张力(改良 Ashworth 量表)

| Activity/participation Level | Body function and structure Level |
|:---:|:---:|
| + | + |
| + | + |
| + | + |
| + | + |
| + | + |
| + | + |
| + | + |
| + | + |
| − | − |
| − | − |
| − | − |
| − | − |
| − | − |
| − | − |
| − | − |
| − | − |
| Tests | Tests |
|  |  |

Contraindication ( 禁忌证 )

Therapeutic ideas ( 治疗观念 )

1. 方法：直接/间接
2. 强调部分：近端/远端部分
3. 支撑基底：大/小
4. 运动控制：动态/静态
5. 生物力学：闭链/开链
6. COG：低/高

Treatment Planning ( 治疗计划 )

1. Position 姿势：治疗的最好姿势
2. Patterns 模式：与功能相关的最佳模式
3. Techniques 技术：解决问题的最佳技术

| Goals/reasons | |
|:---|:---|
|  | Pattern　　　　　　　　　　　Techniques |
| Position |  |
| Position |  |
| Position |  |

## 五、模式

### （一）肩胛骨和骨盆模式

1. 肩胛骨的向前上提（图 2-3-9）—向后下压（图 2-3-10）

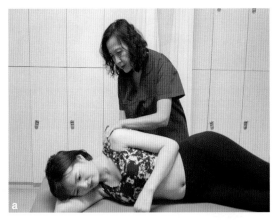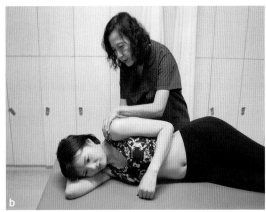

**图 2-3-9　肩胛骨前上模式**

治疗师双手呈杯状置于盂肱关节与肩峰前侧，将肩胛向下向后朝胸椎拉，令患者做"朝向你的鼻子耸肩"的动作

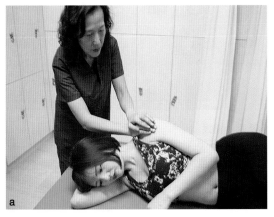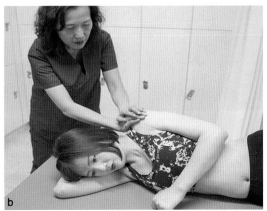

**图 2-3-10　肩胛骨后下模式**

治疗师双手重叠掌根沿着肩胛骨脊椎侧放置，将肩胛朝上朝前推，令患者做"将肩胛推向我"的动作

2. 肩胛骨的向前下压（图 2-3-11）—向后上提（图 2-3-12）

3. 骨盆的向前上提（图 2-3-13）—向后下压（图 2-3-14）

4. 骨盆的向前下压（图 2-3-15）—向后上提（图 2-3-16）

### （二）上肢模式

1. 对角线运动：两个对角线运动

组成：

前屈→外旋→桡偏

后伸→内旋→尺偏

外展→伸腕→伸指

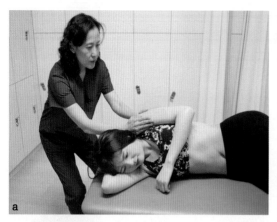
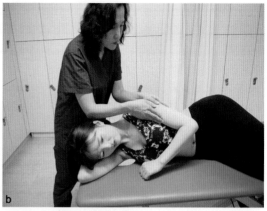

**图 2-3-11　肩胛骨前下模式**

治疗师一手固定肩胛外侧缘另一手置于胸大肌腋下缘将肩胛向上向后拉，令患者将肩膀朝下拉向肚脐

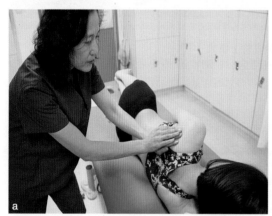
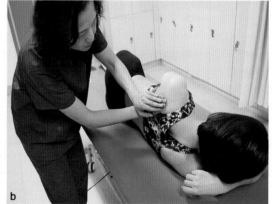

**图 2-3-12　肩胛骨后上模式**

治疗师双手重叠置于脊柱与第一肋骨交接处向前向下压肩胛，令患者做耸肩动作

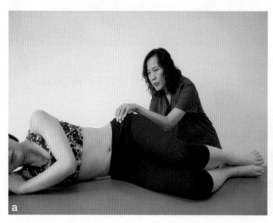
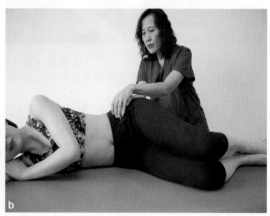

**图 2-3-13　骨盆前上模式**

治疗师双手重叠置于髂嵴上，将骨盆向后向下拉，令患者做"将你的骨盆向上拉起"的动作

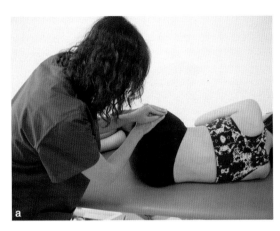
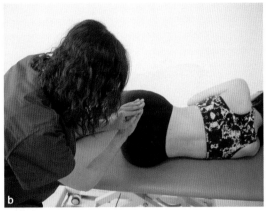

**图 2-3-14　骨盆后下模式**

治疗师双手重叠呈杯状置于坐骨粗隆上,向前向上推坐骨粗隆,令患者做"将我的手向后下方推"的动作

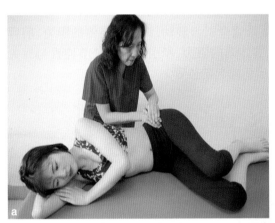
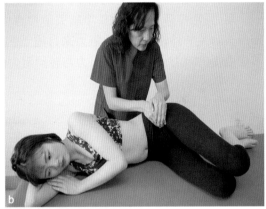

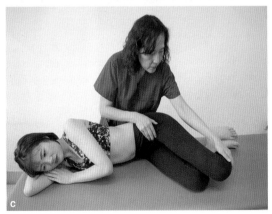

**图 2-3-15　骨盆前下模式**

双手重叠置于股骨大转子上或髂前下棘下方,缓慢将骨盆向上及胸椎背侧移动,令患者做"将你的骨盆向下向前拉"的动作

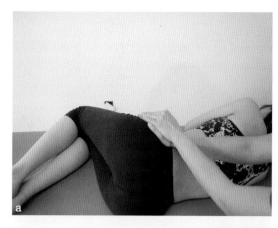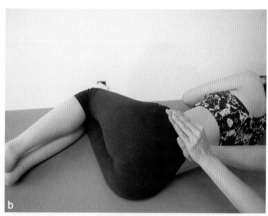

**图 2-3-16　骨盆后上模式**

双手重叠置于髂嵴上缓慢将骨盆向下向前推,令患者做"将你的骨盆向上向后侧推"的动作

内收→屈腕→屈指

2. 模式

(1) 前屈—外展—外旋(图 2-3-17):

阻力:治疗师远端手在整个腕关节伸直中是持续牵引与转动,提供了桡侧的阻力,前臂旋后与肩关节外转与外展的阻力来自施予腕关节转动的阻力,牵引力对腕关节伸直与肩关节屈曲提供阻力。近端手牵引力与转动阻力向后朝向起始位置。

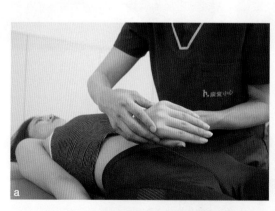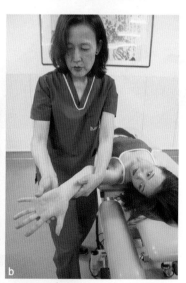

**图 2-3-17　上肢屈曲—外展—外旋—腕背伸模式**

(2) 伸直—内收—内旋(图 2-3-18):

阻力:治疗师远端手同时给予牵引及腕关节转动的阻力,提供前臂旋后及肩关节内收与内旋的阻力。近端手牵引力与转动阻力,方向朝向起始位置。

(3) 前屈—内收—外旋(图 2-3-19):

阻力:远端手给予桡侧偏移的转动阻力同时给予腕关节屈曲与肩关节屈曲的阻力。近端手牵引与转动阻力,力线朝向起始姿势方向,维持牵引力朝正确弧线前进。

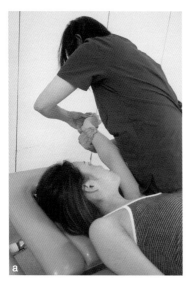 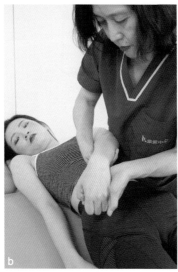

图 2-3-18 上肢伸展—内收—内旋—腕屈曲模式

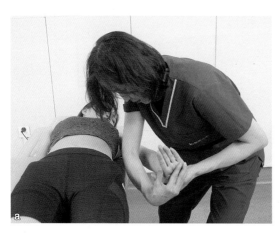 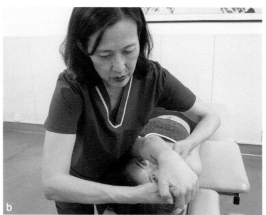

图 2-3-19 上肢屈曲—内收—外旋模式

（4）伸展—外展—内旋（图 2-3-20）：

阻力：远端手牵引伸直的腕关节并施予尺侧偏移转动阻力，产生前臂旋前肩关节内旋与外展的阻力。近端手给予牵引力与转动朝向起始方向的阻力。

（三）下肢模式

1. 下肢模式的特点

（1）外展模式：包括内旋，足外翻。

（2）内收模式：包括外旋，足内翻。

（3）屈曲模式：踝关节背屈。

（4）伸展模式：踝关节跖屈。

2. 模式

（1）屈曲—外展—内旋（图 2-3-21）：

阻力：远端手施予对抗外翻阻力，同时提供髋关节外展与内旋的阻力。近端手给予股骨平行的牵引力和髋关节内旋与外展的旋转阻力。

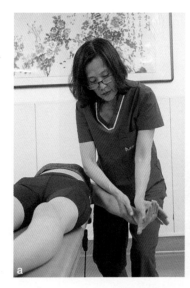
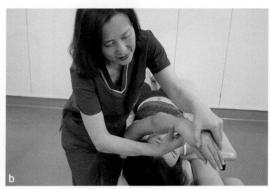

图 2-3-20    上肢伸展—外展—内旋模式
a. 起始位；b. 终末位

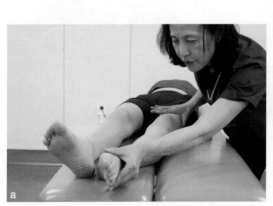
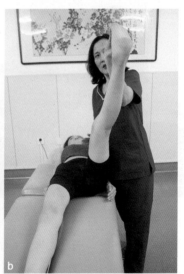

图 2-3-21    屈曲—外展—内旋

（2）伸展—内收—外旋（图 2-3-22）：

阻力：远端手给予内翻阻力，并足底给予压迫的力量产生跖屈。近端手将大腿向后朝向起始姿势的力产生髋关节伸直与内收。

（3）屈曲—内收—外旋（图 2-3-23）：

阻力：远端手施予对内翻的阻力和足背屈的牵引力，产生髋关节内收与外旋的阻力。近端手沿股骨方向施予牵引力与旋转的力量。

（4）伸展—外展—内旋（图 2-3-24）：

阻力：远端手在足跟施予压迫与外翻的阻力。压迫力抵抗跖屈与髋关节伸直。髋关节外展与内旋是抵抗外翻的力量。近端手将大腿举起朝起始方向的力抵抗髋关节伸直与外展。

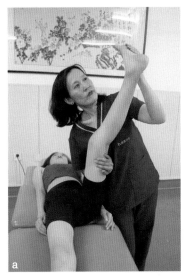
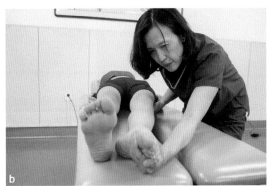

图 2-3-22　伸展—内收—外旋

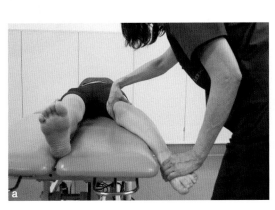
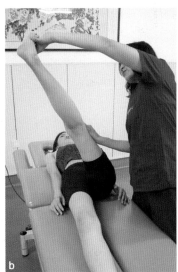

图 2-3-23　屈曲—内收—外旋

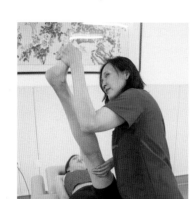
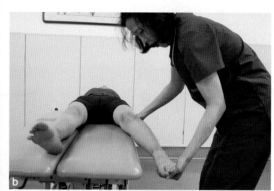

图 2-3-24    伸展—外展—内旋

## 六、基本原则和程序

PNF 基本原则(程序)如下。

1. 手法接触,触觉接触　刺激皮肤和其他的感受器,接触运动的肌肉,提供方向的数据,不会产生疼痛,感觉安全,可变阻力,手蚓状握是三度空间的阻力、牵引、旋转(图 2-3-25)。

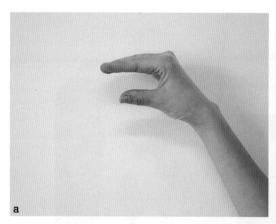
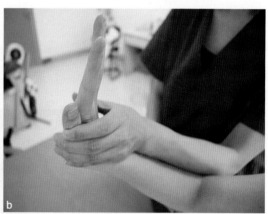

图 2-3-25    蚓状手

2. 牵拉　牵拉促进延长的肌肉,同时促进协同的肌肉。

牵拉反射:是一种技术而不是一个基本步骤,需要一个快速地轻叩做一个刺激的开始,在活动的起始点或整个活动度。

3. 语言刺激　给予患者短、清晰和精准语言刺激促进动作或动力,语言刺激要有目标导向强度,口令和双手的时机及口令的种类。

4. 视觉刺激　治疗师与患者的视觉接触,视觉回馈:患者能够跟随、控制位置和动作修正(图 2-3-26)。

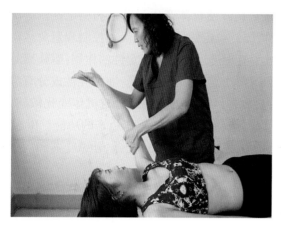

图 2-3-26 视觉控制

5. 最佳阻力 徒手阻力是变化的，等长、向心、离心、蚓状握手。最佳阻力产生目标导向，阻力刺激可以扩散。治疗师运用身体重量，感受阻力是帮助还是阻碍。

6. 体位和身体力学 身体位置对于物理治疗师很重要，治疗师身体的位置使操作"得心应手"，并产生一个有效的阻力，还有患者的位置摆放：不会产生疼痛、靠近治疗师，患者位置易使目标导向，在正确的水平上，能克服地心吸力和肌张力的角色。

7. 牵引和挤压

（1）牵引：延展肌肉、少关节受压、关节活动的起始点或整个关节活动度、刺激一个等张收缩。

（2）挤压：关节挤压、刺激伸展、促进等长收缩和稳定性、"快速"诱发姿势反射和刺激肌张力、"保持"主动控制位置。

8. 扩散和强化 扩散和强化利用中枢神经系统内对刺激反应的扩散原理，促进或抑制，最佳的结果是依赖，运用最佳阻力、正确的动作模式、技术及其他刺激产生扩散和强化，加强是不同的身体部分之间的放射。

9. 模式 动作模式有旋转和对角的组成部分，屈伸/伸展、外展/内展、内旋/外旋以末端姿势命名。大脑识别动作，对肌肉发出指令，

10. 顺序 正常的顺序是正常的动作顺序，由远位开始，强调动作的顺序是否在一个目标导向的活动顺序，还是不同于正常顺序，刺激动作中弱的部分，固定于强的部分、协同部分，在一个动作模式的强位置里等于"支点"，强调动作的时机与全部的技巧。

（陈慧娟）

# 第四节 Rood 技术

## 一、概述

Rood 技术又称皮肤感觉输入促通技术或多种感觉刺激治疗法。它是 20 世纪 50 年代由美国一名具有物理治疗师和作业治疗师双重资格的 Margaret. Rood 提出。Rood 疗法是在皮肤的特定区域利用不同的有控制的感觉刺激，按照个体发育顺序，促进或抑制该区域的皮肤感受器对各种刺激的反应，诱发出有目的的较高级的运动模式。人体的运动模式是从出生时就已存在的基本反射模式中发展出来的，在生长发育过程中不断地被应用，并通过反复的感觉刺激不断地被修正，直到大脑意识水平达到最高级控制。

Rood 的主要治疗理念是应用外感受性感觉刺激使机体产生运动性和稳定性。运动性是以保护人体本身的迅速反应和离开刺激为特征。稳定性是以加强运动控制和避免运动过度为特征。在中枢神经系统中,躯体运动系统具有促进运动性和稳定性的作用;躯体感觉系统分特异性和非特异性,特异性成分有保护和辨别功能,与运动有关。非特异性成分有静态和维持性质,并与运动系统的稳定成分有关;自主神经系统的交感成分对机体变化敏感,并产生明显的躯体运动样间歇反应,它的副交感成分具有反复的使躯体稳定的功能。Rood 的治疗方法是与躯体、自主神经、精神因素相互联系,通过影响本体感受器、外感受器和内感受器,达到易化和抑制运动的作用。

Rood 把神经生理学和动作发育的研究成果应用于脑损伤患者的康复治疗中,如小儿脑瘫、成人偏瘫以及其他运动控制障碍的患者。她一生致力于临床治疗和教学,在国际上影响很大。

## 二、基本原理

### (一)感觉的传导通路

正确的感觉刺激可诱导出人体正常运动模式和肌张力。人体感觉刺激是通过两种感觉传导通路发生作用的。

1. 浅感觉传导通路　浅感觉是指皮肤、黏膜的痛觉、温度觉、触觉。一般皮肤感觉有 4 种,即对皮肤的机械刺激产生的触、压觉;温度刺激产生的冷、热觉以及伤害性刺激产生的痛觉。浅感觉传导通路是与 γ 传出无关的皮肤-肌肉反射通路。即刺激皮肤上的毛发,通过毛发感觉传入神经,经脊髓-丘脑束到达大脑皮质运动区,引起锥体束始端细胞兴奋后,经皮质脊髓束传到脊髓,再由 α 纤维传出到肌肉,产生促进或抑制效果。

2. 本体感觉传导通路　本体感觉是指肌、腱、和关节等运动器官本身在运动或静止时产生的感觉,因位置较深又称深部感觉。本体感觉传导通路是与 γ 传出有关的皮肤-肌梭反射通路。即当刺激覆盖肌腹、肌腱附着点上的皮肤,将冲动传入脊髓,通过 γ 纤维传出到肌梭,根据不同的刺激和方向对肌肉产生促进或抑制的效果。

人体的肌肉分主动肌、拮抗肌和协同肌。在完成某一动作时,它们大部分情况下是协同收缩。神经系统发育障碍的患者,大都是肌张力失去平衡。因此调整肌肉张力可以改善运动功能,Rood 技术通过输入正确不同的感觉刺激来诱发人体预期的肌肉反应和正常的肌张力。临床中进行感觉刺激时应注意,①感觉刺激适当:人体感觉性运动控制是根据个体的发育水平由低级感觉性运动控制逐渐发展到高级感觉性运动控制。不同的感觉输入可以反射性诱发不同的肌肉反应,而肌肉的反应又可以提高脊髓以上中枢对这些反应的控制能力。所以,治疗师对患者进行治疗时应选择正确的刺激手法,才能引起肌张力正常协调发展。②完成动作具有目的性:在日常生活中,当人体完成某一动作时,是大脑皮质的高级中枢发出指令,通过患者对动作有目的反应诱导皮质下中枢,使人体的主动肌、拮抗肌、协同肌协调收缩完成的,因此,治疗师在训练患者时应选择适当的刺激方式作用于治疗部位,通过选择性的强化肢体主动肌的收缩或拮抗肌的抑制使肢体有目的伸展或屈曲。③反复强化感觉运动反应:人体大脑皮质并不直接支配和控制单一肌肉,患者可以通过集中注意力在运动的目的上,诱发中枢神经系统产生对动作的控制能力。治疗师给患者治疗时要提醒患者反复感觉,仔细体会刺激后的肢体运动,并根据患者的实际情况使患者在训练中反复掌握动作要领,才可达到理想目的。

（二）根据人体发育规律促进运动控制

Rood 按个体发育规律来说,人体从整体考虑是从仰卧位屈曲-转体-俯卧位伸展-颈肌协同收缩-俯卧位屈肘支撑-手膝位支撑-站立-行走这样的顺序发展。从局部考虑一般是先屈曲、后伸展,先内收、后外展,先尺侧偏斜、后桡侧偏斜,最后旋转。在远近端孰先孰后方面为肢体近端固定-远端活动→远端固定-近端活动→近端固定-远端活动技巧的学习。在治疗过程中,治疗师应从发育的观点以及患者实际情况按照发育的顺序从低级阶段过渡到高级阶段进行治疗。

（三）根据特定的感受器引发特定反应

Rood 认为人体特定反应有三条通路:通过自发神经系统引出的自稳态;通过脊髓的反射性保护反应和脑干的适应性反应;这三条通路是通过四种方式来诱发运动反应的。①快速重复性的感觉输入产生持续的反应,如电动毛刷,它激活非特异性感受器沿 c 纤维和 $\gamma$ 纤维将冲动传给支配肌肉的 $\alpha$ 运动神经元的肌梭;②简短刺激引起同步运动输出,可以证实该神经的反射弧是完整的;③持续的感觉输入可以产生持续的反应,如重力,无论是坐、站、卧、还是皮肤的外在感受器与支撑面接触,释放冲动给大脑来强化重力的存在;④缓慢、有节律地重复刺激可以降低神经的兴奋性,如摇椅上缓慢的运动、听轻音乐、对足底和腹部等部位的按压可以激活副交感神经使全身放松。

## 三、Rood 疗法与运动控制

### （一）运动控制形式方面

Rood 将运动控制分为活动控制、稳定性控制、在稳定基础上活动、灵巧性技能活动四个水平。即是交互支配、协同收缩、粗大运动、精细运动发育的过程。

1. 交互支配　是一种出生后早期具有保护作用基本的运动形式,由主动肌收缩与拮抗肌抑制而完成,这种运动模式是脊髓和脊髓上位中枢控制的,如新生儿翻身动作。

2. 协同收缩　是人类运动发育最初的重要功能,是一种静态的主动肌与拮抗肌共同收缩形式,它使人体能较长时间维持一种体位或稳定一个物体。

3. 粗大运动　是在稳定的基础上进行的活动,即人体一边支撑体重一边活动,它的活动形式表现为远端关节固定,近端关节活动,如四点跪位时身体的前后摆动,此时腕关节和足部远端是固定的而肩胛带和骨盆是自由活动的。

4. 精细运动　它是运动的最高级形式,是一种技巧性运动,它要求近端关节固定时远端部位是活动的。如自由行走、手随意的活动等。

### （二）运动控制发育的水平方面

Rood 将人体运动控制发育水平分为四个阶段。

1. 关节的重复运动　它最初出现的是肌肉的反复屈伸,全范围收缩。是支撑体重时由主动肌收缩与拮抗肌抑制完成的运动模式。如新生儿仰卧位自由的活动。

2. 关节周围肌肉的协同收缩　此阶段是各肌肉的共同收缩下能支撑体重,表现为肢体远端关节活动,近端固定,是改善远端关节,固定近端关节功能的基础。

3. 远端固定,近端关节活动    即人体一边支撑体重一边活动,如婴儿在四肢处于手膝位支撑阶段,未学会爬行以前,先手脚触地,躯干作前后摆动,颈部肌肉同时收缩时头部活动,上肢近端肩关节,下肢近端髋关节移动,远端双手和双膝紧贴地面固定。

4. 技巧动作    此阶段是表现肢体近端关节固定,远端部位活动,是一种技巧性运动阶段。如行走、爬行、手的使用等。

（三）运动控制模式的应用

Rood 运动控制模式的应用主要是运动控制障碍的脑损伤患者,根据人体发育规律常有8 种运动模式(图 2-4-1)。

1. 仰卧位屈曲回缩模式(屈曲逃避反射)    仰卧位时以第十胸椎为中心的肢体屈曲,上肢在胸前交叉,下肢屈曲,双侧对称,交叉支配。身体前面被得到保护。是一种防御姿势。Rood 用这种模式治疗屈肌张力低和伸肌张力高的患者(图 2-4-1a)。

2. 转体和滚动模式(翻身)    身体同侧上下肢屈曲,此时人体躯干侧屈肌群被激活,完成转体或滚动动作。临床用于仰卧位时张力性反射占主导地位的患者(图 2-4-1b)。

3. 俯卧位伸展模式(腹部支撑)    仰卧位时以第十胸椎为中心的头、颈、双肩、躯干、双下肢充分伸展,它是人体站立时伸肌群稳定过渡阶段,这种姿势最稳定,但一般很难采取和保持这种体位。伸肌张力高的患者应避免用这种模式(图 2-4-1c)。

4. 颈肌协同收缩模式    俯卧位时能抗重力抬头,此时患者颈部屈肌群和伸肌群必须有良好同时收缩功能才能保持头后仰,它是先于躯干和四肢的同时收缩最早出现的模式,它可以促进头部的控制,诱发紧张性迷路反射。临床用于弛缓型脑瘫患儿,以训练头的控制(图 2-4-1d)。

5. 俯卧位屈肘支撑模式    俯卧位,肩前屈,肘关节负重,此时脊柱被充分牵张,同时加强了肩关节的稳定。这种体位可以开阔患者视野,并获得患者移动的机会,临床用于抑制对称性紧张性颈反射(图 2-4-1e)。

6. 膝手支撑模式    当患者颈和肩能保持稳定时,利用该体位可以促进躯干和下肢共同收缩。支撑时由静态开始过渡到动态、支撑面由大到小、支撑点由多到少。静态时躯干由于重力的影响,脊柱、双肩、骨盆都得到了牵张,动态情况下练习重心左右、前后、对角转移,可以诱发平衡反应(图 2-4-1f)。

7. 站立保持    人体能够站立,双下肢要能均匀的负重、身体重心在双下肢之间转移。这种模式需大脑有较高水平的支配能力。如调整反应和平衡反应。临床训练时先双下肢站立保持稳定,然后单腿负重再重心转移。站立姿势可使上肢被彻底解脱负重后,能够用手从事一些功能性活动(图 2-4-1g)。

8. 行走    步行是人类与其他灵长类动物的最大区别之一,是人体协调性、稳定性和技巧性能力的体现。正常步行是能够支撑体重、保持身体平衡,一侧肢体固定另一侧肢体移动。它是一个复杂而身体各个部位又相互协调,连续的组合过程。行走增加了人体的活动,训练步行时,首先要详细的对步态进行分析,才会达到理想的效果(图 2-4-1h)。

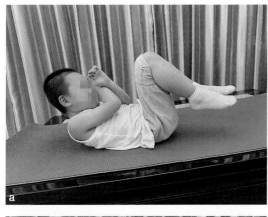
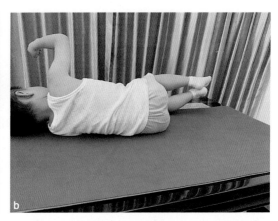
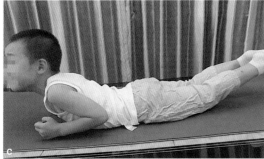
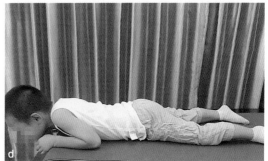
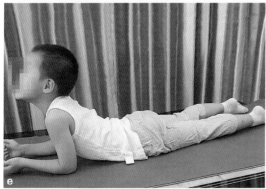
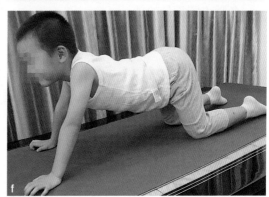
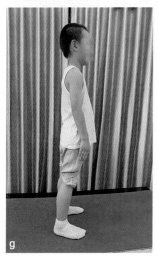
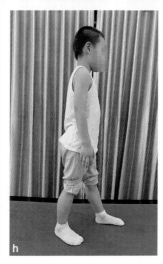

**图 2-4-1 人体发育的 8 种运动模式**
a. 仰卧位屈肌回缩；b. 翻身；c. 腹部支撑；d. 颈部肌肉共同收缩；e. 俯卧位肘支撑；f. 卧位膝手支撑；g. 站立保持；h. 行走

## 四、治疗常用工具

### （一）毛刷

各种硬度。若使用电动毛刷,要注意转数,转数超过 360 转/s 有抑制神经系统的作用。

### （二）冰

诱发时−17~−12℃刚从冰箱取出的冰,抑制时无特殊限制。

### （三）振动器

振动器频率应适中,不要太高,否则神经纤维无反应（Ⅰα 纤维 450Hz 以下,Ⅱ 类纤维 250Hz 以下才有应答）。

### （四）橡胶物品

各种弹性橡胶,如自行车车胎、带状生橡胶、可改变负荷的橡胶等诱发肌肉收缩。

### （五）仿锤体筒

圆棒（抑制手指、脚趾屈肌紧张）支撑器。

### （六）压舌板（抑制舌肌紧张）

婴儿舔弄的玩具（进食训练初期使用）。

### （七）音乐刺激

各种诱发嗅觉的物品。

### （八）沙袋（有利于固定体位诱发运动）

各种不同重量的球。

## 五、治疗原则

通常按人体发育顺序刺激由近端开始向远端发展;从头部开始向骶尾部结束;先进行双侧运动,过渡到单侧运动,最后旋转运动;先进行外感受器刺激,后进行本体感受器刺激;先诱导早期的粗大运动开始,逐渐发展至精细运动;诱发反射运动开始过渡到随意运动。

## 六、治疗方法和技术

### （一）经皮易化技术

是对皮肤外感受（痛、温、触觉感受器）给予刺激的方法。Rood 利用冰、毛刷对皮肤感受器进行刺激,将能量产生神经冲动,其传入纤维由后根外侧（细纤维部分）入脊髓在后角胶状质区更换神经元后,再发出纤维在中央管前交叉至对侧,分别经脊髓丘脑侧束（痛、温觉）和脊髓丘脑前束（轻触觉）上行到丘脑。引起与刺激相适应的反射活动。神经冲动最后到达大脑皮质一定区域,发生作用。

1. 触觉刺激　包括快速刷擦和轻抚摸。

（1）快速刷擦:临床上一般用徒手或根据情况选择不同硬度的毛刷对被易化肌肉的同髓节水平的皮肤感觉区给予快速刷擦,以刺激 c 纤维诱发主动肌,抑制拮抗肌的手法。这种方法使用后维持 30min 效果最强,宜在其他刺激手法之前使用。刷擦方法分为两种。刷擦一般由远端向近端进行,使用电动毛刷时要选择适合的频率,超过 360 转/s 对神经系统有抑制作用。

1）一次刷擦:在相应的肌群脊髓节段皮区刺激（皮肤感觉区,脊髓水平的促进肌群及功能）（表 2-4-1）。若 30s 后无反应,可重复 3~5 次。

表 2-4-1 脊髓节段分区与促进肌群及功能

| 髓节 | 皮肤感觉区的分布 | 被易化的肌群 | 功能 |
|---|---|---|---|
| 第 V 脑神经 | 前部颜面 | 咀嚼肌 | 食物摄取 |
| $C_1 \sim C_3$ | 颈部 | 胸锁乳突肌、斜方肌上部 | 控制头部 |
| $C_4$ | 肩上部 | 斜方肌 | 控制头部 |
| $C_5$ | 肩外侧面 | 三角肌、肱二头肌、大菱形肌、小菱形肌 | 肘屈曲 |
| $C_6$ | 拇指，前臂桡侧 | 桡侧腕伸肌、肱二头肌 | 肩外展、腕伸展 |
| $C_7$ | 中指 | 肱三头肌、腕关节和手指伸肌 | 腕关节屈曲、手指伸展 |
| $C_8$ | 小指，前臂尺侧 | 腕关节和手指屈曲 | 所支配的手指屈曲 |
| $T_1$ | 腋窝，上臂内侧 | 手部肌 | 手指内、外展 |
| $T_2 \sim T_{12}$ | 胸廓 | 肋间肌 | 呼吸 |
| $T_{10}$ | 脐 | 腰肌、髂肌 | 下肢屈曲 |
| $L_1 \sim L_2$ | 大腿内侧 | 提睾肌 | 上提阴囊 |
| $L_3 \sim L_4$ | 膝部前面 | 股四头肌、胫前肌、排尿肌 | 髋屈曲、外展，膝伸展 |
| $L_5$ | 趾 | 外侧股二头肌 | 膝屈曲、足趾伸展 |
| $L_5 \sim S_1$ | 足部 | 腓肠肌、比目鱼肌、趾长伸肌 | 屈曲逃避反射储存尿液 |
| $S_2$ | 小腿后侧 | 足部小肌群 | 储存尿液 |

2）连续刷擦：在治疗部位的皮肤上进行 3~5s 的来回刷。诱发小肌肉时每次小于 3s，休息 2~3s 再重复，每块肌肉刺激 1min，诱发大肌肉时间隔小于 3s。

（2）轻抚摸：又称轻刷，是指用驼毛刷子、棉棒或手指对患者手指或足趾间隙的背侧皮肤、手掌或足底皮肤刺激以引出受刺激肢体的回缩反应（图 2-4-2），一般刺激频率 2 次/s，重复 10 次，每次治疗 3~5 回，每回间隔 30s。反复刺激这些部位还可以引出交叉性反射性伸肌反应。

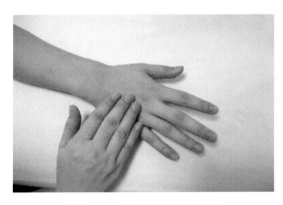

图 2-4-2 轻触摸手指背侧皮肤

2. 冰刺激 临床上用的冰是刚从冰箱取出的（温度 -17~-12℃）。冰刺激方法有一次刺激法和连续刺激法两种。

一次刺激法：一次快速地用冰擦过皮肤。

连续刺激法：将冰按每 3~5s 5 次放在皮肤局部之后用毛巾轻轻擦干，防止冰化成水，直到皮肤发红，一般 30~40min 疗效显著。

注意事项：冰可以引起交感神经保护反应使血管收缩，应避免在背部脊神经后支分布区刺激;用冰刺激手掌和足底或手指与足趾之间背侧皮肤时,可引起与轻抚摸相同的反射性回缩,当出现回缩反应时,可对运动肢体给予适当地加压,来提高刺激效果。

（二）本体感受性易化技术

是指通过刺激人体肌梭、肌腱、关节内本体感受器达到促进肌肉收缩,稳定关节的技术。

1. 叩打　轻叩皮肤可刺激低阈值的 α 纤维,引起皮肤表层运动肌的交替收缩,低阈值的纤维易于兴奋,通过易化梭外肌运动系统引出快速、短暂的应答。用指尖轻叩患者手背指间或足背趾间皮肤及掌心、足底(图 2-4-3),通过 3~5 次叩打均可引起相应肢体的回缩。重复刺激这些部位还可以引起交叉性伸肌反应。轻叩肌腱或肌腹可以产生与快速牵拉相同的效应。

2. 牵伸肌肉　快速、轻微地牵拉肌肉,可以立即引起肌肉收缩。利用交互神经支配的原理牵拉内收肌群或屈肌群,可以促进该群肌肉而抑制其拮抗肌群。牵拉手或足的内部肌肉可以引起邻近固定肌的协同收缩,例如用力抓握或用力使足底收紧可对手和足的小肌群产生牵拉,如果这一动作在负重体位下进行(肘、膝跪位),还可以促进肘、膝肌群的收缩(图 2-4-4)。

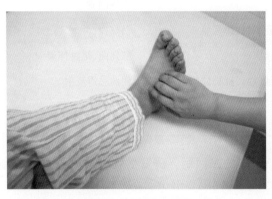

图 2-4-3　刺激足背区域

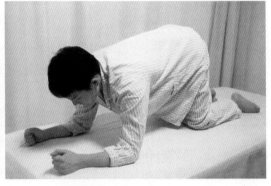

图 2-4-4　肘、膝跪位牵伸

3. 挤压关节或骨突处　用力挤压关节可引起关节周围的肌肉收缩,使关节间隙变窄;挤压肌腹可引起与牵拉肌梭相同的牵张反应。例如患者处于仰卧位屈髋屈膝的桥式体位、屈肘俯卧位、手膝跪位、站立位时抬起一个或两个肢体而使患侧肢体负重等。若对骨突处加压具有促进与抑制的双向作用,如在跟骨内侧加压,可促使小腿三头肌收缩,产生足趾屈动作;相反,在跟骨外侧加压,可促进足背屈肌收缩,抑制小腿三头肌收缩,产生足背屈动作(图 2-4-5)。

4. 振动刺激　振动刺激可以解除皮肤过敏,抑制伸张反射,使肌群发生整体的紧张程度变化。刺激一般作用于肌腹,起到促进该肌收缩和抑制拮抗肌的作用。振动频率为每秒 100~300 周,如用高频振动的按摩器会得到更大的效果。使用 50~60 周/s 或低频振动电按摩器,可使刺激沿脊髓后索上行,向高层神经中枢传导。使用振动刺激时应注意:

（1）振动器与皮肤接触不得过度用力,以免影响振动效果。

（2）刺激时间以不产生热和摩擦感的状态下,停留 1~2min 为宜。

（3）患者应取适当的体位,振动屈肌群宜取俯卧位,可增加反应强度。

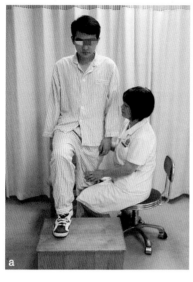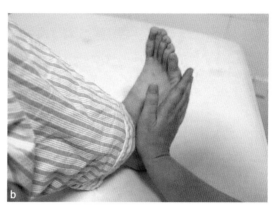

**图 2-4-5　挤压关节**

a. 站立位患肢负重;b. 跟骨外侧加压

（4）室内温度应适宜,冷的环境可使肌肉收缩,热的环境对皮肤进行振动刺激效果最好。

（5）儿童不宜在关节附近使用振动疗法。对 3 岁以下小儿不宜使用振动刺激。

（6）65 岁以上的老人容易对振动过敏,使用应慎重。

（7）有锥体外系或小脑障碍的患者,使用振动刺激时应在评估后进行。

（三）感觉刺激抑制技术

适用于痉挛和其他肌张力增高的患者。

1. 轻轻地压缩关节以缓解痉挛　该方法可使偏瘫患者因痉挛引起的肩痛得以缓解,在治疗偏瘫患者肩痛、肩关节半脱位时,治疗师站于患者患侧,一手托起患侧的肘部,使上肢外展 35°~45°、患肘伸直,另一手将患者上臂向肩盂方向轻轻地推,使肱骨头进入盂肱关节窝,并保持片刻,可以使肌肉放松,缓解疼痛(图 2-4-6)。

2. 缓慢的轻擦背部　患者取俯卧位,治疗师用指尖施加压力从其后头部开始沿背部脊椎两侧直到骶尾部,缓慢、反复的对后背脊神经支配区域进行刺激,两手交替进行,即一手到达脊柱底部,另一手从头部开始施以手法,一般连续 3min。可反射性的使全身的肌肉放松。

3. 加压肌腱附着点　在痉挛的肌肉肌腱附着点持续加压可使这些肌肉放松。如在手的屈肌腱上加压可缓解手的痉挛(图 2-4-7)。

4. 持续的牵张　持续的短时间牵拉或将延长的肌肉保持在某种位置数分钟、数天甚至数周,可以减轻痉挛。如屈肌痉挛明显的患者,可通过系列夹板或

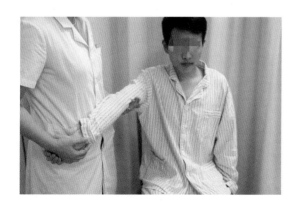

**图 2-4-6　挤压肩关节**

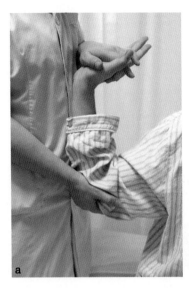
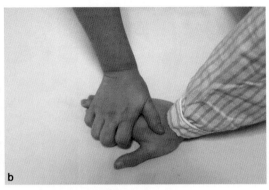

图 2-4-7　加压肌腱抑制肌张力

石膏托固定于肌肉延长的位置持续牵拉,必要时更换新的夹板或石膏托使肌腱保持延长状态(图 2-4-8)。

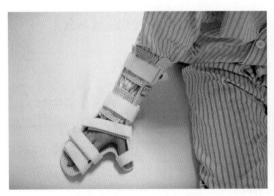

图 2-4-8　持续牵张腕关节

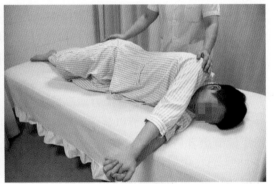

图 2-4-9　缓慢的翻身

5. 旋转躯干　治疗师一手置于患者肩胛骨,另一手置于骨盆,缓慢地将患者躯干由仰卧位转向侧卧位,使躯干得到放松(图 2-4-9)。

6. 温湿刺激　中温刺激(水温 30 ~ 35℃);不感温局部浴(水温 34 ~ 36℃);热湿敷等。可以使患者肌肉松弛,痉挛、强直的症状缓解。治疗时间一般 10 ~ 20min,1 次/d。

7. 缓慢摆动肢体　患者取仰卧位,治疗师位于患者头上方,右手掌放于患者后头部,左手放于头顶部,将颈部轻度屈曲,使患者头部呈画圈样缓慢的有节律的摆动(图 2-4-10)。在摆动的同时给予颈椎关节

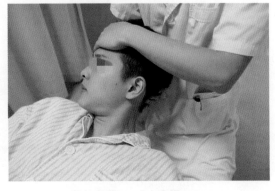

图 2-4-10　头颈部的放松摆动

施加轻微的压力。缓解患者上肢屈肌痉挛时,治疗师可对患者的肘关节进行被动缓慢的屈伸摆动;缓解下肢伸肌痉挛时,治疗师可握住患者踝关节牵拉并摆动双下肢。

8. 远端固定,近端运动 让患者取手膝跪位,手部和膝部位置不动,躯干做前、后、左、右和对角线的活动。如果痉挛范围较局限,可缓慢地抚摩或擦拭皮肤表面,同样可达到放松的目的。

（四）特殊感觉刺激

Rood 常用一些视觉、嗅觉和听觉刺激来促进或抑制肌肉;治疗师说话的音调和语气可以影响患者的动作、行为;视觉和听觉刺激可用来促进或抑制中枢神经系统,光线明亮、色彩鲜艳的环境可以产生促进效应,而光线暗淡、色彩单调的环境则有抑制作用;节奏舒缓的音乐具有抑制作用,而明快的音乐则具有促进的作用。

七、常用诱发部位

Rood 技术的躯体诱发部位有多种,本文列出了临床上常用的、易引出反应的诱发部位（图 2-4-11 ~ 图 2-4-14）。

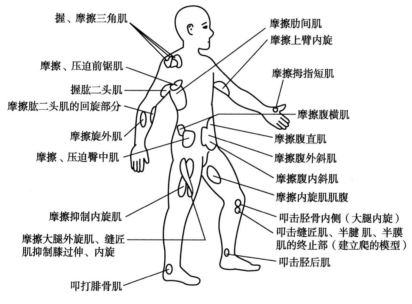

图 2-4-11 身体侧面诱发刺激部位

八、临床治疗方案

Rood 技术的应用要根据患者的实际情况进行选择,按照人体运动控制能力的发育顺序进行治疗。如对肌张力过低的患者采用促进的方法,对肌张力过高的患者则采用抑制的方法。

（一）肌张力低下

对于上运动神经元损伤、婴儿发育迟缓综合征、感觉缺失和偏瘫患者的软瘫期的患者,采取快速、较强的刺激手法以诱发肌肉的运动,常用方法有以下几种。

1. 快速刷擦 在患者主动肌群或关键肌肉的皮肤区域,利用快速、较强的刷擦刺激促

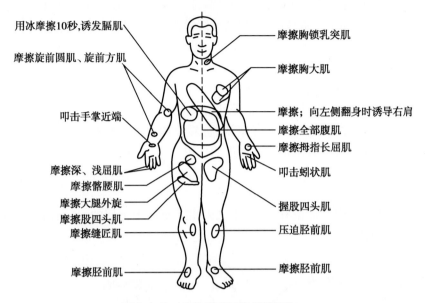

用冰摩擦10秒,诱发膈肌

摩擦旋前圆肌、旋前方肌

叩击手掌近端

摩擦深、浅屈肌

摩擦髂腰肌

摩擦大腿外旋

摩擦股四头肌

摩擦缝匠肌

摩擦胫前肌

摩擦胸锁乳突肌

摩擦胸大肌

摩擦;向左侧翻身时诱导右肩

摩擦全部腹肌

摩擦拇指长屈肌

叩击蚓状肌

握股四头肌

压迫胫前肌

摩擦胫前肌

图 2-4-12    身体前面诱发刺激部位

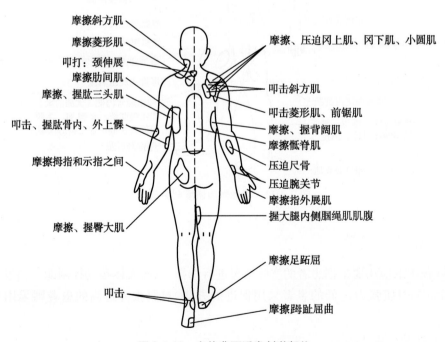

摩擦斜方肌

摩擦菱形肌

叩打:颈伸展

摩擦肋间肌

摩擦、握肱三头肌

叩击、握肱骨内、外上髁

摩擦拇指和示指之间

摩擦、握臀大肌

叩击

摩擦、压迫冈上肌、冈下肌、小圆肌

叩击斜方肌

叩击菱形肌、前锯肌

摩擦、握背阔肌

摩擦骶脊肌

压迫尺骨

压迫腕关节

摩擦指外展肌

握大腿内侧腘绳肌肌腹

摩擦足跖屈

摩擦蹈趾屈曲

图 2-4-13    身体背面诱发刺激部位

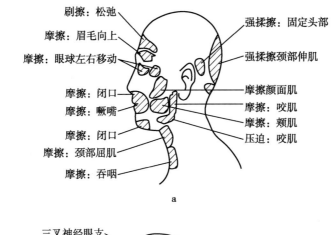

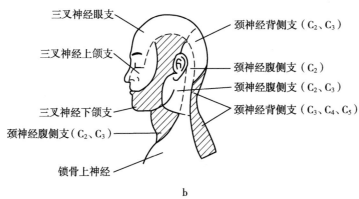

图 2-4-14　头部诱发刺激部位

进迟缓肌肉收缩。如诱发患者的腕背屈时,可对患者的前臂背侧皮肤进行快速擦刷;诱发患者的踝关节背屈时,可对患者小腿远端的前外侧皮肤给予快速擦刷。

2. 整体运动　当某一肌群瘫痪时,同时影响了肢体的整体运动能力。可以通过正常肌群带动瘫痪肢体来实现整体的运动,促进肌肉无力部位的运动。即当一侧肢体完全瘫痪时可利用健侧肢体带动患侧肢体运动,达到整体运动的目的(图 2-4-15)。

3. 近端活动,远端固定　固定肢体远端,对肢体近端施加压力或增加阻力以诱发深部肌肉协同收缩,提高肌肉的活动能力和稳定关节。

4. 刺激骨突处　选择适当的叩击、快速冰刺激和振动刺激等手法刺激骨突部位引起患者肌肉运动,加强肌肉收缩。

（二）肌张力过高

对于痉挛性脑瘫、脑血管疾病、多发性硬化等肌张力过高患者。采用抑制放松的手法为主,利用缓慢、较轻的刺激以抑制肌肉紧张,常用方法如下:

1. 持续缓慢的牵拉降低肌张力　此法应用较广并比较有效,特别对降低颈部和腰部的伸肌、股四头肌、小

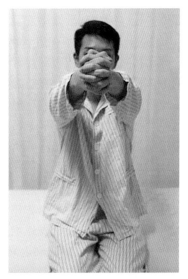

图 2-4-15　健肢带动患肢运动

腿三头肌、肩胛带肌等的张力是较好的方法。

2. 轻刷法　利用轻刷擦来诱发相关肌肉的反应以抵抗痉挛的肌肉状态。轻刷擦的部位一般是痉挛肌群的拮抗肌。

3. 正确的负重体位　临床中一般肢体负重的体位是缓解痉挛较理想的体位。如患者做四点支撑时,首先使患者的四肢关节保持在正常位置,治疗师通过对患者负重时关节的加压和加压刺激促进姿势的稳定性,在上肢只有肩关节的位置正确,不内收、内旋,才能提高前臂和手部的负重能力,达到缓解上肢痉挛的目的。下肢髋关节位置正确,没有内收和屈曲,才能达到理想的下肢负重(图 2-4-16)。

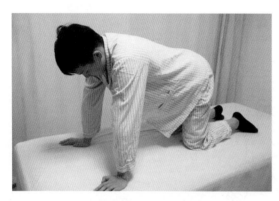

图 2-4-16　手膝支撑位缓解痉挛

4. 反复运动　利用肌肉的非抵抗性重复收缩缓解肌肉痉挛。如坐位时双手支撑床面,做肩部或臀部上下反复运动可缓解肩部肌群的痉挛。

5. 利用个体运动模式对抗痉挛　选择合适每个个体的运动模式。根据患者的个体发育规律,由简单到复杂,由低级向高级,如屈肌张力高时不要采取屈曲运动模式,同样伸肌张力增高应避免使用伸展的运动模式。

（三）膈肌运动的诱发

对于膈肌运动减弱的患者可以通过促进的方法扩张胸廓下部改善呼吸功能。具体诱发方法如下:

1. 刷擦　连续刷擦胸锁乳突肌可以使胸上部获得稳定性;按一定的方向连续刷擦腹外斜肌、腹内斜肌、腹横肌,注意避免刺激腹直肌。刺激腹直肌收缩后可以引起胸廓下降,反而限制了胸廓的扩张;由锁骨中线向背部连续刷擦肋间肌;连续刷擦脊髓神经后侧第一支支配区域,可以使躯干获得稳定性。

2. 冰刺激　在患者胸廓下缘、$T_7$ 区域,沿膈肌扩张方向进行一次冰刺激;在腹直肌以外的部位进行连续冰刺激以诱发膈肌收缩。

3. 压迫法　治疗师在患者两侧胸锁乳突肌起始部给予压迫;患者仰卧位或俯卧位下,治疗师手持续压在患者腹部或背部各肋间,治疗师的手在患者吸气之前抬起(图 2-4-17);患者俯卧位,治疗师手从第 12 肋缘向下持续压迫,吸气前抬手,诱发腹横肌收缩;沿胸廓下缘伸张压迫诱发腹外斜肌、沿髂骨边缘伸张压迫诱发腹内斜肌收缩。

4. 叩击法　俯卧位,叩击第 1、2 腰椎内缘诱发膈肌收缩;仰卧位,患者膝关节伸展,用足跟沿下肢长轴方向叩击,可诱发肩胛提肌、胸锁乳突肌锁骨支等脊柱附近肌肉的收缩(图 2-4-18)。

（四）吞咽和发音

脑血管疾病患者常常因为核上性延髓性麻痹引起吞咽和发音障碍,临床中通常以一些适当的局部刺激方法以诱发或增强肌肉活动为主,治疗时应注意刺激强度要适当。

1. 刷擦法　用毛刷轻刷上唇、面部、软腭和咽后壁,避免刺激下颌、口腔下部。对于不能产生吞咽运动,食物含在口中的患者,治疗师可通过用手反复的在患者甲状软骨到下颌下方的皮肤进行擦刷,促进下颌的上下运动和舌的运动,从而引出吞咽动作。

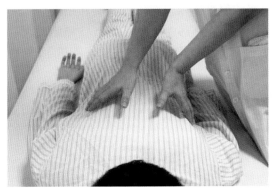

图 2-4-17　俯卧位吸气模式的诱发

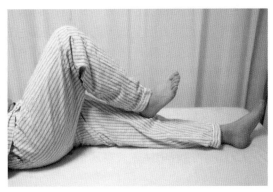

图 2-4-18　诱发脊柱附近肌肉收缩

2. 冰刺激　用−17～−12℃冰棉签刺激嘴唇、舌头、面部、软腭和咽后壁、下颌部的前面。

3. 抵抗吸吮训练　通过适当增加吸吮阻力,提高口部周围肌肉活动。

（五）诱发人体伸展模式（除肩外旋、肘屈曲以外）

俯卧位,治疗师利用连续刷擦的方法,在患者手指背侧和掌指部位诱发手指伸展;在前臂背侧诱发腕伸肌和拇长伸肌的收缩;在背阔肌腱处刷擦使其达到扩胸;在三角肌后部诱发上肢伸展;在颈背部诱发躯干和颈部的伸展;在臀基底部诱发臀大肌的收缩;在足底诱发腓肠肌的收缩。

（六）诱发肘支撑模式

1. 俯卧位,患者先将头伸出床外保持住后逐渐使胸廓一半伸出床外,利用紧张性迷路反射使上肢屈曲。必要时通过颈部肌肉的共同收缩维持俯卧位肘支撑（图 2-4-19）。

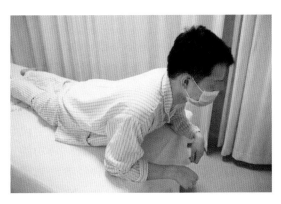

图 2-4-19　诱发肘支撑身体模式

2. 俯卧位,利用连续刷擦的方法,治疗师在患者颈部刺激诱发短屈肌收缩;在脊神经后支区域诱发颈部和背部伸肌;在 $C_5$ 区域诱发菱形肌;在胸大肌的肌腹等部位刺激诱发肘支撑;先在仰卧位下后在俯卧位下治疗师在患者腋窝前面可诱发前锯肌收缩。

3. 利用连续冰刺激的方法刺激患者胸大肌的锁骨部,也可以诱发患者肘支撑。

4. 利用强挤压的方法在患者耳上部诱发颈长屈肌和伸肌的收缩;伸张压迫棘上肌肌腹;伸张压迫前锯肌的起始部;伸张压迫胸大肌的锁骨部都可诱发肘支撑。

## 九、注意事项

1. 应用时,根据患者个体运动障碍程度和运动控制能力的发育水平,由低到高,由近端到远端进行治疗。

2. 选择适当的刺激方式　促进技术可选叩打、快速刷擦、快速挤压牵拉等方法。抑制技术可选缓慢的摆动、轻挤压、持续牵张等方法。

3. 选择适当的方法治疗　进行冰刺激和刷擦的促进作用仅在治疗即刻和结束后 45～60s 内有效；对体力明显低下的患者，应禁忌进行刷擦。在耳部皮肤、前额外 1/3 刷擦时可引起不良反应发生。脑外伤，特别是脑干损伤的患者会加重意识状态；诱发觉醒和语言时，要避免用冰刺激痉挛手。

4. 新生儿感觉诱发训练时，先进行口周围的触觉和味觉训练，再进行视觉、听觉训练，嗅觉的诱发放在最后。成人的训练顺序首先是视觉和听觉，其次是触觉、味觉、嗅觉。对帕金森病患者可利用嗅觉刺激激活全身运动反应。

5. 治疗过程中注意观察病情，注意适当休息，避免患者出现疲劳。

（宋　红）

# 第五节　运动再学习技术

## 一、概念

运动再学习（motor relearning programme，MRP）技术又称 Carr-Shepherd 技术，是由澳大利亚物理治疗师 J. H. Carr 和 R. B. Shepherd 教授根据多年的临床研究并与其他神经发育疗法相比较而总结出来的。20 世纪 80 年代主要在澳洲应用，90 年代开始受到其他国家康复治疗人员的注意并逐步推广应用。

MRP 技术是一种以生物力学、运动科学、神经科学、行为学等为理论基础，以任务或功能为导向，在强调患者主观参与和认知重要性的前提下，按照科学的运动学习方法对中枢神经系统损伤后的患者进行再教育以恢复其运动功能的运动疗法，其治疗原理有以下四个方面。

### （一）以多学科知识为理论基础

MRP 技术把中枢神经系统损伤后运动功能的恢复视为一种再学习或再训练的过程，以神经生理学、运动科学、生物力学、行为科学等为理论基础，在强调患者主观参与和认知重要性的前提下，按照科学的运动学习方法帮助患者恢复运动功能。

### （二）以脑损伤后的可塑性和功能重组为理论依据

根据现代脑损伤后功能恢复的研究理论，MRP 技术将脑的可塑性和功能重组学说融入其中，认为实现功能重组的主要条件是需要进行针对性的练习活动，练习得越多，功能重组就越有效，特别是早期练习有关的运动。而缺少练习则可能产生继发性神经萎缩或形成不正常的神经突触。

### （三）限制不必要的肌肉活动

脑损伤后当肌肉功能自发恢复时，大多会产生一些错误动作，并可通过用力而强化。例如活动了不应活动的肌肉或是非患侧活动过多而缺少患侧活动。MRP 技术强调充分动员瘫痪肢体肌肉的运动单位，减少不必要的肌肉活动，要求按照运动发生的先后顺序对完成运动的肌肉进行训练，并在训练中避免过度用力，以免兴奋在中枢神经系统内扩散，出现异常的病理模式。

### （四）重视反馈对运动的控制

MRP 技术主张通过多种反馈（视、听、皮肤、体位、手的引导）来强化训练效果，充分利用反馈在运动控制中的作用。

## 二、适应证

MRP 技术的适应证主要为偏瘫或任何其他运动控制障碍疾病,如脑卒中、脑外伤、脑瘫等。

## 三、环境

适宜的环境可以促进脑的可塑性和功能重组,使患者能按照运动再学习的方法持续练习,要创造学习和恢复的环境,确保训练从治疗室到病房、家庭日常生活的泛化和转移。

### (一)限制不必要的肌肉过强收缩

限制不必要的肌肉过强收缩,其目的是以免出现异常代偿模式以及兴奋在中枢神经系统中扩散。

### (二)重视反馈对运动控制的重要性

通过明确的目标,视、听、触觉等反馈和指导,使患者学到有效的运动及控制。

### (三)调整重心

只有当身体各部分处在正确的对线关系时,仅需肌肉极少的做功及能量消耗就能保持姿势平衡。平衡不仅是一种对刺激的反应,而且是一种与环境间的相互作用。

### (四)训练要点

训练要点如下:①目标明确,难度合理,及时调整,逐步增加复杂性;②任务导向性训练,与实际功能密切相关;③闭合性与开放性训练环境相结合;④部分和整体训练相结合;⑤指令明确简练;⑥按技能学习过程设计方案,即通过认知期和联想(或过渡)期,达到自发期;⑦避免误用性训练;⑧患者及其家属积极参与;⑨训练具有计划性和持续性,患者应学会自我监测。

## 四、操作方法

针对脑损伤后的 MRP 技术由 7 部分内容组成,包含了日常生活中的基本运动功能:①上肢功能;②口面部功能;③从仰卧到床边坐起;④坐位平衡;⑤站起和坐下;⑥站立平衡;⑦步行。

MRP 技术的每一部分内容一般分以下 4 个步骤进行:①分析作业——描述正常的活动成分并通过对作业的观察来分析缺失的基本成分和异常表现;②练习缺失的成分——针对患者缺失的运动成分,通过简洁的解释、指令,反复多次的练习并配合语言、视觉反馈及手法指导,重新恢复已经缺失的运动功能;③练习作业——设定符合日常生活中不同难度的作业练习,把所掌握的运动成分与正常的运动结合起来,通过反复评定,不断纠正异常现象,使其逐渐正常化;④训练的转移——创造良好的学习环境,安排和坚持练习,通过自我监督、亲属和有关人员的参与等,在真实的生活环境练习已经掌握的运动功能,使其不断熟练。

### (一)上肢功能

1. 上肢的正常功能　　要求上肢和手能够达到以下功能:①抓住和放松不同形状、大小、重量和质地的各种物体;②手臂在身体不同位置上(如靠近身体、远离身体)抓住和放松不同物体;③把物体从一个地方移至另一个地方;④在手内活动一个物体;⑤为特殊目的,操纵各种工具;⑥向各个方向伸展(前、后、头上等);⑦双手同时操作(如拧瓶盖时一只手拿着瓶子,另一只手拧瓶盖),两手做同样的运动或不同的运动等。

要有效地使用上肢,需要有一定的先决条件:①能够看到自己正在做的事情;②臂活动时调整姿势及使双手自由操作的能力;③有感觉的信息。

2. 上肢的基本运动成分　包括臂和手的基本运动成分。

(1) 臂:臂的主要功能是帮助手在空间定位以便操作(图2-5-1)。伸手取物涉及的基本成分包括①肩外展;②肩前屈;③肩后伸;④肘关节的屈和伸。这些成分常伴随有适当的肩胛带运动和盂肱关节的旋转。

(2) 手:手的主要功能是抓握、放松及操作(图2-5-2),因此基本成分是①伸腕时桡偏;②拿起一个物体时,腕伸和屈;③在拇指关节的腕掌关节处有掌外展及旋转(对掌);④各手指朝向拇指的屈曲及旋转(对指);⑤手指掌指关节的屈、伸并伴有指间关节的一些屈曲;⑥当拿物体时,前臂的旋后和旋前。

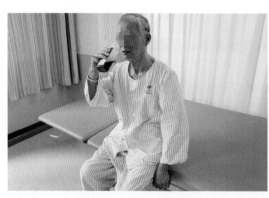

图2-5-1　臂帮助手在空间定位

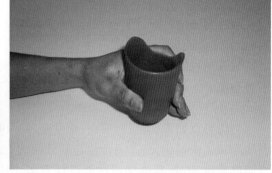

图2-5-2　手的抓握功能

3. 上肢功能问题分析　包括臂和手两个方面。

(1) 臂常见的问题:①肩胛运动差,特别是肩外旋和前伸,肩胛带持续性下降;②盂肱关节肌肉控制差,缺乏肩外展和前屈,或维持这种位置时患者通过过分上举肩胛带及躯干侧屈进行代偿;③过分及不必要的肘屈、肩内旋和前臂旋前。

(2) 手常见的问题:①伸腕抓握困难,缺乏伸腕肌活动,指长屈肌群收缩时则产生了屈腕及屈指;②掌指关节屈伸困难,为了定位,手指抓握物体时常伴有一定程度的指间关节屈曲;③抓握和放松物体时,拇指外展及旋转困难;④不屈腕不能放松物体;⑤放松物体时,常有过分的伸拇及伸指;⑥当拿起一物体时,前臂有过分的旋前倾向;⑦当移动臂时,不能拿不同的物体;⑧手呈杯状姿势困难,即对指困难。

4. 上肢功能练习　包括以下三个方面:

(1) 诱发前伸和前指的肌肉活动和运动控制训练:①仰卧位训练(图2-5-3);②一旦患者具有一定肩关节周围肌肉活动的控制能力,可取坐位练习。

(2) 维持肌肉长度,防止挛缩的训练:①坐位下患侧上肢负重练习(图2-5-4);②站立位下患侧上肢负重练习(图2-5-5)。

(3) 诱发手操作的肌肉活动和运动控制训练:①为练习伸腕,治疗师可用腕桡侧偏移诱发腕伸肌的活动(图2-5-6);②前臂在中立位时,患者练习可拿起物体、伸腕、再放下、屈腕、再放下物体;③患者可用自己手背移动物体、用手背第三掌骨压发泄球使之改变形状,以训练前臂旋后(图2-5-7);④为训练拇外展和旋转,可使患者外展拇指以推移物体;⑤训练对指活动,患者前臂旋后,练习拇指尖和其他手指尖相碰(图2-5-8),让患者练习用拇指和其他各个手指捡起各种小物体(图2-5-9),前臂旋后,再放入另一碗中,以更进一步训练操纵物体的

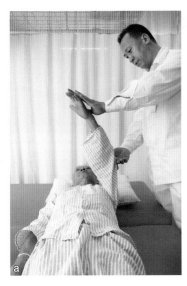
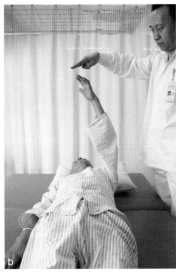
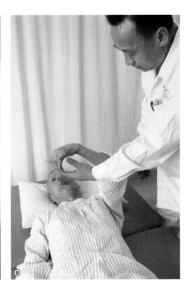

**图 2-5-3　仰卧位下诱发前伸和前指的肌肉活动与运动控制训练**
a. 诱发肩前伸、肘、腕、手指伸展;b. 前伸和前指到最大幅度保持数秒钟;c. 肘、腕、手慢慢向目标方向屈曲

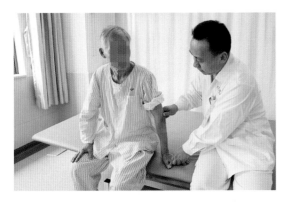

图 2-5-4　坐位下患侧上肢负重练习

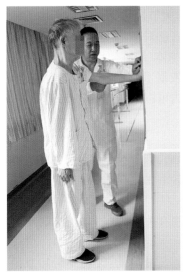

图 2-5-5　站立位下患侧上肢
负重练习

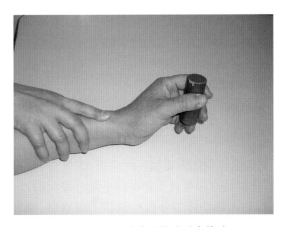

图 2-5-6　用腕桡侧偏移诱发伸腕

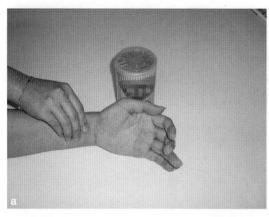
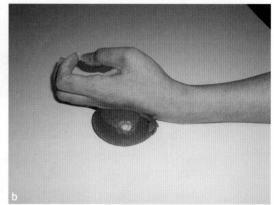

**图 2-5-7　训练前臂旋后**
a. 患者用手背移动物体训练前臂旋后；b. 患者用手背第三掌骨压发泄球训练前臂旋后

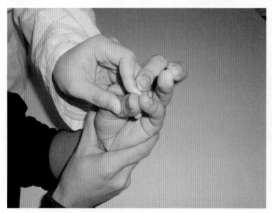
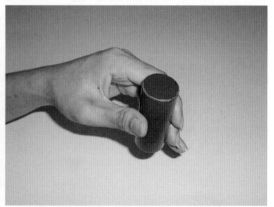

**图 2-5-8　前臂旋后下练习对指**　　　　　**图 2-5-9　通过拇指和其他各个手指**
　　　　　　　　　　　　　　　　　　　　　　对指捡起各种小物体

能力；⑥为了有效使用手的功能，需要精细的控制肩、肘、腕关节。可采用增加上肢活动复杂性的活动，如训练上肢整体控制下手的活动能力、练习从自己对侧肩上拾起小纸片、上臂前伸去拾起或接触某一物体、向后伸展上肢抓握和放下某一物体、训练使用餐具等。

5. 将训练转移到日常生活中　当偏瘫侧臂或手已经恢复了一些主动运动时，在治疗期间和日常生活中，应当帮助患者经常使用它们，以这种方式可以改善患侧的感觉和意识，也可刺激潜在的主动运动恢复。

（二）口面部功能

1. 口面部功能的基本成分　口面部主要功能包括吞咽、面部表情、通气和形成语言的发声运动等。其基本成分包括①闭颌；②闭唇；③抬高舌后 1/3 以关闭口腔后部；④抬高舌的侧缘。

有效地吞咽还需要如下的前提：①坐位；②控制与吞咽有关的呼吸；③正常的反射活动（张口反射是唯一在成人存在的正常口腔反射）。

2. 口面部功能的分析　包括①观察唇、颌和舌的序列及其运动；②检查舌和双侧面颊的力量；③观察吃饭和喝水。

卒中后口面部功能常见的问题包括①吞咽困难；②面部运动和表情不协调；③缺乏感情

控制;④呼吸控制差。

3. 口面部功能练习　包括训练吞咽、舌部运动、面部运动和呼吸控制。

(1) 训练吞咽:对吞咽及吃饭最有效的体位是坐位。治疗师应检查患者的坐位姿势,并保证患者用双髋充分向后坐在椅子里,头和躯干保持直立位。

1) 训练闭颌:确保患者舌在口腔内,治疗师用手助力患者闭颌,牙轻轻合上,再对称张开嘴,再合上,不要向后推其头部,牙齿咬合。利用平面镜视觉反馈训练,效果会更好。

2) 训练闭唇:治疗师用手指指出患者没有功能的唇的区域,训练患者闭唇(图 2-5-10)。不鼓励患者噘嘴及吮下唇,这样会妨碍吞咽时的舌部运动。

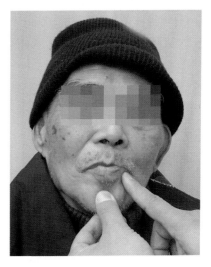

图 2-5-10　训练患者闭颌和闭唇

(2) 训练舌部运动:治疗师用裹上纱布的示指用力下压患者的舌前 1/3 并做水平方向的震颤(图 2-5-11)。震颤运动的幅度要小,而且治疗师的手指在患者口中不应超过 5s,然后帮助闭颌;之后再用力下压引出舌后 1/3 的抬高,以关闭口腔后部,从而完成吞咽动作。还可应用冰块来刺激。

(3) 训练面部运动:治疗师让患者张口,练习降低非患侧面部的过度活动,再闭口(图 2-5-12)。治疗师用手指示意非患侧哪部分应该放松和患侧哪部分应该运动。

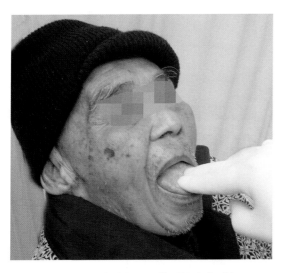

图 2-5-11　治疗师以手指训练患者舌部

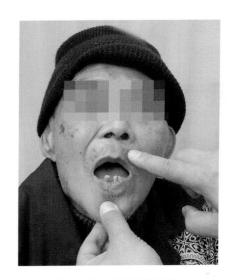

图 2-5-12　训练面部运动

(4) 改善呼吸控制:患者躯干前倾,上肢放在桌子上,让他深吸气后立即呼出,治疗师在其呼气时于下 1/3 胸廓加压并施以震颤的手法。训练时尽可能让患者每次呼气时间长一些,并与发声相结合,也可让患者试验用变化的声音,这样可提供有用的听觉反馈。

4. 将训练转移到日常生活中　治疗师要运用上述训练吞咽的技术来帮助患者吃病后最初几顿饭。条件许可时,在患者进餐前应先训练其吞咽功能。患者应坐到桌子旁吃饭并应安排好吃饭时间,以便他们能及早适应社交的场合。

（三）从仰卧到床边坐起

1. 从仰卧翻身到侧卧的运动成分    包括①颈旋转、屈曲;②屈髋、屈膝、足跟上移;③肩屈曲、肩胛带前伸;④躯干旋转。

2. 从床边坐起的运动成分(图 2-5-13)    包括①颈部侧屈;②躯干侧屈;③下肢屈髋屈

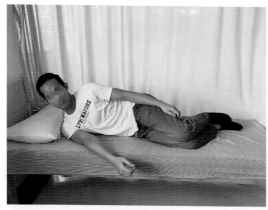
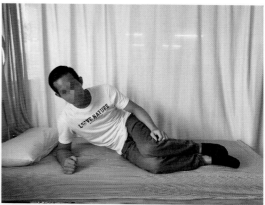
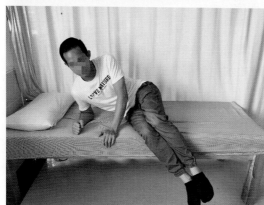
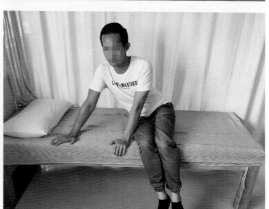
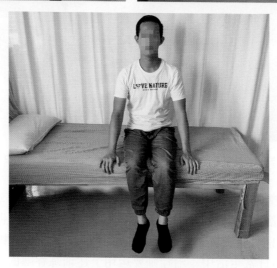

图 2-5-13    从床边坐起的运动成分

膝越过床沿;④外展下面的臂支撑身体。

3. 向非患侧翻身的困难 有两方面困难:①患侧屈髋屈膝困难;②肩屈曲和肩胛带前伸困难。

4. 从床边坐起的问题 通常有①用健脚伸到患脚下方勾住患腿,使双下肢移至床边;②蠕动至床沿或用健手抓住东西使身体向前向上移至床边,代替颈和躯干侧屈;③忽略将患侧上肢移至前面;④旋转和前屈颈以代替躯干侧屈。

5. 训练步骤 分以下四步:

(1) 训练颈侧屈(图2-5-14):侧卧位,令患者头部离开枕头,做颈部侧屈肌群的向心性收缩;再缓慢回到枕头,做颈部侧屈肌群的离心性收缩,反复进行(先助力,后主动,再抗阻)。

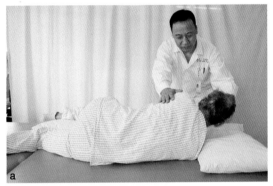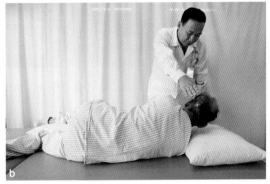

图 2-5-14 非患侧卧位下训练颈侧屈
a. 助力颈侧屈;b. 主动颈侧屈

(2) 训练翻身(图2-5-15):令患者健腿屈髋屈膝固定于床上,用力蹬,使骨盆、躯干、肩离开床向前向上旋转,向患侧翻身。

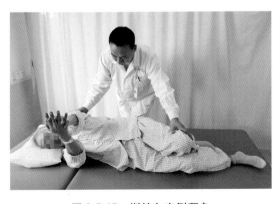

图 2-5-15 训练向患侧翻身

(3) 协助患者从床边坐起(图2-5-16):依次为①协助屈颈,转颈、将患侧上肢向前移;②协助屈髋、屈膝、向后移臀、移背;③协助将双下肢移至床边(图2-5-16a);④令患者抬头,治疗师一手抬肩,一手扶住对侧骨盆,向下交叉用力,使患者侧身坐起(图2-5-16b)。

(4) 协助患者躺下:依次为①患者从坐位将重心侧移至非患侧前臂;②双下肢抬高至床上;③身体回落至床上躺下。

6. 将训练转移到日常生活中 只要病情允许,尽快帮助患者坐起很重要,这对中枢神经系统是良好刺激,可预防抑郁症,有助于控制膀胱,增加口面部控制、增加视觉输入及便于交流。坐起时要坚持应用上述正确方法,防止代偿出现。坐起时用枕头支持其患臂。必须卧床时,要帮助患者做桥式运动。

(四) 坐位平衡

1. 坐姿的基本要素 包括①双足平放,双膝靠拢,与肩同宽;②体重均匀分布,双侧对

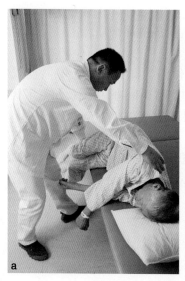
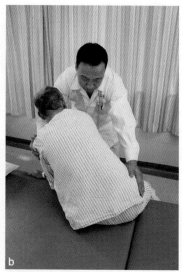

图 2-5-16    协助患者从床边坐起

称坐位;③躯干伸直,双肩在双髋的正上方;④头部在双肩水平上平衡。

2. 坐位平衡的基本成分    包括①静态平衡;②动态平衡;③受力时平衡。

3. 坐位平衡的代偿方式    通常有①增大支撑面,双足或双膝分开;②自发地限制运动,如屏住呼吸;③用手及上肢支撑以扩大支撑面或保护性地用手抓住物体以增加平衡;④重心转移时,身体前倾或后倾,而非侧移;⑤以足部的滑行取代正常的身体调整。

4. 坐位平衡训练    一般训练:①视觉平衡训练(图 2-5-17);②动态平衡训练(图 2-5-18),可先从简单的前屈拾物训练开始,由近及远,由高到低(图 2-5-18a、b),逐渐增加训练的难度,再到侧面和后面(图 2-5-18c);③推动平衡训练。

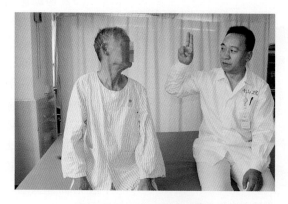

图 2-5-17    视觉平衡训练

5. 增加训练的复杂性    可取坐位,让患者从侧下方地面拾起一个物体;让患者用双手拾起地面上的一个小盒子;或双手向前伸拿起桌上一件物品,再转身向后伸并取一件物品。

6. 将训练转移到日常生活中    让患者经常练习将重心在自己的两侧臀部之间交替转移。如果患臂松弛无力,应将患臂支持在桌子上,以便患者能够阅读和做其他活动。

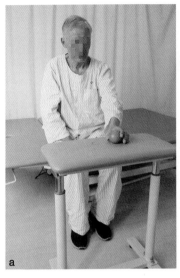
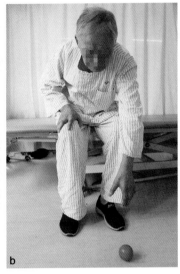
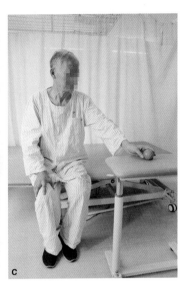

图 2-5-18　不同方向不同难度的取物训练

（五）站起和坐下

1. 站起的基本运动成分（图 2-5-19）　包括①双足平放；②屈髋使躯干前倾，伴颈部和脊柱的伸展；③双膝向前移动；④伸髋和伸膝达到最后直立。

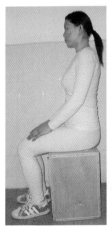
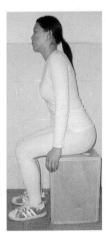
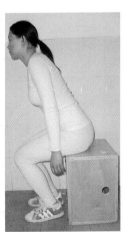
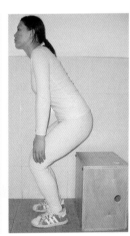
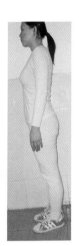

图 2-5-19　站起的基本运动成分

2. 坐下的基本运动成分（图 2-5-20）　包括①屈髋使躯干前倾，伴颈部和脊柱的伸展；②双膝向前移动；③屈膝坐下。

3. 站起和坐下的常见问题　通常有①主要由健侧负重；②重心不能充分前移，即双肩不能前移过足（图 2-5-21），膝不能前移；③患者通过屈曲躯干和头部来代替屈曲髋部或向前蠕动至椅子的边缘，而不是重心前移；④不能平放患足，通过健足负重站起和坐下。

4. 站起和坐下的训练方法　包括以下三个方面。

（1）练习躯干前倾伴膝前移：坐位，患者双足平放地面，足距不能过大，通过屈髋伴伸展颈部和躯干来练习躯干前倾，同时膝部前移，向下推其双足，使其充分着地（图 2-5-22）。

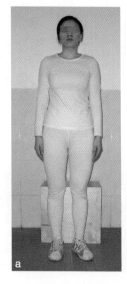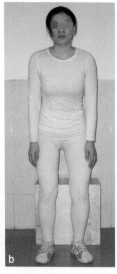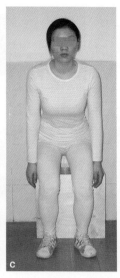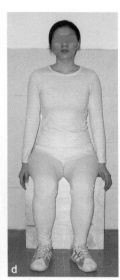

图 2-5-20　坐下的基本运动成分

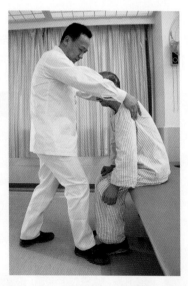

图 2-5-21　站起时双肩不能前移过足

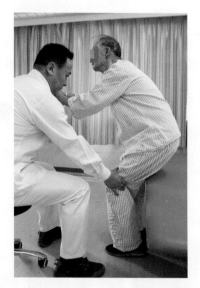

图 2-5-22　躯干前倾伴膝前移练习

（2）训练站起：患者坐位，训练站起时可采用先辅助后独立的方式进行。①治疗师协助站起（图 2-5-23）；②借助家具（如桌子）站起；③坐位，患者双手交叉相握，前臂前伸，双足平放地面（与肩同宽），稍后于膝，当前臂和双肩向前向下移动超过足时，臀部离开椅面，伸膝伸髋站起，注意头和躯干保持直立，两腿均匀负重；④患者自己也可以用双手扶膝向足跟方向用力，支撑站起。

（3）训练坐下：治疗师协助患者将肩和躯干前倾，前移膝，再屈髋、屈膝坐下（图 2-5-24）。当患者掌握了此方法并具备相应的能力后，令患者练习独立坐下。

5. 增加难度，并将训练转移到日常生活中　开始时可让患者双上肢向前放在桌子上来练习抬高臀部和前移肩部，可用较高的椅子来练习；以后阶段可利用接近日常生活的环境来训练患者，并逐步增加难度。例如，可从不同高度的物体（如椅子、沙发、床等）表面站起，从

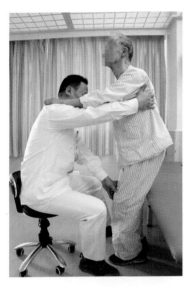

图 2-5-23 治疗师协助患者站起

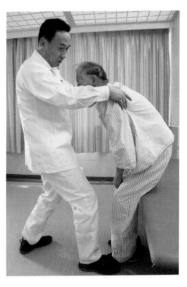

图 2-5-24 治疗师协助患者坐下

一侧站起,握物站起,交谈中站起等。此外,要注意保持练习的连续性,即其他时间里也要求患者按训练中学会的站起与坐下要点去做。

（六）站立平衡

1. 站立的基本成分 包括①躯干直立;②双足间距与肩同宽,对称平衡;③双髋在双踝的前方,双肩在双髋的上方;④髋关节和膝关节伸展;⑤头平衡在水平的双肩上(图2-5-25)。

2. 站立平衡的基本成分 包括①预备性姿势调整的能力;②不断进行姿势调整的能力。

3. 站立平衡的代偿方式 通常有①增大支撑面,即双足过度分开,单侧或双侧髋外旋(图2-5-26);②主动地限制活动,即患者僵硬不动和屏住呼吸(图2-5-27);③用手扶物以维持平衡,或伸手够物时只动手,较少移动重心,不前移髋部;④变换足的位置,即靠移动足来

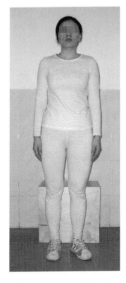

图 2-5-25 站立的基本成分

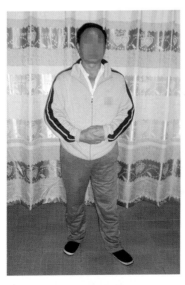

图 2-5-26 患者双足过度分开,髋外旋以维持站立平衡

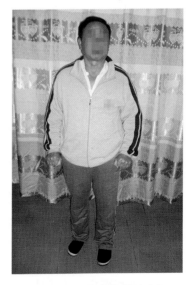

图 2-5-27 患者僵硬不动和屏住呼吸以维持站立平衡

迅速取物,而不是调整相应的身体部位;⑤向前够物时,以屈曲髋关节代替踝背屈;⑥向侧方够物时,用躯干运动代髋和踝的运动;⑦患者过早地跨步,即当重心稍有偏移,患者就马上跨步。

4. 站立的训练　训练站立时应首先保持患者头、患髋、患膝在一直线上,足跟落地,然后再进行针对性的训练。

（1）当髋关节不能前移和伸直时,予伸髋训练:①卧位下双桥或单桥运动(图 2-5-28),注意患者每次抬臀的间距宜短,抬臀时治疗师可用手体会臀大肌收缩的反应;②患者双足负重站立,嘱患者用髋向前靠近目标。

（2）当膝不能伸直和受力时,防止膝屈曲方法:①用矫形器固定患膝(图 2-5-29);②治疗师用手固定患膝。

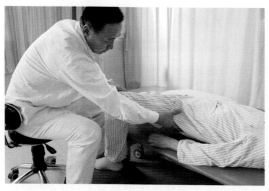

图 2-5-28　卧位下单桥伸髋训练

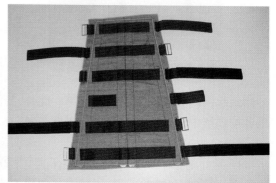

图 2-5-29　膝部矫形器

（3）股四头肌收缩训练:①患者坐位,伸直膝置于床上,嘱患者股四头肌收缩致髌骨上滑,尽可能保持较长时间(图 2-5-30),然后放松;②患者坐位,在治疗师辅助下保持伸膝,嘱患者尽量不让足落至地面上,或让其缓慢落下。

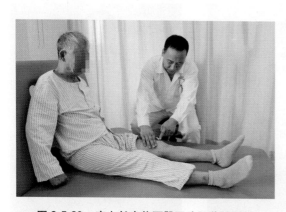

图 2-5-30　床上长坐位下股四头肌收缩训练

5. 站立平衡的训练　与坐位平衡训练一样,也是训练重心移动时的姿势调整。

（1）视觉平衡训练:双足分开站立,头部转动向上方、前后、左右看。

（2）动态平衡训练:①双足分开站立,嘱患者进行各方向伸手拾物训练,要求双足不能移动;②跨步平衡:取站立位,患腿负重,健腿向前迈一步,然后退回或向后迈一步;③患者两腿分开背靠墙站立,双足跟距墙约 10cm,两手交叉握拳前伸,令患者臀部前移,离开墙面,治疗师握住患者手,给予轻微阻力或助力,保证其重心持续在后。在臀部前后运动期间,治疗师注意观察踝背屈活动是否被诱导出来,若有踝背屈活动,治疗师应鼓励患者主动完成。

6. 增加训练的复杂性　患者掌握上述一般的平衡技术后,可进行如下训练以增加难度:①患者站立位,伸手去接治疗师分别从前方、侧方、下方抛来的球,之后向前跨一步去接球;②患者站立位,用单手或双手从地上拾起不同大小的物体;③用健腿或患腿向不同方向迈步(前、后、左、右),以及练习跨过物体等。

7. 将训练转移到日常生活中 在治疗以外时间进行上述练习,并给患者以书面指导,以便患者能监督自己的练习。特别要患者注意保持正确的站姿及患腿负重。可以练习靠桌子站立,也可用肢体负重监测器以确保患腿负重或部分负重。另外,站立平衡的练习还要与站起和坐下的练习结合起来。

（七）步行

1. 站立期的基本运动成分 包括①髋关节保持伸展(髋及踝发生角度位移);②躯干和骨盆在水平面侧移(4~5cm);③在足跟着地时,开始屈膝(约15°),紧接着伸膝,然后在足趾离地前再屈膝。

2. 摆动期的基本运动成分 包括①屈膝伴早期伸髋;②当足趾离地时,骨盆在水平面上向下侧倾斜(约5°);③屈髋;④摆动腿的骨盆旋前(3°~4°);⑤足跟着地前瞬间伸膝,同时踝背屈。

3. 步行的常见问题 包括患腿站立期与摆动期的常见问题。

（1）患腿站立期的常见问题:①髋关节伸展和踝关节背屈不够;②膝关节在0°~15°范围内的屈、伸控制不够;③骨盆过度的水平侧移(图2-5-31);④非患侧骨盆过度向下倾斜,伴骨盆过度侧移至患侧。

（2）患腿摆动期的常见问题:①足趾离地时屈膝不够;②屈髋不够;③足跟着地时,伸膝不够及踝背屈不够。

（3）步行的常见问题小结:①步行的分析和训练经常是从患腿站立期开始;②患者的重心转移或侧移困难;③患腿不能伸髋使重心前移;④在整个站立期,对膝关节的控制不够;⑤在足趾离地时,屈膝不够;⑥在摆动期末期,踝的主动背屈不够,但不作为单独的问题处理;⑦在向前迈步或行走时,支撑面扩大。

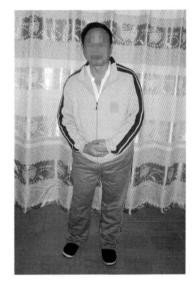

图 2-5-31 患腿站立期时骨盆过度水平侧移

4. 步行的训练 针对步行的不同时期予以训练,各期训练的侧重点不同。

（1）站立期:站立期可进行伸髋、膝的控制、骨盆水平侧移等训练。

1）伸髋训练(训练臀大肌):①卧位下,行双桥或单桥运动;②站位,嘱患者前移髋触物;③站位,嘱患者重心移至患腿,健腿向前迈步,然后退回,迈步时确保患髋伸直。

2）膝的控制训练:①卧位,患膝下垫一枕头,使膝屈60°(60°时,股四头肌在中等收缩范围易引起肌肉收缩),做伸膝和慢慢放下的动作;②坐位,治疗师坐在患者的对面,一手抵住患者的患腿足跟向其膝部施加压力,另一手给出屈膝伸膝目标,令患者在0°~15°范围内屈膝和伸膝,不超过目标(图2-5-32);③站位,患腿负重,健腿向前迈步及向后迈步;④健腿在前分腿站立,前移髋使重心前移至健腿,保持患膝伸直,然后进行患膝屈伸的练习;⑤患腿负重,健腿上下踏板,保持患髋伸直;⑥上下踏板,患腿踏上踏板,患膝前移伴重心前移,健腿

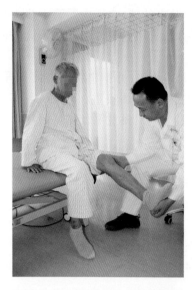

图 2-5-32　患者在 0°～15° 范围内进行膝的屈伸控制训练

踏上踏板,伸直患膝,然后健腿退下。

3)骨盆水平侧移的训练(训练臀中肌):①站立,髋位于踝的前方,患者练习将重心从一侧脚转移到另一侧脚,治疗师用手指指示其骨盆移动的距离(大约 2.5cm)。②站位,髋位于踝的前方,患者练习健腿向前迈步。③扶墙站立,腿外展侧行。令患者先将重心移至健腿,再外展患腿向侧方迈步,然后患腿负重,健腿合拢,再接着迈下一步。

(2)摆动期:摆动期可进行摆动初期时屈膝、足跟着地时伸膝和踝背屈等训练。

1)屈膝训练(训练腘绳肌):①俯卧位,将患膝屈曲 30° 左右,令其维持住。先弯上一点,再慢慢放下(图 2-5-33),重复进行,注意臀部不要翘起来。②站位,治疗师协助患者维持患膝屈曲 30° 左右,令患膝行屈伸运动。如先让其足趾慢慢落到地面,然后从地面慢慢提起,此时腘绳肌分别进行离心性、向心性收缩(图 2-5-34)。练习中注意保持患髋伸直。③俯卧位,将患膝屈曲 90° 左右,令其保持住或令小腿向左、右目标摆动,训练和检测腘绳肌的控制能力。④站位,令患者用患腿向前迈步,治疗师协助患者控制迈步前最初的屈膝。⑤站位,令患者练习向后倒退走路,治疗师指导其屈膝及踝背屈(图 2-5-35)。

2)足跟着地时伸膝和踝背屈的训练:患者健腿站立,治疗师握住患足置于伸膝和踝背屈位,患者练习将重心前移至足跟(图 2-5-36)。注意对侧膝不要弯曲。

(3)辅助步行的训练:①站立,健腿先向前迈一步,再由治疗师一手扶住患膝前,一手扶住患足后跟,辅助患腿迈步前移,注意送髋,步子不要太大;②治疗师站在患者的后方,双手扶住患者的肩外侧,防止向两侧摔倒,令其迈步行走。

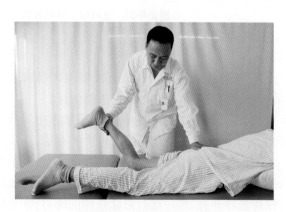

图 2-5-33　俯卧位训练屈膝

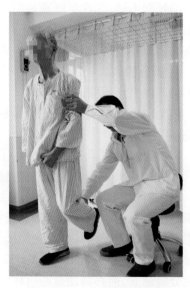

图 2-5-34　站立位训练屈膝

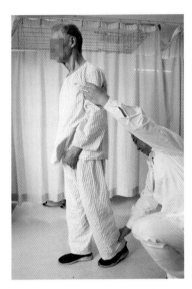

图 2-5-35　倒退走路训练屈膝

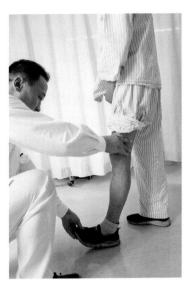

图 2-5-36　足跟着地时伸膝和踝背屈的训练

5. 行走练习　先用健腿迈步,然后训练用患腿迈步。如患腿迈步有困难,治疗师可用自己的腿来指导患者的腿前移。可给予一定口令,让患者有节奏地行走。同时要观察分析患者身体的对线情况,找出问题,改善其行走的姿势。

6. 增加难度并将训练转移到日常生活中　可去有人群和物体移动的公共环境进行行走练习。练习跨过不同高度的物体;行走时同时做其他活动,如和别人说话,拿着东西等;改变行走速度;在繁忙的走廊中行走;出入电梯;在跑台及不同地面上练习行走等。

### 五、注意事项

MRP 技术应注意以下事项:①应使患者及其家属了解运动再学习技术的理念和主要方法,以获得患者及其家属的积极配合。②掌握学习的时机。在患者病情稳定后应立即开始,避免给肌肉有学习错误活动的机会。③患者要主动参与,注意力要集中,鼓励患者采取积极的态度。④应充分了解使用运动再学习技术不仅仅是为了增加肌力,更重要的是增加对运动的控制能力,完成功能性活动。⑤要练习与日常生活功能相联系的特殊作业,要模仿真正的生活条件,练习要有正确的顺序。⑥要学习的不是某种运动模式,而是有现实意义的日常工作能力。⑦训练中要充分利用反馈,视、听和言语等的反馈均非常重要。⑧学习和训练要循序渐进,制订的目标要符合患者的实际状况,多给予鼓励,不要让患者丧失信心。随着训练的进展,注意及时调整目标。⑨注意正确处理患者的疲劳问题。

### 六、相关进展

Carr 等学者根据近年临床研究的进展提出,上运动神经元损害后还有一组适应特征,认为神经系统、肌肉和其他软组织的适应性改变和适应性运动行为很可能是构成一些临床体征的基础。同时提出早期康复的目的是针对患者在功能性运动活动中学习运动控制及发展力量和耐力。其主要原则是:①强化训练,包括诱发肌肉主动活动、提高肌肉协同控制能力、增强与功能有关的肌力和耐力;②保存软组织的长度和柔韧性,包括良肢位摆放、合理应用支具和电疗等;③预防失用性肌萎缩和不良的适应性运动行为;④控制肌肉痉挛,严重者可采用肉毒毒素注射。

在我国,MRP 技术的有效性在康复界是公认的,将 MRP 和促通技术相结合其协同作用明显。许多研究者更是将 MRP 和其他诸如针灸、中药治疗联合用于患者的康复,也有明显的协同作用。MRP 技术与运动想象、任务导向性训练、经颅磁刺激、经颅直流电刺激等方法相结合,重复性强化训练效果更好。

MRP 严格遵循运动发生的先后顺序,在训练过程中有针对性地对作业活动缺失的运动成分进行训练,同时维持低水平用力,避免了兴奋在中枢神经系统中的扩散,这是脑卒中后康复治疗的新方向。

(李　奎)

## 第六节　Vojta 疗法

### 一、概述

Vojta 疗法又称 Vojta 运动发育治疗法或诱导疗法,是德国一位小儿神经学教授经过多年临床实践研究总结创立的,它是一种集诊断、治疗、预防于一体的由反射性俯爬和反射性翻身组成,诱导出反射性移动运动的神经促通治疗手法。这种方法是让患者取一定的姿势,通过对身体特定部位即诱发带给予压迫刺激,诱发产生全身性、协调化的反射性移动运动,来达到促进并改善患者的运动功能。

Vojta 博士于 1954 年在布拉格大学附属医院"脑性瘫痪康复中心"担任小儿神经科医师,他从研究脑瘫的异常反射、异常紧张抑制入手,对脑瘫的诊治进行多方面尝试,经过反复的临床研究实践,Vojta 通过把同一个患者,在相同的姿势下,朝相同的方向,多次重复压迫刺激颜面侧股骨内侧髁,他发现患儿对侧的下肢在向前移动,上肢在向后使劲,头则向另一侧回旋运动,Vojta 研究出这种运动是一种反射性移动运动,可向身体远端扩散,可因体位及压迫部位的不同产生不同的运动,而且运动扩散波及全身,具有交互协调性,它是一种复合运动。

Vojta 通过利用 Herman Kabat 博士的本体感受神经肌肉促进(proprioceptive neuromuscular facilitation,PNF)手法,后来又研究出移动运动的许多诱发带。通过对大量正常小儿进行各种体位的检查,并观察其反应,根据正常小孩的反应规律等资料。于 20 世纪 70 年代初发表了一本治疗小儿脑瘫的专著。

### 二、基本原理

#### (一)中枢神经系统损伤后体征

中枢神经系统受到损伤后会出现阴性和阳性两种体征。脑瘫患儿表现是正常功能减弱或消失即阴性体征消失、异常功能出现即阳性体征出现,脑瘫患者的治疗通过诱发正常的运动,抑制异常的姿势和运动。使患儿反复学习体会正常移动俯爬运动,使其形成正常的反射通路,促进正常运动,抑制异常反射通路和运动。

1. 正常小儿应该出现的阴性体征在脑瘫患者中是减弱或消失的,例如翻正反应和平衡反应。而正常小儿并不出现的阳性体征,在脑瘫患者中出现异常表现。如病理反射 Babinski

征,或与运动相关的对称性紧张性颈反射、非对称性紧张性颈反射、紧张性迷路反射、Moro反射等,这些异常残存的表现,将影响患儿的运动发育。

2. 阴性体征和阳性体征异常因素有以下两种类型:

(1)原始反射:正常情况下,胎儿在母亲妊娠后期、婴儿出生时或出生后的一段时间会陆续出现一些脊髓、脑干、中脑以及大脑皮质水平的反射。随着神经系统不断发育,脊髓和某些脑干水平的原始反射在小儿出生后3~6个月,由中枢神经系统进行整合后这些反射便不再以原有的形式存在,当神经系统的上位中枢受损,不能发挥正常功能时,就会导致占主导的下位中枢所支配的反射群消失延迟或残存。

(2)正常发育过程中不出现的因素,如不随意运动、震颤等。

(二)神经系统的调节机制

1. 中枢神经系统从内部通过其结构与功能的调整和重组来适应损伤后变化的能力,使脑损伤有恢复的可能。大脑受损后,神经组织虽然不能再生,但是它运动功能恢复的解剖学基础是神经发生与突触发生,主要是一个神经细胞的胞体、树突及轴突长出树突芽或轴突芽,这些芽向空白区生长。当新的轴突芽长到原来失去神经支配的部位时,就可以建立起新的突触联系,神经元与神经元之间就是通过这种形式恢复兴奋传递,发挥代偿作用。而且,年龄越小构成的代偿能力越强,治愈的可能性越大。

2. 促进突触传递和神经纤维髓鞘化　Vojta通过反复的进行俯爬和移动训练,使经常受刺激的神经纤维髓鞘化作用加强。增加刺激还可促进突触递质释放,增加突触电位,激活并建立新的突轴联系。

3. 促进皮质内运动代表区及神经核团的形成和完善　Vojta通过神经系统的反馈调节,利用患儿的身体诱发带,如手、头、唇、足等部位不断给予刺激,一个刺激发动一次反射,反射效应又成为新的刺激再引起新的反射,在中枢建立新的投射区,如此循环,使正常的运动模式得到加强。

4. 空间和时间易化功能　Vojta当在患者诱发带给予刺激时,会出现诱发带肢体的局部反应和远离诱发带的其他肢体出现的远隔效应。若给予患者单个诱发带和短时间刺激不会引起肢体反应或反应不明显,如果给予几个诱发带(空间性)并长时间(时间性)刺激时,使兴奋性突轴后电位得到整合更加容易激活肌肉活动,出现肢体相应的反应。

(三)促通作用

促通指通过刺激从传入神经到传出神经,引起肌肉活动、运动姿势的变化。实际上利用的是反射活动的连锁反射原理。一个刺激发动一次反射,反射的效应又成为新的刺激,再次引起新的反射,复活一个刺激传导一个刺激,最后形成整体运动姿势,复活正常机体的移动运动功能。

Vojta认为,正常人站立与行走时,下肢必须伸展,对脑瘫患儿须促通胫前肌、小腿三头肌、胫后肌等使之相互协调的收缩,才能诱导出正常的站立姿势,临床中使用促通技术时治疗师需掌握人体正常的运动模式,了解患者异常的运动与正常、生理运动模式的区别,考虑存在中枢神经系统正常运动的发育过程以及日常生活中所需要的运动模式来选择适当、理想、最有效的促通手法。

(四)移动运动的认识

Vojta认为,人与动物能在陆地上活动,都是为了适应环境,人们所有的移动运动都是从系统发育阶段向个体发育阶段过渡,即翻身、俯爬、四肢爬、最后站立步行。这一过程中手也被解放出来,获得使用工具的能力。

1. 移动运动特点

(1) 移动运动是开始于一定的出发姿势,运动后又恢复到出发姿势的一种反复性的、协调的自动功能,如腹爬运动、四肢爬运动、步行运动等,运动学中这种运动有一定的相或期,如步行运动中的摆动相和支撑相。相运动是移动运动时肢体角度变化的多关节运动和瞬间发生在肢体上的分解运动。

(2) 全身骨骼肌通过自动调节都参与到移动运动的某种规律性的经过当中。

(3) 每种骨骼肌各自的作用能在时间上与空间上发生相互作用。具体地说,每一个运动都有主动肌、拮抗肌、固定肌和中和肌,只有这些肌肉的相互协同,才能保证运动的正常进行。

(4) 移动运动本身并不是目的,它通常是要达到一定目的的一种手段。

2. 移动运动的构成要素

(1) 姿势调节能:姿势调节是人类对于自己身体在空间体位发生变化时,躯体取得平衡或自动调节姿势的能力,这种反应能力分为两种。一种称为静态反应,是指当外力较小或持续时间较短,身体姿势发生改变时,经自身调节后恢复到原来姿势的反应,如颈部倾斜又重新竖颈、坐位稳定、立位平衡反应等。另一种称为动态反应,是指当外力强度过大或持续时间较长时,身体姿势的改变难以恢复到原来的姿势,此时取代的是一种新的、稳定的姿势。如立位平衡反应中的跨步动作模式、各种体位上的保护伸展等。

(2) 相位运动能:是一种人体活动身体某一部分或使身体的位置发生移动变化的能力。是头、躯干,四肢之间伴有一定角运动的肌肉活动。相位运动有一定的发育规律,正常人体约 3 个月可活动眼球追视某一物体;约 5 个月能在仰卧位伸手向眼前取玩具;5~6 个月能以翻身的形式移动到远处取物体;约 7 个月能俯爬;8~9 个月从四点爬转为坐位;10 个月能抓玩具站立;11 个月能扶物行走;12~14 个月能独立步行。姿势调节能决定了身体的稳定能力,而相运动能决定了身体移动性能力。相运动能必须在姿势调节能正常发育并成熟前提下,才能协调完成。

(3) 支撑能力:即抬起机构与支持性。Vojta 博士认为,在移动运动因素中,正常发育新生儿俯卧位可瞬间抬头;3 个月可用肘支撑抬起身体,胸部可离开床面抬起;5~6 个月可用双上肢伸展,双手支撑身体,腹部部分离开床面;9 个月左右可以双手及双膝支撑躯干,继而向四肢爬、坐位、立位发展过程中都需要抬起机构和支持性。

3. 支持点与三维运动 支持点与三维运动是移动运动重要因素,正常人做移动运动身体重心是通过支点在前方、侧方、垂直三个方向发生移动,肌肉收缩方向随躯干与肢体的角度变化而发生改变。人类所有的移动,都是身体重心向支点三个方向的移动。

(五)反射性移动运动

反射性移动运动(reflex-lokomotion,R-L)是在系统发生和个体发生的进化过程中形成,在正常的新生儿也可以诱发出来。通过诱发移动运动,不但可以激活与改善姿势变化的适应能力,抬起机构与支持性及相运动能,正常的运动模式。还可以纠正异常运动模式,促进患者膀胱、直肠功能,改善言语吞咽及眼球运动、呼吸功能,促进感觉恢复。

反射性移动运动包括两种:反射性俯爬(reflex-kriechen,R-K)与反射性翻身(reflex-um-drechen,R-U)。反射性俯爬与反射性翻身不是促进俯爬与翻身运动本身。反射性俯爬运动模式在小儿运动发育过程中是不存在的。从运动学观点分析被诱发的全身运动模式中,他们是存在于躯干和四肢,从出生到立位到步行的必须运动模式。

脑性瘫痪患儿有髋关节屈曲位的内收运动障碍,患儿表现为髋关节在伸展位上内收,屈曲位上伸展,肩关节也在屈曲位上有作为肩关节内收肌的胸大肌的内收运动障碍。手与手的协调运动、肘支撑、四点支撑等运动都需要肩关节屈曲位的内收功能,也会陆续出现障碍。临床中可以利用反射性俯爬与反射性翻身运动诱发出各种正常反射性运动,纠正异常的运动姿势。

### 三、Vojta 治疗技术

Vojta 治疗主要用于异常姿势未固定化的中枢性协调运动障碍小儿。对于年长儿,一般不超过 3~5 岁,只要患者能配合,一边给予抵抗,一边让患者记忆也可诱发相应的运动。该技术是利用治疗师徒手操作,必要时也使用治疗师的胸、腹部及下肢。治疗手法包括反射性翻身与反射性俯爬两种运动。

（一）反射性俯爬（R-K）

在俯卧位下,促进头部回旋上抬、肘支撑、手支撑、膝支撑等功能,以及促进爬行移动的刺激手法。

1. 出发姿势　俯卧位,头颈躯干在一条线上,颜面向一侧旋转 30°,头略前屈,后头侧前额抵床。躯干垂直,颈部伸展,肩胛带及骨盆与床面平行。

颜面侧上肢:肩关节外旋上举 110°~135°,肘关节屈曲 40°,前臂置于中间位,处于肩的延长线上。

后头侧上肢:肩关节位于躯干一侧,内收内旋。肘关节伸展于体侧,前臂内旋。手指呈自然半伸展状。

颜面侧下肢与后头侧下肢:髋关节外展外旋 30°,同时使股骨内上髁贴床,膝关节 40° 屈曲,踝关节中立位,足跟在坐骨结节连线与躯干延长线上。

2. 诱发带与刺激方向　诱发带是诱导产生移动运动的关键部位。包括位于四肢的 4 个主诱发带(图 2-6-1)和位于躯干伸肌群的 5 个辅助诱发带(图 2-6-2)。

（1）主诱发带

1）颜面侧上肢肱骨内侧髁:向肩胛骨的内侧、背侧、尾侧方向给予刺激。操作时治疗师中指抵住患者肱骨内侧髁向背侧顶压(背侧),其余四指握住肘部将其上臂推向同侧肩关节方向(内侧、尾侧)。主要是对骨膜及面向肩关节的肱骨头刺激。

2）颜面侧下肢股骨内侧髁:向股骨方向的内侧、背侧进行压迫刺激。主要是对骨膜,本体感受器,面向髋关节的股骨头刺激及使髋关节内收。

3）后头侧上肢前臂桡骨茎突上 1cm 处:向外侧、背侧、头侧方向给予刺激,与上肢外展、前臂移动相对抗。主要刺激骨膜。

4）后头侧下肢跟骨:向膝关节方向的内侧、腹侧、头侧方向给予刺激。

（2）辅助诱发带:使用辅助诱发带可促进肌肉收缩

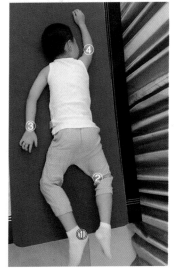

**图 2-6-1　反射性俯爬出发姿势及主诱发带**
①跟骨;②股骨内侧髁;③桡骨末端;④肱骨内侧髁

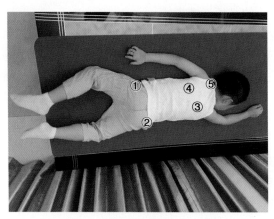

**图 2-6-2　反射性俯爬辅助诱发带**
①臀中肌;②髂前上棘;③肩胛骨内缘下 1/3;④肩胛骨下角下 7~8 肋间;⑤肩峰

活动,增加并调节运动方向,加强肌肉持续性收缩。使用时需注意在利用主诱发带刺激出现反应后才可使用。

1)肩胛骨内缘下 1/3 处:向颜面侧肘关节方向的头侧、外侧、腹侧方向给予刺激。主要对骨膜刺激及使肩胛骨内收。

2)颜面侧髂前上棘:向内侧、背侧、尾侧方向给予刺激,主要对骨膜刺激使下肢屈曲。

3)后头侧臀中肌处:向颜面侧膝关节内侧、腹侧、尾侧方向给予压迫刺激,主要使髋关节内收、外展。

4)后头侧肩峰:向内侧、背侧、尾侧给予抵抗,主要使胸大肌伸展。

后头侧肩胛下角下 7~8 肋间:向颜面侧肘关节内侧、腹侧、头侧给予压迫刺激。主要使肋间肌与横膈伸展。

3. 诱发作用

(1)颜面侧上肢

1)肩关节:斜方肌下部、前锯肌、菱形肌收缩使肩胛骨内收固定;三角肌后部、肱二头肌、大圆肌、背阔肌收缩使上肢反射性向后方移动;胸大肌、肩胛下肌等收缩可抬高肩胛骨;冈上肌、冈下肌收缩,使肩关节内外旋动作协调;三角肌、肱二头肌收缩使肩关节稳定。

2)肘关节及指关节:肱二头肌、肱桡肌、肱肌收缩使肘关节保持中间位屈曲。前臂肌肉共同收缩使手背屈、握拳、内收、桡屈;手部肌肉、骨间肌、屈指深肌、屈指浅肌收缩使拇指外展。

(2)后头侧上肢:从出发姿势开始手背贴床,逐渐改变角度,向头部移动,经过腋下,手掌贴床,拇指外展,手指张开,出现支撑上部躯干动作和上肢向前方移动运动。

肩胛骨:斜方肌上部、前锯肌、三角肌肩峰收缩使肩胛水平位前举。

肩关节:三角肌锁骨部、冈下肌、胸小肌收缩使肩关节外展外旋向头侧上举。

肘关节:肱二头肌收缩使肘关节最大可达 90°屈曲;前臂旋前。

腕关节:腕部手指肌肉共同收缩可出现桡侧背屈、掌屈、小指伸展、拇指外展。

(3)颜面侧下肢:出发姿势从下肢半屈曲状开始,刺激或压迫同侧股骨内侧髁后使髋关节 90°屈曲、外展、外旋、膝关节屈曲向腹部靠近;因膝关节的支撑,大腿内收使骨盆抬高;因胫前肌、小腿三头肌、胫后肌共同收缩使踝关节背屈;膝关节支撑,踝关节背屈,这种移动运动功能一经刺激会引起即刻反应。

(4)后头侧下肢:在新生儿时期是一种踢蹬腿的动作。开始为下肢屈曲,治疗师按压足跟刺激后出现髋关节、膝关节伸展动作,脚蹬床向前移,与颜面侧下肢发生交互运动,形成俯爬移动。

(5)头颈部及其他:出发姿势头向一侧回旋,逐渐变成中间位,然后向对侧旋转上举,继续给予抵抗,促进颈部伸肌肌群收缩,使头上举。随头部旋转、上举,腰方肌和背阔肌收缩使脊柱发生旋转,颜面侧躯干短缩;腹肌和肛门括约肌收缩出现排便排尿现象,增加腹压提高呼吸质量。当刺激诱发带使头在出发位时,可见患者口角及舌向后头侧回旋,出现吞咽及下额运动。

4. 反射性俯爬移动运动反应模式 在出发姿势位,给予诱发带压迫刺激后,小儿颜面侧上肢向后回旋、后头侧上肢向前回旋、头向对侧旋转、颜面侧下肢屈曲、后头侧下肢伸展。这一连串动作反复有规律的出现就是反射性俯爬移动运动的标准反应模式(图2-6-3)。R-K诱导产生的是典型的正常新生儿爬行动作。

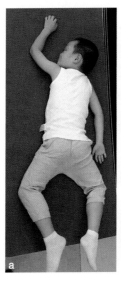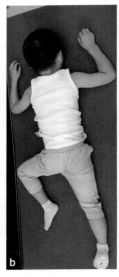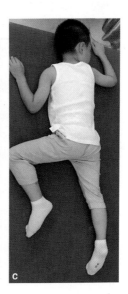

图2-6-3 反射性俯爬反应模式
a. 出发姿势;b. 中间姿势;c. 终末姿势

5. 反射性俯爬移动运动的其他类型

(1) R-K1手法:出发姿势与R-K完全相同。主诱发带:颜面侧上肢肱骨内上髁,后头侧下肢跟骨。辅助诱发带:肩胛骨下角或肩胛内侧缘下1/3处等2个或3个诱发带。主要观察肩胛带和颜面侧下肢反应,由于下肢未固定,可见到小儿反复下肢屈曲伸展,再屈曲再伸展,此时是正常反应。当反应不明显时,可增加刺激强度及用力方向或注意患儿的出发姿势。

(2) R-K2手法:共两种方法。

1) R-K2A手法(图2-6-4):出发姿势:俯卧位,两下肢从髋关节处游离在治疗台下方,头向一侧旋转30°,前额抵床,颜面侧上肢外旋上举,肘关节屈曲与R-K相同。

主诱发带:颜面侧肱骨内上髁。辅助诱发带:后头侧肩胛内侧缘下1/3,或后头侧髂前上棘。

适应证:上半身严重障碍者,如上肢不能支撑、头部不能上抬,颈部不能竖直的患儿。

2) R-K2B:出发姿势除颜面侧下肢屈曲于患儿腹部下方之外,其他与R-K相同。

主诱发带(图2-6-5a):颜面侧肱骨内上髁,后头侧跟骨。

辅助诱发带:后头侧臀中肌、髂前上棘。如促进肩胛骨和骨盆抬高可用颜面侧肱骨内上髁

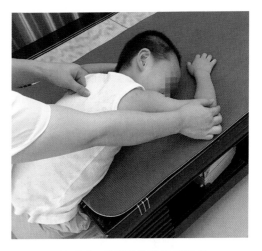

图2-6-4 反射性俯爬R-K2A法

（图 2-6-5b）；促进膝肘支撑用颜面侧臀中肌，向颜面侧肘膝方向刺激；促进抬骨盆可用颜面侧的髂前上棘与后头侧的臀中肌（图 2-6-5c）；促进下肢交互动作可用跟骨、股骨内侧髁；诱发手支撑先固定颜面侧下肢膝部，向下后方压迫臀部（图 2-6-5d）。

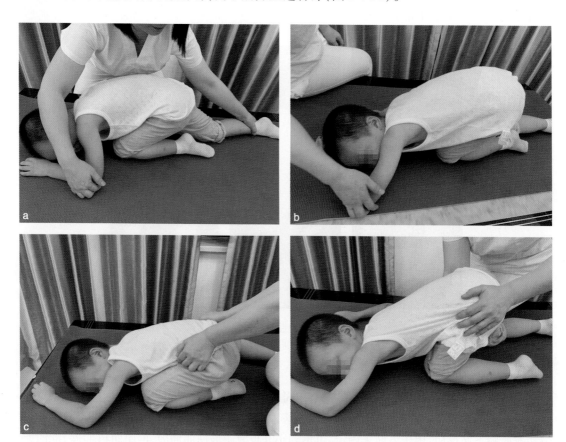

**图 2-6-5 反射性俯爬 R-K2B 法**

a. 反射性俯爬 R-K2B 法主诱发带；b. 反射性俯爬 R-K2B 法辅助诱发带；c. 反射性俯爬 R-K2B 法辅助诱发带；d. 反射性俯爬 R-K2B 法辅助诱发带

适应证：下半身障碍严重患者，如交互性屈曲伸展困难、下肢强直性伸展，或者骨盆抬高困难，膝关节支持功能障碍患儿。

（3）R-K 变法（图 2-6-6）：出发姿势：头、上肢与 R-K 完全相同，不同处为双下肢在腹部下方屈曲，俯卧在治疗台，足背距治疗台一端 2cm 以外。

主诱发带：颜面侧肱骨内上髁。辅助诱发带：后头侧肩胛骨内侧缘下 1/3 或髂前上棘处。它既可促进抗重力伸展、下肢的支撑和爬行移动的开始，又可促进踝关节背屈，纠正踇趾内收及尖足。

适应证：较大患儿，躯干调节能力差，骨盆抬高困难，膝支撑障碍，下肢硬

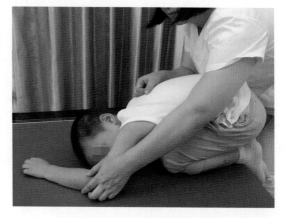

**图 2-6-6 反射性俯爬 R-K 变法**

性伸展或交互运动障碍患者。

（二）反射性翻身（R-U）

1. 出发姿势　仰卧,头正中或向一侧旋转30°,颈伸展,头稍前屈,颜面侧上肢伸展、后头侧上肢屈曲,或者两侧上肢呈自由伸展。双下肢轻度外展外旋,髋关节与膝关节呈轻度屈曲状态,头、颈、躯干成一直线。（图2-6-7）

2. 诱发带及刺激方向

（1）主诱发带:颜面侧胸部,锁骨中线与第7、8肋相当于剑突水平的交点,约在小儿乳头下两横指与乳头外侧一横指交点处。可上下左右移动1cm。刺激时治疗师需用拇指尖与刺激部位呈垂直方向,持续的由小到大,向躯干内侧、背侧、头侧三个方向给予压迫刺激。注意手指不能来回移动。

（2）辅助诱发带:后头侧肩峰向主诱发带方向给予刺激。下颌骨向头正中及后头侧回旋方向对抗;肩胛骨下角向颜面侧方向给予刺激。

3. 诱发作用

（1）使7~8肋间肌伸展,横隔扩张增加腹压、胸廓扩张;肺部受压,纵隔移动,腰肌和腹肌收缩可使骨盆抬高,身体向对侧旋转。

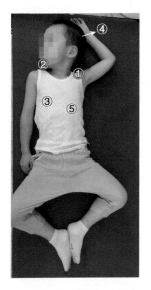

图2-6-7　反射性翻身出发姿势与诱发带
①肩峰;②下颌骨;③7~8肋间;④后头部;⑤对侧为肩胛骨下角

（2）颜面侧:两侧肩胛骨水平内收;小圆肌、冈下肌、三角肌收缩使肩关节外展外旋;肱二头肌收缩使肘关节10°~15°屈曲;腕关节出现背屈或桡屈,手指半握拳,颜面侧上肢类似拥抱动作,上肢向身体对侧移动。

（3）后头侧:前锯肌、肩胛下肌、三角肌、冈上肌收缩,肩关节稍外展外旋并支点逐渐向后头侧肩部移动;上臂因背阔肌、胸小肌收缩呈内旋或中间位;肘关节稍屈曲;腕关节背屈或桡屈,手指伸展,支点由肩移动向肘部,用肘支撑,头可旋转。

（4）下肢反应:髋关节呈90°屈曲,30°外展;膝关节呈90°屈曲;踝关节因胫前肌收缩呈背屈位或因趾长屈肌收缩出现跖屈;腹肌收缩使骨盆上抬并向后头侧旋转,完成翻身。

4. 反射性翻身移动运动反应模式（图2-6-8）　从出发姿势开始,治疗师将患者头部向一侧旋转30°,一手在旋转侧胸部主诱发带上向躯干方向刺激,使躯干向对侧突出,腹肌收缩,骨盆向对侧旋转,双下肢屈曲、颜面侧骨盆抬高并向对侧旋转,对侧下肢伸展,旋转侧下肢屈曲,上肢伸展、肩关节水平内收,越过胸部翻向对侧,头、躯干向对侧旋转,完成翻身移动运动。R-U诱导产生的是正常新生儿典型的翻身动作。

5. 反射性翻身移动运动其他类型

（1）反射性翻身R-U2

1）出发姿势（图2-6-9）:侧卧位,两下肢伸展,下侧上肢外旋位,肘屈曲90°与胸廓平行上举,上臂伸展使肩关节与躯干成90°。上侧上肢肩伸展内旋,肘伸展置于体侧。头颈伸展与躯干成直线,前臂稍旋后。

2）诱发带与刺激方向:①上侧肩胛带内缘下1/3处,向对侧肘方向刺激;②上侧髂前上棘,向后方刺激;③上侧股骨内侧髁,向同侧髋臼方向刺激;④下侧肱骨内侧髁,向同侧肩胛

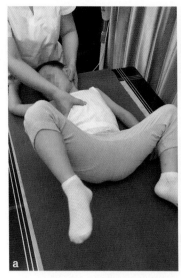 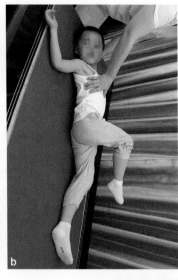 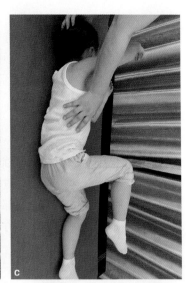

图 2-6-8　反射性翻身反应模式
a. 出发姿势；b. 中间姿势；c. 终末姿势

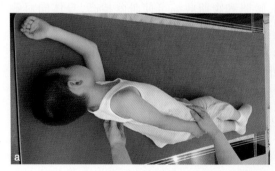 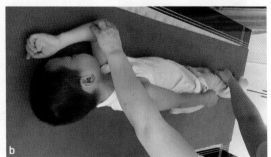

图 2-6-9　反射性翻身 R-U2 出发姿势
a. R-U2 出发姿势、①②诱发带；b. R-U2 出发姿势、③④诱发带

带方向刺激。

3）反应：上侧上肢出现肩关节外旋、外展举向对侧，前臂回旋至外旋，手发生桡侧背屈及伸指。下侧上肢出现以肘关节为支点，肩胛骨内收抬起，肘稍屈曲，前臂内旋，腕关节桡侧背屈、伸指。上侧下肢髋关节呈内收与外展、内旋与外旋的中立位；髋膝屈曲，足处于内外旋的中立位，足趾伸展。下侧下肢出现以膝关节为支点的骨盆外展、外旋、伸展；足背屈，足趾屈曲。颜面、躯干、骨盆的上举回旋与 R-U 相同。

4）适应证：①与②适用于年龄较小的患者，两诱发带同时应用可以形成两组力的联合，进一步诱发躯干直立及翻身，侧卧位向俯卧位的转换。治疗时注意下侧上臂与躯干成 90°，以利抬头翻身后形成肘支撑（图 2-6-9a）。③与④适用于年龄稍大的患儿。两诱发带同时应用，促进翻身，抑制两下肢交叉，促进躯干伸展（图 2-6-9b）。

（2）反射性翻身 R-U3（图 2-6-10）

1）出发姿势：上肢与 R-U2 相同，双下肢屈曲，髋膝关节屈曲。

2）诱发带与刺激方向：上侧肩胛骨下缘下 1/3，刺激方向向腹部。下侧下肢股骨外侧髁,刺激方向向股骨头呈背、头、内侧三方向。

3)诱发反应:与R-U2相同。其优点更容易诱发腹肌运动。

(3)反射性翻身R-U4(图2-6-11)

1)出发姿势:侧卧位,上肢与R-U2相同,上侧下肢髋、膝关节屈曲,下侧下肢伸展、足跟与臀部成直线。

2)诱发带及刺激方向:上侧肩胛骨内侧缘下1/3。另一诱发带上侧或下侧股骨内侧髁,两诱发带给相反方向刺激。

3)诱发反应:R-U2相同。其优点更容易促进下肢的交互运动。

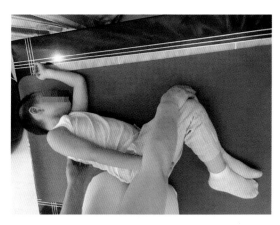
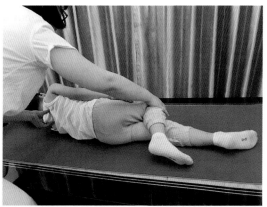

图2-6-10　R-U3 出发姿势、诱发带　　　　图2-6-11　R-U4 出发姿势、诱发带

### 四、Vojta 疗法注意事项

1. 治疗前必须明确患者的诊断、分型、瘫痪部位、疾病严重程度,制订治疗方案。

2. 正确选择诱发体位和主诱发带,辅助诱发带,按一定方向给予刺激,循序渐进治疗。

3. 治疗人员要与患儿建立感情,治疗迎合患儿心理,配合玩具、音乐,提高患儿兴趣。治疗时因刺激较强,患儿可能会哭闹较严重,治疗前应与家长沟通,取得家长理解与支持。

4. 治疗师要精通 Vojta 疗法的理论和操作,并指导、传授患儿家长。要求家长主动参与,以便以后开展家庭疗育,家庭与医院结合,效果更佳。

5. 治疗师要熟练掌握手法,训练时要注意观察出现的反应,治疗前剪指甲,治疗中应不断调整患者刺激点与刺激强度。一般每天最好训练 4 次,每次治疗时间为 10~30min,每次每个诱发带刺激 3~5min(指一侧),最好在饭后 1h 开始治疗,治疗后 10min 可进牛奶或饮料,治疗前后不能马上入浴。治疗场所应温暖、光线充足,患儿最好裸体,便于观察。

6. 呼吸功能较差或体质较差的小儿,应先进行呼吸功能训练加强体质后再行 Vojta 疗法。

7. 患重病、高热时应停止治疗。

8. 患者出现效果先是呼吸改善,哭声增大,便秘好转,食欲增加,睡眠好转,然后才是翻身与俯爬动作的出现。

# 第七节　神经康复新技术

## 一、认知运动疗法

由意大利神经科医生 Carlo Perfetti 提倡的认知运动疗法（esercizio terapeutico conoscitivo）是依据认知理论（cognitive theory）的运动疗法。

认知运动疗法并非是针对认知功能障碍的患者进行认知训练的运动疗法。而是以通过"脑功能的再组织化（reorganization of brain function）"促进运动功能恢复（recovery of motor function）为目的的。认知理论认为，运动功能恢复与脑认知过程（知觉、注意、记忆、判断、言语）的活性化有紧密的关系，恢复的质量与这些能否正确实现有关。因此、认知运动疗法的特征是：准确地引导患者脑认知过程的活性化，以谋求更广范围的恢复。

（一）认知理论

1. 认知理论定义　认知理论是在促进运动功能恢复的学习过程的基础上，结合有效的"知识""概念""假说"的总括。认知理论被言语定义的同时，也直接与各种疾病的病态考量方法和决定治疗性介入策略有关，成为引导具体治疗方法的思考过程。

2. 认知理论的基本概念和假说　认知理论中的基本概念是把各种运动功能的恢复看作从疾病状态下的学习，如果学习遵循认知的发育过程，那么运动疗法也必须遵循认知的发育过程。另外，认知理论中建立了"通过大脑认知过程（知觉、注意、记忆、判断、言语）的活性化可以促进运动功能恢复"的假说。

3. 与以往运动疗法理论的区别　认知理论与以往的肌力增强理论、神经运动学理论不同。

Hirshberg 提倡早期离床和早期康复，构筑了失用性综合征的概念，但他同时也针对偏瘫患者的健侧进行肌力强化。

Hirshberg 的主张是，脑卒中导致的损伤的中枢神经细胞不能再生，偏瘫的运动功能恢复除急性期的自然恢复以外就不会发生了。所以，就像双下肢瘫痪的脊髓损伤患者使用上肢以日常生活动作自立为目标一样，偏瘫患者需要强化健侧肢体完成日常生活动作的自立。对于患侧上下肢以预防关节挛缩为目的进行关节活动度训练。上肢进行利手交换，下肢进行起立训练、上下台阶、步行训练、拐杖和下肢支具处方。通过这一连串动作的反复使健侧得到强化，从而使最大限度的、快速的康复得以顺利地进行。

（二）认知运动疗法的基本思路

1. 身体与环境的相互作用　神经疾患的患者，其损伤的结果就是维持身体与环境的适当关系的能力受到了限制。为了维持身体与环境的适当关系，中枢神经系统必须要收集情报。中枢神经系统为了完成规定状态下课题，感觉情报的获得是必要的。因此，必然引起患者的肌肉收缩。

但是，肌肉收缩的必要性并不是为了诱发出存在于环境中的感觉情报，而是为了使身体与环境的相互作用有意义而作出的必要的感觉情报。感觉情报不是指物体自身或者在当时的形态之中的东西。所以，认知运动疗法并不是将治疗肌肉收缩本身作为最优先的要素。也就是说，不强调末梢的机械性刺激所产生的反射性肌肉收缩和口头指令所引导随意性肌肉收缩是认知运动疗法的特征。比起那些肌肉收缩形式，应优先解释环境与身体间的相互作用。

身体与环境的相互关系可以通过本体感觉(触觉、压觉、位置觉、重量觉)被认知。治疗师应该认识到，使用各种器具(道具)进行的认知运动疗法课题是利用患者的本体感觉构筑身体与环境相互关系的媒介。

2. 脑的可塑性　认知运动疗法是通过使患者的认知过程逐渐复杂化，达到提高随意运动控制能力的治疗方法。但是，控制随意运动的认知过程的复杂性和复杂程度受经验以及中枢神经系统组织化能力所制约。

长期以来，人们认为大脑皮质的组织化由遗传所决定，出生后的变化极稀少。其代表就是 Penfield 的运动区和感觉区的"大脑小人(homunculus)"。这就出现了大脑皮质运动区发出的运动指令控制手脚的单纯的思考方式。但是随着脑科学的进步，证明了大脑皮质感觉区和运动区的"身体部位再现"由经验不同而产生变化。通过对猩猩的手指进行锻炼，使其感觉区的身体部位再现产生了变化。这个研究的课题是用 3 根手指(示指、中指、环指)触摸旋转的圆盘。圆盘旋转了数千次之后，与 3 根手指对应的本体感觉感应区相应扩大了。说明外在环境中对手的练习引起了内在环境(脑)的神经水平的可塑性的变化。

感觉区和运动区的身体部位再现的图形并不固定。现在证明，身体部位再现有复数形式，随着身体和环境的相互作用的不同所改变。这说明脑的神经回路网在其形成过程中拥有自我组织性，具有与环境相互作用相适应的神经构成变化的能力。脑是具有可塑性的组织，大脑皮质的组织化是经验的产物，换言之，可以被解释为是结果而非原因。

3. 作为情报接收表面的身体　认知运动疗法将身体认为是"情报的接收表面"。作为身体一部分的皮肤、关节、肌肉等，向大脑传送着非常细微的情报。身体各领域的各种各样的情报投射到大脑皮质。其中，浅感觉的触压觉，深感觉的关节觉和肌肉觉是改变认知过程中最重要的。不仅仅是皮肤的感觉接收器的作用，包括一般被认为是运动结构的关节和肌肉，身体的全部成为情报的接收表面。

就像 Bernstein 提出"运动的自由度"一样，身体运动中关节运动和肌肉收缩的组合是无限的。可是，随意运动是有目的的，为了达成目的，大脑有必要从众多情报中选择自己最感兴趣的情报。需要从身体各处传来的感觉情报中选出此时完成动作或行为所必要的情报。这是一种解释的过程，在选择一项的同时，还要排除其他的一些可能性。随意运动相关的认知过程是将身体与环境相互作用产生的情报进行选择性解释并定义的过程。大脑并不是着眼于感觉，而是着眼于情报的接收和处理。

人在筑建与环境和物体之间的关系时，并非掌握所有的情报，仅需要掌握当时状态下最重要的情报。即使物体不动，当你想要对它做动作时，就给予了那个物体一个不同的含义。使这一切成为可能的，就是将身体变化为最适合运动形态的认知过程。用手按铃铛发出声响时，感觉弹簧的抵抗、感觉按下几毫米等，都是不同的行为。通过不同行为所产生的肌肉收缩给予了同一个物体不同的含义。

给环境或物体赋予含义，换言之"利用身体为世界赋予含义"是学习的本质，认知就是将这些无数的含义进行自我组织化的过程。给予认知以支撑的是作为情报接收表面的身体，身体接收到的情报通过本体感觉获得。本体感觉与视觉、听觉以及其他感觉同样，拥有视情况不同将情报细分化，通过转变形式运用于完成运动课题。因此，将注意力转向身体哪些部位的本体感觉情报，对其进行感知、记忆、判断、言语化，并达成运动学习的过程，就成为了认知运动疗法的基本构造。

4. 从外部观察到内部观察　治疗师的运动分析(评定)分为外部观察和内部观察。对身体的运动从"肌肉收缩产生的关节运动的时间、空间、力量的变化"的角度进行运动分析叫做外部观察(经时分析)。另一方面,将身体不单纯的看作是运动器官,而将其解释为情报的接收表面,也就是对身体的运动从"通过对身体与环境的相互作用进行时间的、空间的、力量的知觉探索的连续"的角度进行运动分析叫做内部观察(同时分析)。就是说,外部观察从神经运动学的角度对身体的运动进行"伴随时间经过出现的关节运动和肌肉收缩的连续"的分析,而内部观察是以神经心理学的角度对身体的运动进行"伴随时间经过出现的知觉探索的连续"的分析。

认知运动疗法的康复评定重视内部观察,这种方式给予了治疗师一种新型运动分析的可能性。这就给所有患者的运动分析和治疗方案带来了变革。这里我们以步行时的足部为例进行说明。

不从关节运动学的角度看待足部,将其作为知觉探索的器官,也就是作为完成步行所必要的情报收集器官,必须要明确它的作用。足部是身体构筑与地面的相互关系中最重要的器官。作为康复的专家,必须要分析人类如何使用足部对地面进行知觉探索并构筑了步行周期。

足部运动的知觉探索可以分为地面的水平性、地面的性质、重心移动(足底压力变化)。

这三类知觉探索在支撑期(足跟着地期-足底着地期-支撑中期-足跟离地期-足尖蹬地期)的各个时期都不同。首先,地面的水平性在足跟着地期到足底着地期之间被探知。这需要通过足底的触压觉和踝关节的位置觉分析出地面的倾斜状况。地面的性质,也就是地面的素材和硬度,是在足底着地期到支撑中期被探知。足底整体接触地面时,地面的垂直、水平分力的反作用力的比例出现变化产生摩擦。所以,这个时期就成为了决定是否将重心移动至足尖部的重要阶段。重心移动是足底压力中心的移动,在正常步行中从足跟着地开始经足外侧向前方移动后,支撑中期至足尖蹬地期向内侧移动,最终移动至拇指上。在重心移动过程中,地面反作用力并不是一直不变的,足底压力从最初的接触地面开始逐渐上升,完全负重之后瞬间大幅上升。

如果从这个角度进行步行分析的话,对任何疾患的足部运动障碍都可以从作为伴随着步行这种空间的、时间的、强度的变化的知觉探索障碍的角度进行观察。我们可以这样认为:步行周期的各个时期就是为了对中枢神经系统对步行所必要的情报进行主动的知觉探索"场所"。

足部的运动并不单纯是以实现步行这种运动形态为目的,而且是为了顺应"实现步行所必需的感觉情报进行探索"这种目的被组织化了。足部为了支撑身体以及为向前方的移动提供推进力的前提就是分析出足部与地面之间的关系。足部的肌肉收缩为了探索步行时必要的情报就被主动的控制了。就是说,可以把步行周期中各时期的足部运动看作是将足部与地面关系更加细分化的手段。

这种思考方法的导入就使得与以往足部运动疗法(关节活动训练、肌力增强训练、立位平衡训练、步行训练)完全不同的认知运动疗法得以进行。比如说,足部不能感觉地面的水平性的时候,可以在坐位下利用可以变换水平角度的平衡板进行识别倾斜角度的训练。或者用两个高度不同的物体放在足底与地面之间让其识别高矮。足部不能感觉地面的性质的时候,可以在足底和地面之间放入不同质地、不同硬度物体,让其识别。不能感觉重心移动

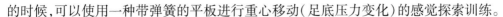

的时候,可以使用一种带弹簧的平板进行重心移动(足底压力变化)的感觉探索训练。

治疗师在对所有神经疾患的运动分析和治疗过程中,必须要将身体理解为情报接收的总体。手是知觉探索的器官,但是不把躯干和足部作为知觉探索器官的话,就不能称之为将身体作为情报接收的总体。在这里想要提倡就是将所有运动障碍理解为主动知觉探索的障碍。

认知运动疗法中的内部观察是不可缺少的。治疗师必须对身体的主动知觉探索能力进行康复评定。

5. 运动学习　神经疾患的运动功能恢复被称为运动学习,其定义是"经验所带来的行动上的适应变化"。带来这种行动上的适应变化的是大脑(中枢神经系统),绝不是学习关节和肌肉。因此,针对神经疾患的认知运动疗法应该将使身体运动的大脑系统作为治疗对象。

神经疾患导致随意运动不能完成时,主体为了弥补这种不足使用的手段称之为代偿。这种代偿并不只局限于眼睛能看到的运动样式的变化。即使运动样式相同,但是其中用到的不同肌肉收缩的场合绝不少见。而且,这种代偿,比起从能量消费的角度,应该说是从对于以完成运动课题为目的、通过非正常学习过程顺序完成运动的角度进行分析的结果。也就是所谓的顺应中枢神经系统情报处理简略化的选择的结果。

中枢神经系统根据感觉情报给肌肉发出指令。而且,一边获得作为从这种认知过程或从结果产生的环境与身体的相互作用的感觉情报,一边进行更适宜的运动。所谓学习,就是指在这个循环过程中完成感觉情报和肌肉收缩的组织化,使运动自动化的过程。但是,当运动路径中出现损伤的时候,会出现与正常完成运动课题所需的不同的运动次序。也就是出现代偿。问题点是在代偿产生的感觉情报的基础上进行了运动的组织化。一旦完成了代偿的组织化,患者就不再让认知过程工作了。为了避免这一现象,在运动疗法中应运用包含正常认知过程的手法。

6. 认知问题-知觉假说-解答　认知运动疗法中,要求对患者的认知问题进行解决。之所以使用"问题"这样的词语的理由是,在患者的意识状态下会出现利用现有能力不能解释身体与环境之间的相互作用的现象。感知能力的发育到身体运动能力的发达需要经历问题(课题)-假说(预想)-解答(验证)的过程。通过将运动疗法作为问题进行展开,就使得患者的中枢神经系统必须按照一定的模式自行组织化。这就是认知运动疗法的基本构造。

问题在于,必须是认知相关的内容,绝不能是要求连续的起居移动动作,或是诱发复杂的肌肉收缩次序等。虽然像这样的运动连锁的获得是最终的目标,但从解释环境与身体间相互作用的角度来讲难度非常高,而从学习的内容角度来讲也只能是证明动作的成功或失败等粗大结果的知识。另一方面,认知课题决不是算数计算等单纯的观念性的内容。

治疗师不能将认知运动疗法的实际认为是单纯的运动课题构成,而应认识到障碍是由若干个问题点构成。这里列举一个认知课题的实际案例:让患者闭上眼,治疗师辅助患者上肢用手指去触摸镶嵌在格子里的图形,之后让患者从众多不同的图形中识别刚才所触摸的图形,我们来考虑一下这种方法对偏瘫患者的治疗。

为了解答这个认知课题,患者必须将注意力集中到触觉和运动觉上。这个问题重要的就是要时刻通过本体感觉获得解决。如果治疗师不让患者指尖触及图形而仅被动运动其上肢的话,就要求患者仅根据运动觉来解答问题。患者必须要设立知觉假说。就是说,为了区别不同的图形,必须要设想通过哪些与上肢运动有关的特定认知过程的活性化来感知必要的情报。另外,患者还有必要预测与物体相互作用产生的情报中的哪些需要优先,哪些可以忽略。同时,还必须抑制异常的牵张反射使治疗师能适当地移动身体各部位,从而正确地感知所预测的内容。

像这样,认知运动疗法是将给予外界以及外界所存在的物体以含义的方法作为认知课题提出来。给予含义的作业使与外界复数的部分之间,或与患者身体各部位之间,通过空间的变化或是接触的相互作用的选择成为可能。因此,训练的选择就是引导适当的且具有一惯性的知觉假说的形成的认知课题的选择。认知问题-知觉假说-解答的过程是为了运动学习的问题解决型教育策略。

认知课题包含空间课题和接触课题。空间课题是方向、距离、形态等情报的组织化后的内容(图 2-7-1~图 2-7-3),接触课题是接触面材质、压力、摩擦、重量等情报

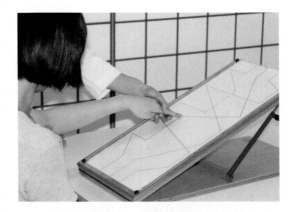

图 2-7-1　空间课题-方向

的组织化后的内容(图 2-7-4~图 2-7-7)。另外,这也与哪个空间和什么空间的认知相对应。

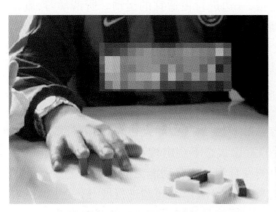

图 2-7-2　空间课题-距离

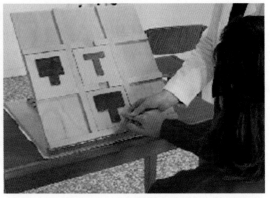

图 2-7-3　空间课题-形态

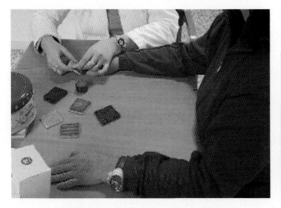

图 2-7-4　接触课题-接触面材质

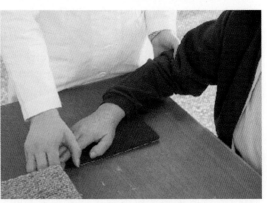

图 2-7-5　接触课题-摩擦

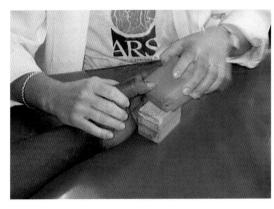

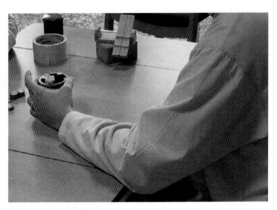

图 2-7-6　接触课题-压力　　　　　　　　　　图 2-7-7　接触课题-重量

空间课题:方向、距离、形态……哪个空间

接触课题:接触面材质、压力、摩擦、重量……什么空间

　　为了做成这些认知课题设计出各种各样可活用的道具,可以使认知课题具有各种各样的变化和不同的难易度。治疗师需要具有选择创造随意运动所必需的认知课题的能力。

　　7. 认知过程的活性化　大脑的知觉过程(知觉、注意、记忆、判断、言语)可以通过适应"认知问题-知觉假说-解答"的问题解决型教育策略得到活性化。

　　认知课题是患者必须通过身体解决的课题。知觉假说是针对睁眼时视觉感知的内容,闭上眼用本体感觉去感知时的预想。解答是知觉假说和结果的验证。就是说,为了使认知过程活性化,必须要遵守"认知问题-知觉假说-解答"的治疗原理。

　　在这里,我们想象一下对偏瘫患者开展手部训练的场景。

　　治疗师面向患者。治疗师在向患者提出认知课题时,首先必须考虑患者应该感知些什么。具体来说,并不只是使用的图形,还包括用手识别物体表面的质地、识别手的角度、识别运动轨迹、识别重力等。通过这些,就使知觉探索所利用的模式变的不同。治疗师应该考虑对于患者来讲应该通过哪种本体感觉去感知物体,之后选择这种方法向患者提出认知课题。

　　其次,治疗师应该考虑将患者的注意力集中到身体的哪个部位。例如,用手指沿着某个运动轨迹移动,之后命其从数个运动轨道中进行识别时,可以让其通过肩关节的运动进行识别,通过腕关节的运动进行识别,通过上肢全体关节的运动进行识别。这时,让患者将注意转向哪个关节应给予口头指示。

　　之后,治疗师必须考虑让其记忆什么。例如,制作一个"将手放在平衡板上,将重物放在何处"的认知课题。这时,可以让其识别重物的重量,识别重物放置的位置,识别平衡板的水平状况,识别轴的位置等。针对患者,应该选择让其对物体的哪方面进行记忆是最重要的。

　　接下来,治疗师必须要考虑应该如何对结果进行判断。例如,对不同硬度的海绵进行主动识别时,当不能从复数的不同硬度的海绵当中识别哪一块的时候,并不是单纯地告诉其结果,应让其进行判断,就是说,让其对其他海绵的硬度的差异进行确认。最开始使用两块硬度明显不同的海绵,最终过渡到使用包含中间硬度的 5 种海绵进行识别,这样就可以使判断复杂化,也就是制造出判断的不同难易度。这时,对患者而言,如何对肌肉收缩的施压与抵抗之间的关系进行阶段性的辨别是最重要的。

　　另外,这也还要求患者将经过判断的结果的知识正确地用言语进行表达。

　　以上介绍的只是偏瘫患者手功能的认知运动疗法的一个例子,重要的是,为了使认知过程活性化,将"认知问题-知觉假说-解答"的问题解决型教育策略作为出发点去构建治疗的基本治疗方案。如果运动功能得到一定程度的恢复,治疗师为了获得更多的运动功能恢复,应提出更高难度的认知课题以适应患者。这要求治疗师具有很高的创造力以能够时刻设定出恰当的认知课题。

（三）认知运动疗法的治疗策略与组织化

　　1. 认知运动疗法的规范　认知运动疗法的治疗策略中包含"注意的集中""闭眼下的训练""与物体的关系""不强求动作""对意识经验的提问"等五个规范。

　　1）注意的集中:特别要强调的就是需要使患者注意力集中。所谓学习,就是患者通过再次获得识别自己的体内和外在世界的特定情报的能力而可出现的现象。在将注意力集中在运动再组织化的时候所需的重要情报上是非常重要的。

　　2）闭眼下的训练:认知运动疗法几乎是在闭眼状态下进行的。通过这种方法使患者注意力转移至触觉、运动觉、压觉、摩擦、重量等本体感觉情报上。

　　3）与物体的关系:收集情报时,与物体的关系是比较重要的。因此,与一般治疗用具不同,认知运动疗法使用专为认知运动疗法开发的训练器具(认知运动疗法套装)。这些用具将现实通过单纯的形式进行表示,可以对环境与身体间的相互作用的难易度、对遵循为患者专门设定的认知课题解决的教育策略的训练计划等,进行非常严密的设定。

　　4）不强行进行动作或行为:不公然的要求患者进行随意运动。在治疗过程中的适当时机,改变训练内容或难易度,即便是很少也要尽量使患者能正确地动员运动单位,是要考虑患者完成动作的可能性,绝不能使其成为运动的异常要素的诱因,要尝试着进行治疗。

　　5）对意识经验的提问:患者对自己的身体有什么样的感觉、对外界和物体有怎样的认识、能否回想起运动的感觉、对训练所得的经验是怎样思考的,使其将这些主观的意识经验用语言进行表达,进行第一人称记述(感官质量、感觉性)的解释,使运动学习的认知过程意识化。

　　2. 认知运动疗法的组织化　认知运动疗法的组织化中必须要考虑"身体部位""运动的异常要素""感觉模式""认知课题"等四个要因。

　　1）身体部位:身体的整体是情报的接收表面,可以在不同的部位进行与环境(物体)的相互作用。所以,首先要选择通过移动哪个身体部位来进行知觉探索。上肢(肩、肘、腕、手、手指)、躯干(前面、后面、侧面)、下肢(髋、膝、踝)之中的哪个,或者是整个上肢还是整个下肢,哪个关节等,要选择以上这些适用认知运动疗法的身体部位。

　　另外,在决定作为治疗对象的身体部位的同时,还要提前考虑在何种体位进行治疗。即使是对同一身体部位提示认知课题,在仰卧位,在坐位,在立位等不同体位下,难易度也会出现变化。

　　2）运动的异常要素:认知课题需要通过身体部位的移动让其进行解答。这时,要对身体部位的移动是由治疗师全借助(第1阶段/被动)、部分借助(第2阶段/部分借助)还是患者自身进行(第3阶段/主动运动)进行选择。这个选择,由应该控制的运动的异常因素所决定的。

　　例如,脑卒中偏瘫特有的运动的异常因素可以假定为伸张反应异常、异常的放散反射、原始的运动模式、运动单位的动员异常等4项。将这些运动的异常要素进行配对使之适用于第1阶段~第3阶段的训练。

　　第1阶段:患者应该控制的异常要素为伸张反应的控制。这一阶段不要求患者出现肌肉收缩。患者闭上眼,由治疗师被动活动其四肢进行物体形状和运动轨道的识别。

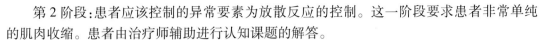

第2阶段：患者应该控制的异常要素为放散反应的控制。这一阶段要求患者非常单纯的肌肉收缩。患者由治疗师辅助进行认知课题的解答。

第3阶段：患者应该控制的异常要素为原始运动模式的控制和恰当的运动单位的动员。这一阶段物体与身体间的相互作用变的复杂的治疗方案被设立出来，患者进行运动连锁形式的运动课题。

3）感觉模式：在认知运动疗法中，通过认知课题，构建出使患者的注意转向知觉假说的做成和核对上的训练。这时，选择最恰当的感觉是哪个，就是说像使用本体感觉还是视觉那样，选择应用于识别的感觉模式是必要的。选择本体感觉时，应使患者的注意转向触觉情报、运动情报、压觉情报、摩擦情报、重量情报中的哪个。

- 触觉的相互作用
- 压觉的相互作用
- 运动觉的相互作用
- 摩擦的相互作用
- 重量的相互作用

另外，治疗师需要通过认知运动疗法的事实，理解感觉的情报交换的重要性。例如，我们向患者展示3种形态不同的运动轨道，之后让其闭眼用手指去模仿的课题。患者在进行视觉分析后，进行视觉和运动觉的情报交换。不让其看去对应该识别的运动轨道进行识别时，必须要进行感觉情报的变换作业。另外，治疗师被动活动患者四肢后，命其从复数的照片中选择哪一个是刚才的动作的课题中，不能将运动记忆转变为视觉的话就无法核对。像这种情报交换，空间认知是基础，设定治疗方案时必须时刻考虑。这一点，特别是对于合并失行和失认的病例中是非常重要的选择要因。

4）认知课题：认知运动疗法中活用各种道具做成认知课题。道具的选择是做成具体的空间课题（方向、距离、形态）和接触课题（表面材质、压力、摩擦、重量）时不可缺少的。但是，其本质并不是单纯的"物理的道具"，必须要理解其包含着"心里的道具"这一点。

认知运动疗法中道具这个词语的意思与日常生活使用的道具的概念不同。能够促进脑的认知过程改变的是"心里的道具"。日常生活使用的道具是面向自然的外在的活动的手段，与此相对，"心里的道具"是记号，是为了将世界细分化理解的思考的手段。"心里的道具"分为语言、文字、数字、公式、图表、地图、设计图等各种各样的"作为记号的道具"，以及以身体运动所至的具体的操作所必需的"作为物体的道具"。前者主要促进感知能力的发育，后者促进随意运动的发育。"心里的道具"的活用并不是变化道具本身（客体），而是自己（主体）开始运动的手段。就是说，是使其心理开始运动的手段，而不是直接使道具开始运动的手段。像这样通过"心里的道具"的活用，不是对客体，而是对自己的内侧的主体发生认知。

人类感知能力的发达，或随意运动的发达，可以认为是"心里的道具"的产物。认知运动疗法中活用各种各样的道具（治疗器具）。但是那些治疗器具并非日常生活中使用的道具，必须解释为是为了构建身体与环境间相互关系的道具。就是说，并不是治疗器具本身蕴含使用目的，而是作为治疗器具的活用形式所作成的认知课题中，运动的空间性、时间性、强度等相关的规则蕴含其中。规则是，作为治疗器具的活用形式所作成的认知课题的患者自身应该认知的基准。那些是空间的方向或距离，物体的形态或材质，重量或摩擦等。

认知运动疗法中活用的道具是为了使患者解释随意运动的认知的控制所不可或缺的情报的"心里的道具"。

## 二、神经肌肉关节促进法

神经肌肉关节促进法(neuromuscular joint facilitation,NJF)自 2009 年创立以来,在大量临床实践工作中得到很好的治疗效果,并取得了广泛的认可。目前,已经通过大量的基础研究及临床研究验证的 NJF 治疗效果有缓解疼痛、增强肌力、改善本体感觉、改善反应时间、改善平衡功能、改善关节力线关系、促进正常关节运动等。可广泛应用于整形外科疾病、中枢神经系统疾患、周围神经疾患引发的疼痛及运动障碍、小儿脑性疾患引发的运动障碍、产后尿失禁及关节肌肉的疼痛预防和治疗、老年骨关节疾病的预防保健、运动损伤及提高竞技体育水平等领域。

NJF 是"以运动学知识为基础,将神经肌肉本体感觉促进术的要素与关节结构运动相结合,通过被动、主动、抗阻运动改善关节运动的运动疗法技术"。作为治疗技术,NJF 被定位为运动疗法的一种,更加强调神经、肌肉、关节是相互关联的整体,弥补了以往部分运动疗法中的不足与缺点,因此在治疗患者时应用更加广泛更加有效。

NJF 是一种全新的运动疗法,它吸收了 PNF 基本技术中的对角线螺旋运动模式、刺激触觉感受器、牵张和牵张反射、牵引、正常节律、视觉刺激、指令和指导、最适抗阻等促通要素,在肢体运动的同时,对关节囊内的运动进行辅助或抗阻,达到诱发关节囊内的正常运动、调整关节力线关系的目的,从而得到最佳的治疗效果。举例来说,针对肩关节撞击综合征(impingement syndrome),PNF 无法解决肩关节运动时关节囊内出现的异常附属运动和力线关系导致的肩关节疼痛,同时,关节松动术主要是被动的治疗手法,无法从根本上解决肩关节在主动运动中出现的疼痛。NJF 在对肩关节的生理性运动进行刺激的同时,对关节囊内的运动进行刺激,诱发肩关节正常的附属运动,从而达到对神经、肌肉、关节同时刺激的效果。

NJF 根据关节运动的不同种类将手法分类为骨运动时关节面运动、反向牵拉关节运动、连锁运动三种手法。

1. 骨运动时关节面运动 是指根据解剖、运动学特点,将关节分为单轴,双轴和多轴关节,在做不同方向的关节运动时,运动侧骨的关节面运动遵循凹凸法则,近端手对关节囊内运动侧骨出现的运动进行辅助或抗阻。此手法应用于四肢关节的运动当中(图 2-7-8~图 2-7-9)。

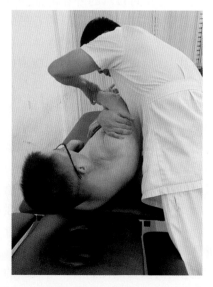

图 2-7-8 屈曲-外展-外旋模式抗阻运动起始位

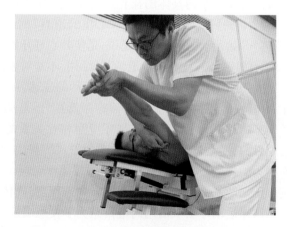

图 2-7-9 屈曲-外展-外旋模式抗阻运动终末位

2. 反向牵拉关节运动　是指在关节运动时,向一侧骨运动的相反方向牵拉对侧骨。例如,在肩关节进行屈曲-外展-外旋运动时,近端手放置于肩胛骨外侧缘,向下方回旋-内收方向固定肩胛骨(图 2-7-10~图 2-7-11)。

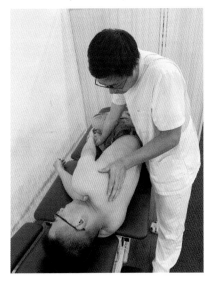

图 2-7-10　屈曲-外展-外旋+肩胛外展-上方回旋模式抗阻运动起始位

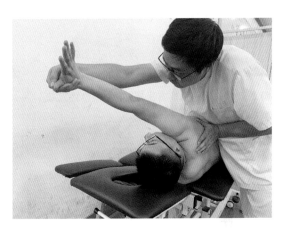

图 2-7-11　屈曲-外展-外旋+肩胛外展-上方回旋模式抗阻运动终末位

3. 连锁运动　是指肩胛带或骨盆进行运动时,会引发脊柱相应的运动。例如,肩胛带在做前方上提运动时,胸 5 以上椎体向相反方向移动,胸 5 及以下椎体向同侧运动,此时,近端手针对脊柱出现的运动进行抗阻(图 2-7-12~图 2-7-15)。反向牵拉关节运动和连锁运动时遵循运动连锁法则。

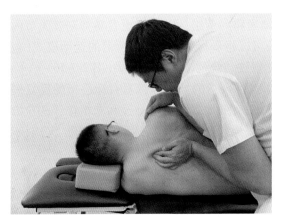

图 2-7-12　肩胛带前方上提+上位胸椎固定模式抗阻运动起始位

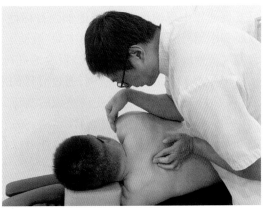

图 2-7-13　肩胛带前方上提+上位胸椎固定模式抗阻运动终末位

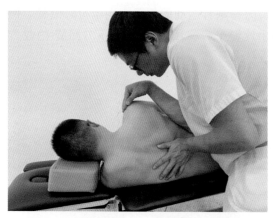

图 2-7-14　肩胛带前方上提+下位胸椎固定模式抗阻运动起始位

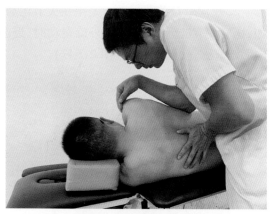

图 2-7-15　肩胛带前方上提+下位胸椎固定模式抗阻运动终末位

（李德盛）

### 三、反复促通疗法

1. 概述　反复促通法(repetitive facilitative exercises,RFE)俗称川平法。此法是由日本反复促通疗法研究所所长、原鹿儿岛大学名誉教授川平和美先生开发,也是建立在神经学科学基础上的一种创新型的卒中后早期康复疗法,能为患者带来精准度高且疗效快的治疗结果。

作为对偏瘫、步态障碍和 ADL 障碍等康复的基本战略,特别重视目标导向性的反复训练,将 RFE 作为对偏瘫上肢治疗的主要推荐。同时,这项技术对偏瘫下肢、步态障碍和 ADL 障碍也被证实有显著的治疗效果。由于 RFE 与功能性电刺激(持续低频脉冲电刺激)、振动刺激性痉挛抑制法、经颅磁刺激、肉毒素注射治疗和康复机器人等并用后可以增大治疗效果,作为偏瘫治疗的新技术将会受到康复界的广泛瞩目。

RFE 的基本理论在于通过提高相关中枢和末端神经通路的双向兴奋水平,同时诱发和反复促通想出现的运动,有效地加强目标性神经通路的重组。RFE 也更容易抑制髋关节内收肌和小腿三头肌的挛缩,作为主动/被动运动,可以将步行和日常生活所需的运动模式(包含髋关节伸展、外展等运动模式)反复地进行,比以往传统的治疗更有效果(图 2-7-16)。

RFE 用于手指治疗的病例,通过对目的手指以外余指的抑制和针对目标手指的反复刺激,再加上口令指示和患者主动意识的参与,可以更有效地提高中枢神经和末梢神经的双方向促通,帮助患者及早实现目标性运动。另外,在促通操作下的主动运动(50~100 次)对挛缩和水肿的预防及治疗也有效,所以还可以有效替代常规的关节活动度的训练。

2. 反复促通疗法的治疗

(1) 偏瘫侧上肢:在包括随机比较试验的临床循证报告中,RFE 治疗对恢复期上肢偏瘫与常规治疗对比的结果显示,即使是发病后 1 年以上的慢性期上肢偏瘫的患者,每次治疗后的指鼻试验时间相比常规治疗都呈现了明显短缩。此外,RFE 不仅对上肢功能瘫痪、物品操作能力有显著的改善,对急性脑梗死偏瘫患者也有更好的治疗效果(图 2-7-17)。

(2) 偏瘫侧下肢和步行障碍:RFE 步行训练的特点首先是重视非瘫痪侧的立足,即重视非瘫痪侧下肢的强化和站立位平衡,以及抑制瘫痪侧下肢的挛缩和促进足尖的离地。具体地说就是尽量减轻或不增加瘫痪侧下肢的挛缩负荷,求实用而不以偏瘫患者难于完成的

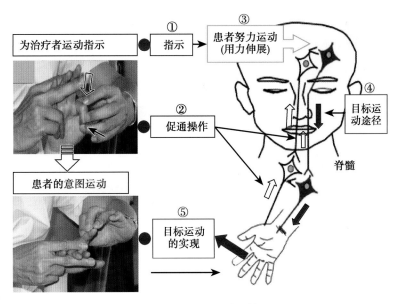

图 2-7-16 反复促通疗法的原理

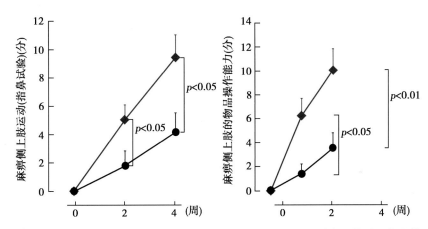

图 2-7-17 恢复期麻痹上肢的反复促通疗法与常规治疗改善量的多机构随机化比较
红线:反复促通疗法;黑线:常规治疗。多机构随机化对照试验结果显示,反复促通疗法与常规治疗相比,左图的偏瘫回复[Fugl-Meyer 评估上肢项目(FMA),最高 66 分]和右图的物品操作能力[action research arm test(ARAT),最高 57 分]的改善量都相对更大。受试者处于中风恢复期且上肢偏瘫布氏等级为 Ⅲ 或更高。均给予两组患者每天 40min 干预后再进行 30min 物品操作训练,每周 5 天,持续 4 周

对称性步行为目标。其次,重视将三动作步行变为两动作的步行转换,即提倡增快步行速度和圆滑的两脚间的重心移动,并兼顾无明显异常的步态。此外,重视非麻痹肢支撑相的步行比重视麻痹肢荷重的步行速度和步行率(cadence)都具有更积极的临床意义,在步行训练之前,首先努力改善内收肌群的挛缩,其次先在平行杠内做好反复性的步行模式练习(图 2-7-18)。之后步行实操中,在麻痹肢摆动相时刺激同肢腹股沟和对侧臀中肌,在麻痹侧支撑相时刺激同侧臀中肌,并利用平行棒、拐杖或其他下肢辅具等进行步行训练。

3. 反复促通疗法的并用疗法 RFE 配合抑制肌肉挛缩的振动刺激,并利用为提高目的肌肉的兴奋性而降低其运动阈值的持续电刺激后,更容易实现和反复患者的意图性运动。在以养老机构的患者(平均患病 48.6 个月的慢性上肢偏瘫患者)为对象的随机化较试验,针

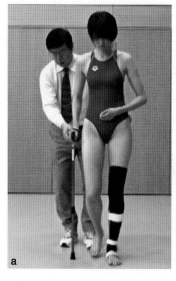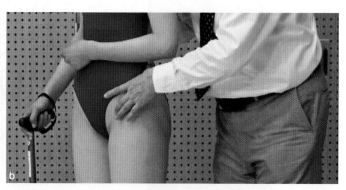

**图 2-7-18　反复促通疗法的步行训练**
a. 非患侧负重；b. 刺激患肢腹股沟

对慢性期脑梗死患者并用振动刺激挛缩抑制法和持续电刺激法的 RFE（30min/d、2d/周，持续 3 个月）对瘫痪的改善程度和有效率较常规治疗效果更加明显（图 2-7-19）。

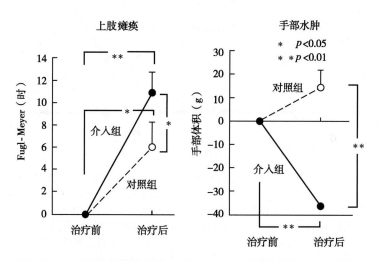

**图 2-7-19　并用振动刺激挛缩抑制法和持续电刺激法的 RFE 对脑梗死急性期偏瘫上肢的效果**

RFE 通过治疗者的操作和患者的主动性配合，可以协助患者尽早实现偏瘫侧上下肢的意图性运动。简言之，即通过对目标性运动反复促通的手法，实现目标运动所必要的神经途径传导兴奋。此外，RFE 与功能性电刺激（持续低频脉冲电刺激等）、振动刺激性痉挛抑制法（家庭用振动棒）、肉毒素注射治疗以及经颅磁刺激等联合使用后可以增加治疗效果。在针对瘫痪肢的麻痹改善或对步行障碍以及 ADL 障碍的综合性治疗中，期待以 RFE 为基础并积极结合其他有效治疗对患者的早期康复作出更多贡献。

（宫本明　宫本陈敏　刘惠林）

### 四、运动想象疗法

#### （一）运动想象概述

在日常生活中,每个人都会涉及想象活动。公元前300年左右,柏拉图的著作中就涉及想象与思维关系的探讨,现代普通心理学中将想象定义为"想象是人在头脑里对已储存的表象进行加工改造形成新形象的心理过程,它是一种特殊的思维形式"。运动想象(motor imagery/mental imagery/mental practice)则可被定义为一种特殊的运动状态,想象者在工作记忆中内在反复模拟特定的活动,却没有明显的运动输出。

虽然人类对想象活动很早就有认识,但直到19世纪随着科技的进步和心理学的发展,才对想象的研究有了进一步的进展。20世纪以来不断有想象在体育运动领域应用的报告,如篮球、排球、游泳、体操、跳高、投掷标枪等体育项目。研究结果表明,运动想象不仅可能提高粗大的运动技能,也能提高精细活动的技能。到了20世纪90年代左右,开始有将运动想象的方法应用于脑卒中、脊髓损伤等中枢神经系统疾病的报道。Page等的研究表明,运动想象能提高患肢使用量,提高患者上肢功能。Malouin等的研究发现,运动想象结合实际训练可提高受试者的负重能力,增加跨步长度、步行速度和患侧支撑相的时间,且部分效果可维持训练结束后的较长时间。总之,运动想象不管是对于健康人还是患者,都能提高其运动表现。

运动现象按照知觉的类型,可以分为动觉运动想象(kinesthetic imagery,KI)和视觉运动想象(visual imagery,VI)。KI以感知自身本体感觉为主,想象者感觉到自己实际完成了整个动作,又称为第一方想象或内在想象。VI是指想象者好像在一定距离处看到了自己或者他人完成了整个动作,作为自身肢体动作或外部运动图像的旁观者,VI以视觉感官意向为主,且与空间的环境密切相关,又称为第三方想象或外在想象。根据运动想象与其他治疗整合的方式,运动想象又可以分为植入型运动想象(embedded motor imagery)和附加型运动想象(added motor imagery)。植入型运动想象即将运动想象训练整合入康复训练过程中,而附加型运动想象指在其他训练任务前或者结束后进行完整的运动想象训练。

运动想象的较为认可的理论包括心理神经肌肉理论(psychoneuromuscular theory,PM theory)及运动流程图理论。PM理论认为在进行运动想象过程中,相关的神经肌肉被激发。也就是说,清晰的想象活动会产生和实际运动一样激发相关的肌肉,只是活动较弱。运动流程图理论则认为想象过程中会产生运动流程图,通过对流程图的不断想象,从而使动作过程变得熟悉和自动化。

运动想象虽然没有实际运动的输出,但是进行运动想象时脑部的代谢及神经活动都十分活跃,早期的研究表明运动想象可以诱发肌电活动,而且也伴随心跳、呼吸、血压等自主神经系统的变化活动。此外,有学者记录了实际运动和想象时局部脑血流变化(regional cerebral blood flow,rCBF),发现实际运动和运动想象时rCBF都比静息状态提高了30%。

近年来,随着神经影像学技术的发展,越来越多的研究者使用功能性磁共振成像(functional magnetic resonance imaging,fMRI)研究运动想象的脑机制。已有针对健康人的fMRI研究表明运动想象激活的脑区与实际运动执行相似,运动想象可能激活的脑区包括皮质运动前区(premotor cortex,PMC)、辅助运动区(supplementary motor area,SMA)、顶叶皮质(parietal cortex)和扣带回(callosal convolution)等。针对脑卒中患者的研究同样表明运动执行和运动想象执行的脑区有很多重叠区域(图2-7-20)。

运动想象

行为观察

动作执行

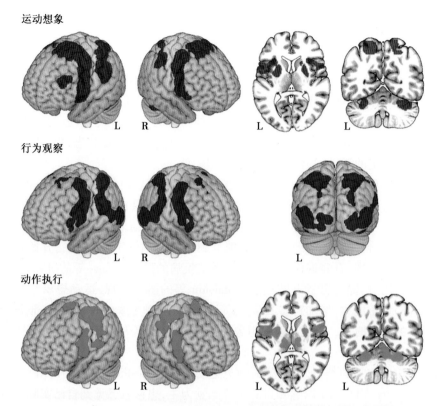

图 2-7-20    fMRI 研究 Meta 分析显示实际运动和运动想象具有相似的脑区

（二）运动想象能力评估

Sirigu 等早期就指出顶叶的损伤可能会损伤患者的运动想象能力，Oostra 等应用脑网络研究方法指出额-顶叶网络的损伤会损伤脑卒中患者的想象能力。de Vries 等对 12 例单侧脑卒中患者在卒中后第 3、6 周，分别进行 3 种想象任务评估，结果显示，第 6 周时的运动想象能力较第 3 周时显著改善，表明病程可能会影响患者的运动想象能力。也有学者研究表明随着年龄增长，运动想象能力可能下降。因此有必要对患者进行运动想象能力的评估。

问卷法是评估运动想象能力最常见的方法。目前可用的问卷包括改良的运动想象问卷（revised-movement imagery questionnaire，MIQ-R）、运动想象清晰度问卷（the vividness of motor imagery questionnaire，VMIM）以及运动觉-视觉想象问卷（the kinesthetic and visual imagery questionnaire，KVIQ）。前两种问卷更多的用于健康的成年人，但 Butler 等研究表明，MIQ-R 对于评估卒中人群的运动想象能力也是一种可靠且有效的工具。KVIQ 有 KVIQ-20 和 KVIQ-10 长短两个版本（图 2-7-21），Malouin 等的研究表明，KVIQ-10 和 KVIQ-20 在健康成人及卒中患者中都有良好的信度和效度，且 KVIQ-10 简便易行，评估花费时间少，是评估卒中患者运动想象能力的良好选择。其他可用于运动想象评估的方法包括心理测时法（mental chronometry）和手偏侧化判断任务法（hand laterality judgement task）。

（三）运动想象的实施

1. 运动想象的实施框架及实施过程　运动想象在运动心理学领域有很多研究，Holmes 及 Collins 在 2001 年提出实施动想象的"PETTLEP"模式，以此来指导运动想象的实施。PETTLEP 分别是" physical "" environment "" task "" timing "" learning "" emotion "" perspective "

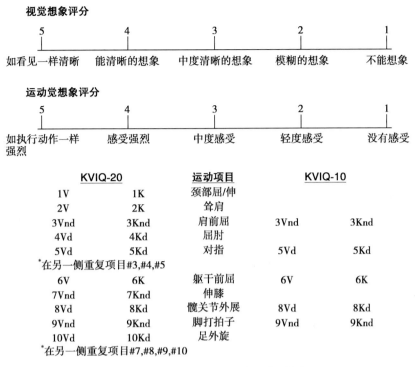

图 2-7-21 运动觉和视觉想象问卷(节选)

d:优势侧;nd:非优势侧;∗:评估双侧肢体运动

的英文首字母。这个模式建议在实施运动想象过程中包括环境、任务、时机、情感状态等要尽可能的跟实际运动接近,同时还要注意运动想象要包括与技能提升相适应的想象内容及想象视角。随着运动想象技术在脑卒中康复领域的应用,也有学者开始探讨运动想象在患者中实施的具体框架。

　　Braun 提出的框架包括五个方面的内容:①评估运动想象能力;②确定运动想象性质;③教授运动想象技巧;④将运动想象同主动活动结合并监督实施;⑤进行自发的运动想象训练。这些框架的提出,有助于运动想象的实施者根据自己的需要,设计合适的运动想象方案,从而更好的提高运动想象的实施效果。

　　在具体实施过程中,植入型运动想象一般采用"一对一"的方式,在患者进行一定次数的训练后,由治疗师指导患者进行运动想象的训练。而附加型运动想象的方案,一般采用让患者听录音指令的方式,录音的制定很大程度上仍然收到运动心理学的影响,一般仍然分为三部分:前 3~5min 让患者想象在一个温暖、放松的地方,收缩放松身体的肌肉;中间 20min 左右的时间,运动内在的、多感觉的图像进行功能任务的想象训练;最后 3~5min 让患者注意力回到屋子里。

　　2. 实施中需要注意的问题

　　(1) 想象的视角选择:动觉想象被称为第一方想象或内在想象,视觉想象被称为第三方想象或外在想象,在实际中还是会让人产生疑惑。Malouin 等指出,外在想象指以第三方视角进行视觉想象,而内在想象则指动觉想象及以第一方视角进行的视觉想象。通过神经影像技术进行的研究表明,同第三方视角相比,第一方视角进行的运动想象过程同运动执行有更多共同的生理学特点,因此第一方想象可能更接近真实的运动执行。从这个角度讲,实施运动想象过程可能更倾向于选择第一方视角,让患者从内在想象与任务相关的动觉及视觉成分。

（2）想象训练是动态的过程:在运动想象的实施过程中,一方面,随着运动想象的实施,患者的运动想象能力会有一定的提升,运动表现也在不断地提高,另一方面,运动想象的实施要结合患者的动机和需求,在不同的阶段,患者的动机和需求也在不断变化,同时,由于运动想象需要患者不断重复与任务相关的想象活动,患者可能会产生适应而动力下降,所有这些因素都决定了运动想象的内容应该是动态的,运动想象的内容根据评估及患者的情况也进行调整,让想象内容对患者来说具有一定的挑战性。

（3）运动想象不仅仅是"运动"想象:运动想象的实施过程中,应该要调动患者多个感官的信息,如嗅觉、触觉、听觉、味觉等,而不仅仅是运动过程的简单分解和想象。对于脑卒中患者,可能会有不同程度的感知觉功能障碍,想象过程中调动患者多个感官的感觉,可以提高运动想象的效果。

（4）运动想象应该与任务相关:患者在执行某些任务过程中缺失的成分,应该是运动想象应该关注的重点。运动想象是运动训练很好的一种补充,是一种有用的辅助治疗手段,在实际训练过程中,通过不断重复、目标导向的训练某个任务或任务成分的方法也适用于运动想象训练。同时,这些任务对于患者来说应该也是有意义的,能让患者有动力不断坚持训练。

（5）运动想象应该有监督落实:由于运动想象是一种高级脑功能活动,具有隐匿的特点,进行运动想象的监测目前还缺乏客观有效的方法,如何进行运动想象的监督落实一直是一个难点。有研究者建议在实施过程中采用日志的方法,让患者进行过运动想象后进行想象时间、想象频率等的记录,对患者的完成情况进行奖励等方法来监督落实,提高患者依从性。

（四）运动想象的不足和局限

虽然研究表明运动想象可以适用于急性期、亚急性期及慢性期的脑卒中患者,但是运动想象作为一种高级脑活动,在具体的实施过程中,对于患者的认知水平有一定的要求,有研究表明,患者的受教育程度、年龄、受损部位、病程等都会影响患者的运动想象能力,因此对于认知功能低下的患者、感觉性失语等患者运动想象并不适用。此外,运动想象"隐匿"的性质,也给运动想象的监测带来一定的障碍。最后,已有的研究表明虽然运动想象可以单独作为一种训练方法使用,但是运动想象并不能替代实际训练,两者联合应用才能发挥最好的效果。

（胡昔权　高家欢）

## 五、双侧上肢训练

### （一）双侧上肢训练概述

双侧上肢训练(bilateral arm training,BAT)是指两侧肢体独立执行同一时间和空间的运动模式,最早由 Mudie 等在 1996 年提出。研究初步显示,其可能对双手协调性运动及单侧运动中患手的表现有较好的效果。

双侧上肢训练的机制目前还未明确。首先,有研究者认为其与双侧大脑半球间抑制的正常化有关。单侧皮质脑卒中患者,由于患侧半球经胼胝体的抑制降低,健侧运动皮质过兴奋,与此同时,患侧半球接受了从健侧半球传来的强烈抑制信号,而导致兴奋性进一步降低,由此形成恶性循环。双侧上肢训练可能通过增强了半球间皮质的去抑制从而兴奋了患侧半球。其次,还可能与健侧半球同侧通路的激活有关。通过"共享"健侧半球传来的正常的运动指令提高患侧功能,继而达到患侧脑功能重组。再次,可能与神经反馈有关,故将外部信号,如将节奏的听觉刺激或者肌电触发的神经肌肉电刺激作为添加剂辅助患者运动的治疗常取得较好的治疗效果。

（二）双侧上肢训练的常见分类

目前国内外有众多小组开展双侧上肢训练的研究,但采用的训练方法并不完全统一,现将其简述如下。

1. 双侧对称运动训练（bilateral isokinematic training, BIT）　Mudie 等于 1996 年提出的双侧上肢训练方法,在此训练中,患者进行功能性动作的训练（木板放置、钉子旋转、模拟喝水）,比较双侧训练和单侧训练的疗效,发现双侧训练组患者的患侧上肢功能有显著的提高。

2. 双侧上肢训练结合节律听觉刺激（bilateral arm training with rhythmic auditory cueing, BATRAC）　Whitall 等于 2000 年提出 BATRAC,即患者在光滑的水平面进行上肢推拉运动,并配合节律的听觉刺激。研究结果显示患侧上肢的 FMA 得分,运动速度及患侧上肢作为支持性作用和在双侧任务中的实际使用方面均得到提高,训练结束 9 周以后,效果仍然存在。后来的研究者提示,这种训练方法对于偏瘫上肢残损比较严重的患者,会显示出比单侧训练更好的效果。

3. 双侧上肢训练结合肌电触发的神经肌肉电刺激　Cauraugh 等于 2002 年提出了双侧上肢训练结合肌电触发的神经肌肉电刺激的训练方法。研究结果显示,采用此训练方法的患者在盒子和阻碍物测试（box and block test, BBT）、运动反应时间和肌肉的持续收缩方面显示出更大的进步。

4. 机械辅助双侧上肢训练　Stinear 等于 2004 年对慢性脑卒中患者使用机械臂进行单关节的双侧上肢训练,如腕屈伸,前臂旋前旋后等。机械臂可以辅助患侧上肢进行被动、主动辅助和抗阻的训练。训练后患侧上肢痉挛减轻和运动控制能力提高。

5. 双侧镜像训练　这实际上是双侧训练结合运动想象的一种训练方法。在镜像治疗中,通过特制的装置,使双手分别放置于镜子两侧同时进行相同运动,但患者只可以通过镜子看见健侧上肢的运动镜像,便以为是患侧上肢,事实上患侧上肢在镜子后面不能被患者看见。与对照组相比,双侧镜像训练组患者得到了更明显的进步。

6. 双侧启动　最近的研究显示,双侧上肢训练作为准备活动使用,在双侧或者单侧功能性任务的运动练习之前使用,可以导致皮层的易兴奋性。Stinear 的研究中采用主动-被动双侧训练（active-passive bimanual movement therapy, APBT）,在手的灵巧性的任务之前进行 10~15min 的双侧训练,即双侧启动;对照组只进行手的任务练习。两组的 FMA 得分均有提高,并且在患侧大脑半球的皮层兴奋性增加。在随访时,双侧启动组在行为学指标中呈持续进步,而对照组无。

7. 在虚拟现实环境下进行双侧上肢训练　近年来,随着虚拟现实技术的发展,研究中将其应用在双侧上肢训练中,结果提示在虚拟环境下进行双侧训练的效果优于单独的双侧训练,且脑电图的结果提示,前者的额叶的激活增加且更集中。

（三）双侧上肢训练的临床应用

针对患者情况,选择适宜的双侧训练动作进行练习。每一个双侧动作均由两侧上肢在同一时间、同一空间独立完成,运动方向同向对称,同时强调节律性的重复运动。必要时治疗师对于患侧上肢给予适当的辅助。以下简要介绍几种常用的双侧训练方法。

1. 双侧上肢推磨砂板训练　根据患者情况,将磨砂板调至一定角度,双手同时独立地完成肩、肘的屈、伸动作。包括 3 个小节,每小节包括 20 个重复的动作,持续约 3min,每节休息 3min,总体时间约 20min,见图 2-7-22。

2. 双侧肩关节减重下水平外展内收训练　此动作在悬吊带的辅助下完成。包括 3 个小节,每小节包括 100 个重复的动作,持续约 3min,每节休息 3min,总体时间约 20min,见图 2-7-23。

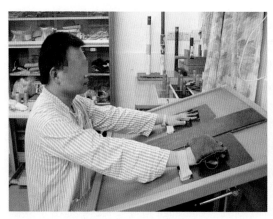 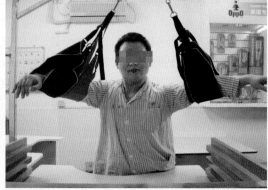

图 2-7-22　双侧上肢推磨砂板训练　　　　　图 2-7-23　双侧肩关节减重下水平外展内收训练

3. 双侧肩前屈体操棒训练　双手握住体操棒,伸直肘关节完成肩前屈动作。包括 3 个小节,每小节包括 20 个重复的肩前屈动作,持续约 3min,每节休息 3min,总体时间约 20min,见图 2-7-24。

4. 双侧肩关节上举器训练　包括 3 个小节,每小节包括 20 个重复的肩上举动作,持续约 3min,每节休息 3min,总体时间约 20min(图 2-7-25)。

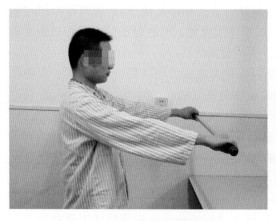 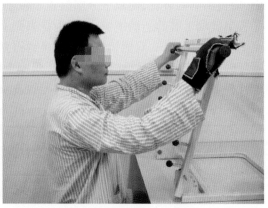

图 2-7-24　双侧肩前屈体操棒训练　　　　　图 2-7-25　双侧肩关节上举器训练

5. 双侧前臂旋前旋后训练　双前臂置于治疗台上,手握弹力棒,两侧同时进行旋前、旋后运动。包括 3 个小节,每节包括 20 个重复的动作,持续时间约 3min,每节休息 3min,总体时间约 20min,见图 2-7-26。

6. 双侧上肢训练结合肌电触发的神经肌肉电刺激　以腕背伸为例,双侧腕关节同时进行腕背伸动作,同时辅以患侧的肌电触发神经肌肉电刺激,腕背伸 5s 与休息 10s 交替进行,共 80 次,持续 20min,见图 2-7-27。

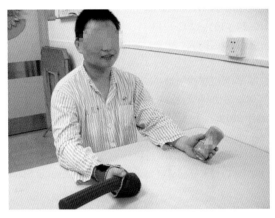

图 2-7-26　双侧前臂旋前旋后训练

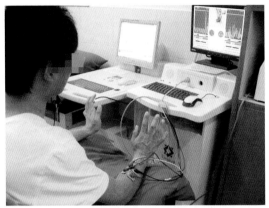

图 2-7-27　双侧上肢训练结合肌电触发的神经肌肉电刺激

7. 其他　根据患者功能情况,采取合适的双侧上肢训练方法,如双侧模拟喝水动作、双手擦桌子动作等,均需符合双侧上肢同一空间、同一时间、对称、节律的重复运动,每个运动训练时间约 20min。

(胡昔权　郑雅丹)

## 参 考 文 献

[ 1 ] Kuptniratsaikul V,Kovindha A,Suethanapornkul S,et al. Motor recovery of stroke patients after rehabilitation:one-year follow-up study. International Journal of Neuroscience,2017,127(1):37-43.

[ 2 ] Pandian S,Arya KN,Davidson EWR. Comparison of Brunnstrom movement therapy and motor relearning program in rehabilitation of post-stroke hemiparetic hand:A randomized trial. Journal of Bodywork and Movement Therapies,2012,16(3):330-337.

[ 3 ] Pandian S,Arya KN. Stroke-related motor outcome measures:Do they quantify the neurophysiological aspects of upper extremity recovery?. Journal of Bodywork and Movement Therapies,2014,18(3):412-423.

[ 4 ] 纪树荣. 运动疗法技术学. 2 版. 北京:华夏出版社,2011.

[ 5 ] 燕铁斌,窦祖林,冉春风. 实用瘫痪康复. 北京:人民卫生出版社,2010.

[ 6 ] 林成杰. 物理治疗技术. 2 版. 北京:人民卫生出版社,2014.

[ 7 ] 王玫,关风光,林文颖. 运动再学习治疗脑卒中偏瘫的文献计量学分析. 全科护理,2017,15(13):1553-1554.

[ 8 ] Brainin M,Zorowitz RD. Advance in stroke:recovery and rehabilitation. Stroke,2013,44(2):311-313.

[ 9 ] 纪树荣. 运动疗法技术学. 北京:华夏出版社,2011.

[10] 江钟立. 人体发育学. 北京:华夏出版社,2011.

[11] 恽晓平. 康复疗法评定学. 北京:华夏出版社,2014.

[12] 马金. 运动治疗技术. 武汉:华中科技大学出版社,2013.

[13] 李树春. 小儿脑性瘫痪. 郑州:河南科学技术出版社,2000.

[14] Campbell SK. Physical therapy for children. 2nd ed. PHiladelphia:WB Saunders Company,2000.

［15］川平和美．片麻痺回復のための運動療法，促通反復療法「川平法」の理論と実際．2 版．医学書院，2017．

［16］Shimodozono M．Benefits of a repetitive facilitative exercise program for the upper paretic extremity after subacute stroke：A randomized controlled trial．Neurorehabil Neural Repair，2013，27（4）：296-305．

［17］Kawahira K．Effects of Intensive Repetition of a New Facilitation Technique on Motor Functional Recovery of the Hemiplegic Upper Limb and Hand．Brain Inj，2010，24（10）：1202-1213．

［18］上間智博．脳卒中片麻痺患者への3種の麻痺側加重指導が歩行に及ぼす影響について．日本義肢装具学会誌，2011，27（2）：105-111．

［19］林拓児．通所リハビリテーションに於ける慢性期脳卒中片麻痺上肢への促通反復療法と治療的電気刺激・振動刺激との併用による麻痺改善効果．理学療法科学，2017，32（1）：129-132．

［20］燕铁斌，现代康复治疗学．2 版 广州：广东科技出版社 2012．

［21］Hardwick RM，Caspers S，Eickhoff SB，et al．Neural correlates of action：Comparing meta-analyses of imagery，observation，and execution．Neuroscience & Biobehavioral Reviews，2018，94：31-44．

［22］Wakefield C，Smith D．Perfecting practice：Applying the PETTLEP model of motor imagery．Journal of Sport Psychology in Action，2012，3（1）：1-11．

［23］Guillot A，Di Rienzo F，Collet C．The neurofunctional architecture of motor imagery//Advanced Brain Neuroimaging Topics in Health and Disease-Methods and Applications．InTech，2014．

［24］Page SJ，Peters H．Mental practice：applying motor Practice and neuroplasticity principles to increase upper extremity function．Stroke，2014，45（11）：3454-3460．

［25］Malouin F，Jackson PL，Richards CL．Towards the integration of mental practice in rehabilitation programs．A critical review．Frontiers in human neuroscience，2013，7：576．

［26］de Vries S，Tepper M，Otten B，et al．Recovery of motor imagery ability in stroke patients．Rehabilitation research and practice，2011，2011：283840．

［27］郑雅丹，胡昔权，李奎，等．双侧上肢训练影响脑梗死患者脑功能重组的 fMRI 研究．中华物理医学与康复杂志，2017，39（5）：336-341．

［28］郑雅丹，胡昔权，李奎，等．双侧上肢训练在脑卒中患者康复中的应用．中国康复医学杂志，2011（06）：523-528．

［29］郑雅丹，胡昔权．双侧上肢训练在脑卒中患者康复中应用的研究进展．中国康复医学杂志，2011，26（3）：296-299．

［30］Choo PL，Gallagher HL，Morris J，et al．Correlations between arm motor behavior and brain function following bilateral arm training after stroke：a systematic review．Brain Behav，2015，5（12）：e00411．

［31］van Delden AL，Peper CL，Nienhuys KN，et al．Unilateral versus bilateral upper limb training after stroke：the Upper Limb Training After Strokeclinical trial．Stroke，2013，44（9）：2613-2616．

［32］Rodrigues LC，Farias NC，Gomes RP，et al．Feasibility and effectiveness of adding object-related bilateral symmetrical training to mirror therapy in chronic stroke：A randomized controlled pilot study．Physiother Theory Pract，2016，32（2）：83-91．

［33］McCombe WS，Whitall J，Jenkins T．Sequencing bilateral and unilateral task-oriented training versus task oriented training alone to improve arm function in individuals with chronic stroke．BMC Neurol，2014，14（12）：236-244．

［34］Lee SH，Kim YM，Lee BH．Effects of virtual reality-based bilateral upper-extremity training on brain activity in post-strokepatients．J Phys Ther Sci，2015，27（7）：2285-2287．

［35］Lee SH，Kim YM，Lee BH．Effect of Virtual Reality-based Bilateral Upper Extremity Training on Upper Extremity Function after Stroke：A Randomized Controlled Clinical Trial．Occup Ther Int，2016，23（4）：357-368．

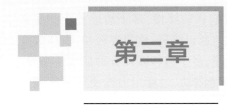

## 第三章

# 脑卒中的康复

## 第一节 概 述

### 一、定义

脑卒中(stroke),又称脑血管意外(cerebrovascular accident,CVA),是指突然发生的、由脑血管病变引起的局限的或全脑的功能障碍,持续时间超过24h或引起死亡的临床综合征。它包括脑梗死(cerebral infarction)(图3-1-1)、脑出血(intracerebral hemorrhage)和蛛网膜下腔出血(subarachnoid hemorrhage)。脑梗死包括脑血栓形成(cerebral thrombosis)、脑栓塞(cerebral embolism)和腔隙性脑梗死(lacunar stroke)。

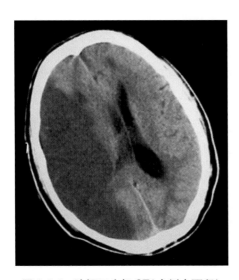

图3-1-1 脑梗死头部CT(右侧大面积)

### 二、危险因素及预防

WHO提出脑卒中的危险因素包括①可调控的因素,如高血压、心脏病、糖尿病、高脂血症等;②可改变的因素,如不良饮食习惯、大量饮酒、吸烟等;③不可改变的因素,如年龄、性别、种族、家族史等。

通过早期积极地、主动地控制各种危险因素,改变不健康生活方式,可以达到使脑卒中不发生或者推迟发生的目的,即脑卒中的一级预防,它是指脑卒中发病前的预防措施。主要包括防治高血压、心脏病、糖尿病、血脂异常、戒烟、限酒、控制体重、防治高同型半胱氨酸血症、降低纤维蛋白原水平以及适度的体育锻炼和合理膳食等。二级预防是针对发生过一次或多次脑卒中的患者,寻找卒中事件发生的相关原因,可对已发生卒中的患者选择必要的影像学检查或其他实验室检查以明确患者的卒中类型及相关危险因素。针对所有可干预的危险因素如高血压、糖尿病、血脂异常、高同型半胱氨酸血症等进行干预,以降低卒中复发的风险。

## 三、临床表现与功能障碍

不同类型的脑卒中起病有不同的特点。脑血栓形成起病较缓慢,多于清晨或夜间醒来发现偏瘫、失语等。多数患者发病时意识清楚,或有轻度的意识障碍,恢复亦较快,血压改变不大。脑栓塞可发生任何年龄,但以中青年居多,起病急骤,多于数秒或几分钟症状达高峰。脑出血一般起病急骤,多在活动状态下发病,特别是在情绪激动、过度用力排便等血压骤升的情况下易于发生。

无论是何种脑卒中,临床表现都取决于发生脑卒中时脑损伤的部位、大小和性质。急性期患者可有突发肢体乏力、麻木、口角歪斜等,可出现头痛、呕吐、意识障碍、大小便失禁等。临床病情稳定后可遗留有各种功能障碍,临床上常见的功能障碍如下:

1. 感觉功能障碍　表现为偏身感觉(浅感觉和深感觉)障碍、一侧视野缺失(偏盲)等;

2. 运动功能障碍　偏身运动障碍(偏瘫)、平衡能力下降、共济失调等;

3. 交流功能障碍　表现为失语、构音障碍等;

4. 认知功能障碍　表现为记忆力障碍、注意力障碍、思维能力障碍、执行能力障碍、失认等;

5. 吞咽功能障碍　表现为饮水呛咳、咀嚼乏力、误吸等;

6. 心理障碍　表现为焦虑、抑郁等;

7. 其他功能障碍　如二便失控、性功能障碍等。

## 四、治疗原则

脑卒中的治疗应根据不同的病因、发病机制、临床类型、发病时间等确定治疗方案,实施以分型、分期为核心的个体化和整体化的治疗原则,康复治疗应贯穿于疾病的全程。

脑卒中急性期主要在神经内科或神经外科住院。首先是一般支持治疗,其主要目标为维持生命体征平稳,防治并发症发生;在此基础上,可酌情采用改善脑循环、脑保护、抗脑水肿、降颅压等措施。脑梗死发生在合适的时间窗(发病后 3~6h 内)、有适应证者可行溶栓治疗,通过及时恢复血流和改善组织代谢就可以抢救梗死周围仅有功能改变的组织,避免坏死形成。抗血小板聚集、抗凝治疗、外科及介入治疗也可根据病情选择性使用。有条件的医院,应该建立卒中单元,卒中患者需收入卒中单元治疗。

康复治疗对脑卒中整体治疗的效果和重要性已被国内外公认。在急性期,脑卒中患者病情稳定(即生命体征平稳,病情无进展)即可开展早期、规范的康复治疗,称为一级康复。康复训练应以循序渐进的方式进行,强度要考虑到患者的体力、耐力和心肺功能情况。在条件许可的情况下,开始阶段进行每天至少 45min 的康复训练,能够改善患者的功能,适当增加训练强度是有益的。然而发病 24h 内的高强度、超早期功能锻炼可能会降低患者 3 个月内获得良好预后的可能性。

二级康复是指脑卒中恢复早期在康复科进行的康复治疗,尽可能使脑卒中患者受损的功能达到最大限度的改善,提高患者日常生活活动能力。具体康复评估及训练内容将在接下来的章节进行详述。康复治疗的同时应兼顾脑卒中二级预防方案、对症处理及预防相关并发症。

三级康复是指脑卒中恢复中期和后遗症期在社区及家庭开展的康复治疗,此阶段重点在于防止功能退化及并发症的发生,代偿性功能训练,适应日常生活的节奏,提高患者参与社会生活的能力。

### 五、影响预后的因素

#### (一)年龄

随着年龄的增加,人体器官功能会发生退行性改变,易合并多种慢性疾病。且神经功能恢复的潜力也会随着年龄的增加而减少。

#### (二)合并症与继发性功能损害

合并有心脏病的脑卒中患者,由于心功能受限,可影响原发病造成功能障碍的改善;继发于原发病的吞咽困难、失语、认知障碍,感觉障碍、二便失禁和抑郁,也可延长脑卒中患者的住院时间,影响其受损功能恢复的速度,从而使其生存质量下降。

#### (三)病灶部位与严重程度

脑损伤体积的大小表明神经系统破坏的程度,体积和破坏程度大的后果更严重。同样大小和同样性质的脑损害如果发生在内囊后肢等关键部位,引发的偏瘫更难恢复。一般来说,脑卒中后受损功能程度越重,持续时间越长,其功能结局越差。

#### (四)早期与综合康复治疗

大量的临床实践表明,规范康复治疗可以促进脑卒中患者的功能恢复,早期康复治疗不仅可以预防并发症的发生,缩短住院日,加快恢复时间,其功能恢复效果也会更好。

#### (五)家庭与社会的参与

在脑卒中患者的功能恢复过程中,家庭成员的积极配合和社会相关因素的参与,都对其功能结局产生积极的影响。

为最大限度的改善脑卒中患者的预后,需通过临床医生、治疗师、家庭及社会的共同努力,以提高患者的生活质量、促进其回归社会为最终目标。

(胡昔权　李明月)

## 第二节　康复评定

### 一、评定内容

依据 2014 年中华医学会神经病学分会神经康复学组通过的"脑卒中康复临床路径"(下面简称临床路径),脑卒中患者应该进行如下十二个方面的评定。

#### (一)脑卒中的危险因素、医学并发症的评定

高血压、高血脂、糖尿病、吸烟、缺乏运动、肥胖、心脏病史等是脑卒中的危险因素,其中高血压和高血脂是最重要的两个危险因素,吸烟、饮酒、肥胖、运动不足、三餐不定、暴饮暴食、熬夜、失眠、睡眠呼吸暂停等都是脑卒中的高危因素。而高颅压、血压异常、肺炎与肺部水肿、血糖异常、吞咽困难、上消化道出血、尿失禁与尿路感染等都是脑卒中的医学并发症。对以上危险因素与医学并发症都要进行相应的评定及记录,一般由神经科医生完成,本书不再赘述。

（二）昏迷程度评定

临床路径推荐昏迷程度选用 Glasgow 昏迷量表评定。Glasgow 昏迷指数的评估有睁眼反应、语言反应和肢体运动三个方面，三个方面的分数总和即为昏迷指数。

1. 睁眼反应（E，eye opening）　为 1~4 分。

4 分：自然睁眼（spontaneous）：靠近患者时，患者能自主睁眼，术者不应说话、不应接触患者。

3 分：呼唤会睁眼（to speech）：正常音量呼叫患者，或高音量呼叫，不能接触患者。

2 分：有刺激或痛楚会睁眼（to pain）：先轻拍或摇晃患者，无反应后予强刺激，如以笔尖刺激患者第 2 或第 3 指外侧，并在 10s 内增加刺激至最大，强刺激睁眼评 2 分，若仅皱眉、闭眼、痛苦表情，不能评 2 分。

1 分：对于刺激无反应（none）

C 分：如因眼肿、骨折等不能睁眼，应以"C"（closed）表示。

2. 语言反应（V，verbal response）　为 1~5 分。

5 分：说话有条理（oriented）：定向能力正确，能清晰表达自己的名字、居住城市或当前所在地点、当年年份和月份。

4 分：可应答，但有答非所问的情形（confused）：定向能力障碍，有答错情况。

3 分：可说出单字（inappropriate words）：完全不能进行对话，只能说简短句或单个字。

2 分：可发出声音（unintelligible sounds）：对疼痛刺激仅能发出无意义叫声。

1 分：无任何反应（none）。

T 分：因气管插管或切开而无法正常发声，以"T"（tube）表示。

D 分：平素有言语障碍史，以"D"（dysphasic）表示。

3. 肢体运动（M，motor response）　为 1~6 分。

6 分：可依指令动作（obey commands）：按指令完成 2 次不同的动作。

5 分：施以刺激时，可定位出疼痛位置（localize）：予疼痛刺激时，患者能移动肢体尝试去除刺激。疼痛刺激以压眶上神经为金标准。

4 分：对疼痛刺激有反应，肢体会回缩（withdrawal）。

3 分：对疼痛刺激有反应，肢体会弯曲（decorticate flexion）：呈"去皮质强直"姿势。

2 分：对疼痛刺激有反应，肢体会伸直（decerebrate extension）：呈"去脑强直"姿势。

1 分：无任何反应（no response）。

昏迷程度以三者分数相加来评估，得分值越高，提示意识状态越好，用 Glasgow 昏迷评分法来判断患者的意识情况，比较客观。格拉斯哥昏迷评分法最高分为 15 分，表示意识清楚；12~14 分为轻度意识障碍；9~11 分为中度意识障碍；8 分以下为昏迷；分数越低则意识障碍越重。选评判时的最好反应计分。注意运动评分左侧右侧可能不同，用较高的分数进行评分。改良的 GCS 评分应记录最好反应/最差反应和左侧/右侧运动评分。

（三）脑卒中严重程度评定

临床路径推荐脑卒中严重程度通常选用美国国立卫生研究院卒中量表（NIH Stroke Scale，NIHSS）评定（表 3-2-1）。

NIHSS 评分用于评估卒中患者神经功能缺损程度。基线评估可以评估卒中严重程度，治疗后可以定期评估治疗效果。

表 3-2-1　美国国立卫生研究院卒中量表（NIHSS）

| 项　目 | 评 分 标 准 | |
|---|---|---|
| 1a. 意识水平：即使不能全面评价（如气管插管、语言障碍、气管创伤及绷带包扎等），检查者也必须选择 1 个反应。只在患者对有害刺激无反应时（不是反射）才能记录 3 分 | 0 | 清醒，反应灵敏 |
| | 1 | 嗜睡，轻微刺激能唤醒，可回答问题，执行指令 |
| | 2 | 昏睡或反应迟钝，需反复刺激、强烈或疼痛刺激才有非刻板的反应 |
| | 3 | 昏迷，仅有反射性活动或自发性反应或完全无反应、软瘫、无反射 |
| 1b. 意识水平提问：月份、年龄。仅对初次回答评分。失语和昏迷者不能理解问题记 2 分，因气管插管、气管创伤、严重构音障碍、语言障碍或其他任何原因不能完成者（非失语所致）记 1 分。可书面回答 | 0 | 两项均正确 |
| | 1 | 一项正确 |
| | 2 | 两项均不正确 |
| 1c. 意识水平指令：睁闭眼；非瘫痪侧握拳松开。仅对最初反应评分，有明确努力但未完成的也给分。若对指令无反应，用动作示意，然后记录评分。对创伤、截肢或其他生理缺陷者，应予适当的指令 | 0 | 两项均正确 |
| | 1 | 一项正确 |
| | 2 | 两项均不正确 |
| 2. 凝视：只测试水平眼球运动。对随意或反射性眼球运动记分。若眼球偏斜能被随意或反射性活动纠正，记 1 分。若为孤立的周围性眼肌麻痹记 1 分。对失语者，凝视是可以测试的。对眼球创伤、绷带包扎、盲人或有其他视力、视野障碍者，由检查者选择一种反射性运动来测试，确定眼球的联系，然后从一侧向另一侧运动，偶尔能发现部分性凝视麻痹 | 0 | 正常 |
| | 1 | 部分凝视麻痹（单眼或双眼凝视异常，但无强迫凝视或完全凝视麻痹） |
| | 2 | 强迫凝视或完全凝视麻痹（不能被头眼反射克服） |
| 3. 视野：若能看到侧面的手指，记录正常，若单眼盲或眼球摘除，检查另一只眼。明确的非对称盲（包括象限盲），记 1 分。若全盲（任何原因）记 3 分。若濒临死亡记 1 分，结果用于回答问题 11 | 0 | 无视野缺损 |
| | 1 | 部分偏盲 |
| | 2 | 完全偏盲 |
| | 3 | 双侧偏盲（包括皮质盲） |
| 4. 面瘫 | 0 | 正常 |
| | 1 | 轻微（微笑时鼻唇沟变平、不对称） |
| | 2 | 部分（下面部完全或几乎完全瘫痪） |
| | 3 | 完全（单或双侧瘫痪，上下面部缺乏运动） |
| 5、6. 上下肢运动：置肢体于合适的位置：坐位时上肢平举 90°，仰卧时上抬 45°，掌心向下，下肢卧位抬高 30°，若上肢在 10s 内，下肢在 5s 内下落，记 1~4 分。对失语者用语言或动作鼓励，不用有害刺激。依次检查每个肢体，从非瘫痪侧上肢开始，若为截肢或关节融合记 9 分，并解释 | 上肢：<br>0<br>1<br><br>2<br>3<br>4<br>9<br><br>下肢：<br>0<br>1<br>2<br>3<br>4<br>9 | 无下落，置肢体于 90°（或 45°）坚持 10s<br>能抬起但不能坚持 10s，下落时不撞击床或其他支持物<br>试图抵抗重力，但不能维持坐位 90°或仰位 45°<br>不能抵抗重力，肢体快速下落<br>无运动<br>截肢或关节融合，解释：<br>　5a 左上肢；5b 右上肢<br><br>无下落，于要求位置坚持 5s<br>5s 末下落，不撞击床<br>5s 内下落到床上，可部分抵抗重力<br>立即下落到床上，不能抵抗重力<br>无运动<br>截肢或关节融合，解释：<br>　6a 左下肢；6b 右下肢 |

续表

| 项　　目 | | 评 分 标 准 |
|---|---|---|
| 7. 肢体共济失调:目的是发现一侧小脑病变。检查时睁眼,若有视力障碍,应确保检查在无视野缺损中进行。进行双侧指鼻试验、跟膝胫试验,共济失调与无力明显不呈比例时记分。若患者不能理解或肢体瘫痪不记分。盲人用伸展的上肢摸鼻。若为截肢或关节融合记9分,并解释 | 0 | 无共济失调 |
| | 1 | 一个肢体有 |
| | 2 | 两个肢体有,共济失调在: |
| | | 右上肢 1=有,2=无 |
| | 9 | 截肢或关节融合,解释: |
| | | 左上肢 1=有,2=无 |
| | 9 | 截肢或关节融合,解释: |
| | | 右上肢 1=有,2=无 |
| | 9 | 截肢或关节融合,解释: |
| | | 左下肢 1=有,2=无 |
| | 9 | 截肢或关节融合,解释: |
| | | 右下肢 1=有,2=无 |
| 8. 感觉:检查对针刺的感觉和表情,或意识障碍及失语者对有害刺激的躲避。只对与脑卒中有关的感觉缺失评分。偏身感觉丧失者需要精确检查,应测试身体多处[上肢(不包括手)、下肢、躯干、面部]确定有无偏身感觉缺失。严重或完全的感觉缺失记2分。昏睡或失语者记1或0分。脑干卒中双侧感觉缺失记2分。无反应或四肢瘫痪者记2分。昏迷患者(1a=3)记2分 | 0 | 正常 |
| | 1 | 轻-中度感觉障碍(患者感觉针刺不尖锐或迟钝,或针刺感缺失但有触觉) |
| | 2 | 重度-完全感觉缺失(面、上肢、下肢无触觉) |
| 9. 语言:命名、阅读测试。若视觉缺损干扰测试,可让患者识别放在手上的物品,重复和发音。气管插管者手写回答。昏迷者记3分。给恍惚或不合作者选择一个记分,但3分仅给不能说话且不能执行任何指令者 | 0 | 正常 |
| | 1 | 轻-中度失语:流利程度和理解能力部分下降,但表达无明显受限 |
| | 2 | 严重失语,交流是通过患者破碎的语言表达,听者须推理、询问、猜测,交流困难 |
| | 3 | 不能说话或者完全失语,无言语或听力理解能力 |
| 10. 构音障碍:读或重复表上的单词。若有严重的失语,评估自发语言时发音的清晰度。若因气管插管或其他物理障碍不能讲话,记9分。同时注明原因。不要告诉患者为什么做测试 | 0 | 正常 |
| | 1 | 轻-中度,至少有些发音不清,虽有困难但能被理解 |
| | 2 | 言语不清,不能被理解,但无失语或与失语不成比例,或失音 |
| | 9 | 气管插管或其他物理障碍,解释: |
| 11. 忽视:若患者严重视觉缺失影响双侧视觉的同时检查,皮肤刺激正常,记为正常。若失语,但确实表现为对双侧的注意,记分正常。视空间忽视或疾病失认也可认为是异常的证据 | 0 | 正常 |
| | 1 | 视、触、听、空间觉或个人的忽视;或对一种感觉的双侧同时刺激忽视 |
| | 2 | 严重的偏侧忽视或一种以上的偏侧忽视;不认识自己的手;只能对一侧空间定位 |

　　基线评估>16分的患者很有可能死亡,而<6分的很有可能恢复良好;每增加1分,预后良好的可能性降低17%。

　　评分范围为0~42分,分数越高,神经受损越严重,分级如下。

0~1 分：正常或近乎正常；

1~4 分：轻度卒中/小卒中；

5~15 分：中度卒中；

15~20 分：中-重度卒中；

21~42 分：重度卒中。

### （四）运动障碍康复评定

临床路径推荐脑卒中运动障碍康复评定选用 Fugl-Meyer 运动及平衡功能评分、Ashworth 痉挛评定、步行能力评定等。基础的肌力及关节活动度评定当然也需要，此处略过。

1. 简化 Fugl-Meyer 运动功能评定　简化 Fugl-Meyer 运动功能评分法（简称 FMA）共 100 分（表 3-2-2），其中上肢运动功能 66 分，下肢运动功能 34 分。

表 3-2-2　简化 Fugl-Meyer 运动功能评定表

姓名：　　　　性别：　　　　年龄：　　岁

诊断：　　　　　　　　评定日期：

| 评估内容/评分 | 0分 | 1分 | 2分 | | | |
|---|---|---|---|---|---|---|
| I　上肢 | | | | | | |
| 坐位与仰卧位 | | | | | | |
| 1　有无反射活动 | | | | | | |
| （1）肱二头肌 | 不引起反射活动 | | 能引起反射活动 | | | |
| （2）肱三头肌 | 同上 | | 同上 | | | |
| 2　屈肌协同运动 | | | | | | |
| （3）肩上提 | 完全不能进行 | 部分完成 | 无停顿地充分完成 | | | |
| （4）肩后缩 | 同上 | 同上 | 同上 | | | |
| （5）肩外展≥90° | 同上 | 同上 | 同上 | | | |
| （6）肩外旋 | 同上 | 同上 | 同上 | | | |
| （7）肘屈曲 | 同上 | 同上 | 同上 | | | |
| （8）前臂旋后 | 同上 | 同上 | 同上 | | | |
| 3　伸肌协同运动 | | | | | | |
| （9）肩内收、内旋 | 同上 | 同上 | 同上 | | | |
| （10）肘伸展 | 同上 | 同上 | 同上 | | | |
| （11）前臂旋前 | 同上 | 同上 | 同上 | | | |
| 4　伴有协同运动的活动 | | | | | | |
| （12）手触腰椎 | 没有明显活动 | 手仅可向后越过髂前上棘 | 能顺利进行 | | | |
| （13）肩关节屈曲 90°，肘关节伸直 | 开始时手臂立即外展或肘关节屈曲 | 在接近规定位置时肩关节外展或肘关节屈曲 | 能顺利充分完成 | | | |

续表

| 评估内容/评分 | 0分 | 1分 | 2分 | | | |
|---|---|---|---|---|---|---|
| （14）肩0°，肘屈90°，前臂旋前、旋后 | 不能屈肘或前臂不能旋前 | 肩、肘位正确，基本上能旋前、旋后 | 顺利完成 | | | |
| 5　脱离协同运动的活动 | | | | | | |
| （15）肩关节外展90°，肘伸直，前臂旋前 | 开始时肘就屈曲，前臂偏离方向，不能旋前 | 可部分完成此动作或在活动时肘关节屈曲或前臂不能旋前 | 顺利完成 | | | |
| （16）肩关节前屈举臂过头，肘伸直，前臂中立位 | 开始时肘关节屈曲或肩关节发生外展 | 肩屈曲中途，肘关节屈曲、肩关节外展 | 顺利完成 | | | |
| （17）肩屈曲30°～90°，肘伸直，前臂旋前旋后 | 前臂旋前旋后完全不能进行或肩肘位不正确 | 肩、肘位置正确，基本上能完成旋前旋后 | 顺利完成 | | | |
| 6　反射亢进 | | | | | | |
| （18）检查肱二头肌、肱三头肌和指屈肌三种反射 | 至少2～3个反射明显亢进 | 一个反射明显亢进或至少二个反射活跃 | 活跃反射≤1个，且无反射亢进 | | | |
| 7　腕稳定性 | | | | | | |
| （19）肩0°，肘屈90°时，腕背屈 | 不能背屈腕关节达15° | 可完成腕背屈，但不能抗拒阻力 | 施加轻微阻力仍可保持腕背屈 | | | |
| （20）肩0°，肘屈90°，腕屈伸 | 不能随意屈伸 | 不能在全关节范围内主动活动腕关节 | 能平滑地不停顿地进行 | | | |
| 8　肘伸直，肩前屈30°时 | | | | | | |
| （21）腕背屈 | 不能背屈腕关节达15° | 可完成腕背屈，但不能抗拒阻力 | 施加轻微阻力仍可保持腕背屈 | | | |
| （22）腕屈伸 | 不能随意屈伸 | 不能在全关节范围内主动活动腕关节 | 能平滑地不停顿地进行 | | | |
| （23）腕环形运动 | 不能进行 | 活动费力或不完全 | 正常完成 | | | |
| 9　手指 | | | | | | |
| （24）集团屈曲 | 不能屈曲 | 能屈曲但不充分 | 能完全主动屈曲 | | | |
| （25）集团伸展 | 不能伸展 | 能放松主动屈曲的手指 | 能完全主动伸展 | | | |
| （26）钩状抓握 | 不能保持要求位置 | 握力微弱 | 能够抵抗相当大的阻力 | | | |
| （27）侧捏 | 不能进行 | 能用拇指捏住一张纸，但不能抵抗拉力 | 可牢牢捏住纸 | | | |
| （28）对捏（拇指、示指可挟住一根铅笔） | 完全不能 | 捏力微弱 | 能抵抗相当的阻力 | | | |
| （29）圆柱状抓握 | 同（26） | 同（26） | 同（26） | | | |
| （30）球形抓握 | 同上 | 同上 | 同上 | | | |

续表

| 评估内容/评分 | 0分 | 1分 | 2分 | | | |
|---|---|---|---|---|---|---|
| 10 协调能力与速度(手指指鼻试验连续5次) | | | | | | |
| (31) 震颤 | 明显震颤 | 轻度震颤 | 无震颤 | | | |
| (32) 辨距障碍 | 明显的或不规则的辨距障碍 | 轻度的或规则的辨距障碍 | 无辨距障碍 | | | |
| (33) 速度 | 较健侧长6s | 较健侧长2~5s | 两侧差别<2s | | | |
| Ⅱ 下肢 | | | | | | |
| 仰卧位 | | | | | | |
| 1 有无反射活动 | | | | | | |
| (1) 跟腱反射 | 无反射活动 | | 有反射活动 | | | |
| (2) 膝腱反射 | 同上 | | 同上 | | | |
| 2 屈肌协同运动 | | | | | | |
| (3) 髋关节屈曲 | 不能进行 | 部分进行 | 充分进行 | | | |
| (4) 膝关节屈曲 | 同上 | 同上 | 同上 | | | |
| (5) 踝关节背屈 | 同上 | 同上 | 同上 | | | |
| 3 伸肌协同运动 | | | | | | |
| (6) 髋关节伸展 | 没有运动 | 微弱运动 | 几乎与对侧相同 | | | |
| (7) 髋关节内收 | 同上 | 同上 | 同上 | | | |
| (8) 膝关节伸展 | 同上 | 同上 | 同上 | | | |
| (9) 踝关节跖屈 | 同上 | 同上 | 同上 | | | |
| 坐位 | | | | | | |
| 4 伴有协同运动的活动 | | | | | | |
| (10) 膝关节屈曲 | 无主动运动 | 膝关节能从微伸位屈曲,但屈曲<90° | 屈曲>90° | | | |
| (11) 踝关节背屈 | 不能主动背屈 | 主动背屈不完全 | 正常背屈 | | | |
| 站位 | | | | | | |
| 5 脱离协同运动的活动 | | | | | | |
| (12) 膝关节屈曲 | 在髋关节伸展位时不能屈膝 | 髋关节0°时膝关节能屈曲,但<90°,或进行时髋关节屈曲 | 能自如运动 | | | |
| (13) 踝关节背屈 | 不能主动活动 | 能部分背屈 | 能充分背屈 | | | |
| 仰卧 | | | | | | |
| 6 反射亢进 | | | | | | |
| (14) 查跟腱、膝和膝屈肌三种反射 | 2~3个明显亢进 | 1个反射亢进或至少2个反射活跃 | 活跃的反射≤1个且无反射亢进 | | | |

续表

| 评估内容/评分 | 0分 | 1分 | 2分 | | | |
|---|---|---|---|---|---|---|
| 7 协调能力和速度(跟-膝-胫试验,快速连续作5次) | | | | | | |
| (15)震颤 | 明显震颤 | 轻度震颤 | 无震颤 | | | |
| (16)辨距障碍 | 明显不规则的辨距障碍 | 轻度规则的辨距障碍 | 无辨距障碍 | | | |
| (17)速度 | 比健侧长6s | 比健侧长2~5s | 比健侧长2s | | | |

FMA 运动评分的临床意义见表 3-2-3。

表 3-2-3　FMA 运动评分的临床意义

| 运动评分 | 分级 | 临床意义 |
|---|---|---|
| <50 分 | I | 严重运动障碍 |
| 50~84 分 | II | 明显运动障碍 |
| 85~95 分 | III | 中度运动障碍 |
| 96~99 分 | IV | 轻度运动障碍 |

2. 平衡功能评定　常用的量表法包括 Fugl-Meyer 平衡功能评定法和 Berg 平衡量表评定法。

(1) Fugl-Meyer 平衡功能评定法:此法包括从坐到站的量表式的平衡评定,内容比较全面,简单易行,评定内容及标准如下。

Ⅰ. 无支撑坐位

0分:不能保持坐位;1分:能坐,但少于5min;2分:能坚持坐5min以上。

Ⅱ. 健侧"展翅"反应

0分:肩部无外展或肘关节无伸展;1分:反应减弱;2分:反应正常。

Ⅲ. 患侧"展翅"反应

评分同第Ⅱ项。

Ⅳ. 支撑站位

0分:不能站立;1分:在他人的最大支撑下可站立;2分:由他人稍给支撑即能站立1min。

Ⅴ. 无支撑站立

0分:不能站立;1分:不能站立1min钟以上;2分:能平衡站立1min钟以上。

Ⅵ. 健侧站立

0分:不能维持1~2s;1分:平衡站稳达4~9s;2分:平衡站立超过10s。

Ⅶ. 患侧站立

评分同第Ⅵ项。

评定方法及结果分析:无支撑坐位时双足应着地。检查健侧"展翅"反应时,术者要从患侧向健侧轻推患者至接近失衡点,观察患者有无外展健侧上肢90°以伸手扶支撑面的"展翅"反应。同理,检查患侧"展翅"反应时,要从健侧向患侧轻推患者。7项检查均按3个等级记分,最高平衡评分为14分。评分少于14分,说明平衡能力有障碍,评分越少,功能障碍程度越严重。

（2）Berg 平衡量表评定：脑卒中平衡功能现在普遍选用 Berg 平衡量表（Berg balance scale,BBS）评定（表 3-2-4）。

表 3-2-4    Berg 平衡量表记录表

姓名：      性别：      年龄：    岁      诊断：

| 评定项目/日期 | | | |
|---|---|---|---|
| 1. 由坐到站 | | | |
| 2. 独立站立 | | | |
| 3. 独立坐 | | | |
| 4. 由站到坐 | | | |
| 5. 床-椅转移 | | | |
| 6. 闭眼站立 | | | |
| 7. 双足并拢站立 | | | |
| 8. 站立位上肢前伸 | | | |
| 9. 站立位从地上拾物 | | | |
| 10. 转身向后看 | | | |
| 11. 转身一周 | | | |
| 12. 双足交替踏台阶 | | | |
| 13. 双足前后站 | | | |
| 14. 单腿站立 | | | |
| 总分 | /56 | /56 | /56 |

低于 40 分表明有摔倒的危险。评分标准：0~20 分限制使用轮椅,21~40 分辅助下步行,41~56 分独立步行
结论：

## 附：Berg 平衡量表评分标准

1. 由坐到站

受试者体位：患者坐于治疗床上。

测试命令：请站起来。

4 分：不用手帮助即能够站起且能够保持稳定；

3 分：用手帮助能够自己站起来；

2 分：用手帮助经过几次努力后能够站起来；

1 分：需要较小的帮助能够站起来或保持稳定；

0 分：需要中度或较大的帮助才能够站起来。

2. 独立站立

受试者体位：站立位。

测试命令：请尽量站稳。

4 分：能够安全站立 2min；

3分:能够在监护下站立2min;

2分:能够独立站立30s;

1分:经过几次努力能够独立站立30s;

0分:没有帮助不能站立30s。

如果受试者能够独立站立2min,则第3项独立坐得满分,继续进行第4项评定。

3. 独立坐

受试者体位:坐在椅子上,双足平放在地上、背部要离开椅背。

测试命令:请将上肢交叉抱在胸前并尽量坐稳。

4分:能够安全的坐2min;

3分:能够在监护下坐2min;

2分:能够坐30s;

1分:能够坐10s;

0分:没有支撑则不能坐10s。

4. 由站到坐

受试者体位:站立位。

测试命令:请坐下。

4分:用手稍微帮助即能够安全的坐下;

3分:需要用手帮助来控制身体重心下移;

2分:需要用双腿后侧抵住椅子来控制身体重心下移;

1分:能够独立坐在椅子上但不能控制身体重心下移;

0分:需要帮助才能坐下。

5. 床-椅转移

先在治疗床旁边准备一张有扶手和一张无扶手的椅子。

受试者体位:患者坐于治疗床上,双足平放于地面。

测试命令:请坐到有扶手的椅子上来,再坐回床上;然后再坐到无扶手的椅子上,再坐回床上。

4分:用手稍微帮助即能够安全转移;

3分:必须用手帮助才能够安全转移;

2分:需要监护或言语提示才能完成转移;

1分:需要一个人帮助才能完成转移;

0分:需要两个人帮助或监护才能完成转移。

6. 闭眼站立

受试者体位:站立位。

测试命令:请闭上眼睛,尽量站稳。

4分:能够安全站立10s;

3分:能够在监护下站立10s;

2分:能够站立3s;

1分:闭眼时不能站立3s但睁眼站立时能保持稳定;

0分:需要帮助以避免跌倒。

7. 双足并拢站立

受试者体位:站立位。

测试命令:请将双脚并拢并且尽量站稳。

4分:能够独立的将双脚并拢并独立站立1min;

3分:能够独立的将双脚并拢并在监护下站立1min;

2分:能够独立的将双脚并拢但不能站立30s;

1分:需要帮助才能将双脚并拢但双脚并拢后能够站立15s;

0分:需要帮助才能将双脚并拢且双脚并拢后不能站立15s。

8. 站立位上肢前伸

受试者体位:站立位。

测试命令:将手臂抬高90°,伸直手指并尽力向前伸,请注意双脚不要移动。

注:进行此项测试时,要先将一根皮尺横向固定在墙壁上。受试者上肢前伸时,测量手指起始位和终末位对应于皮尺上的刻度,两者之差为患者上肢前伸的距离。如果可能的话,为了避免躯干旋转受试者要两臂同时前伸。

4分:能够前伸大于25cm的距离;

3分:能够前伸大于12cm的距离;

2分:能够前伸大于5cm的距离;

1分:能够前伸但需要监护;

0分:当试图前伸时失去平衡或需要外界支撑。

9. 站立位从地上拾物

受试者体位:站立位。

测试命令:请把你双脚前面的拖鞋捡起来。

4分:能够安全而轻易地捡起拖鞋;

3分:能够在监护下捡起拖鞋;

2分:不能捡起但能够到达距离拖鞋2~5cm的位置并且独立保持平衡;

1分:不能捡起并且当试图努力时需要监护;

0分:不能尝试此项活动或需要帮助以避免失去平衡或跌倒。

10. 转身向后看

受试者体位:站立位。

测试命令:双脚不要动,先向左侧转身向后看,然后,再向右侧转身向后看。

注:评定者可以站在受试者身后手拿一个受试者可以看到的物体以鼓励其更好的转身。

4分:能够从两侧向后看且重心转移良好;

3分:只能从一侧向后看,另一侧重心转移较差;

2分:只能向侧方转身但能够保持平衡;

1分:当转身时需要监护;

0分:需要帮助及避免失去平衡或跌倒。

11. 转身一周

受试者体位:站立位。

测试命令:请转一圈,暂停,然后在另一个方向转一圈。

4分:能只两个方向用4s或更短的时间安全的转一圈;

3分:只能在一个方向用4s或更短的时间安全的转一圈;

2分:能够安全的转一圈但用时超过4s;

1分:转身时需要密切监护或言语提示;

0分:转身时需要帮助。

12. 双足交替踏台阶

先在受试者前面放一个台阶或一只高度与台阶相当的小凳子。

受试者体位:站立位。

测试命令:请将左、右脚交替放到台阶/凳子上,直到每只脚都踏过4次台阶或凳子。

4分:能够独立而安全的站立且在20s内完成8个动作;

3分:能够独立站立,但完成8个动作的时间超过20s;

2分:在监护下不需要帮助能够完成4个动作;

1分:需要较小帮助能够完成2个或2个以上的动作;

0分:需要帮助以避免跌倒或不能尝试此项活动。

13. 双足前后站立

受试者体位:站立位。

测试命令:(示范给受试者)将一只脚放在另一只脚的正前方并尽量站稳。如果不行,就将一只放在另一只前面尽量远的地方,这样,前脚后跟就在后脚足趾之前。

注:要得到3分,则步长要超过另一只脚的长度且双脚支撑的宽度应接近受试者正常的支撑宽度。

4分:能够独立的将一只脚放在另一只脚的正前方且保持30s;

3分:能够独立的将一只脚放在另一只脚的前方且保持30s;

2分:能够独立的将一只脚向前迈一小步且能够保持30s;

1分:需要帮助才能向前迈步但能保持15s;

0分:当迈步或站立时失去平衡。

14. 单腿站立

受试者体位:站立位。

测试命令:请单腿站立尽可能长的时间。

4分:能够独立抬起一条腿且保持10s以上;

3分:能够独立抬起一条腿且保持5~10s;

2分:能够独立抬起一条腿且保持3~5s;

1分:经过努力能够抬起一条腿,保持时间不足3s但能够保持站立平衡;

0分:不能够尝试此项活动或需要帮助以避免跌倒。

3. Ashworth痉挛评定　改良Ashworth痉挛量表评定分5级,见表3-2-5。

表3-2-5　改良Ashworth痉挛量表

| 0级 | 肌张力不增加,被动活动患侧肢体在整个范围内均无阻力 |
|---|---|
| 1级 | 肌张力稍增加,被动活动患侧肢体到终末端时有轻微的阻力 |
| 1+级 | 肌张力稍增加,被动活动患侧肢体时在前1/2ROM中有轻微"卡住"感觉,后1/2ROM中有轻微的阻力 |
| 2级 | 肌张力轻度增加,被动活动患侧肢体在大部分ROM内均有阻力,但仍可以活动 |
| 3级 | 肌张力中度增加,被动活动患侧肢体在整个ROM内均有阻力,活动比较困难 |
| 4级 | 肌张力高度增加,患侧肢体僵硬,阻力很大,被动活动十分困难 |

ROM:关节活动度

4. 步行能力评定　脑卒中患者的步行能力可选用 10m 步行评定步行速度,选用 6min 步行评定步行耐力。

（五）认知功能筛查

临床路径推荐认知功能筛查选用简易精神状态检查（mini-mental state examination, MMSE）,见表 3-2-6。

表 3-2-6　简易精神状态评定量表（MMSE）

| 项　目 | | 积　　分 | | | | | |
|---|---|---|---|---|---|---|---|
| 定向力<br>（10 分） | 1. 今年是哪一年<br>现在是什么季节?<br>现在是几月份?<br>今天是几号?<br>今天是星期几? | | | | | 1<br>1<br>1<br>1<br>1 | 0<br>0<br>0<br>0<br>0 |
| | 2. 你住在哪个省?<br>你住在哪个县（区）?<br>你住在哪个乡（街道）?<br>咱们现在在哪个医院?<br>咱们现在在第几层楼? | | | | | 1<br>1<br>1<br>1<br>1 | 0<br>0<br>0<br>0<br>0 |
| 记忆力<br>（3 分） | 3. 告诉你三种东西,我说完后,请你重复一遍并记住,待会还会问你(各 1 分,共 3 分) | | | 3 | 2 | 1 | 0 |
| 注意力和计算力<br>（5 分） | 4. 100-7＝? 连续减 5 次（93、86、79、72、65。各 1 分,共 5 分。若错了,但下一个答案正确,只记一次错误） | 5 | 4 | 3 | 2 | 1 | 0 |
| 回忆能力<br>（3 分） | 5. 现在请你说出我刚才告诉你让你记住的哪些东西? | | | 3 | 2 | 1 | 0 |
| 语言能力<br>（9 分） | 6. 命名能力<br>出示手表,问这个是什么东西?<br>出示钢笔,问这个是什么东西 | | | | | 1<br>1 | 0<br>0 |
| | 7. 复述能力<br>我现在说一句话,请跟我清楚的重复一遍<br>（四十四只石狮子） | | | | | 1 | 0 |
| | 8. 阅读能力<br>（闭上你的眼睛）请你念念这句话,并按上面意思去做 | | | | | 1 | 0 |
| | 9. 三步命令<br>我给你一张纸,请按我说的去做,现在开始:用右手拿着这张纸,用两只手将它对折起来,放在你的左腿上（每个动作 1 分,共 3 分） | | | 3 | 2 | 1 | 0 |
| | 10. 书写能力要求受试者自己写一句完整的句子 | | | | | 1 | 0 |
| | 11. 结构能力<br>（出示图案）请你照上面图案画下来 | | | | | 1 | 0 |

1. 操作说明

（1）定向力（最高分 10 分）：首先询问日期，之后再针对性的询问其他部分，如"您能告诉我现在是什么季节"，每答对一题得 1 分。请依次提问"您能告诉我你住在什么省市（区县、街道、什么地方、第几层楼）"，每答对一题得 1 分。

（2）记忆力（最高分 3 分）：告诉被测试者您将问几个问题来检查他/她的记忆力，然后清楚，缓慢地说出 3 个相互无关地东西的名称（如皮球、国旗、树木，大约 1s 说一个）。说完所有的 3 个名称之后，要求被测试者重复它们。被测试者的得分取决于他们首次重复的答案。（答对 1 个得 1 分，最多得 3 分）。如果他们没能完全记住，你可以重复，但重复的次数不能超过 5 次。如果 5 次后他们仍未记住所有的 3 个名称，那么对于回忆能力的检查就没有意义了（请跳过Ⅳ部分"回忆能力"检查）。

（3）注意力和计算力（最高分 5 分）：要求患者从 100 开始减 7，之后再减 7，一直减 5 次（即 93,86,79,72,65）。每答对 1 个得 1 分，如果前次错了，但下一个答案是对的，也得 1 分。

（4）回忆能力（最高分 3 分）：如果前次被测试者完全记住了 3 个名称，现在就让他们再重复一遍。每正确重复 1 个得 1 分。最高 3 分。

（5）语言能力（最高分 9 分）

1）命名能力（0~2 分）：拿出手表卡片给测试者看，要求他们说出这是什么，之后拿出铅笔问他们同样的问题。

2）复述能力（0~1 分）：要求被测试者注意你说的话并重复一次，注意只允许重复一次。这句话话是"四十四只石狮子"，只有正确，咬字清楚的才记 1 分。

3）阅读能力（0~1 分）：拿出一张"闭上您的眼睛"卡片给测试者看，要求被测试者读它并按要求去做。只有他们确实闭上眼睛才能得分。

4）三步命令（0~3 分）：给被测试者一张空白的平纸，要求对方按你的命令去做，注意不要重复或示范。只有他们按正确顺序做的动作才算正确，每个正确动作计 1 分。

5）书写能力（0~1 分）：给被测试者一张白纸，让他们自发的写出一句完整的句子。句子必须有主语，动词，并有意义。注意你不能给予任何提示。语法和标点的错误可以忽略。

6）结构能力（0~1 分）：在一张白纸上画有交叉的两个五边形，要求被测试者照样准确地画出来。评分标准：五边形需画出 5 个清楚地角和 5 个边。同时，两个五边形交叉处形成菱形。线条的抖动和图形的旋转可以忽略。

2. 使用指南

（1）定向力：每说对一个记 1 分，总共 5 分。日期和星期差一天可计正常。月、日可以记阴历。如受访者少说了其中一个或几个（如忘记说月份、星期几等），调查员应该补充再问一遍受访者遗漏的内容。

（2）记忆：要求患者记忆 3 个性质不同的样物件，要告诉受访者你可能要考察他/她的记忆力。调查员说的时候需连续、清晰、1s 一个。第一次记忆的结果确定即刻记忆的分数，每说对一给 1 分，总共 3 分。如果受访者没有全部正确说出，调查员应该再重复说一遍让受访者复述。重复学习最多 6 次，若仍不能记忆，则后面的回忆检查则无意义。

（3）注意和计算

1）记分方式为 0 或 2 分，没有 1 分。调查员不能帮助受访者记答案，如受访者说 20-3 等于 17，调查员不能说 17-3 等于多少？而只能说再减 3 等于多少。

2）要求患者从 100 连续减 7。记分方式为 0 或 2 分，没有 1 分。调查员不能帮助受访者记答案。

（4）判别能力：该部分考查受访者的形成抽象概念的能力。

1）按照 3 个部分分别给分。说出苹果和桔子的大小、颜色、长在树上都是属于表面特征，给 1 分。如受访者说出"能吃的"则再给 1 分。而说出都是水果或果实再给 1 分。总共 3 分。这个项目的记分不是受访者说出任意一个相同点就给 1 分，如果说出的几点都是表面特征只能给 1 分。

2）按照 3 个部分分别给分。说出形状上的不同（如高/矮，外形）给 1 分。如果说出用途的不同单独给 1 分。如果说出两者设计依据上的不同（椅子以人腿的长度为设计依据，而桌子以人上半身高度为依据）再给 1 分。

（5）复述：考查受访者的短期记忆。说对一个给 1 分，总共 3 分。无论受访者第 18 项的完成情况如何，这里都要求受访者复述一遍。

（6）语言：从命名、语言的流畅性、听懂命令和阅读书写等方面考查受访者的语言能力。

1）命名：给患者出示表和圆珠笔，能正确命名各记 1 分。

2）语言复述：是检查语言复述能力，要求患者复述中等难度的短句子。调查员只能说一次，正确无误复述给 1 分。

3）三级命令：准备一张白纸，要求患者把纸用右手拿起来，把它对折起来，放在左腿上。三个动作各得一分。调查员把三个命令连续说完后受访者再做动作。

4）阅读理解、书写、临摹：①阅读理解，让受访者看右边纸上"闭上您的眼睛三次"，请患者先朗读一遍，然后要求患者按纸写命令去做。患者能闭上双眼给一分。②书写，让受访者看右边纸上第二个命令，受访者在纸上主动随意写一个句子。检查者不能用口述句子让受访者书写。句子应有主语和谓语，必须有意义，能被人理解。语法和标点符号不作要求。如果受访者在 2min 之内仍不能写出合格的句子给 0 分。③临摹，让受访者自己看右边纸上的命令完成。要求患者临摹重叠的两个五角形，五角形的各边长应在 2.5cm 左右，但并不强求每条边要多长。必须是两个交叉的五边形，交叉的图形必须是四边形，但角不整齐和边不直可忽略不计。

3. 判定标准

（1）认知功能障碍：最高得分为 30 分，分数在 27~30 分为正常，分数<27 分为认知功能障碍。

（2）痴呆划分标准：文盲≤17 分，小学程度≤20 分，中学程度（包括中专）≤22 分，大学程度（包括大专）≤23 分。

（3）痴呆严重程度分级：轻度 MMSE≥21 分；中度 MMSE 10~20 分；重度 MMSE≤9 分。

（六）简要吞咽康复评定

临床路径推荐吞咽康复评定选用饮水试验。患者端坐，喝下 30ml 温开水，观察所需时间和呛咳情况。1 级（优）：能顺利地 1 次将水咽下；2 级（良）：分 2 次以上，能不呛咳地咽下；3 级（中）：能 1 次咽下，但有呛咳；4 级（可）：分 2 次以上咽下，但有呛咳；5 级（差）：频繁呛咳，不能全部咽下。正常：1 级，5s 之内；可疑：1 级，5s 以上或 2 级；异常：3~5 级。

疗效判断标准分为"治愈""有效""无效"。治愈：吞咽障碍消失，饮水试验评定 1 级；有效：吞咽障碍明显改善，饮水试验评定 2 级；无效：吞咽障碍改善不显著，饮水试验评定 3 级以上。

（七）简要构音及言语评定

1. 构音评定　方法可选用由河北省人民医院康复中心修改的 Frenchay 构音障碍评定

法。该测验检查内容包括反射、呼吸、唇、颌、软腭、喉、舌、言语八大项,每项又分为 2~6 小项,共 28 小项。如唇大项中 5 小项包括观察静止状态、唇角外展、闭唇鼓腮、交替发音、言语五种情况下唇的外形与运动情况。每小项按严重程度分为 a 至 e 五级:a 正常,b 轻度异常,c 中度异常,d 明显异常,e 严重异常。可根据正常结果所占比例( a 项/总项数)简单地评定构音障碍的程度。

2. 言语康复评定　言语康复评定国际常用方法西方失语成套测验( western aphasia battery,WAB),是目前广泛用于失语症检查的方法之一。WAB 具体项目如下:

(1) 自发言语:含信息量;流畅度、语法能力和错语 2 个亚项。

1) 信息量的检查:提出七个问题,其中前六题就患者本人姓名、住址等简单提问,第七个问题则要求描述所示图画内容。根据回答结果评 0~10 分。

2) 流畅度、语法能力和错语检查:根据上述七题对这些功能进行评估,0~10 分。

(2) 听觉理解:包含是非题、听词辨认和相继指令 3 个亚项。

1) 是非题:包括姓名、性别、住址等简单问答 20 题,每题 3 分,共 60 分。

2) 听词辨认:包含实物、绘出的物体、形状、身体左右部等 10 个内容,最高 60 分。C. 相继指令:在患者前方桌上按一定顺序摆放几种物品( 如笔、梳子和书),然后要求患者完成依次发出的指令,共 80 分。

3) 复述检查:让患者复述各项内容,每项可重复一次。满分为 100 分。

(3) 命名检查:包括物体命名、自发命名、流畅度、完成句子和反应命名 4 个亚项。①物体命名:向患者出示 20 件物体让其命名,最高 60 分。②自发命名:让患者在 1min 内尽可能多地说出动物名称,最高为 20 分。③完成句子:让患者完成检查者说出的不完整的分段句子,满分为 10 分。④应答性命名:要求患者用物品名回答问题,满分为 10 分。

根据 WAB 法各项指标的得分及表现特征,结合表 3-2-7,并参考患者头颅 CT 病灶部位,基本可对失语症类型作出诊断。

表 3-2-7　WAB 法确定失语症类型的评分特点

| 失语类型 | 流畅 | 理解 | 复述 | 命名 |
|---|---|---|---|---|
| Broca | 0~4 | 4~10 | 0~7.9 | 0~8 |
| Wernicke | 5~10 | 0~6.9 | 0~7.9 | 0~9 |
| 传导性 | 5~10 | 7~10 | 0~6.9 | 0~9 |
| 完全性 | 0~4 | 0~3.9 | 0~4.9 | 0~6 |
| 经皮质运动性 | 0~4 | 4~10 | 8~10 | 0~8 |
| 经皮质感觉性 | 5~10 | 0~6.9 | 8~10 | 0~9 |
| 经皮质混合型 | 0~4 | 0~3.9 | 5~10 | 0~6 |
| 命名性 | 5~10 | 7~10 | 7~10 | 0~9 |

失语症类型鉴别诊断见图 3-2-1。

（八）心肺功能评定

脑卒中心肺功能通常也是通过心肺运动试验来评定的。心肺运动试验是综合评定人体呼吸系统、心血管系统、血液系统、神经生理以及骨骼肌系统对同一运动应激的整体反应,通过测定人体在休息、运动及运动结束时恢复期每一次呼吸的氧摄取量、二氧化碳排出量和通气量,及心率、血压、心电图发现患者运动时出现的症状,全面客观地把握患者的运动反应、

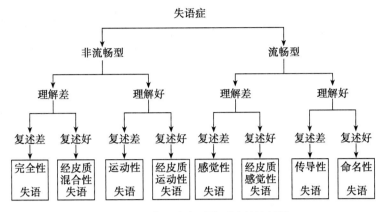

图 3-2-1 失语症类型鉴别流程诊断图

心肺功能储备和功能受损程度的检测方法,是实施心脏康复的客观综合性指标。心肺运动试验的仪器有活动平板和运动踏车两种。目前尚没有随机对照试验以阐述的心肺运动试诊断和预后的意义,测量指标结果要结合临床情况,由有经验的医生进行合理解释。

（九）根据病情行主要继发障碍的康复评定

主要继发障碍的评定通常包括肩痛、肩-手综合征、肌萎缩等。肩痛要评估疼痛的部位、性质、程度、原因等。肩-手综合征诊断要点为:单侧肩手痛,皮肤潮红、皮温上升;手指屈曲受限;局部无外伤、感染的证据,也无周围血管病的证据。肌萎缩可通过肌围度测量来评定,患侧与健侧对比。

（十）心理状态评定

脑卒中患者通常会有抑郁或焦虑等情绪心理问题,临床路径没有特别强调选用什么量表进行评定,一般选择汉密尔顿抑郁量表和汉密尔顿焦虑量表进行评定。汉密尔顿抑郁量表见表 3-2-8,汉密尔顿焦虑量表见表 3-2-9。

表 3-2-8 汉密尔顿抑郁量表

姓名： 性别： 年龄： 职业： 文化程度：
住院号： 门诊号：

| 项目 | | 评 分 标 准 | 分数 | | | | |
|---|---|---|---|---|---|---|---|
| | | | 无 | 轻度 | 中度 | 重度 | 极重度 |
| 1 | 抑郁情绪 | 0. 未出现<br>1. 只在问到时才诉述<br>2. 在访谈中自发地描述<br>3. 不用言语也可以从表情,姿势,声音或欲哭中流露出这种情绪<br>4. 患者的自发言语和非语言表达（表情,动作）几乎完全表现为这种情绪 | 0 | 1 | 2 | 3 | 4 |
| 2 | 有罪感 | 0. 未出现<br>1. 责备自己,感到自己已连累他人<br>2. 认为自己犯了罪,或反复思考以往的过失和错误<br>3. 认为疾病是对自己错误的惩罚,或有罪恶妄想<br>4. 罪恶妄想伴有指责或威胁性幻想 | 0 | 1 | 2 | 3 | 4 |

续表

| | 项目 | 评 分 标 准 | 分数 | | | | |
|---|---|---|---|---|---|---|---|
| | | | 无 | 轻度 | 中度 | 重度 | 极重度 |
| 3 | 自杀 | 0. 未出现<br>1. 觉得活着没有意义<br>2. 希望自己已经死去,或常想与死亡有关的事<br>3. 消极观念(自杀念头)<br>4. 有严重自杀行为 | 0 | 1 | 2 | 3 | 4 |
| 4 | 入睡困难 | 0. 入睡无困难<br>1. 主诉入睡困难,上床半小时后仍不能入睡(要注意平时患者入睡的时间)<br>2. 主诉每晚均有入睡困难 | 0 | 1 | 2 | | |
| 5 | 睡眠不深 | 0. 未出现<br>1. 睡眠浅多噩梦<br>2. 半夜(晚 12 点钟以前)曾醒来(不包括上厕所) | 0 | 1 | 2 | | |
| 6 | 早醒 | 0. 未出现<br>1. 有早醒,比平时早醒 1h,但能重新入睡<br>2. 早醒后无法重新入睡 | 0 | 1 | 2 | | |
| 7 | 工作和兴趣 | 0. 未出现<br>1. 提问时才诉说<br>2. 自发地直接或间接表达对活动、工作或学习失去兴趣,如感到没精打彩,犹豫不决,不能坚持或需强迫自己去工作或劳动<br>3. 病房运动或娱乐不满 3h<br>4. 因疾病而停止工作,住院病者不参加任何活动或者没有他人帮助便不能完成病室日常事务 | 0 | 1 | 2 | 3 | 4 |
| 8 | 迟缓 | 0. 思维和语言正常<br>1. 精神检查中发现轻度迟缓<br>2. 精神检查中发现明显迟缓<br>3. 精神检查进行困难<br>4. 完全不能回答问题(木僵) | 0 | 1 | 2 | 3 | 4 |
| 9 | 激越 | 0. 未出现异常<br>1. 检查时有些心神不定<br>2. 明显心神不定或小动作多<br>3. 不能静坐,检查中曾起立<br>4. 搓手、咬手指、头发、咬嘴唇 | 0 | 1 | 2 | 3 | 4 |
| 10 | 精神焦虑 | 0. 无异常<br>1. 问及时诉说<br>2. 自发地表达<br>3. 表情和言谈流露出明显忧虑<br>4. 明显惊恐 | 0 | 1 | 2 | 3 | 4 |

续表

| 项目 | 评分标准 | 分数 | | | | |
|---|---|---|---|---|---|---|
| | | 无 | 轻度 | 中度 | 重度 | 极重度 |
| 11 躯体性焦虑 | 指焦虑的生理症状,包括口干、腹胀、腹泻、打呃、腹绞痛、心悸、头痛、过度换气和叹息、以及尿频和出汗等。<br>0. 未出现<br>1. 轻度<br>2. 中度,有肯定的上述症状<br>3. 重度,上述症状严重,影响生活或需要处理<br>4. 严重影响生活和活动 | 0 | 1 | 2 | 3 | 4 |
| 12 胃肠道症状 | 0. 未出现<br>1. 食欲减退,但不需他人鼓励便自行进食<br>2. 进食需他人催促或请求和需要应用泻药或助消化药 | 0 | 1 | 2 | | |
| 13 全身症状 | 0. 未出现<br>1. 四肢,背部或颈部沉重感,背痛、头痛、肌肉疼痛、全身乏力或疲倦<br>2. 症状明显 | 0 | 1 | 2 | | |
| 14 性症状 | 指性欲减退、月经紊乱等。<br>0. 无异常<br>1. 轻度<br>2. 重度<br>不能肯定,或该项对被评者不适合(不计入总分) | 0 | 1 | 2 | | |
| 15 疑病 | 0. 未出现<br>1. 对身体过分关注<br>2. 反复考虑健康问题<br>3. 有疑病妄想,并常因疑病而去就诊<br>4. 伴幻觉的疑病妄想 | 0 | 1 | 2 | 3 | 4 |
| 16 体重减轻 | 按 A 或 B 评定<br>A. 按病史评定<br>0. 不减轻<br>1. 患者述可能有体重减轻<br>2. 肯定体重减轻<br>B. 按体重记录评定<br>0.1 周内体重减轻 0.5kg 以内<br>1.1 周内体重减轻超过 0.5kg<br>2.1 周内体重减轻超过 1kg | 0 | 1 | 2 | | |
| 17 自知力 | 0. 知道自己有病,表现为忧郁<br>1. 知道自己有病,但归咎伙食太差、环境问题、工作过忙、病毒感染或需要休息<br>2. 完全否认有病 | 0 | 1 | 2 | 3 | 4 |
| 总分 | | | | | | |

评分标准如下,总分<7分:正常;总分在7~17分:可能有抑郁症;总分在17~24分:肯定有抑郁症;总分>24分:严重抑郁症

表 3-2-9    汉密尔顿焦虑量表(HAMA)

指导语:在下列最适合被测试者的情况上勾选。

| / | (0)为无症状 | (1)轻 | (2)中等 | (3)重 | (4)极重 |
|---|---|---|---|---|---|
| 1. 焦虑心境 | | | | | |
| 2. 紧张 | | | | | |
| 3. 害怕 | | | | | |
| 4. 失眠 | | | | | |
| 5. 认知功能 | | | | | |
| 6. 抑郁心境 | | | | | |
| 7. 肌肉系统症状 | | | | | |
| 8. 感觉系统症状 | | | | | |
| 9. 心血管系统症状 | | | | | |
| 10. 呼吸系统症状 | | | | | |
| 11. 胃肠道症状 | | | | | |
| 12. 生殖泌尿系统症状 | | | | | |
| 13. 自主神经系统症状 | | | | | |
| 14. 会谈时行为表现 | | | | | |

评定注意事项:

1. 应由经过培训的两名医生对患者进行联合检查    采用交谈与观察的方式,检查结束后,两名评定者分别独立评分。做一次评定需 10~15min。

2. 评定的时间范围    入组时,评定当时或入组前 1 周的情况,治疗后 2~6 周,以同样方式,对入组患者再次评且用以比较治疗前后症状和病情的变化。

3. 主要用于评定神经症及其他患者的焦虑症状的严重程度。

4. HAMA 中,除第 14 项需结合观察外,所有项目都根据患者的口头叙述进行评分,同时特别强调受检者的主观体验,这也是 HAMA 编制者的医疗观点。因为患者仅仅在有病的主观感觉时,方来就诊,并接受治疗,故此可作为病情进步与否标准。

5. HAMA 无工作用的评分标准,但一般可以按以下表现评分。

(1) 症状轻微;

(2) 有肯定的症状,但不影响生活与活动;

(3) 症状重,需加处理,或已影响生活活动;

(4) 症状极重,严重影响其生活。

按照全国量表协作组提供的资料,总分超过 29 分,可能为严重焦虑;超过 21 分,肯定有明显焦虑;超过 14 分,肯定有焦虑;超过 7 分,可能有焦虑;如小于 6 分,患者就没有焦虑症状。一般划界分,HAMA14 项分界值为 14 分。

(十一)大小便功能评定

临床路径也没有对大小便评定的具体量表和指标。大小便功能评定一般包括尿失禁、尿潴留、泌尿系感染、大便失禁、便秘等,请参照相应临床标准评定。

（十二）日常生活活动能力（ADL）

1. 临床路径推荐日常生活活动能力选用改良 Barthel 指数评定，见表 3-2-10。

表 3-2-10　改良 Barthel 指数评定量表（MBI）

| ADL 项目 | 完全依赖<br>1 级 | 最大帮助<br>2 级 | 中等帮助<br>3 级 | 最小帮助<br>4 级 | 完全独立<br>5 级 |
| --- | --- | --- | --- | --- | --- |
| 修饰 | 0 | 1 | 3 | 4 | 5 |
| 洗澡 | 0 | 1 | 3 | 4 | 5 |
| 进食 | 0 | 2 | 5 | 8 | 10 |
| 用厕 | 0 | 2 | 5 | 8 | 10 |
| 穿衣 | 0 | 2 | 5 | 8 | 10 |
| 大便控制 | 0 | 2 | 5 | 8 | 10 |
| 小便控制 | 0 | 2 | 5 | 8 | 10 |
| 上下楼梯 | 0 | 2 | 5 | 8 | 10 |
| 床椅转移 | 0 | 3 | 8 | 12 | 15 |
| 平地行走 | 0 | 3 | 8 | 12 | 15 |
| 坐轮椅* | 0 | 1 | 3 | 4 | 5 |

* 表示仅在不能行走时才评定此项

评定结果：正常 100 分；≥60 分，生活基本自理；41~59 分，中度功能障碍，生活需要帮助；21~40 分，重度功能障碍，生活依赖明显；≤20 分，生活完全依赖

2. 改良 Barthel 指数评分标准

（1）基本的评级标准：每个活动的评级可分 5 级（5 分），不同的级别代表了不同程度的独立能力，最低的是 1 级，而最高是 5 级。级数越高，代表独立能力越高。

1 级：完全依赖别人完成整项活动。

2 级：某种程度上能参与，但在整个活动过程需要别人提供协助才能完成。

注："整个活动过程"是指有超过一半的活动过程。

3 级：能参与大部分的活动，但在某些过程中仍需要别人提供协助才能完成整项活动。

注："某些过程"是指一半或以下的工作。

4 级：除了在准备或收拾时需要协助，患者可以独立完成整项活动；或进行活动时需要别人从旁监督或提示，以策安全。

注："准备或收拾"是指一些可在测试前后去处理的非紧急活动过程。

5 级：可以独立完成整项活动而无需别人在旁监督、提示或协助。

（2）每一项活动的个别评分标准

1）进食：进食的定义是用合适的餐具将食物由容器送到口中。整个过程包括咀嚼及吞咽。

评级标准：

0 分：完全依赖别人帮助进食。

2 分：某种程度上能运用餐具，通常是勺子或筷子。但在进食的整个过程中需要别人提供协助。

5 分:能使用餐具,通常是勺子或筷子。但在进食的某些过程仍需要别人提供协助。

8 分:除了在准备或收拾时需要协助,患者可以自行进食;或进食过程中需有人从旁监督或提示,以策安全。

10 分:可自行进食,而无需别人在场监督、提示或协助。

先决条件:患者有合适的座椅或有靠背支撑,食物准备好后放置于患者能伸手可及的桌子上。

进食方式:经口进食或使用胃管进食。

准备或收拾活动:例如戴上及取下进食辅助器具。

考虑因素:患者进食中如有吞咽困难、呛咳,则应被降级;不需考虑患者在进食时身体是否能保持平衡,但如安全受到影响,则应被降级;胃管进食的过程不需考虑插入及取出胃管。

2) 洗澡:洗澡包括清洁、冲洗及擦干由颈至脚的部位。

评级标准:

0 分:完全依赖别人协助洗澡。

1 分:某种程度上能参与,但在整个活动的过程中需要别人提供协助才能完成。

3 分:能参与大部分的活动,但在某些过程中仍需要别人提供协助才能完成整项活动。

4 分:除了在准备或收拾时需要协助,患者可以自行洗澡;或过程中需别人从旁监督或提示,以策安全。

5 分:患者可用任何适当的方法自行洗澡,而无需别人在场监督、提示或协助。

先决条件:患者在洗澡的地方内进行测试,所有用具都须放于洗澡地方的范围内。

洗澡方法:盆浴(浴缸)、淋浴(花洒)、抹身、用桶或盆、冲凉椅或浴床。

准备或收拾活动:例如在洗澡前后准备或更换清水,开启或关闭热水器。

考虑因素:包括在浴室内的体位转移或步行表现,但不需考虑进出浴室的步行表现,不包括洗头、携带衣物和应用物品进出浴室及洗澡前后穿脱衣物。

3) 个人卫生:个人卫生包括洗脸、洗手、梳头、保持口腔清洁(包括假牙)、剃须(适用于男性)及化妆(适用于有需要的女性)。

评级标准:

0 分:完全依赖别人处理个人卫生。

1 分:某种程度上能参与,但在整个活动的过程中需要别人提供协助才能完成。

3 分:能参与大部分的活动,但在某些过程中仍需要别人提供协助才能完成整项活动。

4 分:除了在准备或收拾时需要协助,患者可以自行处理个人卫生;或过程中需别人从旁监督或提示,以策安全。

5 分:患者可自行处理个人卫生,不需别人在场监督、提示或协助。男性患者可自行剃须,而女性患者可自行化妆及整理头发。

先决条件:患者在设备齐全的环境下进行测试,所有用具都须伸手可及,如电动剃须刀已通电,并插好刀片。

活动场所:床边,洗漱盆旁边或洗手间内。

准备或收拾活动:例如事前将一盆水放在床边或过程中更换清水;事先用轮椅将患者推到洗漱盆旁边;准备或清理洗漱的地方;戴上或取下辅助器具。

考虑因素:不需考虑进出洗手间的步行表现;化妆只适用于平日需要化妆的女士;梳洗不包括设计发型及编结发辫。

4）穿衣：穿衣包括穿上、脱下及扣好衣物；有需要时也包括佩带腰围、假肢及矫形器。

评级标准：

0分：完全依赖别人协助穿衣。

2分：某种程度上能参与，但在整个活动的过程中需要别人提供协助才能完成。

5分：能参与大部分的活动，但在某些过程中仍需要别人提供协助才能完成整项活动。

8分：除了在准备或收拾时需要协助，患者可以自行穿衣；或过程中需有人从旁监督或提示，以策安全。

10分：自行穿衣而无需别人监督、提示或协助。

先决条件：所有衣物必须放在伸手可及的范围内。

衣物的种类：衣、裤、鞋、袜及有需要时包括腰围、假肢及矫形器；可接受改良过的衣服，如鞋带换上魔术贴；不包括穿脱帽子、胸围、皮带、领带及手套。

准备或收拾活动：例如穿衣后将纽扣扣上或拉链拉上，穿鞋后把鞋带系好。

考虑因素：到衣柜或抽屉拿取衣物将不作评级考虑之列。

5）肛门控制（大便控制）：肛门（大便）控制是指能完全地控制肛门或有意识地防止大便失禁。

评级标准：

0分：完全大便失禁。

2分：在摆放适当的姿势和诱发大肠活动的技巧方面需要协助，并经常出现大便失禁。

5分：患者能采取适当的姿势，但不能运用诱发大肠活动的技巧；或在清洁身体及更换纸尿片方面需要协助，并在此期间出现大便失禁。

8分：偶尔出现大便失禁，患者在使用栓剂或灌肠器时需要监督；或需要定时有人从旁提示，以防失禁。

10分：没有大便失禁，在需要时患者可自行使用栓剂或灌肠器。

其他方法：肛门造瘘口或使用纸尿片。

考虑因素："经常大便失禁"是指有每个月中有超过一半的时间出现失禁，"间中大便失禁"是指每个月中有一半或以下的时间出现失禁，"偶尔大便失禁"是指有每月有不多于一次的大便失禁。评级包括保持身体清洁及有需要时能使用栓剂或灌肠器，把衣服和附近环境弄脏将不作评级考虑之列，若患者长期便秘而需要别人定时帮助放便，其情况应视作大便失禁。患者如能自行处理造瘘口或使用纸尿片，应视作完全没有大便失禁。若造瘘口或尿片发出异味而患者未能及时替换，其表现应被降级。

6）膀胱控制（小便控制）：膀胱（小便）控制是指能完全地控制膀胱或有意识地防止小便失禁。

评级标准：

0分：完全小便失禁。

2分：患者是经常小便失禁。

5分：患者通常在日间能保持干爽但晚上小便失禁，并在使用内用或外用辅助器具时需要协助。

8分：患者通常能整天保持干爽但间中出现失禁；或在使用内用或外用辅助器具时需要监督；或需要定时有人从旁提示，以防失禁。

10分：没有小便失禁或在需要时患者亦可自行使用内用或外用辅助工具。

其他方法:内置尿管、尿套或使用纸尿片。

7) 如厕:如厕包括在厕盆上坐下及站起,脱下及穿上裤子,防止弄脏衣物及附近环境,使用厕纸和用后冲厕。

评级标准:

0分:完全依赖别人协助如厕。

2分:某种程度上能参与,但在整个活动的过程中需要别人提供协助才能完成。

5分:能参与大部分的活动,但在某些过程中仍需要别人提供协助才能完成整项活动。

8分:除了在准备或收拾时需要协助,患者可以自行如厕;或过程中需有人从旁监督或提示,以策安全。

10分:患者可用任何适当的方法自行如厕,而无需别人在场监督、提示或协助。如有需要,患者亦可在晚间使用便盆、便椅或尿壶。然而,此类方法需包括将排泄物倒出并把器皿清洗干净。

先决条件:患者在设备齐全的厕所内进行测试,厕纸须伸手可及。

如厕设备:尿壶、便盆、便椅、尿管、尿片、痰盂、坐厕或蹲厕。

准备或收拾活动:例如如厕前后准备、清理或清洗如厕设备。

考虑因素:包括在厕所内的体位转移或步行表现,但不需考虑进出厕所的步行表现。可接受使用辅助器具,例如助行器及扶手。不需考虑患者是否能表达如厕需要,但如果患者把洗脸盆、漱口盆误作如厕的设备,其表现应被降级。

8) 床椅转移:患者将轮椅移至床边,把煞掣锁紧及拉起脚踏,然后将身体转移到床上并躺下。再坐回床边(在有需要时可移动轮椅的位置),并将身体转移坐回轮椅上。

评级标准:

0分:完全依赖或需要两人从旁协助或要使用机械装置来帮助转移。

3分:某种程度上能参与,但在整个活动的过程中需要别人提供协助才能完成。

8分:能参与大部分的活动,但在某些过程中仍需要别人提供协助才能完成整项活动。

12分:除了在准备或收拾时需要协助,患者可以自行转移;或过程中需有人从旁监督或提示,以策安全。

15分:自行转移来回于床椅之间,并无需别人从旁监督、提示或协助。

其他转移方法:由便椅转移到床上,由坐椅转移到床上。

准备或收拾活动:例如测试前将椅子的位置移好至某个角度。

考虑因素:包括移动椅子到适当的位置,可利用辅助器具,例如床栏,椅背而不被降级。

9) 行走:平地步行:行走从患者站立开始,在平地步行50m。患者在有需要时可戴上及除下矫形器或假肢,并能适当地使用助行器。

评级标准:

0分:完全不能步行。

3分:某种程度上能参与,但在整个活动的过程中需要别人提供协助才能完成。

8分:能参与大部分的活动,但在某些过程中仍需要别人提供协助才能完成整项活动。

12分:可自行步行一段距离,但不能完成50m;或过程中需有人从旁监督或提示,以策安全。

15分:可自行步行50m,并无需其他人从旁监督、提示或协助。

考虑因素:需要时可用助行器而不被降级,评级包括要摆放助行器在适当的位置。

10）轮椅操作（代替步行）：轮椅操控包括在平地上推动轮椅、转弯及操控轮椅至桌边、床边或洗手间等。患者需操控轮椅并移动至少 50m。

评级标准：

0 分：完全不能操控轮椅。

1 分：可在平地上自行推动轮椅并移动短距离，但在整个活动的过程中需要别人提供协助才能完成。

3 分：能参与大部分的轮椅活动，但在某些过程中仍需要别人提供协助才能完成整项活动。

4 分：可驱动轮椅前进、后退、转弯及移至桌边、床边或洗手间等，但在准备及收拾时仍需协助；或过程中需有人从旁监督或提示，以策安全。

5 分：可完全自行操控轮椅并移动至少 50m，并无需其他人从旁监督、提示或协助。

先决条件：此项目只适用于在第 9 项中被评"完全不能步行"的患者，而此类患者必须曾接受轮椅操控训练。

准备或收拾活动：例如在狭窄的转角处移走障碍物。

11）上下楼梯：上下楼梯是指可安全地在两段分别有八级的楼梯来回上下行走。

评级标准：

0 分：完全依赖别人协助上下楼梯。

2 分：某种程度上能参与，但在整个活动的过程中需要别人提供协助才能完成。

5 分：能参与大部分的活动，但在某些过程中仍需要别人提供协助才能完成整项活动。

8 分：患者基本上不需要别人协助，但在准备及收拾时仍需协助；或过程中需有人从旁监督或提示，以策安全。

10 分：患者可在没有监督、提示或协助下，安全地在两段楼梯上下。有需要时，可使用扶手和/或助行器。

先决条件：患者可步行。

准备或收拾活动：例如将助行器摆放在适当的位置。

考虑因素：可接受使用扶手和助行器而无需被降级。

## 二、国际功能、残疾和健康分类康复评定

国际功能、残疾和健康分类（ICF）作为 WHO 对健康最完善的评估工具，也适合对脑卒中患者的全面康复评定。ICF 强调活动与参与功能，其评定分别见表 3-2-11、表 3-2-12。ICF 全部评定相对繁多，通常选用核心模块评定，请参考相应文献。针对脑卒中患者的 ICF 评定见表 3-2-13。

表 3-2-11 ICF 活动能力评定

| 分值 | 能力阶次 | 参 考 内 容 |
| --- | --- | --- |
| 0 | 一般性自立 | 任何环境都能自立（包括出差、旅行） |
| 1 | 一定条件下自立 | 在特定的环境下可自立（家中、医院、居住周边环境等） |
| 2 | 部分受限 | 部分活动必须在他人帮助下完成（包括监护、提醒） |
| 3 | 全部受限 | 所有活动都要他人的帮助才能完成 |
| 4 | 完全不能进行 | 无论在什么情况下都不能完成（包括被禁止活动） |

表 3-2-12　ICF 参与能力评定

| 分值 | 能力阶次 | 参 考 内 容 |
|---|---|---|
| 0 | 积极参加 | 一般能全面参加(不考虑是否有他人帮助) |
| 1 | 部分性参加 | 部分性参加(无人帮助下) |
| 2 | 部分参加受限 | 在他人帮助下部分性参加(他人帮助、监护等) |
| 3 | 整体参加受限 | 所有活动都需要帮助才能参加 |
| 4 | 完全不能参加 | 完全不能参加 |

表 3-2-13　脑卒中简明 ICF 类目评估表

患者姓名:　　　性别:　　　年龄:　　　诊断:　　　住院号:　　　发病日期:

| | | 月　日 | 信息来源 | 月　日 | 信息来源 | 月　日 | 信息来源 | |
|---|---|---|---|---|---|---|---|---|
| 一、身体功能:身体系统的生理功能(包含心理功能) | | | | | | | | 前三项评分标准: |
| b110 意识功能 | | | | | | | | 0 没有损伤 |
| b114 定向功能 | | | | | | | | 1 轻度损伤 |
| b130 能量与驱动功能 | | | | | | | | 2 中度损伤 |
| b140 注意力功能 | | | | | | | | 3 重度损伤 |
| b144 记忆功能 | | | | | | | | 4 完全损伤 |
| b152 情感功能 | | | | | | | | 8 未特指 |
| b167 语言精神功能 | | | | | | | | 9 不适用 |
| b280 痛觉 | | | | | | | | |
| b730 肌肉力量功能 | | | | | | | | 信息来源: |
| 二、身体结构 | | | | | | | | a. 病史 |
| s110 脑的结构 | | | | | | | | b. 患者问卷调查报告 |
| s730 上肢的结构 | | | | | | | | c. 临床检查 |
| 三、活动与参与 | | | | | | | | d. 技术调查 |
| d230 进行日常事物 | P | | | | | | | |
| | C | | | | | | | |
| d310 交流-接收-口头信息 | P | | | | | | | |
| | C | | | | | | | |
| d330 说 | P | | | | | | | |
| | C | | | | | | | |
| d450 步行 | P | | | | | | | |
| | C | | | | | | | |
| d455 到处移动 | P | | | | | | | |
| | C | | | | | | | |
| d510 盥洗自身 | P | | | | | | | |
| | C | | | | | | | |

续表

| | | 月　日 | 信息来源 | 月　日 | 信息来源 | 月　日 | 信息来源 | |
|---|---|---|---|---|---|---|---|---|
| d530 如厕 | P | | | | | | | 第四项评分标准： |
| | C | | | | | | | +4 |
| d540 穿着 | P | | | | | | | +3 |
| | C | | | | | | | +2 |
| d550 吃 | P | | | | | | | +1 |
| | C | | | | | | | 0 |
| d850 有报酬的就业 | P | | | | | | | 1 |
| | C | | | | | | | 2 |
| 四、环境因素 | | | | | | | | 3 |
| e310 直系亲属家庭 | | | | | | | | 4 |
| e355 卫生专业人员 | | | | | | | | 8 |
| e580 卫生的服务、体制和政策 | | | | | | | | 9 |

### 三、康复评定时点及重点

#### (一)初期康复评定

由康复组组长(一般由主管医生担任)组织,康复组各成员根据各自对患者检查评估情况讨论主要功能障碍,确定问题;设置长期目标和短期目标;制订具体康复治疗计划和注意事项,预测预后及判断康复的影响因素。

#### (二)中期康复评定

中期康复评定一方面康复评定初期所设定的目标是否完成,如未完成应寻找原因,找出解决问题的方法;另一方面,根据目前的功能状况,制订下一步康复治疗计划,确定下一步的短期目标。

#### (三)末期康复评定

末期康复评定是康复治疗经过的总结,评定康复目标实施的程度,功能和能力提高的程度,各种康复治疗的有效程度;以及总结经验和教训,给予患者出院后的建议与康复指导等。

(李　奎)

# 第三节　康复治疗

## 一、康复目的

脑卒中康复主要是针对患者的功能问题进行相应的处理,采取综合有效的措施,并注意循序渐进和鼓励患者主动参与、早期康复介入,最大限度地减轻其中枢神经受损的功能,最终的目的是为提高脑卒中患者的生活质量创造条件,使患者可以获得社会参与能力。具体有以下几点:①预防在身体结构与功能水平上的各种神经功能缺损及再度损伤;预防医学的合并症、并发症(如压疮、坠积性肺炎或吸入性肺炎、泌尿系感染、深静脉血栓形成等),避免失用综合征和误用综合征以及过用的出现;②通过改善受损功能(如感觉、运动、语言、认知和心理等)提高患者的日常生活活动能力;③通过社会的参与恢复其自立的能力、社会的活动和人际间的关系,预防参与性残疾,尽可能地提高患者的生活质量;④减少心理损害,使患者和家庭成员在心理上获得最大限度地适应。

## 二、康复禁忌证与时机的选择

对于急性脑卒中的早期康复医疗来说,禁忌证大约可以归纳为三类:①病情过于严重或在进行性加重中,如深度昏迷、颅压过高、严重的精神障碍、血压过高、神经病学症状仍在进行发展中等;②伴有严重的合并症,如严重的感染(吸入性肺炎等),糖尿病酮症、急性心肌梗死等;③严重的系统性并发症,如失代偿性心功能不全、不稳定型心绞痛、急性肾功能不全、活动性风湿病、严重的精神病等。

早期科学合理的康复治疗能提高中枢神经系统的可塑性,可以较好地挖掘损伤修复的潜力,促进末端突触再生,所以一般认为,早期进行康复训练将缩短整个康复过程。循证医学研究也表明,早期康复有助于改善脑卒中患者受损的功能,减轻残疾的程度,提高生存质量。但是也要注意以下几点如出现应停止训练,予以观察:①脉率增至训练前的130%以上,或脉率大于120次/min;训练中收缩压升高大于40mmHg,或舒张压升高大于20mmHg;②出现心悸、恶心、头晕、呼吸困难等;③出现短时间内不能恢复的谵妄、嗜睡、昏迷等症状以及焦躁、暴怒的精神症状。

一般认为对于超急性期(48小时内)的患者为了避免过早的主动活动使得原发的神经病学疾患加重,影响受损功能的改善,通常主张在生命体征稳定48小时左右,原发神经病学疾患无加重或有改善的情况下,开始进行康复治疗(脑出血患者脑水肿程度相对较重,一般主张发病后3~8天,待患者病情稳定后开始康复治疗,包括预防失用综合征的治疗)。但2015年的一项针对五个国家"脑卒中康复介入时机的选择"的大型研究表明,在密切检查患者病情保证安全的前提下,在超急性期进行康复的介入,康复周期确实有所缩短(此时一般不建议进行肢体运动等主动康复训练,即使是床边康复也要慎重对待)。

理论上来说无论从何时对脑卒中患者进行康复介入都是有益的,当然基本原则是越早越好;但是客观的说脑卒中康复是一个长期的过程,即使是恢复期的患者如能达到连续或间断的康复训练或是指导对于其改善功能参与社会也是非常重要的。因地制宜、以人为本、个体评估、选择个性化的介入手段才能既达到良好的后期康复效果又保证安全性。

## 三、康复训练

目前国内适合推广应用三级康复。"一级康复"是指患者早期在医院急诊室或神经内科的常规治疗及早期康复治疗;"二级康复"是指患者在康复病房或康复中心进行的康复治疗;"三级康复"是指在社区或家中的继续康复治疗。三级康复流程见图3-3-1~图3-3-3。

脑卒中的康复是一系统性工程,主要的支柱是物理治疗、作业治疗、语言和吞咽治疗;另外,心理治疗、康复工程、中国传统医学治疗也是不可缺少的重要组成部分。但是由于篇幅问题,在本册中将重点围绕物理治疗中的运动疗法治疗进行说明,也会涉及康复工程学的一

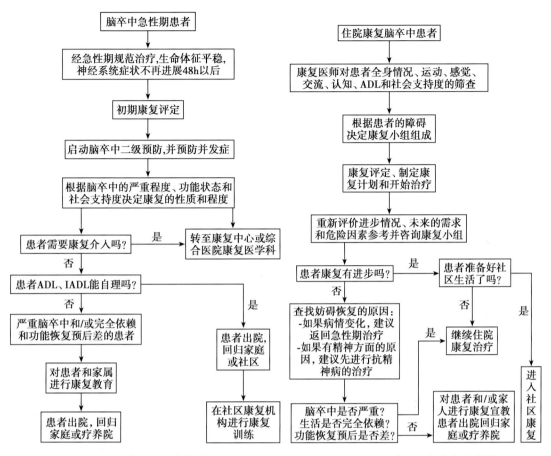

图 3-3-1　脑卒中一级康复流程图

图 3-3-2　脑卒中二级康复流程图

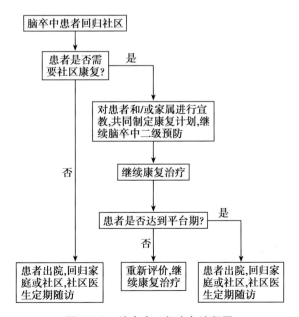

图 3-3-3　脑卒中三级康复流程图

摘自《中国脑卒中康复治疗指南（2011 完全版）》

些要点,其他方面请大家参看本套丛书中相关介绍进行学习。

（一）肢体康复

1. 急性期康复　脑卒中急性期通常是指发病后的1~2周,相当于 Brunnstrom 分期1~2期,此期患者从患侧肢体无主动运动到肌张力开始恢复,并有弱的屈肌与伸肌共同运动。康复治疗是在神经内科或神经外科常规治疗（包括原发病治疗,合并症治疗,控制血压、血糖、血脂等治疗）的基础上,患者病情稳定48h后开始进行。在日常生活中,对于软瘫期即已出现部分肌张力的患者,鼓励其非患手与患手共同完成日常生活活动。但一般不主张在患者未达到站立位平衡的条件下步行,以免过早步行导致膝反张。本期的康复治疗为一级康复,其目标是通过被动活动和主动参与,促进偏瘫侧肢体肌张力的恢复和主动活动的出现,以及通过良肢位的摆放和体位的转换（如翻身等）,预防可能出现的压疮、关节肿胀、肌肉缩短、关节的活动度受限、下肢深静脉血栓形成、尿路感染和呼吸道的感染等并发症。对偏瘫侧的各种感觉刺激、对患者的心理疏导,以及其他相关的床边康复治疗（如吞咽功能训练,发音器官运动训练、呼吸功能训练等）,有助于脑卒中患者受损功能的改善。同时,积极控制相关的危险因素（如高血压、高血脂、高血糖和心房纤颤等）,做好脑卒中的二级预防。具体要点见表3-3-1,总体来说应注意:①运动量的掌握,②逐渐减少他人及非患侧肢体的借助量,③强调感觉输入、患者自我肢体意识、活动意识的提高即患侧的主动确认,④对摔倒等危险因素的控制。

表 3-3-1　脑卒中急性期康复要点

| 姿势和场所 | 注意点和要点 |
| --- | --- |
| 仰卧位 | ①良肢位;②ROM 的保持;③头部的控制（唾液误咽的预防）;④口腔卫生的管理;⑤呼吸训练及排痰;⑥体位转化（双侧卧位）;⑦非麻痹侧肌力的维持（但不能过用） |
| 长坐位（床上） | ①床上长坐位的保持（可以借助辅助用具如枕头、楔形垫）;②长坐位（床上）—仰卧位的体位转化（应在患侧予以借助以确保姿势的对称性,避免非患侧肢体的过用）;③体位性低血压的适应（逐步提高上身起立角度） |
| 床上端坐位、轮椅坐位 | ①注意足部的接地（或轮椅踏板）的感觉输入（全足部应负重不能悬空）;②姿势的对称性保持体轴意识的确认;③在此期间应注意呼吸的变化及肺栓塞的并发症的监测;④当然此时轮椅的选择也是至关重要的 |
| 轮椅坐位、起立动作 | ①体位性低血压的关注;②起立动作的对称性（躯干及双足）;③治疗师和护士的正确方法的授予与借助、站立时间及动作频率的逐渐增加需要一个过程;④轮椅坐位时间的延长 |
| 立位保持、床—轮椅的转换 | ①轮椅乘坐时间的增加及卧床的减少;②床—轮椅的转换;③轮椅的操作活动范围的扩大（由病房到训练室）;④ADL 动作的主动参与（OT 的大量介入、利手的交换）;⑤立位的重心转移 |

（1）呼吸训练:呼吸运动是一种节律性运动。脑卒中患者脑部组织受到损伤后,会引起从大脑皮质、间脑、桥脑、延髓和脊髓等部位呼吸节律与呼吸运动的调节中枢发生异常,导致患者呼吸频率降低、肺通气量减少,再加上患者面部肌肉及口腔周围肌肉收缩与控制能力的降低,易引起误咽、误吸的现象,这些异常状况最终导致患者气道变窄或堵塞,肺部发生感染。这一时期的呼吸训练,治疗师应该根据患者病情的具体情况及清醒度,采用被动、辅助主动或主动的方式,帮助患者维持或改善肺部与胸廓的弹性、保持气道的畅通、提高肺活量和有效咳嗽的能力、强化呼吸肌主动收缩与协调收缩的能力;且呼吸训练也有助于包括肋间

肌、腹肌、膈肌、盆底肌的恢复，这些肌肉是核心的主要组成部分，对维持姿势的稳定和定向、躯干的对称性有着极其重要的作用。

1）腹式呼吸：①放松练习，患者首先采取放松体位，包括卧、坐、站。以坐位为例，最合适的体位为前倾依靠位，即头靠置于前面桌上放好的被子或枕头上，两手放于被子或枕头下。这一体位有助于放松颈背部肌肉，并可以固定肩胛带部以减少呼吸时的过度活动。前倾体位时因为腹肌的张力下降，使腹部在吸气时容易隆起，有助于腹式呼吸（图3-3-4）。②腹部加压呼吸法，用加压的方法诱使患者恢复腹式呼吸，宜在卧位或坐位下进行。通常用患者自己的手，按压在上腹部或下胸部的两侧来集中注意力，并在呼气收缩腹部的同时用手挤压上腹部或下胸部的两侧，以进一步增加腹压和减轻膈肌张力，从而使膈肌进一步上抬。吸气时对抗所加的压力，徐徐将腹部隆起，同时下胸部向外膨隆，与此同时将手上所加的压力逐渐减轻。如此反复，可以帮助患者明确腹式呼吸的方法，可以逐渐改善和增加膈肌的活动（图3-3-5）。③缩唇呼气法，在呼气时将嘴唇缩紧，增加呼气时的阻力，而这种阻力可以向内传递到胸腔支气管，使支气管在呼气时管内腔能保持一定的压力，可以防止呼气时支

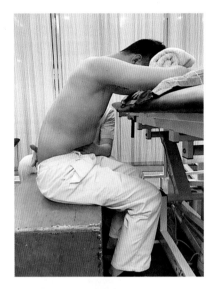

图3-3-4　坐位呼吸放松练习

气管和小支气管的过早塌陷，增加气体从肺泡内的排出，减少肺内残气量。

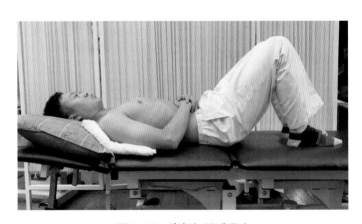

图3-3-5　腹部加压呼吸法

2）保持呼吸道畅通：其内容包括祛痰、控制感染、可控性咳嗽、体位引流、戒烟等方法。

（2）良肢位摆放：急性期卧床阶段正确的姿势摆放，有利于预防压疮，预防关节变形和痉挛，同时也有利于防治异常的痉挛模式。常见的卧位姿势有仰卧、非患侧卧和患侧卧，下面分别予以介绍。

1）仰卧位：仰卧位时头部枕于枕头上，但枕头不宜过高，以免发生胸椎屈曲。在患侧肩胛下放一个薄枕头，使肩前伸，以防止出现肩关节半脱位，并使肘部伸展，腕关节背伸，手指伸开，手中不应握物；患侧下肢伸展，在患侧大腿外侧下方放置一枕头或毛巾卷，以防止患下

肢外旋;患侧膝关节下方置一小毛巾卷,防止膝关节反张的出新;足底应先用手法使踝关节处于略背屈或中立位,于足底置支撑垫,并确保患侧足跟负重(图3-3-6)。

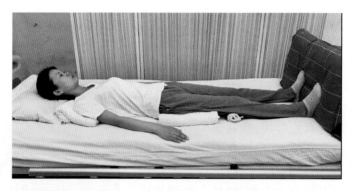

图3-3-6　仰卧位良肢位设置

2)非患侧卧位:有利于患侧的血液循环,减轻患侧肢体的痉挛,预防患肢水肿。非患侧卧位时头仍由枕头支持,以确保患者舒适。躯干侧向垂直于床面,不要向前成半俯卧位。患侧肩关节前屈90°,可用枕头在前面垫起;患侧下肢向前屈髋、屈膝,并完全由枕头垫起,足不能悬在枕头边缘(图3-3-7)。

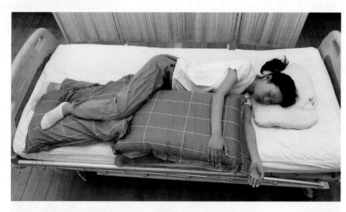

图3-3-7　非患侧卧位良肢位设置

3)患侧卧位:可以增加对患侧的刺激,并伸展患侧,以避免诱发或加重痉挛,非患侧手可以自由活动。患侧卧位时,头部稍前屈,躯干稍向后倾,后背用枕头稳固支持。患侧上肢前伸,与躯干的角度为90°,手心向上,手腕背伸。患侧下肢伸展,膝关节稍屈曲,注意保持患侧肩胛骨前伸(图3-3-8)。

另外要强调变换体位,任何舒适的体位均不应超过2h,以防发生压疮。

(3)被动活动训练:本期多数脑卒中患者的患侧肢体不能自主活动或活动很弱,肌张力低。为保持关节的活动度,预防关节肿胀和僵硬,促进偏瘫侧肢体的主动确认及主动活动的早日出现;肢体的被动活动以偏瘫肢体为主。活动顺序为从近端关节到远端关节,被动活动宜在无痛或少痛的范围内进行,以免造成软组织损伤,一般2~3次/d,每次5min以上,直至偏瘫肢体主动活动恢复。同时,嘱患者头转向偏瘫侧,通过视觉反馈和治疗师的言语刺激,帮助患者主动参与,也就是说应多在患侧与患者交谈。

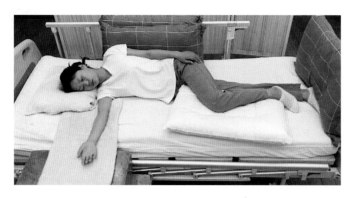

图 3-3-8　患侧卧位良肢位设置

（4）翻身活动：偏瘫患者患侧肢体无自主活动，翻身很困难，如果在床上固定于一种姿势，容易出现压疮，也不利排痰，久之可能造成肺部感染，所以应每隔 2h 翻身 1 次，以防止并发症。

1）向非患侧翻身：患者仰卧位，用非患侧腿插入患侧腿下方。患者双手叉握，患手拇指在上，肩关节前屈（在不产生疼痛的角度内），左右摆动，逐步增大幅度，当摆至非患侧时，顺势将身体翻向非患侧，同时以非患侧腿带动患侧腿，翻向非患侧（图 3-3-9）。当患者不能独立完成主动翻身动作时，看护者可以将患者患侧下肢屈曲，一只手从屈曲的膝关节下方至非患侧髂前上棘下方，另一只手辅助患侧肩胛带或上臂辅助患者向非患侧翻身（图 3-3-10）。

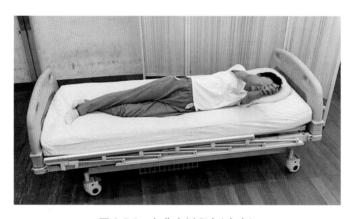

图 3-3-9　向非患侧翻身（自主）

2）向患侧翻身：患者仰卧位，患者双手叉握，患手拇指在上，肩关节前屈（在不产生疼痛的角度内），非患侧下肢屈曲。双上肢摆动，当摆向患侧时，顺势将身体翻向患侧（图 3-3-11）。

（5）坐起训练：部分患者由于卧床时间较长或体质差，在开始坐起训练前，可先将床头逐步抬高适应，以免发生体位性低血压而引起头晕。床头抬高开始角度应从 30°～45°起，逐步过渡到 60°，直至最后 90°。在此基础上开始坐起训练，具体方法是①患者首先侧移至床边平卧。②非患侧手握住患侧前臂或手腕部，非患侧足自患侧的膝下插入并伸展，使其下肢交叉，患膝自然屈曲，一边向非患侧倾斜的同时，变成侧卧位，用非患腿将患腿移至床边。

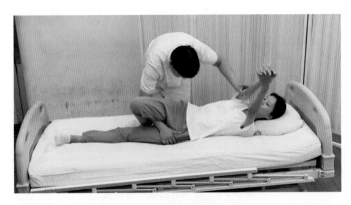

图 3-3-10　向非患侧翻身（辅助）

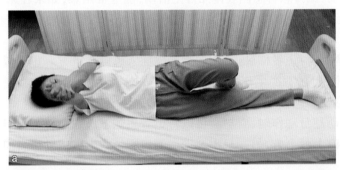

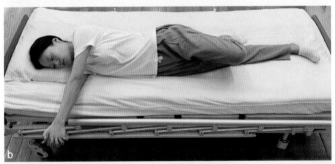

图 3-3-11　向患侧翻身

③头向上抬,躯干向非患侧旋转,用非患侧上肢支撑,上半身离床。用非患侧下肢移动患肢直至床边下垂。④继续支撑,直到变成坐位(图 3-3-12)。患者不能独自完成此动作时借助者可将一只手放在患者非患侧肩部,另一只手放于其髋部进行辅助。注意体位转化到端坐位时,应使患者双侧足部完全着地,这样可以使足部的感觉输入,已获得更好的双足支撑,有助于保持平衡,否则若足悬于空中,患者为维持平衡则会用双侧足尖探索地面寻找支撑点,造成跖屈内翻(若床面较高可在足下垫适当高度的平台)。

（6）坐位训练

1）床上坐位（长坐位）:床上坐位时,患者的髋关节应屈曲成直角,双下肢及躯干伸直(可用枕头叠起,帮助患者躯干呈伸直位),将双手叉握伸肘,手与前臂放在胸前桌子上。

2）独立坐位:患者的头、颈、躯干应保持在左右对称,躯干无扭转、前倾、后倾、左右侧屈现象,躯干伸直,髋、膝、踝关节保持90°屈曲位,双侧臀部应均等负重,小腿与地面垂直,要防

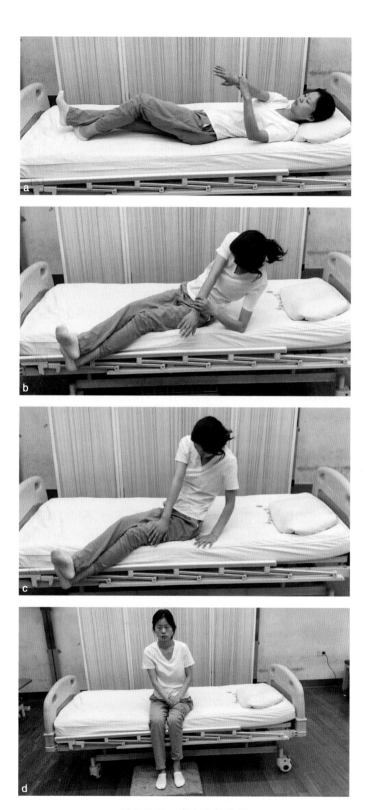

图 3-3-12 自主坐起动作

止患肩下沉、后撤,髋外展、外旋,踝关节内翻与足下垂。为帮助患者保持正确的坐姿,早期可利用姿势镜(恢复期时应注意患者本体感觉的恢复,因此不建议使用过多视觉的代偿),让患者通过视觉反馈调整坐姿;对于患侧髋关节有外旋倾向的患者,可以在双膝之间放置一个物品,要求患者用双膝夹住,以促使患者主动收缩髋内收肌群,防止髋关节外展、外旋;对于易于出现足内翻的患者,可在足内侧垫一楔形块以确保全足底着地,提高双足感觉的输入及基底面的稳定性,避免内翻的加重。

(7) 上肢手的治疗:上肢手的治疗应从早期低张力状态时就及时开始,目的是预防上臂和腕关节的半脱位;早期开始实施激活身体各部相互关系和统合性的措施;不做不必要的代偿活动(患侧、非患侧);教患者对身体的认识和统合化。手做活动时会有一些患者出现异常模式,对于这些患者可以先做精神上的排演,调动以往的记忆、基底核等的记忆。在手的治疗中灵活应用精神上的排演(有研究表明在安静5min后进行10~15min视觉想象,有利于结合作业疗法恢复上肢的功能)。

2. 恢复期(住院期)肢体康复  脑卒中恢复期是指发病后的3~12周,相当于Brunnstrom分期3~5期,患者从患侧肢体弱的屈肌与伸肌共同运动到痉挛明显,能主动活动患肢,但肌肉活动均为共同运动。本期的康复治疗为二、三级康复,其目标除前述的预防常见并发症脑卒中二级预防外,还应抑制患侧上下肢和躯干的痉挛模式、促进分离运动恢复,加强患侧肢体的主动运动并与日常生活活动相结合,注意减轻偏瘫侧肌痉挛的程度,避免加强异常运动模式(上肢屈肌痉挛模式和下肢痉挛模式);同时,加强患者的协调性和选择性随意运动为主,并结合日常生活活动进行上肢和下肢实用功能的强化训练,同时抑制异常的肌张力。脑卒中患者运动功能训练的重点应放在打破患侧肢体的痉挛模式以及正常运动模式和运动控制能力的恢复上。相当一部分偏瘫患者的运动障碍与其感觉缺失有关,因此,改善各种感觉功能的康复训练对运动恢复十分重要。根据情况使用恰当的感觉输入,通过课题激活肌肉,促通特定的模式,通过操作环境和课题影响神经通路。如果减少向心性信息,则会损害皮质的身体表象和运动输出的构成。治疗师应用向心性输入、进行个体内部表象系统的再教育、并因此增加运动选择,提高运动输出效率。治疗师需要考虑,配合运动目的、如何使用相关的感觉刺激(形式、位置、强度和持续时间)找出能诱发患者积极性和意识的刺激对于治疗至关重要。本期的康复训练内容较为复杂,对于肢体康复训练我们将通过一个病例在第四节病例介绍中给大家进行举例说明。

3. 恢复末期(社区门诊康复期)  脑卒中恢复末期一般是指发病后的4~6个月,相当于Brunnstrom分期5~6期,此期患者大多数肌肉活动出现,肌肉痉挛逐渐消失,分离运动平稳,协调性良好,但速度较慢。本期的康复治疗为三级康复,目标是改善痉挛,纠正异常运动模式,改善运动控制能力,改善步态,促进精细运动;尤其是手指的精细运动,加强辅助器具的使用和家庭生活的指导,在保证运动质量的基础上提高运动速度和实用性步行的能力,掌握日常生活活动技能,最大限度地提高患者的生存质量。

4. 后遗症期(居家康复期)  脑卒中后遗症期是指脑损害导致的功能障碍经过各种治疗,受损的功能在相当长的时间内不会有明显的改善,一般多在发病后1~2年。

此期的康复治疗为三级康复,应加强残存和已有的功能,即代偿性功能训练,包括矫形器、步行架和轮椅等的应用,以及环境改造和必要的职业技能训练,以适应日常生活的需要。同时,注意防止异常肌张力和挛缩的进一步加重,避免失用综合征、骨质疏松和其他并发症的发生,帮助患者下床活动,进行适当的户外活动,注意多与患者交流和必要的心理疏导,激发起主动参与的意识,发挥家庭和社会的作用。

5. 日常生活动作(ADL)的学习　针对患者的功能状况选择合适的功能活动内容,如书写练习、画图、下棋、打毛线、粗线打结、系鞋带、穿脱衣裤和鞋袜、家务活动、社区行走、使用交通通讯工具等。ADL训练:ADL是指人每天自我照顾所必需的活动,包括更衣、进食、个人卫生、转移体位及家庭用具的使用等。ADL训练是偏瘫恢复期的最重要内容,ADL能力的高低直接影响患者今后的生活质量,是判断综合治疗效果的客观标准。

(1)进食:进食动作的训练在发病后必须马上开始。在不明确是否能保持独立坐位时,最好进行床上坐位,在患者的背部或患侧分别放一枕头以保持坐位平衡,同时患侧上肢有一定依托,防止患侧肩胛带后伸。

1)患侧手是利手且瘫痪较重时:如果瘫痪较重,那么必须用非利手(非患侧手)逐渐开始进食。在日常的进食中,既需要考虑患者的疲劳,又需要鼓励患者用叉子或勺子自行进食,但绝不能过分勉强。患者自己进行进食疲劳时,应立即给予辅助(图3-3-13)。

2)患侧手是利手但握力较差时:可以进行正常的抓握和手的伸展训练。当患者出现痉挛或联合反应等异常姿势时,应马上纠正异常姿势,同时诱发正确的姿势。如患者能用勺子把食物送到嘴边,那么在平时的进食中治疗师可试着让患者自行进食,最初可利用粗柄的勺子。如果必要最好事先把盛食物的碗或盘子放在防滑的垫子上。如患手的精细动作还可以,可以让患者使用筷子,开始时最好使用粗的或带有环的筷子(图3-3-14)。

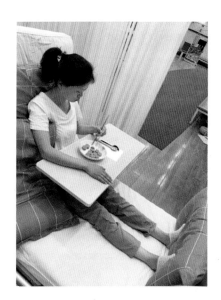

图 3-3-13　患侧手是利手且瘫痪较重时的进食

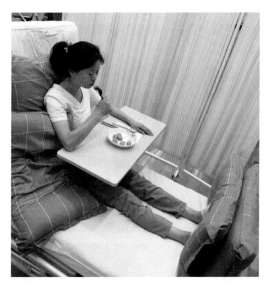

图 3-3-14　患侧手是利手但握力较差的进食

3)吞咽障碍的处理:要采用容易吞咽的体位,通常是90°坐直,头稍向前。食物要放在口中最佳的位置,一般放在口腔的非患侧。对事物形态的选择原则是:选用液体食物时,从高黏度到低黏度;选用固体食物时,食物表面要光滑,从不需要咀嚼到轻微咀嚼,逐渐选择咀嚼难度大的食物。另外,在食物的材料上,要选择容易吞咽的食物,避免那些不易进食的食物,如难以形成食团的、不易切的、水分多的等(表3-3-2)。关于勺的形状,要特别注意勺的大小、深浅、厚薄、轻重及形状,例如,如果勺子过大过深,一口的量过多,就难以吞咽。吞咽困难的患者,常有记忆力差、注意力不集中、主动性差,从而使训练困难,因此同时应进行认知训练。对于需使用鼻饲或胃造瘘术后的偏瘫患者,其食物成分的配制需由专科医生决定。

表 3-3-2　吞咽困难患者用的流质和固体类食物

| 液体类 | 固体类 |
| --- | --- |
| 稀:清汤,咖啡,果汁,茶,牛奶 | 正式的:面包,馒头,肉泥,土豆泥,香蕉,蛋沙拉 |
| 稠:花蜜,奶油汤,奶蛋酒,稠饮料 | 带颗粒状的:烤鱼,鸡沙拉,汉堡包 |
| 更稠:粥,酸奶油,布丁,牛奶蛋糕 | 多质地的:烤土豆,胡萝卜,豌豆,大米,面条,瓶装水果 |

(2) 如厕动作:如厕动作在每天的日常生活活动中进行的次数最多。如果无大小便失禁,那么提高偏瘫患者的如厕自理程度是非常重要的。但是因为厕所间的转移难度较大,所以确认患者能够进行从床到轮椅间的转移后,再进行厕所的转移训练比较安全。另外,对于厕所门的开、关,厕所的空间大小,便器的高矮,扶手的位置等因素都应给予考虑。使用轮椅如厕动作的基本程序是:①从非患侧把轮椅向便器充分靠近后,轮椅与坐厕成 30°~40°,刹住车闸,向两侧旋开足踏板、身体重心前移,用非患侧下肢站起。②用非患侧手扶在远端的坐厕圈盖上。③以非患侧下肢为轴转动身体,使臀部正对坐厕坐下。厕所到轮椅的转移动作与上述动作相反(图 3-3-15)。

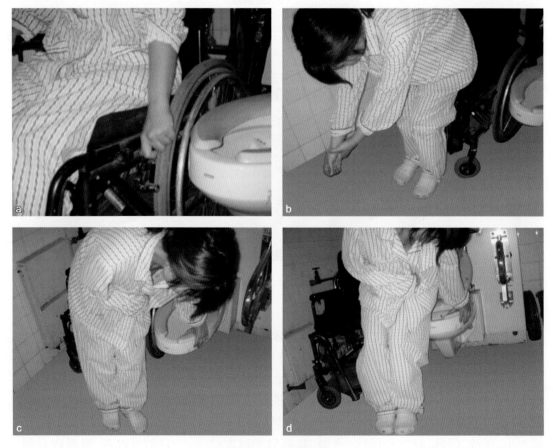

图 3-3-15　如厕动作

（3）修饰：如果患者能够移动，可走到洗脸池洗脸。利用非患侧手持毛巾洗脸，然后利用水龙头拧干毛巾再擦脸。利用改造后的细毛刷（毛刷背面加两个吸盘）吸在洗手池壁上，将非患侧手在毛刷上来回刷洗。利用患侧上肢弯曲的前臂和腹部夹住干毛巾，非患侧手在毛巾上来回擦拭。如果患手有少许功能，可利用患手持牙刷，非患侧手挤牙膏，然后用非患侧手刷牙。如果患手功能完全丧失，可利用非患侧手单独完成。瘫痪较重时，只能用非患侧手完成洗脸动作。随着瘫痪的逐渐恢复，如果患侧上肢出现了共同运动（屈曲），那么在抑制肌张力的同时，练习用患手洗脸动作。偏瘫较重时，做单手动作时可利用自助具。例如，剪指甲所用的自助具（图 3-3-16），洗非患侧手时所用的吸附手刷等。

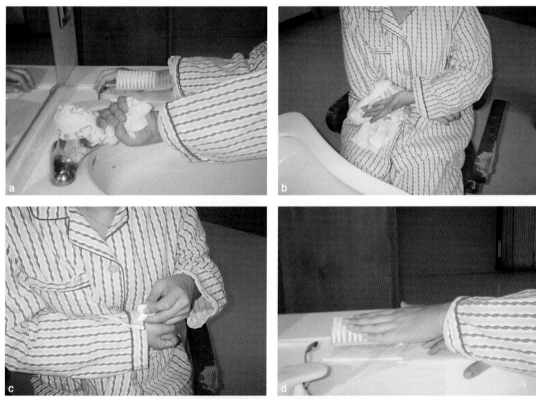

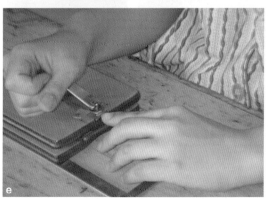

**图 3-3-16　整容**
a. 拧毛巾；b. 擦非患侧手；c. 挤牙膏；d. 非患侧手的清洁；e. 剪非患侧手指甲

（4）更衣：当坐位平衡较好时，可进行更衣的训练。以前开口的衬衣为例，穿衣的顺序如下：①首先穿患侧的袖子直至肘以上。②用非患侧手拿着衣领绕过颈部，把后背穿上。③穿非患侧的袖子。④整理穿上的上衣，系扣子（图 3-3-17）。

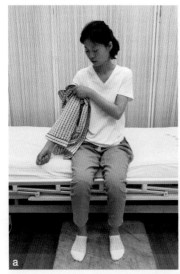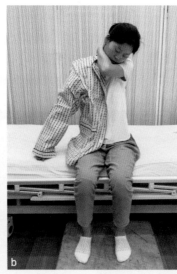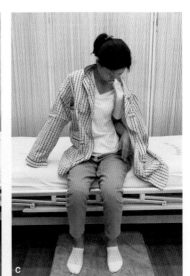

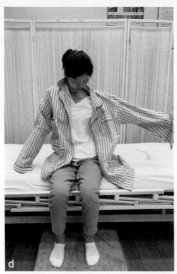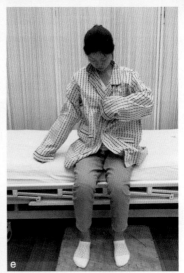

图 3-3-17　穿衣

脱衣时利用非患侧手先将患肢袖子从肩部退到肘部。然后将非患侧肢从非患侧袖中退出，最后利用非患侧手将患肢袖子完全退出。如果穿无领套头衫，穿衣的动作要领是：患者坐位，用非患侧手帮助患肢穿上袖子，并尽量拉至肩部，将头套入领口钻出，然后非患侧手插入袖穿出（图 3-3-18）。

穿裤子时，①先穿患侧下肢裤腿；②再穿非患侧下肢裤腿；③站起，用非患侧手把裤子提上（图 3-3-19）。

在更衣训练过程中，首先检查在这些动作中存在哪些问题，对于有问题的地方反复练习，如果个别动作已能够完成，即可练习系统的更衣动作。更衣的训练需要有毅力，有时患

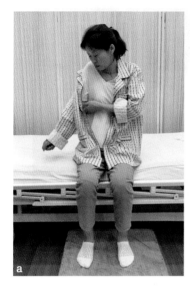
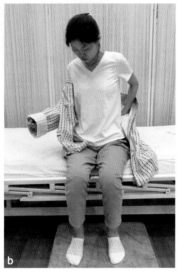
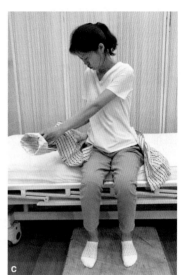

图 3-3-18　脱衣

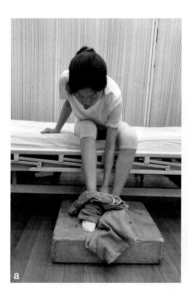
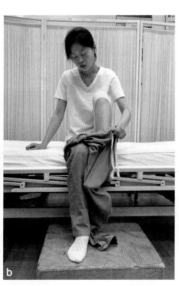
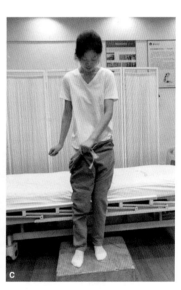

图 3-3-19　穿裤子

者着急,这时应给予提示和鼓励,不要勉强。穿衣时应给予注意:①患侧的袖子一定要穿至肘以上的部位。②用非患侧手拿着衣领,绕过头部。③肩部是否穿好。④把穿上的上衣整理好。上述动作顺序不能违反,同时练习用的上衣质地不能太薄或太厚,以免增加练习的难度。脱衣(裤)的动作顺序相反。另外必须避免使肌张力增高的一些动作。

（5）利手交换:偏瘫患者不但患侧的手功能差,其非患侧手与正常比,在速度及灵活性方面多数也都较差。因此,为提高患者的生活自理能力需要进行利手交换的训练。训练内容除了练习使用筷子和写字之外,还包括做饭(切菜)、缝衣、使用剪刀等。手功能恢复的目标:①如果手的功能难以恢复,那么通过控制异常反射,侧重改善上肢和手的姿势。②如果手的功能有可能恢复,那么要具体确定上肢、手及实用性操作的目标,以获得更多的功能为目标。另外,由于偏瘫,很多动作受限制,所以要想办法做一些自助具以提高日常生活活动能力。下面介绍具体的利手交换的家庭训练方法。

1）筷子的使用：对勺子、叉子、带环的筷子等逐一进行练习。用于练习的物品有轻木片、大豆、小豆、弹球等。在吃柔软的豆腐及面条时，用筷子动作比较困难，可训练患者手的精细动作及手指间的协调能力。应注意保护好患侧上肢，防止患者肢体下垂或从桌子上掉下来（图 3-3-20）。

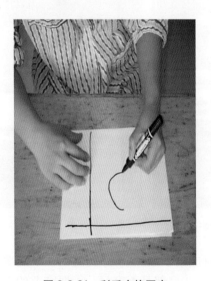

图 3-3-20　利手交换筷子的使用

2）写字：由于非患侧肢体的技能不一定是正常的，所以必须重视进行精细动作训练。作为拿笔的检查，在 3 张复写用的纸上让患者用全力写，观察患者能复写到第几张。用非患侧手写字时，从最初用粗笔→细笔→2B 铅笔→HB 铅笔，按这种顺序进行练习。为了能把字写的圆滑，首先按垂直方向、水平方向练习画线、画圆或画角，然后练习写字。在进行写字练习时，要从简单的笔画开始逐渐过渡到汉字，从用有格的纸写逐渐过渡到用无格的纸写（图 3-3-21）。

3）缝衣针的使用：选择从薄到厚的布料，先用粗针，逐步过渡到用细小的针。缝制从简单到复杂的图案（图 3-3-22）。

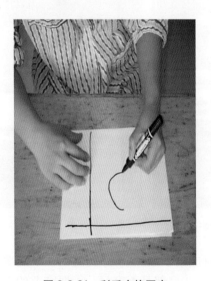

图 3-3-21　利手交换写字

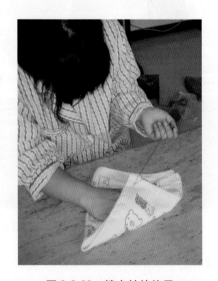

图 3-3-22　缝衣针的使用

4）外出：外出可通过步行，或自己操作轮椅和使用手杖等的辅助。有些人外出时能够利用电车或公共汽车，但上下楼梯或过障碍物较困难。上下电车时容易出现摔倒，或被门夹住的危险，所以最好在售票员的视线范围内上下电车。上下电车的方法可参考上下楼梯的方法，要领是：上车时非患侧下肢先上，患侧下肢再跟进；下车时患下肢先下，非患侧下肢再跟进（图 3-3-23）。

很多患者希望能够继续驾驶车辆，由于考虑到有痉挛发作的危险，最好先与医生商量，确认在视觉、判断力、识别标识等方面没有问题再考虑是否驾驶，以避免发生危险。

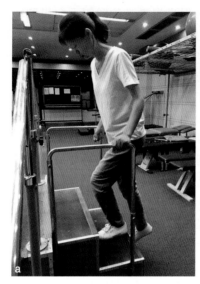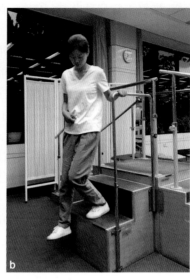

图 3-3-23 上下楼梯(公共汽车阶梯)

（二）脑卒中特殊功能障碍康复治疗

1. 感觉功能训练

（1）感觉再学习：改善感觉功能的方法选择取决于对于患者病情的诊断和功能评定。患者由于丧失或减弱的痛、温、触觉，缺乏对于自身伤害的保护性反应，这时需要对患者和家人进行代偿方法的训练和指导，以避免患者感觉功能的缺失而受伤，称之为感觉再学习。例如捏橡皮泥，每次捏橡皮泥练习时可选择几个题材，逐渐增加造型难度和橡皮泥的硬度。该项活动有助于触觉功能的恢复。

（2）脱敏：脱敏治疗用于身体某些部位对正常范围内刺激出现感觉过敏时或存在不舒服的感觉时，旨在减轻过敏部位的不舒适感。通常的脱敏治疗，将不同的物体在皮肤过敏部位进行不同的感觉刺激，物体质量由柔软逐渐过渡到粗糙。

（3）对于感觉减弱或缺失的一些代偿方法：①加倍小心容易烫伤或冻伤的物品；②对身体骨突出部位进行保护；③包裹具有锐利部位的物体；④定时变换体位；⑤禁忌将皮肤与物体摩擦；⑥使用其他感觉措施以代偿感觉减弱或缺失，如视觉、听觉。

2. 肩痛　肩痛是脑卒中偏瘫患者最常见的并发症之一。通常表现为活动肩关节时出现疼痛，严重患者可有静息痛。肩痛常成为严重干扰康复训练活动与休息的重要因素，一方面影响患侧上肢运动功能及日常生活活动能力的恢复，另一方面也影响患者的心理状态。易诱发肩痛的肩关节活动依次为外旋、外展、屈曲和内旋。静止状态下疼痛减轻。对脑卒中后肩痛的发病率及流行情况尚缺乏专门的大样本研究，一般认为有 5%～84% 的脑卒中患者存在肩痛，大多数（85%）出现在恢复的痉挛期，也可无明显的运动障碍，多有不同程度的 ROM 受限，常伴有肩关节半脱位、肩手综合征。

肩痛患者的康复治疗措施：

（1）正确的体位摆放，正确的体位摆放包括仰卧位、非患侧卧位和患侧卧位，对于伴有痉挛所致的僵硬和肩痛的患者，可先行仰卧位，然后逐渐地引入侧卧位。患者被置于患侧或非患侧卧位时，开始每 15min 翻身 1 次。要求患者以正确的姿势躺 15min 或直至感到疼痛，然后帮助他翻身，以后持续时间逐渐延长。

（2）抗痉挛、恢复正常肩肱节律：①治疗师促进患者坐位时躯干向患侧转移，重点是牵拉躯干的患侧，治疗师坐在患者患侧，将一只手放在患者腋下，让患者将躯干移向治疗师。在患者这样做时，治疗师用手抬高患者的肩胛带。这个运动节律性地重复，每次持续一会儿，并且每一次患者均试着把躯体进一步移向患侧。对患侧的牵拉抑制了阻碍肩胛骨自由活动的肌肉的痉挛。如果患者的手平放在治疗床上，患侧上肢伸展支撑躯体，治疗师使患者的肘关节保持伸展位，可进一步加强这一作用。②患者坐在椅子上，双手交叉（可使肱骨外旋，同时使患侧手的手指外展而缓解痉挛），治疗师跪在患者前面，让患者身体前倾，双手去触摸自己的脚，同时治疗师把手放在患者的肩胛骨（两侧）上，通过使肩胛骨前屈、外展并向上旋转来促进这个活动。当患者能够触到自己的脚趾时，肩关节已经屈曲90°。③患者仍坐着交叉双手，然后把双方放在前面的大球上，身体前倾，把球从自己膝部向前推，然后再拉回。这个运动实际是通过膝关节屈曲而发生的，同时患者的肩也进一步前屈。④患者坐在表面光滑的桌子或治疗台旁边，双手交叉放在一条毛巾上，尽可能地把毛巾推向前方。如果能在没有不适的情况下完成上述活动，可进一步在向前上方倾斜的桌面上做这一活动，以促进肩关节前屈。⑤从仰卧位向患侧翻滚，可抑制躯干和上肢的痉挛。为了防止翻身时损伤肩关节，在翻身之前应双手交叉，上肢伸直，肩胛带前屈，肩关节前屈。对于严重肩痛患者，可在治疗师帮助下进行，治疗师用一只手保持患侧肩胛带前屈和患侧肩充分前屈，用另一只手帮助患者轻轻地向患侧翻身。为了避免损伤患者的肩部，起初患者仅翻一部分，然后回到原位。当他翻回原位时，治疗师从床上抬起他的上肢，以避免使患侧上肢处于完全的外展姿势。患者继续容易地向前翻滚，而治疗师小心地把他的患侧上肢进一步前屈。做完上述活动后，治疗师在刚刚活动获得的关节活动范围内做被动活动，并让患者双手交叉在一起进行自助运动，进一步前屈肩关节。⑥患者仰卧，患侧腿屈曲，与非患侧腿一起在治疗师的帮助下，通过摆动双腿慢慢地摇动骨盆。节律性的摇动、旋转骨盆，可降低整个患侧的肌肉痉挛。在做上述活动时，治疗师在患者无任何不适的前提下抬高伸展的患侧上肢。可以发现，随着上述活动的进行，上肢可无痛性被逐渐抬高。⑦患侧腿屈曲，倚在非患侧腿上，治疗师把一只手放在患者的患侧胸部，轻轻向上、向中线方向加压以帮助患者深呼气，用另一只手抬起患侧上肢至最大的无痛范围。本活动以肩胛骨和肩关节部位为背景，可以抑制两者周围肌肉的痉挛。

3. 肩关节半脱位　由于患者肩袖肌群的瘫痪和无力，关节囊松弛，上肢重力的牵拉，肩胛骨的下旋，关节的稳定性下降等，会导致约30%~50%的患者产生肩关节半脱位。在临床诊断方面有困难时，可由X线拍片明确诊断。一般半脱位本身并不一定引起肩痛。不适当的上肢肢位和不恰当的牵拉（如搬动、扶持和转移患者时）则可诱发肩痛。治疗方法：纠正肩胛骨的位置，及早开始主动性上肢活动，提高肩关节周围的肌张力，可对肌肉和关节产生各种刺激；在患者坐位时，应用前臂支具支持上臂位置，通过治疗最终会使大部分患者的肩关节复位。轮椅支持板和袖带的应用是有争议的，因为屈肘的姿位是需要避免的。长时间患侧上肢的软瘫或失用状态，可使肩关节半脱位变得难以恢复。

4. 肩手综合征　肩-手综合征，又称反射性交感神经营养不良。作为偏瘫后继发的并发症，多突然发生，但亦可发展缓慢、隐蔽。据估计在脑卒中患者发生率为12.5%~70%。较典型的表现是肩痛、手水肿和疼痛（被动屈曲手指时尤为剧烈）、皮温升高，消肿后手部肌肉萎缩，甚至挛缩畸形。尽可能地防止引起肩-手综合征的原因，避免患者上肢尤其是手的外伤（即使是小损伤）、疼痛、过度牵张及长时间垂悬，已有手水肿者，应避免在患侧静脉输液。

肩手综合征患者的康复治疗措施：

（1）放置，在卧位时，患侧上肢可适当抬高；在坐位时，把患侧上肢放在前面的小桌子上并使腕部轻度背屈，有利于静脉和淋巴回流。

（2）避免腕部屈曲：为了改善腕部回流，在24h内维持腕关节处于背屈位是非常重要的。可用石膏制的一种尖向上翘的小夹板放于掌侧，夹板的远端达手掌纹以下，并且从第1~5掌指关节适当地向下倾斜，以免限制掌指关节的屈曲。当用绷带把小夹板固定之后，应使腕关节处于背屈稍偏向桡侧的位置，患者日夜戴着夹板，只在做皮肤检查、洗手或治疗时才除去。夹板一直戴到水肿的疼痛消失、手的颜色正常为止。即使戴着夹板，患者仍可进行自助活动，以维持肩关节的活动度并防止手部坚硬。

（3）向心性加压缠绕：一般认为手指或末梢的向心性加压缠绕是简单、安全、具有戏剧性效果的治疗方法。治疗师用一根粗约1~2mm的长线，从远端到近端，先缠绕拇指，然后再缠绕其他手指，最后缠绕手掌和手背，一直到恰好在腕关节以上。缠绕时，先做一个可以拉开的小线圈，套在指甲根部水平，然后治疗师用力紧密而快速地缠绕，直到腕关节以上，随后立即拉开线圈的游离端除去绕线。本方法可暂时地减轻水肿。

（4）冷热交替治疗：有止痛、解痉及消肿的效果。对脑卒中偏瘫患侧手肿胀的患者，分别用9.4~11.1℃的冷水和42℃左右的热水，每天交替浸泡患侧手，一般情况，冷水1min，热水0.5min，共计30min，经两周治疗，水肿逐渐减轻。

（5）主动活动：在可能的情况下，治疗中完成的活动应该是主动的而不是被动的，因为肌肉收缩可提供最好的减轻水肿的泵活动。在肩胛骨活动后，可在上肢上举的情况下进行活动。刺激患侧上肢功能恢复的任何活动均可利用，尤其是那些需要抓握的活动，如握住一条毛巾并在治疗师的帮助下摆动等。

（6）被动活动：患侧上肢的被动活动可防治肩痛，维持各个关节的活动度，纠正前臂旋前并促使旋后功能的恢复，但这些活动应非常轻柔，以不产生疼痛为止。

（7）类固醇制剂：可口服或肩关节腔肌腱鞘注射，对肩痛有较好的效果，可减轻局部的炎症反应。

（8）手术：对其他治疗无效的剧烈手痛患者，可行掌指关节掌侧的腱鞘切开或切除术。

5. 直立性低血压　正常人由卧位至立位时因体位血压调节反射的作用，能维持正常的循环供血。脑卒中长期卧床患者体位血压调节反射机制显著不全，患者站立时，收缩期血压可迅速降低30mmHg左右，极易出现头晕、恶心甚至昏厥等脑缺血表现。预防应强调早期起坐；起立动作要缓慢进行；可穿弹性长袜；有条件的可以利用起立床（斜床）训练，逐渐抬高倾斜角度，延长训练时间至90°30min。

6. 深静脉血栓　深静脉血栓形成是血液在深静脉内不正常凝结引起的病症，多发生在下肢，表现为患侧肢体肿胀、疼痛，血栓脱落可引起肺栓塞，严重者可危及患者生命。深静脉血栓患者早期一般要求患者绝对卧床，抬高患侧肢体，急性期有条件可以手术取栓，发病72h可考虑溶栓，保守治疗包括抗凝治疗，扩容、祛聚治疗及医学治疗，预防措施如下：

（1）药物治疗，即用抗凝药物降低血液黏滞性，防止血栓形成。

（2）间歇或持续的小腿气，囊压迫，该装置通过对套在肢体末端的袖套充气和放气来促进血液流动和深静脉血回流至心脏。

（3）分级压力袜，将外部压力作用于静脉管壁来增加血液流速和促进血液回流。

（4）康复治疗：鼓励长期卧床的患者做下肢主动或被动活动，以促进下肢静脉回流。

7. 肺部感染　昏迷或有吞咽障碍的患者(多为脑干或双侧损害的严重病例)常常会由于吸入食物、呕吐物、气管分泌物而导致肺部感染。问题可能发生在吞咽动作的口腔期,也可发生在咽期,但都是因为吞咽反射减弱或消失造成会厌不能完全封闭气口(气管开口)所致。如患者咳嗽反射存在时,一旦吸入,患者会剧烈呛咳。但相当多的患者或由于昏迷,或由于咳嗽反射消失或减退,即使吸入也没有咳嗽发生。由于一旦引起肺部感染常使病情急剧恶化,甚至致命,所以在脑卒中发病后,首先要排除由于呕吐物、气管分泌物引起的误吸(听诊肺部有啰音),然后在经口进食和饮水前,必须十分谨慎地评定吞咽功能。如有怀疑或有呛咳出现时,应做 X 线透视下的吞咽检查。发现有吞咽功能障碍时,应及时下鼻饲管。一旦确诊有肺部感染,则应全力以赴地处理:吸痰、PT 排痰、大量使用抗生素,严重的需要吸氧,甚至气管切开。对有轻度吞咽障碍者,除进行唇、舌、颜面、软腭、口腔等处的刺激和肌肉功能训练外,让患者取直坐位,头前伸,从试吞结实的冻状物开始逐步过渡到固体、软食、半流食、流食。总之,对于吸入性肺炎要以预防为主。

8. 泌尿系感染　二便失禁是重症脑卒中患者常见的问题,因此留置尿管以排尿和观察出入量在疾病早期十分常见。通常每 4~6h 开放排尿 1 次,以刺激神经反射性排空和防止膀胱过度充盈及尿失禁。由于导尿管的长期留置,因而易于发生泌尿系感染。尽可能地缩短导尿管的留置时间,采用习惯的排尿姿势,适当的热敷和按摩、针灸等有利于早日排尿。一些选择的病例,可试用抗胆碱能药物和三环类抗抑郁药物以利排尿。已有泌尿系感染的证据时,必须尽早治疗。膀胱冲洗、全身使用抗生素、更换导尿管等都是必要的措施。

9. 压疮　压疮是指身体局部受到压力、剪切力或摩擦力等损害,引起血液循环障碍,造成皮肤和皮下组织的坏死。压疮不仅好发于长期卧床患者,也是行动不便、长期依赖轮椅生活患者的常见并发症,多发于脊髓损伤、脑血管病患者及年老体弱、营养不良者。身体的任何部位均可发生压疮,但身体的下半部分发生压疮的概率较大。

压疮的预防和治疗:

(1) 定时变换体位:应防止患者长时间同一部位持续受压。卧床患者应每 2h 翻身 1次,每次翻身均检查皮肤受压情况,还要根据患者的皮肤反应调整翻身时间。侧卧位可保持30°,而不是身体垂直于床面,从而减轻对大转子处皮肤的压力。半坐位时头抬高应小于30°,以改善骶骨和坐骨结节处皮肤的血液循环。坐轮椅者需每隔 20~30min 伸直双上肢,撑起躯干使臀部离开坐垫,防止坐骨结节受压时间过长。每次支撑时间尽可能延长至20~40s。

(2) 使用减压装置:可用来帮助减轻或减少各种压力。各类减压装置可分为静压垫和动压垫。可用软枕或海绵等将骨突出部位垫高,如后枕部、肩胛骨、骶尾部、膝部、足跟和内外踝等。

(3) 改善全身营养状况:营养支持主要包括适量的碳水化合物、蛋白质、脂肪、维生素、电解质和微量元素等。对于不能经口进食者,可给予肠内或肠外营养。而过度肥胖者要减肥,控制体重,增加运动或活动。

(4) 皮肤护理:保持皮肤干燥清洁,卧床患者每周擦拭或洗澡 1~2 次,会阴部每天清洗1 次;大小便污染者随时清洁,特别注意皮肤皱褶处的清洁。每天检查皮肤,如局部皮肤发红、发紫或出现水疱、硬结等表现,应考虑可能发生压疮,需及时进行减压。

(5) 皮肤局部换药:更换敷料使伤口创面保持湿润,有利于减少压疮创面。

(6) 感染的处理:开放性压疮(Ⅱ~Ⅴ度)易合并细菌感染。有效的伤口清洁和清创可减轻感染。当压疮伤口化脓或有恶臭的气味,应加强清洁或清创,并考虑伤口已出现感染,若清洁伤口分泌物大量增加或经 2~4 周处理后无愈合征象,应考虑局部应用抗生素 2 周。

10. 吞咽困难　脑卒中患者颅脑损害严重或有脑干病变常出现吞咽困难并伴有构音障碍。正常的吞咽过程包括口期、咽期和食管期,脑卒中患者的吞咽障碍主要在口腔期和咽期。常用的治疗方法如下:

(1) 唇、舌、颜面肌和颈部屈肌的主动运动和肌力训练;

(2) 一般先用糊状或胶状食物进行训练,少量多次,逐步过渡到普通食物;

(3) 进食时多主张取坐位,颈稍前屈易引起咽反射;

(4) 软腭冰刺激有助于咽反射的恢复;

(5) 咽下食物练习呼气或咳嗽有助于预防误咽。

(6) 构音器官的运动训练有助于改善吞咽功能。

11. 痉挛与关节挛缩　大多数脑卒中患者在运动功能恢复的过程中都会出现不同程度的骨骼肌肌张力增高,主要是由于上运动神经元受损后引起的牵张反射亢进所致,表现为患侧上肢屈肌张力增高和下肢伸肌张力增高,常用的治疗方法有神经肌肉促进技术中的抗痉挛方法、正确的体位摆放(包括卧位和坐位)和紧张性反射的利用、口服肌松药物、局部注射肉毒素等。关节挛缩是因脑卒中患者长时间骨骼肌张力增高,受累关节不活动或活动范围小,使得关节周围软组织短缩、弹性降低,表现为关节僵硬,常用的治疗方法有抗痉挛体位和手法的应用、被动活动与主动参与(患侧负重)、矫形支具的应用,必要时可行手术治疗。

12. 骨质疏松和骨折　老年脑卒中患者,特别是女性和长期卧床者,多有骨质疏松症。由于脑卒中偏瘫患者平衡功能差,患侧肌力也差,很容易跌倒。特别是患者刚刚恢复行走时,常对自己的行走能力估计过高、期望值过大,认为可以不用他人或辅助器具可以独立行走。这种患者一旦跌倒,常会发生骨折(如股骨颈骨折),这会给患者带来十分严重的后果。因为一旦手术就会上几个月的石膏,原有的偏瘫再加上长期的制动,相当一部分老人从此就不得不长期卧床了。早期进行检查(如双光子骨密度仪)明确诊断,及时处理骨质疏松实有必要。预防跌倒是最重要的康复咨询、教育内容。

13. 脑卒中后抑郁的发生率为 30%~60%,大多抑郁患者常哭泣、悲伤、沉默寡言,几乎每天都感到疲倦或乏力,失眠或睡眠过多,注意力和判断能力降低,自我责备和产生自卑感,严重者可有自杀的念头。常用的治疗方法:

(1) 心理康复治疗,可采用个别治疗的集体治疗两种方式,同时要有患者的家庭成员、朋友或同事等社会成员的参与。心理治疗人员应注意与患者建立良好的医患关系,使患者身心放松,解除其内心的痛苦,矫正或重建某种行为等。

(2) 药物治疗:可用三环类或四环类抗抑郁药、5-羟色胺再摄取抑制剂。

## 四、支具与矫形器具的应用

1. 助行器

(1) 持手杖步行训练:手杖的高度以患者股骨大转子的高度为宜,或者将手杖置于足尖前 15cm 处,肘关节屈曲 30°时,手所握持手柄的高度为宜。持手杖步行可分为三点式和两点式,三点式:非患侧下肢向前迈步,向前伸出手杖,患侧下肢再向前迈步;两点式:非患侧下肢向前迈步,向前伸出手杖和患侧下肢向前迈步同时进行。使用手杖进行步行训练不宜过早进行,以免影响正确步态的训练及患者形成以非患侧手支撑体重的异常模式。

（2）三脚拐杖、四脚拐杖：三脚拐杖和四脚拐杖支撑面广而且稳定性好，平衡能力欠佳、用手杖不够安全的脑卒中患者可以使用。

（3）步行器：步行器的支撑面积大，比拐杖稳定性高，但只能在室内使用。适合脑卒中患者使用的步行器包括固定式、交互式和两轮步行器，但是患者需要有良好的抓握和双侧臂力，才能较好地使用，所以轻偏瘫患者在步行时可以使用。

2. 矫形器

（1）上肢矫形器：

1）上臂吊带和肩吊带：它可以预防和治疗肩关节半脱位，通过吊带的支撑使肱骨头部分纳入肩胛的关节盂，减轻肩关节负荷肩部疼痛，防止脱位后的并发症。

2）手功能位矫形器：也称静止性手功能位夹板，固定腕、手指、拇指于功能位，即腕背伸 $10° \sim 30°$，掌指关节屈曲 $45°$，指间关节屈曲 $30°$，防止腕部及手指屈曲挛缩。同时穿戴以后也便于肘关节和肩关节的训练，有掌侧型和背侧型。

3）充气夹板：其用高强度的透明塑料制成，套在痉挛的肢体上，拉上拉锁，再将夹板充气（打气或用口吹）膨胀，对减轻偏瘫上肢的痉挛效果好，其方法简单，值得推广。

（2）下肢矫形器：

1）足部简易支具：常用于脑卒中患者早期或足部肌张力较低的患者，可采用弹力绷带或在鞋上缝制吊带等方式，起到固定踝关节处于中立位的作用。此种支具，患者通常感觉穿着方便、舒适，而且经济实用，但是对于痉挛程度较高的患者，矫正程度较为不理想。

2）踝足矫形器：是偏瘫患者最常用的下肢矫形器。通常使用的踝足矫形器包括塑料踝足矫形器和金属条踝足矫形器，其主要功能是在步行中的支撑期内辅助控制踝关节跖屈、背屈的活动，同时控制距下关节内、外翻的活动，在摆动期内控制足部下垂。塑料踝足矫形器可矫正的痉挛程度为轻或中等程度，而金属条踝足矫形器则多用于痉挛程度较严重的患者。

3）膝踝足矫形器：多用于重度迟缓型、感觉障碍、病情较严重或运动功能障碍较严重的患者。膝踝足矫形器不但固定踝关节的位置，而且把膝关节固定于轻度屈曲 $15° \sim 25°$ 的位置上，这样可以促进患侧下肢以正常的力线加以负重，同时刺激和诱发股四头肌的收缩活动。膝踝足矫形器在脑卒中早期的康复训练中无论是对身体功能的康复还是患者心理的康复都起到了极大的辅助作用。

### 五、环境改造

环境改造就是通过对环境进行适当的调整，使环境能够适应患者的生活、学习或工作的需要。脑卒中患者的家庭环境改造是指在建筑物内部提供无障碍设施，包括出入口、楼梯、走廊、盥洗室、浴室、起居室等。进行改造时，应充分考虑以下方面：手推轮椅连同肘关节活动在内需要有 96cm 的宽度；整个轮椅作 $360°$ 的转动需要 160cm 的直径；在坐位静止时轮椅的长×宽应有 110cm×80cm 的面积；轮椅扶手离地面约 76cm，坐位离地面约为 48.5cm。人坐在轮椅上应大腿离地 68～69cm，前方足趾离地 20.5cm，眼睛离地 109～129cm。

1. 出入口  为方便使用轮椅的患者，出入口应为斜坡形，倾斜的角度为 $5°$ 左右，或每长30cm 升高 2.5cm。宽度应为 1～1.14cm。两侧要有 5cm 高的突起围栏以防轮子滑出。坡表面要用防滑材料，门内外应有 1.5m×1.5m 的平台部分，然后接斜坡。平台的作用是让患者进出门后能转过身来关门或锁门。如与斜坡并行有一部分台阶的高度不应大于 15cm。门的净宽不小于 80cm。

2. 楼梯　公共楼梯一般无法进行改造。但自建在住房的楼梯应满足每阶高度不大于15cm,深度为30cm,两侧均需要设离地面65~85cm高的扶手,楼面要用防滑材料,楼梯至少要有1.2m的宽度。

3. 盥洗室　大便池一般采用坐式马桶,高40~45cm,两侧扶手相距80cm左右。扶手可采用可以移动的,移开一侧以便轮椅靠近。为便于扶拐的男患者小便,最好有落地式小便池,两侧离地90cm处有扶手,正面离地120cm处也有横的能承受身体重量的安全抓杆,以利于患者依靠并释出双手协助解开裤扣小便。单设坐式马桶仅需2m²的总面积,设一个两侧扶手可以移动的坐式马桶和一个落地式小便池约需2.8m²的总面积。厕所的门最好是双向门,以免开关时引起麻烦。如向外开的门,进门时需患者后退才能开门,进门后需转过身来关门。而向内开的门占去了室内空间,活动不便。如果条件有限只能采用单向门,应选择向外开的门。

4. 洗手池　洗手池下部空间宽度应大于70cm,深度大于40cm,池底最低应不低于距离地面68cm,以便乘轮椅患者的腿部能进入池底;洗手池台面高度不应高于距离地面78cm,以便于接近水池以洗手和洗脸,而一个可升降的洗手池应该更有利于患者和不同年龄的人群使用。水龙头采用长手柄式,以便操作。池深不必大于16cm,排水口应位于患者能够得到处。镜子的中心应在离地105~115cm处,镜面倾斜向下,否则患者难以照见自己较大部分的身体。

5. 浴室　盆浴时盆沿离地面的高度应与轮椅座高40~45cm相近。盆周与盆沿同高处应有一些平台部分,以便于患者转移和摆放一些浴用物品。水龙头用手柄式较好。盆周应有直径4cm的不锈钢扶手。淋浴时用手持淋浴喷头,喷头最大高度应位于坐在淋浴专用轮椅上的患者能用手够得着处。同时具备盆浴、淋浴的浴室面积在2m×2m左右。地面和盆底应有防滑措施,浴室内部地面以及与外间结合处不应有台阶,以便于轮椅进出,且为防止水溢出,可以制作成斜坡,门口高,里面低。有条件的家庭和医院内的浴室和盥洗室等处,应设置紧急呼叫装置(呼叫铃),这一装置应该防水、醒目并且便于摔倒在地面的求救者触及。

6. 起居室　室内地板不应打蜡,地毯应尽量去除。卧室内桌前、柜前,以及床的一边应有160cm的活动空间,以便轮椅可做360°旋转。如床头一侧放床头柜,应有80cm的间距以便轮椅进入。由于坐在轮椅上手能触及的最大高度一般为120cm,因此衣柜内挂衣架的横木不应高于120cm,衣柜的深度不应大于60cm。坐在轮椅上时向侧方探的合适高度为130cm,因此柜内隔板和墙上架板不应大于此高度,墙上电灯开关也应如此。向侧下方伸手下探时最低可达高度为25cm,因此柜子底层的隔板、抽屉均不应低于此高度;墙上插座以离地30cm以上为宜。

## 六、社区康复

脑卒中社区康复治疗包括两部分,即患侧的恢复和非患侧的代偿,重点在患侧的恢复。社区康复在患者出院后应尽早进行。缺血性脑卒中患者的社区康复,只要患者神志清楚,生命体征平稳,病情不再发展,48h后即可进行康复。高血压、实质性脑出血一般宜在10~14d后进行。社区康复的程序如下:

(1)社区康复对象的选择:脑卒中康复治疗的适应证较广,凡功能有缺损的患者都应进行康复治疗。

(2)进行初次评估:掌握康复对象目前的功能障碍和困难情况,发掘潜能,为制订康复计划、选择适宜康复项目和判定康复效果提供客观依据。

（3）制订康复计划：根据初次功能评估，选择适宜的康复项目，制订规范、适用的康复计划，并按计划实施功能训练。

（4）康复计划的实施：由康复治疗师、康复医师和家庭成员对康复对象进行康复训练并做好记录，填写康复服务档案、康复训练档案。训练时要充分调动患者的主动积极性，帮助他们战胜困难，还应力求使训练项目活泼、新颖，注意从易到难，从简到繁，从少到多，循序渐进。

（5）定期康复评定：定期评定是康复训练中很重要的一步，重点了解康复项目是否适合、是否有效、康复对象对训练的态度等。根据评定结果，提出改进意见。

（6）中期评估：在康复计划的中期，对康复对象进行评估，针对存在的问题调整康复方案。

（7）末期评估：总结实现康复目标的情况，提出进一步的康复意见。

（8）由患者或监护人在《残疾人康复服务档案》的康复服务评估中签署意见并签名。

## 第四节　病例分析

本节病例分析以运动疗法为主。

（1）案例介绍

患者，男，26岁，汉族，教育程度初中，个体职业。主诉：左侧肢体活动不利2个月；日常生活动作不能独立完成。利手侧：右利手。

病残史：患者于2016年5月22日晚突然晕倒，头部撞于地面后，意识不清，送至当地医院行头颅CT"右侧额颞叶软组织损伤，右侧基底节区出血"，予保守治疗。1周后患者肢体活动逐渐好转，下肢先可在床面活动，10多天时肩关节可活动，2周时患者可独坐、翻身，20余天时可独站。现运动姿势异常，只可以在监视下短距离步行但足内翻，上下台阶不能，易摔倒，左上肢联合反应明显，屈肌张力较高，精细运动不能，日常生活中度依赖，社会参与能力较差。为求进一步康复入院。

既往史：体健。

个人史：吸烟10年，每天20支，有长期饮酒史。

家族史：父母体健，家族中否认遗传病史。

心理史：病前性格急躁，病后无明显改变，否认重大心理创伤史。

工作特点：家族企业管理（矿业），商业、运输等行业，社会交际事项较多，需经常开车、出差、聚会；偶有矿场特殊车辆及机械操作。爱好：旅游（登山）、健身。

家庭情况：家中独子，父母体健，已婚夫妻和睦（与妻子一起工作、生活），育有一子（3岁）；经济基础较好；现家里亲属轮流照顾。

居住环境：平时居住于三线城市13层电梯单元房（一层有10级左右台阶），小区有一些障碍设施（坡道）；偶尔也在单位居住（一层、二层）；经常出差，以三星级酒店住宿为主。

患者康复意愿：日常生活自理并参与家务劳动，可独立外出，回归工作岗位。

（2）专科检查：神经系统检查如下。

1）颅神经：视力、视野、眼底、眼球位置、眼球运动、辐辏直接对光反射、间接对光反射、眼睑下垂、眼球震颤均正常；颜面感觉减退，角膜反射、咀嚼运动正常；额纹对称、左侧鼻唇沟

变浅、舌味觉正常;听力正常;发声、吞咽咽反射正常;软腭运动对称;

2）反射（左侧）:腹壁减弱、肱二头肌（+++）、肱三头肌（+++）、膝腱反射（+++）、跟腱（++++）、踝阵挛（+）、Hoffmann（+）、Babinski（+）、Oppenheim（+）;

3）感觉（左侧）:痛觉、温度觉、触觉、位置觉、振动觉、两点辨别觉、实体觉减退;

4）共济运动（左侧）:指鼻试验、跟膝胫试验不能完成。

功能评估:肌张力、平衡功能、上肢手功能、Fugl-Meyer;ADL 改良的巴氏指数、平衡功能、10m 步行、TUG。

（3）辅助检查:头颅 CT 示右侧额颞叶软组织损伤,右侧基底节区出血（图 3-4-1）。

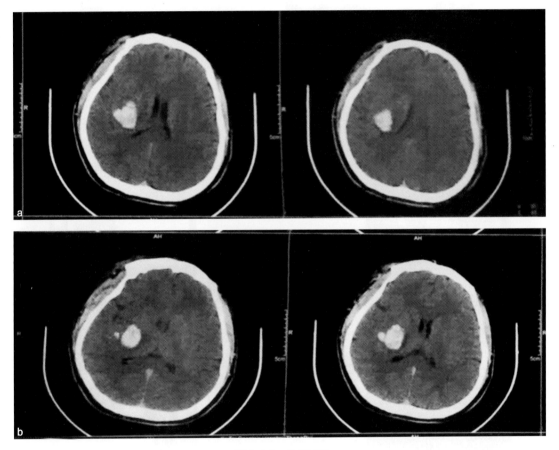

图 3-4-1　头颅 CT

（4）临床诊断:脑出血恢复期:左侧肢体感觉;运动功能障碍;平衡功能障碍;中枢性面瘫;ADL 中度功能缺陷;社会参与能力减退。

（5）康复评定与临床推理

1）姿势评定与运动分析。①治疗前患者坐位静态姿势:颈部侧倾、前伸;躯干侧倾,患侧肩胛带下沉,肩胛骨外展后撤,（通过触诊可知）患侧肋间肌短缩,胸大肌、胸小肌张力较高;肩肱关节略内旋,上肢联合反应明显,肘关节屈曲,前臂旋后,拇指内收,四指 DIP 关节屈曲。骨盆后倾且向左后方旋转,以非患侧为主,患侧抗重力伸展差,非患侧代偿明显。患侧髋关节外展外旋,足内翻,足趾略屈曲（图 3-4-2）。②治疗前患者运动分析:患者患侧上肢前屈时,颈部侧屈,头面部转向患侧（视觉代称）,左侧躯干侧倾且向右后方旋转,右侧躯干屈曲代偿,肩胛带上提后撤,肩肱关节外展,肘关节不能伸展,前臂旋前,腕关节不能背屈,拇指内收内旋屈曲,四指屈曲,(侧面观)腰椎过伸展,骨盆前倾,重心偏向右侧,髋关节外展外旋,左侧足内翻,足跟负重较少,足趾屈曲(图3-4-3)。

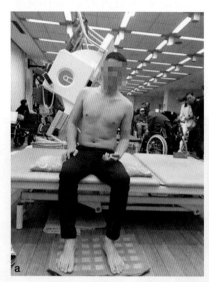
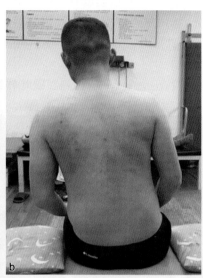

图3-4-2　姿势评定与运动分析

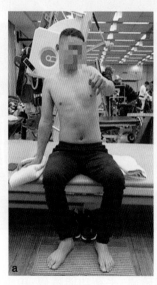
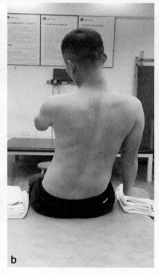
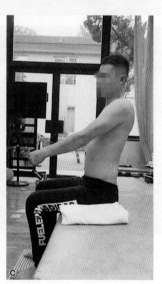

图3-4-3　治疗前患者姿势分析

上肢滞空检查,立位患侧上肢主动滞空不能,随治疗师完成被动上举时对比非患侧沉重且非正确力线,肩胛带上提代偿明显;超过90°时肩胛带代偿更为明显。ADL脱衣课题分析,头颈部偏移(视觉代偿),肩关节后伸不能,躯干旋转代偿,重心偏向非患侧,胸椎腰椎过伸展,双下肢对称性不能保持,双足内翻,足趾屈曲。步行(患侧足跟着地期)运动分析:头颈部前伸屈曲(视觉代称),左侧躯干屈曲,肩胛带下至,上肢联合反应明显,患侧骨盆上提、髋关节外展,足内翻,足趾屈曲,足跟不能着地(图3-4-4)。

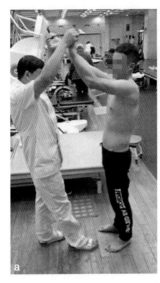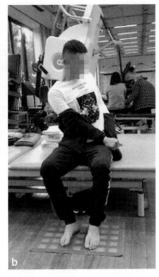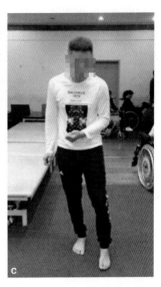

**图 3-4-4　治疗前患者运动分析**
a.上肢滞空检查;b.脱衣课题分析;c.步行运动分析

感觉评定:患侧躯干深浅感觉均减退,且自肩胛带、髋关节起更为明显,足、手部(深浅)感觉更差,图形觉、位置觉消失,致使运动时位置不能确认。

2)临床推理。以上姿势、运动、感觉分析,结合患者大脑的损伤部位为右侧基底节可以推断,由于右侧皮质脊髓束的损伤,致使左侧躯干的姿势控制与肢体运动受到影响。患者患侧深浅感觉减退,不易形成正确的身体图式,影响前馈、反馈的形成,致使不能出现正确的姿势控制及运动控制,之后躯干及四肢的选择性运动不能按照正确的力线完成。非患侧躯干姿势代偿明显,立位、坐位、步行时非患侧负重为主,导致左侧大脑过分兴奋,因左右大脑半球交互性抑制原理,使右侧大脑半球受到抑制,影响患侧肢体的姿势与运动。综上,患者无论是患侧与非患侧姿势与运动均出现问题,躯干的对称性,患侧肢体的精细运动(包括上肢手的够取与抓握等)以及步行能力均受到影响。

3)治疗前脑卒中康复评定量表得分(表 3-4-1):

**表 3-4-1　治疗前后各种康复评定得分**

| 项目<br>时间 | 日常生活活动能力(Barthel) | 上肢功能检查(MFT) | 简式 Fugl-Meyer 运动功能 | | 10m步行速度(s) | TUG(s) | 改良 Ashworth 痉挛量表(左侧) | | | | | | | | | |
|---|---|---|---|---|---|---|---|---|---|---|---|---|---|---|---|---|
| | | | 上肢 | 下肢 | | | 上肢屈肌 | 上肢伸肌 | 下肢屈肌 | 下肢伸肌 | 手屈肌 | 手伸肌 | 足屈肌 | 足伸肌 | 颈部 | 躯干部 |
| 2016.6.24 | 66 | 0 | 8 | 10 | 37 | 39 | 2 | 1+ | 1+ | 2 | 3 | 0 | 1+ | 0 | 1+ | 1+ |
| 2016.7.22 | 85 | 46 | 42 | 26 | 19 | 20 | 1+ | 1 | 1 | 1+ | 2 | 0 | 1 | 0 | 1 | 1 |
| 2016.8.25 | 96 | 87 | 62 | 31 | 8 | 9 | 1 | 0 | 0 | 1 | 1 | 0 | 0 | 0 | 0 | 0 |
| 满分 | 100 | 100 | 66 | 34 | | | | | | | | | | | | |

(6)康复治疗目标与计划:①1~2周,改善非患则的过度姿势代偿,设置最佳坐位及功能性立位,提高核心的稳定性,建立姿势控制与核心控制的联系;②3~4周,建立姿势控制与

运动控制联系,提高姿势的稳定与定向能力,诱导四肢的粗大运动;③5~8周,巩固患者的姿势控制能力,诱导足部及上肢手的精细运动,提高步行能力及上肢手的精细运动功能,改善ADL能力;④9~12周,适应不同环境,提高ADL的实用性与稳定性,提高步行及上肢手运动的速度。偏瘫患者的肢体康复应十分注重感觉的恢复,因此在治疗的整个过程中应随时通过手法、体位、姿势设置等改善感觉的恢复。治疗远期目标:回归家庭、提高社会参与能力,管理家族企业。以上各期目标完成只是一个大的框架,我们不应被计划的时间所拘束,而是应该根据患者的具体康复情况进行实时评定对康复进度况进行调整。

（7）康复方案实施:治疗从躯干的治疗,上肢、手(精细运动)的治疗及下肢(步行)的治疗三个方面进行说明。治疗过程以课题为导向从环境设置、感觉输入、手法施治、患者配合动作等方面进行具体的说明。

1）躯干与姿势的调整

课题①:最佳坐位的设置(图3-4-5)。

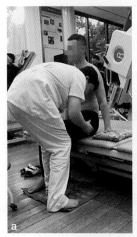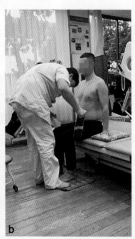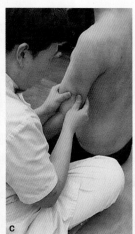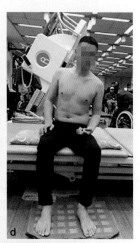

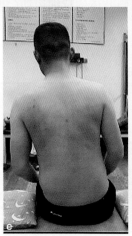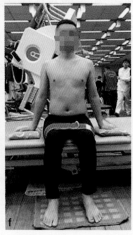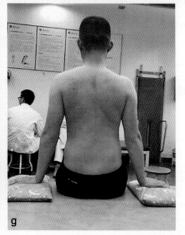

图 3-4-5　最佳坐位的设置

体位与环境设置:端坐位,床的高度设置为可使髋膝关节屈曲90°位置,双手置于躯干两侧,若上肢的长度不足以使全手掌着床,则需要垫一定高度的毛巾或枕头。在手法治疗髋关节外展外旋力线后仍不能保持双侧股骨平行力线,则需要应用塑形带。双侧大腿着床的深度为股骨长度的 1/2。

治疗手法：

a. 从坐骨结节处调整腘绳肌力线，使患侧股骨与非患侧股骨平行。

b. 使用塑形带保持 a 调整好的双侧股骨平行力线。

c. 通过稳定肱二头肌之后调整肱三头肌的力线使肩肱关节可以处于中立位。

患者配合动作：体会治疗师手法，放松。

d、e. 最佳坐位调整前。

f、g. 最佳坐位调整后。

目的：最佳坐位是姿势稳定和姿势定向的基础，为之后的肩胛带、上肢手的选择性运动打下基础。

课题②：肋间肌的促通（图 3-4-6）。

体位与环境设置：椅座位—半仰卧位（45°），治疗师给予后方支持，背部躯干给予圆形棒支持。患侧上肢给予肱三头肌塑形，用于避免二头肌的联合反应（相反神经支配）。

患者配合动作：保持双侧坐骨结节负重，身体自然对称的置于治疗师的大腿上方，配合治疗师的手法和做较长的呼、吸的节律性运动。

治疗手法：一只手固定下方的一根肋骨，另外一只手随患者的呼吸做肋间肌的收缩放松训练。

目的：肋间肌的本体感觉输入；长度变化；黏弹性的改变，从而激活肋间肌肉，继而调整呼吸和躯干姿势的对称性。

课题③：胸大肌黏弹性的调整（图 3-4-7）。

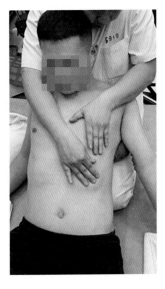

图 3-4-6　肋间肌的促通

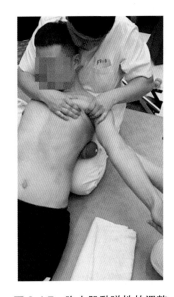

图 3-4-7　胸大肌黏弹性的调整

体位与环境设置：椅座位—半仰卧位（45°），治疗师给予后方支持，背部躯干给予圆形棒支持。肩肱关节外展 45°，助手一只手对患侧上肢给予肱三头肌塑形借助，用于避免二头肌的联合反应（相反神经支配）；另外一只手与患侧手"握手"的姿势控制，保证患者肘关节伸展，和腕关节中立位、手指伸展。

患者配合动作:患者主动将上肢手在躯干的冠状面上,沿45°方向做伸出、收回的动作。

治疗手法:治疗师一只手塑型胸大肌的肋骨支和锁骨支,另外一只手对胸大肌的远端随患者上肢的伸出与收回进行松解;助手随患者动作进行诱导和随动,并保持肘关节的伸展。

目的:胸大肌的本体感觉输入;长度变化;黏弹性的改变,从而激活胸大肌,改善上肢的屈肌联合反应。

课题④:端坐位骨盆的选择性运动(图3-4-8)。

体位与环境设置:患者取最佳坐位,治疗师跪于患者背后平台。

治疗手法:

a. 治疗师双手拇指置于患者双侧骶髂关节处,四指于双侧髂骨外侧。拇指诱导多裂肌离心性收缩,骨盆后倾四指随动。

b. 治疗师双手拇指于骶髂关节处,给予多裂肌一定压力并向上给予感觉输入,使其向心性收缩,诱导患者骨盆由后倾位到中立(略前倾)位。将a、b动作反复操作,在此过程中保持躯干的对称性,及腰椎、胸椎的自坐骨结节完成抗重力伸展。

c. 当然骨盆前后倾的选择性运动也可以从前方操作完成c、d:治疗师将双手四指置于臀大肌、臀中肌处;患者得到拇指于腹股沟处给予腹横肌以向上的感觉输入后向心性收缩(腹压增高),臀大肌、臀中肌、多裂肌、竖脊肌离心性收缩,骨盆出现后倾运动。

d. 治疗师四指对臀大肌、臀中肌以塑形(感觉输入)使其向心性收缩(当然也包括骶髂部的多裂肌、竖脊肌),腹横肌离心性收缩(但要保持腹压),完成骨盆前倾运动(从坐骨结节完成抗重力伸展)。

e、f、g、h. 右手自髂骨上脊给予非患侧坐骨结节以一定压力,帮助确认右侧支持基底面;左手四指与拇指给予患侧腹横肌、腰大肌以感觉输入,使其向心性收缩,诱导患者出现患侧骨盆上提;同时右侧拇指给予患侧骶髂关节处的多裂肌以一定压力,并向右侧方给予感觉输入非患侧骨盆下至,腹横肌、腰大肌等肌群出现离心性收缩,自坐骨结节向上抗重力伸展躯干。将e动作反向操作,但应注意患侧坐骨结节的确认,由于臀大肌等肌肉一般处于低张力状态、也有萎缩和弱化的现象,因此抗重力支撑面的形成比起c动作非患侧的形成会困难一些,患侧躯干的抗重力伸展也会比较困难。因此可设置一名助手在患者前方,双手于患者双侧肋间处适当的诱导,配合后面的治疗师帮助患者完成图3-4-8a～d等动作(主要是维持躯干的质量中心,和借助患侧的抗重力伸展)。

患者动作:由于上运动神经元对躯干的支配,是在大脑皮质以下(主要是脑干延髓的网状结构),也就是说大多数躯干的运动是非意识下完成的,因此对于躯干运动的促通,患者应在治疗师的手法诱导下,自动化的出现以上动作,而不是有意识下主动完成。

目的:姿势控制是选择性运动的基础,而姿势稳定和姿势定向恰恰是姿势控制的两个要素,偏瘫患者躯干的对称性和抗重力伸展,恰恰就是这两要素的确实体现,而骨盆的稳定与控制下的运动又是躯干控制的基础,因此骨盆的选择性运动的获得是非常重要的。

课题⑤:肩胛胸廓关节及骨盆的侧方选择性的运动(图3-4-9)。

体位与环境设置:患者取端坐位,保持良好的抗重力伸展和对称性,之后非患侧肩关节前屈180°,随非患侧肢体依靠于设定好的平台上的楔形垫上,头部与上臂之间设置一定高度的毛巾卷,使颈椎与胸椎腰椎保持一条直线。若此时出现,腰椎或骨盆的侧倾与胸颈椎不在一条直线上,则可以在患侧坐骨结节下方垫一个毛巾。

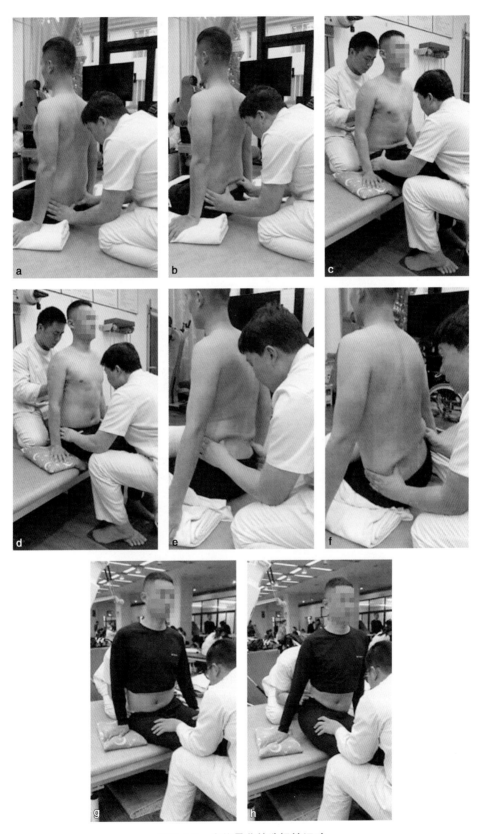

图 3-4-8　坐位骨盆的选择性运动

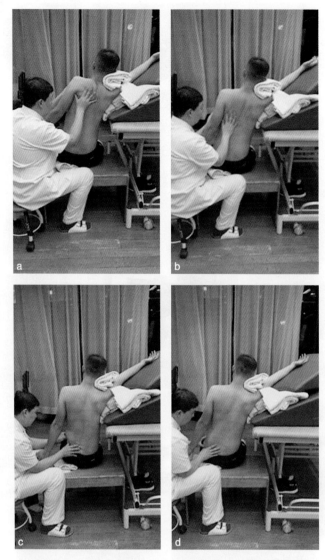

**图 3-4-9    肩胛胸廓关节及骨盆的侧方选择性的运动**

治疗手法：

a. 治疗师手的设置请参照以前的"端坐位肩胛骨的设定 a"的方法，将肩胛胸廓关节整体上移，口令为："请随我的手法将肩胛带上移"，此时动作不应过快。此时肩胛提肌、斜方肌的上部纤维充分向心性收缩，背阔肌、胸大肌、胸小肌等肌肉离心性收缩。

b. 患者对抗重力，缓慢地将肩胛带下制，在此过程中治疗师辅助控制下制的速度，使肩胛提肌、斜方肌的上部纤维充分离心性收缩。

c. 治疗师的双手分别在腹股沟韧带上方和侧后方的髂后上脊处，给予腹肌（内、外斜肌、腹横机）腰方肌以感觉输入向心性收缩，诱导患者患侧骨盆出现上提动作。患者的患侧肘关节保持伸展，患手可以放在治疗师股四头肌处。

d. 诱导腹肌（内、外斜肌、腹横机）腰方肌离心性收缩，骨盆下制，坐骨结节置于台面。注意在 cd 的动作中治疗师只是对相关肌肉进行感觉。

患者配合动作：保持躯干的抗重力伸展，颈椎与胸椎腰椎保持一条直线，随治疗师的手法完成以上动作。

目的：上运动神经元受损后肌肉的激活，不仅需要肌肉的向心性收缩，离心性收缩也很重要。此课题旨在保持非患侧负重的前提下，调整患侧肩胛带周边肌肉的向心离心的控制能力。

课题⑥：最佳坐位躯干的抗重力伸展（图 3-4-10）。

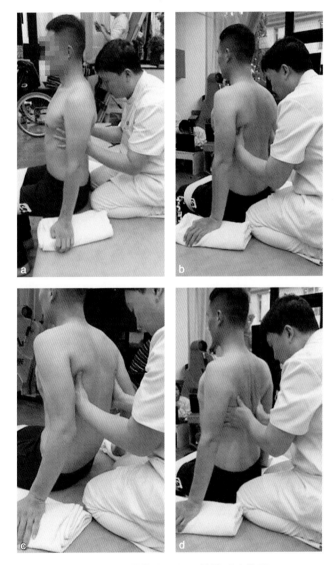

图 3-4-10　最佳坐位躯干的抗重力伸展

体位与环境设置：患者取最佳坐位，治疗师跪于患者背后。

治疗手法：

a、b. 治疗师双手四指切合于第 6～10 椎体外侧肋间，手掌贴合背阔肌外侧，拇指置于肩胛骨下角。治疗师用手感受随患者呼吸上下浮动的胸廓运动，之后双手在患者吸气肋间向上浮动的过程中将患者的质量中心进一步上移，在此过程中应诱导患者肋间隙变大，腰背部肌肉、肋间肌离心性收缩，尽量避免肩胛带的过分上提。此时患者腹肌会随之收缩

（核心稳定）。

c. 在保持质量中心不下移的同时,治疗师双手诱导胸廓向水平后方移动,使胸廓屈曲,背部肌肉(背阔肌、菱形肌、大小圆肌、胸髂肋肌、颈髂肋肌;腰髂肋肌、胸最长肌、胸棘肌的中部;第6~10椎体上的多裂肌)得到延展离心性收缩。此过程中尽量使避免腰椎的屈曲,保持核心的稳定。

d. 双手诱导背阔肌向脊柱方向收缩;之后大鱼际自第6~10椎体上的多裂肌诱导胸髂肋肌、颈髂肋肌、腰髂肋肌+胸最长肌+胸棘肌的中部收缩,拇指诱导肩胛骨的内收和下制,使上部躯干出现抗重力伸展;之后治疗师放开双手,让患者保持此抗重力伸展状态几秒(可以正常呼吸)。

将以上动作反向操作,但应注意双侧坐骨结节的确认,由于臀大肌等肌肉一般处于低张力状态、也有萎缩和弱化的现象,因此抗重力支撑面的形成比起非患侧的形成会困难一些,患侧躯干的抗重力伸展也会比较困难。因此对于此课题的手法操作时应注意双侧躯干伸展的对称性。

患者动作:患者感受治疗师的手法诱导,但不过分的努力超出治疗师的诱导速度。

目的:躯干的抗重力伸展是姿势控制的基础,此课题在质量中心维持一定高度的情况下,将背部肌群通过离心性收缩获得一定的长度,之后向心性收缩,从而激活相关肌肉,这样使双侧躯干的姿势稳定、定向得到确认。

课题⑦:头颈部力线的调整(图3-4-11)。

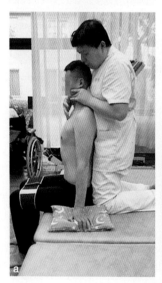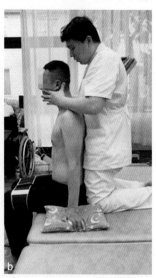

图3-4-11　头颈部力线的调整

体位与环境设置:患者取最佳坐位,治疗师取跪位并贴近患者躯干,保持其稳定。

治疗手法:

a. 治疗师左手掌指关节屈曲对患者的斜方肌上部纤维给予塑形(深层的颈后部肌群也会有感觉输入),拇指自枕骨粗隆将颈椎沿垂直轴向上伸长;同时右手大鱼际自患者下颌骨前方给予一定压力使下颌内收,配合左手的动作从而使前伸的颈部各椎间关节相对回到垂直力线上,达到达到调整颈椎周围肌群力线的目的(注意手法力度,避免颈椎损伤)。

b. 双手同位将双侧下颌骨贴合在手掌中,拇指和大鱼际置于2~6颈椎横突,将其向前方分节性排列,使颈后部肌群向前方离心性收缩。之后自双侧下颌前部的手指诱导椎体回到a结束时的位置;反复操作。

患者动作:保持最佳坐位,随治疗师的诱导,完成椎体向前、向后分节性排列的动作,但不过分努力。

目的:一般情况偏瘫患者的颈部大多都有侧倾、旋转、前伸的不正确力线问题,本手法旨在手法诱导下,使头颈部从新获得正确的力线。

课题⑧:最佳坐位—立位的转化;立位(CHOR)骨盆的选择性运动(前后倾)(图3-4-12)。

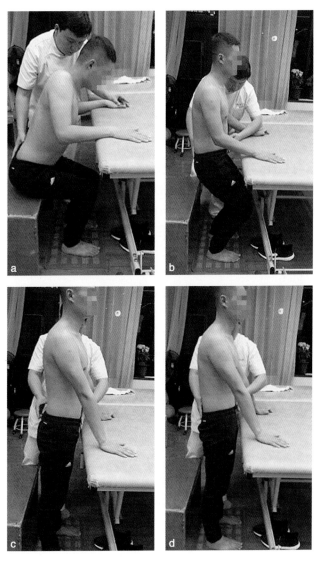

图 3-4-12　最佳坐位—立位的转化;立位(CHOR 设置下)骨盆的
选择性运动(前后倾)

CHOR(contactual hand orientating response)即接触性指向性反应:手指伸展位接触物体,从手掌输入感觉,源于指尖的皮肤感受器和有关上肢位置的本体感受器的信息,可促通肩胛带、躯干的稳定性,确认正中位指向,形成上肢对姿势的支持性,有助于平衡;CHOR 对于姿势控制(postural control)非常重要。

体位与环境设置:患者取最佳坐位,双上肢 CHOR 设置。

治疗手法:

a. 治疗师一手帮助患侧掌指关节保持伸展、腕关节不在课题运动时出现指屈(维持 CHOR 设置)。诱导骨盆前倾,髋关节屈曲,质量中心(center of mass,COM)向前方水平移动,此时肘关节屈曲,但双侧掌指仍然是轻轻扶在平台之上(保持 CHOR 设置)。

b. 髋膝关节伸展,股四头肌、腘绳肌向心性收缩,COM 自足跟向上移动;治疗师诱导患者骨盆由前倾位到中立位,腘绳肌、臀大肌、臀中肌向心性收缩;最终完成立位抗重力伸展(最佳立位)。

c. 治疗师一手于骶髂关节处给予多裂肌感觉输入使其向心性收缩,腘绳肌、臀大肌、臀中肌离心性收缩;同时另一手于耻骨联合处给予腹肌以感觉输入使其向心性收缩(保持腹压稳定),但骨直肌、髂腰肌向心性收缩的力度不应过大;患者依此诱导主动完成骨盆前倾运动。

d. 治疗师一手于耻骨联合处给予腹肌以感觉输入使其向心性收缩(腹压提高),骨直肌、髂腰肌离心性收缩;同时另一手于骶髂关节处给予多裂肌感觉输入使其离心性收缩,腘绳肌、臀大肌、臀中肌向心性,患者依此诱导主动完成骨盆后倾运动。

a、b 和 c、d 两组动作可分别反复运动。治疗师可以发出:"请体会我的手感从坐位站起来"的口令,但不要在动作完成过程中给予"向前、收屁股、站起等具体"的口令。其原理是:躯干的姿势控制更多是大脑椎体外系控制的完成的(桥网状体脊髓束、延髓网状脊髓束),而治疗师的语言提醒与口令是通过皮质反应的,因此在对躯干和骨盆的治疗中不宜过多给予患者已具体的细致的口令。

患者动作:患者依治疗师手法诱导主动完成以上动作,但速度不应过快,且保持 CHOR 设置下的姿势的对称性。

目的:由坐位到立位的体位转化是非常基础的 ADL 动作,但偏瘫患者由于感觉问题使身体图式很难正确形成和更新,则姿势的控制能力和对称性出现问题,阻碍了动作的顺利完成。CHOR 设置可以使患者得到更多的感觉输入,从而使身体图式容易形成和更新,在治疗师的诱导下完成动作,从而学习和记忆正确的运动模式。立位骨盆的选择性运动是动态立位平衡,步行等 DAL 能力的基础。

课题⑨:腹立位肩胛胸廓关节的促通(胸大肌、背阔肌、菱形肌、斜方肌)(图 3-4-13)。

体位与环境设置:患者取最佳立位,前方置以平台,平台高度与髂前上棘一致。

患者取端坐位(最佳坐位设定)后,前额置于前方的升高的治疗床上(注意口鼻处不应影响呼吸),非患侧肩胛前方给予一定支持(避免治疗时躯干的过分旋转)。治疗师一手设置与胸大肌远端及肩肱关节近端,另一只手设置于肩胛骨的关节盂处 a、内侧缘 b;c、d 斜方肌的上部纤维的塑形。

治疗手法:

a. 治疗师双手四指切合于第 6~10 椎体外侧肋骨,手掌贴合背阔肌外侧,拇指置于肩胛骨下角。治疗师用手感受随患者呼吸上下浮动的胸廓运动,之后双手在患者吸气肋间向上浮动的过程中将患者的质量中心进一步上移。

b. 治疗师左手稳定患侧躯干的抗重力伸展,左手保持躯干伸展的前提下诱导非患侧躯

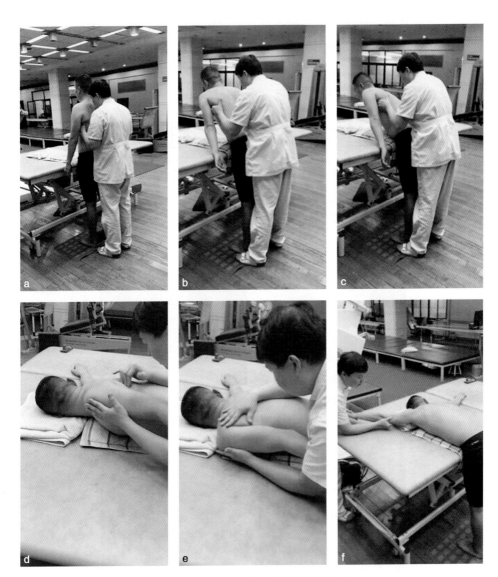

图 3-4-13　腹立位肩胛胸廓关节的促通

干以脊柱为轴心向前下方旋转。

　　c. 治疗师右手稳定患侧躯干的抗重力伸展,左手保持躯干伸展的前提下诱导非患侧躯干以脊柱为轴心向前下方旋转。b、c 动作反复 2~3 次后,患者将形成腹立位。

　　d. 治疗师左手诱导患者做胸大肌的延展,肩肱关节的外展;右手诱导肩胛骨的内收(菱形肌)动作,肩胛胸廓关节的整体伸展(肩肱关节远离床面)。

　　e. 治疗师诱导患者做肩胛骨的外展,肩肱关节的内旋,肩胛胸廓关节的整体屈曲(肩肱关节贴近床面)。

　　f. 腹立位下,也可将患侧上肢向前方伸展。

　　患者动作:患者处腹立位设置时,头部可随意偏向任何一侧,随治疗师的手法诱导,按照顺序完成上述动作。

　　目的:偏瘫患者肩胛胸廓关节周边肌肉的运动,是肩肱节律的基础更是上肢手够取等选择性运动的基础;当然肩胛带的运动,也对立位平衡,步行时的躯干控制起到很重要的作用,是运动控制的重要基础。此课题选择腹立位可以使躯干保持稳定,也就是在姿势稳定的前提下,重点完成肩胛胸廓关节周边肌肉的促通。

2) 上肢、手运动的治疗

课题①:腹坐位肩胛胸廓关节的促通(胸大肌、背阔肌、菱形肌、斜方肌)(图 3-4-14)。

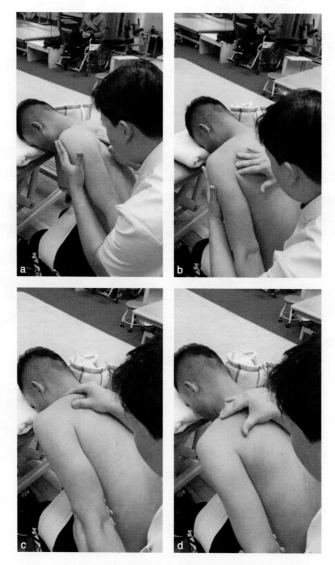

图 3-4-14 腹坐位肩胛胸廓关节的促通

体位与环境设置:患者取端坐位(最佳坐位设定)后,前额置于前方的升高的治疗床上(注意口鼻处不应影响呼吸),非患侧肩胛前方给予一定支持(避免治疗时躯干的过分旋转)。治疗师一手设置与胸大肌远端及肩肱关节近端,另一只手设置于肩胛骨的关节盂处 a、内侧缘 b;c、d 斜方肌的上部纤维的塑形。

治疗手法:

a. 治疗师右手诱导患者做肩胛骨的外展,左手诱导肩肱关节的内旋。

b. 治疗师左手诱导患者做胸大肌的延展,肩肱关节的外旋;右手诱导肩胛骨的内收(菱形肌)动作。

c、d. 右手对斜方肌的上部纤维塑形,左手使肩肱关节保持略外旋位,诱导患者做肩甲带上提下制的主动运动。

患者动作:随治疗师的手法诱导,按照顺序完成上述动作。

目的:肩胛胸廓关节周边肌肉的感觉输入与激活。

注意点:只是一侧肩胛胸廓关节的运动,不应出现躯干的过度旋转代偿;头部至中立位设置;最佳坐位的保持(双侧基地面的对称性)。

课题②:上肢前伸的过程中,肩胛胸廓关节的随动运动的调整(图 3-4-15)。

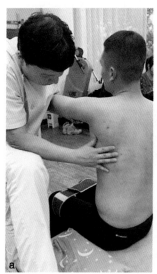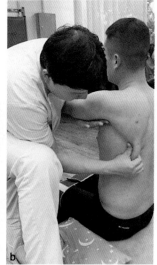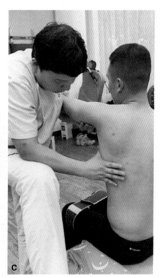

图 3-4-15　最佳坐位的保持

体位与环境设置:患者处于最佳坐位,肩关节被动前屈 90°。

治疗手法:

a. 左手对患侧三角肌后部纤维塑形控制,右手拇指处于肩胛骨外侧缘,四指处于肩胛骨下角外侧。

b. 左手对患侧三角肌后部纤维塑形控制,诱导肩胛骨主动内收,使大小圆肌获得长度。

c. 右上肢在治疗师左手的诱导下前伸,右手控制住肩胛骨外展向上方旋转的速度,使大小圆肌离心性收缩。

患者配合动作:保持坐位姿势的对称性,和双侧躯干的抗重力伸展,配合治疗师的诱导完成 b、c 动作,但不过分努力运动。

目的:偏瘫患者一般都有大小圆肌短缩,上肢前伸过程中肩胛骨过度外展向上方旋转的错误的肩肱节律,此手法可激活前锯肌,并改善大小圆肌的黏弹性和长度,从而得到获得上肢前伸时正确的肩肱节律。

课题③:端坐位肩胛骨的设定(图 3-4-16)。

体位与环境设置:患者取最佳坐位,助手帮助稳定非患侧躯干与肩胛带。

治疗手法:

a. 治疗师右手贴合肩胛骨下角(背阔肌上外部纤维),拇指从肩胛骨外侧缘伸入到肩胛

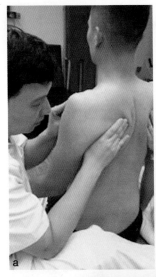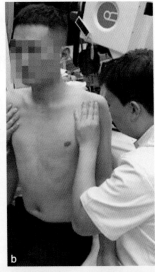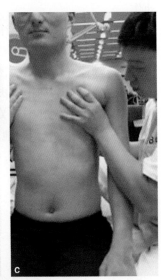

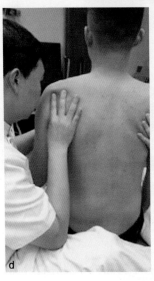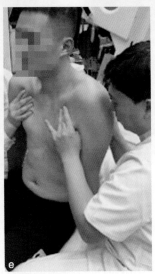

图 3-4-16 端坐位肩胛骨的设定

胸廓关节内;左手四指自患侧胸大肌下方向上塑形胸大肌(肋骨支、胸骨柄支、锁骨支),之后拇指伸入胸大肌内侧触及并塑形胸小肌。之后双手托起整个肩胛带。

　　b. 左手胸大肌胸小肌的延展,肩肱关节的外旋。此时右手保持肩胛骨的稳定。

　　c. 右手诱导肩胛骨的内收和向患侧坐骨结节方向下滑。

　　d. 肩胛骨的上提、外展、内旋。

　　e. 左手四指与肱骨头处诱导肩肱关节内旋。

　　患者动作:保持最佳坐位,随治疗师的诱导,完成 a~e 动作,但不过分努力。

　　目的:肩胛带周边相关肌肉(胸大肌、胸小肌、肩胛提肌、斜方肌、菱形肌、背阔肌、岗下肌、大小圆肌)的长度、力线、黏弹性的调节;正确力线的主动运动的诱发。

　　课题④:坐位上肢侧方够取伴随肩胛骨的随动运动(图 3-4-17)。

　　体位与环境设置:患者取最佳坐位,肩肱关节水平外展 90°(原始位);助手位于非患侧,

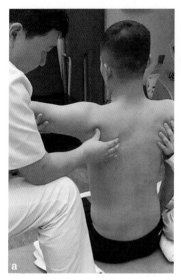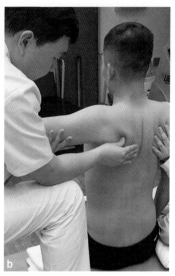

**图 3-4-17　坐位上肢侧方够取伴随肩胛骨的随动运动**

两手分别于前方胸大肌和后方肩胛骨处给予稳定,避免出现过大的躯干旋转与侧倾。

治疗手法:

a. 治疗师右手四指和拇指分别借助于患者肩胛骨的内外侧缘,左手置于肱三头肌远端,并保持肘关节,按照时间顺序诱导患者完成肩胛骨的外展,上肢向侧方伸展。

b. 治疗师右手四指和拇指分别借助于患者肩胛骨的内外侧缘,左手置于肱三头肌远端,并保持肘关节,按照时间顺序完成诱导患者肩胛骨的内收,上肢从侧方伸展位回到原始位。

a、b 动作反复操作。注意动作严格按照上述顺序分步骤进行,从而达到肩胛带与上肢的分节性运动目的。

患者动作:患者保持最佳坐位,患侧肩肱关节在不出现联合反应的和肩胛带代偿的情况下可主动保持外展 90°的滞空控制,放松肘关节、腕关节,体会治疗师手法意图,随诱导主动完成上述动作。在此过程中躯干可出现小范围的侧方分节性运动但不易出现大的侧倾和旋转。

目的:上肢侧方够取动作时的肩胛带控制,以及伴随着的躯干的侧向分节性姿势调整。

课题⑤:肘关节屈伸的选择性运动(三角肌前部纤维、肱二头肌、肱三头肌)(图 3-4-18)。

体位与环境设置:患者取最佳坐位,治疗师和助手分别位于患者患侧躯干的前后。

治疗手法:

a. 治疗师左手借助于患者的腕关节,保持腕关节略背屈位,前臂旋后位,右手与肱三头肌远端塑形,并将其置于肱骨正下方;助手右手对三角肌前部纤维塑形,左手置于三头肌与三角肌后部纤维的移行处保持近端稳定;治疗师下达屈肘口令,并诱导患者主动完成肘关节屈曲动作,同时治疗师的右手将肱三头肌向肱骨远端方向牵长。

b. 治疗师与助手的位置不变,在患者肘关节主动伸展的过程中,治疗师的右手将肱三头肌向肱骨近端方向塑形。

a、b 动作反复操作。注意助手一直要对三角肌与三头肌极端塑形,并保持稳定。

患者动作:患者保持最佳坐位,保持肩肱关节的 90°前屈,并随治疗师的口令完成肘关节

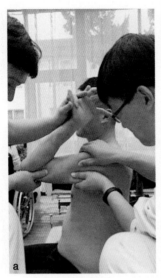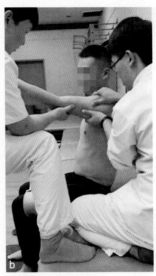

图 3-4-18　肘关节屈伸的选择性运动

的屈伸运动。

目的：一般情况偏瘫患者的肱三头肌由于肱二头肌的短缩长期处于被动拉长与力线偏离的状态，从而形成非神经元性弱化。此手法治疗旨在恢复肱三头肌的肌肉黏弹性和正确力线下的向心、离心性收缩。根据相反神经支配的原理，肱三头肌的激活也可以使肱二头肌得到促通。

课题⑥：双上肢侧方滞空下，肘关节屈伸的选择性运动（三角肌外部纤维、肱二头肌、肱三头肌）（图 3-4-19）。

体位与环境设置：患者取最佳坐位，治疗师和助手分别位于患者两侧。

治疗手法：

a. 如图所示：一只手对双侧的三头肌进行塑形和力线调整，另一只手与患者握手（虎口与虎口切合），对第一背侧指间肌蚓状肌握法，并保持前臂中立位，腕关节略背屈。治疗师与助手在诱导腕关节尺偏的同时，对肱三头肌塑形，诱导肘关节伸展。口令为：请把双手向双侧远处伸出。

b. 肱三头肌塑形力度减弱，令患者肘关节屈曲 15°。

a、b 动作反复操作。

c、d. 动作与 a、b 相同但取消对肱三头肌的塑形与借助诱导，只从腕关节通过尺偏桡偏诱导肩肱关节的滞空与肘关节的伸展。

e. 无任何借助，主动完成动作。

患者动作：患者保持最佳坐位，并随治疗师的口令和手法完成肘关节的屈伸运动。注意在 a、b 的整个过程中，肩肱关节的外展滞空尽量自己保持，而且在肘关节完全伸展时保持 3s 左右。

目的：一般情况偏瘫患者的肱三头肌由于肱二头肌的短缩长期处于被动拉长与力线偏离的状态，从而形成非神经元性弱化。此手法治疗旨在恢复肱三头肌的肌肉黏弹性和正确力线下的向心、离心性收缩。根据相反神经支配的原理，肱三头肌的激活也可以使肱二头肌得到促通。此时，肩胛带的运动控制与肩肱关节的滞空也是训练的主要目的。

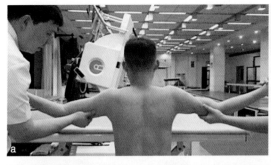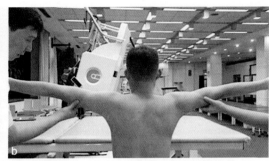
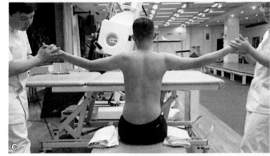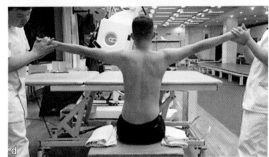
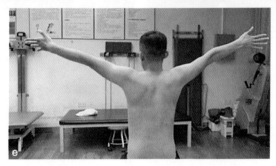

图 3-4-19　肘关节屈伸的选择性运动

课题⑦:双侧 CHOR 的设置(图 3-4-20)。

环境设置:患者取最佳坐位,前面设置一个平台,高度会因要完成的课题的不同设置高度,一般不超过肩关节,不低肘关节高度。非患侧全手掌轻轻置于平台之上。

治疗手法:

a. 治疗师于患者患侧给予腕关节背屈手指屈曲伸展的被动运动,给予运动感觉输入,从而兴奋皮质脊髓侧束。这样可以更有利于之后对 CHOR 设置时,可以由患侧手开始配合主动参与完成。

b. 治疗师对患者肱三头肌塑形,调整其力线(由于一般患者肩关节处于内收内旋的模式较多,三头肌也会出现向内侧偏离的现象),之后将肘关节屈曲,肩肱关节略后伸后,前屈,前臂旋后。

c. 诱导肩肱关节前屈、肘关节伸展、前臂旋后、腕关节背屈,之后在保持手指伸展的基础上顺序将手掌尺侧(豆壮骨)、小鱼际、小指、四指、大鱼际轻轻接触于平台之上。使患者双侧躯干、肩胛带上肢活动对称性,形成双侧 CHOR。

d、e. 通过腹肌、多裂肌的感觉输入与手法诱导,完善骨盆、躯干的抗重力伸展,上侧坐骨结节平衡负重,使 CHOR 设置下的最佳坐位达到确认。

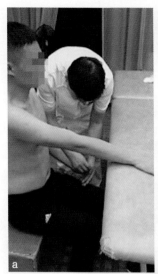
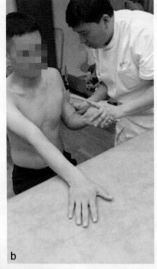
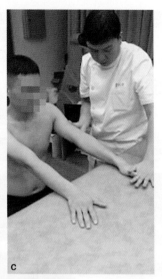
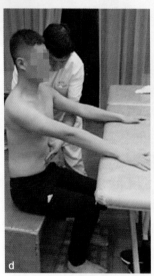
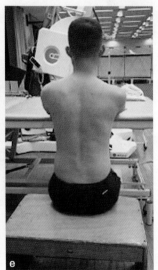

图 3-4-20　双侧 CHOR 的设置

　　患者动作:患者保持最佳坐位,并随治疗师的口令和手法完成 CHOR 课题的设置,过程中避免过于主动运动,出现躯干侧倾、旋转及肩胛带上提等问题,造成姿势力线偏移。双侧手应轻轻置于前面平台上时,不应用力负重("压"),应更多地去通过接触台面的感觉输入,达到确认"身体图式"的目的。

　　目的:一般情况偏瘫患者在做各种课题时,姿势的稳定、定向会出现问题,不良的姿势控制会使课题完成困难,引起联合反应、联带运动等问题,则选择性运动不易完成。通过CHOR 的设置,可以使患者得到由双侧手的感觉输入,完善身体图式的形成,从而得到更良好的姿势控制。

　　课题⑧:患侧前臂肌群的力线及黏弹性的调整(图 3-4-21)。

　　体位与环境设置:患者取最佳坐位,双侧上肢手置于前方平台之上形成接触性指向性反应(CHOR),非患侧肩胛带及上肢手覆盖一条大浴巾,这样可以使患者的注意力更多地集中在患侧上肢手上。

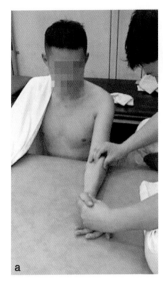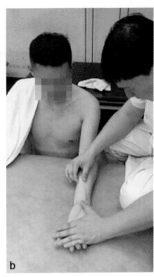

**图 3-4-21 患侧前臂肌群的力线及黏弹性的调整**

治疗手法:

a. 如图所示:治疗师左手蚓状肌握法于第一背侧骨间肌,患者前臂处中立位,腕关节中立位;右手置于患者肱桡肌。右手稳定肱桡肌近端,左手诱导腕关节尺偏,调整其长度;之后治疗师左手诱导患侧前臂做旋前旋后动作。

b. 保持患者前臂旋后,治疗师左手使患者掌筋膜延展,大鱼际外展,之后治疗师右手对尺侧腕屈肌及肱二头肌筋膜进行松解,调整其力线和黏弹性。

患者动作:患者保持最佳坐位,随治疗师的口令和手法诱导配合并在注视下完成以上动作。

目的:一般情况下偏瘫患者的前臂肌群、掌筋膜及手外在肌存在短缩、张力较高、力线不正等现象,从而使前臂易处旋前位位,腕关节指屈曲,手指屈曲。因此对上述肌肉、筋膜的激活训练就尤为重要,而不只是被动的肌肉牵张那么简单。

课题⑨:腕骨的松解和力线调整;拇指、小指的对指和伸展运动(图 3-4-22)。

体位与环境设置:患者取最佳坐位,非患侧上肢手置于前方平台之上形成接触性指向性反应(CHOR);患侧前臂处旋后位,设置一定高度的平台(毛巾卷)于掌背侧下方,使腕关节处于略指屈位,以避免由于手外在肌张力过高影响以下手内在肌的治疗。非患侧肩胛带及上肢手覆盖一条大浴巾,这样可以使患者的注意力更多地集中在患侧上肢手上。助手辅助四指伸展及拇指外展位(若手外在肌张力较高不是伸展,则不要勉强,可使掌指关节处于略屈曲位)。

治疗手法:

a. 治疗师双手拇指分别置于腕骨,配合下方的双手四指对其进行松动,并把大小鱼际向外侧展开。

b. 治疗师左手将大鱼际稳定于外展外旋位,右手对小指外展肌进行松解,调整其力线及黏弹性。

c、d、e. 拿住小指远端,在冠状面诱导小指外展内收,使小指外展肌向心离心性收缩。当然若患者能力有所提高,也可以去掉治疗师手的辅助运动,而使用笔来诱导小指的运动方

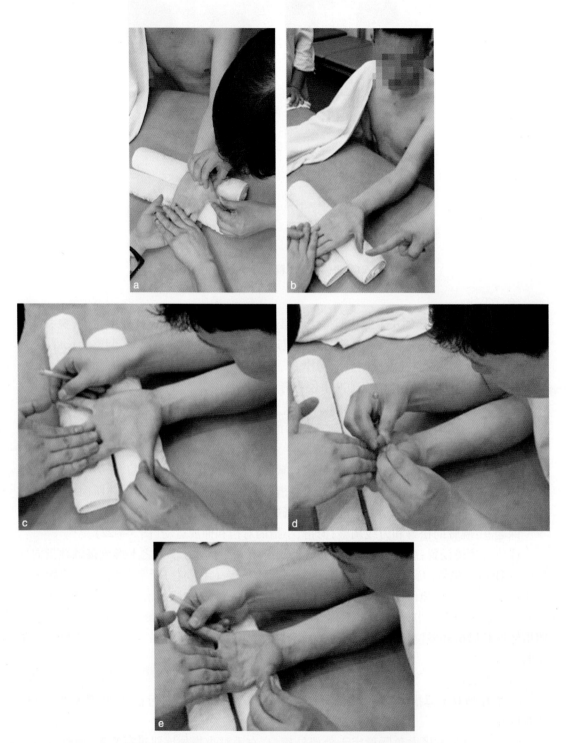

图 3-4-22　腕骨的松解和力线调整；拇指、小指的对指和伸展运动

向,让小指沿笔尖阻力的方向运动如图 e 所示。

　　f. 治疗师右手将患者(短缩的)大鱼际由内收位向外展方向打开,同时一边给予患者"跟随我的诱导把拇指展开的"口令,左手与右手配合运动诱导患者拇指外展伸展。

　　g. 治疗师用示指给患者的拇指以指向性目标,让患者拇指主动外展伸展。

　　h. 在治疗师的诱导下,患者主动将拇指小指外展伸展。

　　i. 在治疗师的诱导下,患者主动将拇指小指做对指运动。

　　j. 反复做 h、i 动作,注意应缓慢按照治疗师诱导的运动方向运动。

　　患者动作:患者保持最佳坐位,随治疗师的口令和手法诱导配合并在注视下完成以上动作(但不过分用力而引起手部、腕肘的联合反应)。

　　目的:一般情况下偏瘫患者的腕骨不易活动,大小鱼际、掌筋膜存在短缩、张力较高、力线不正等现象,继而小指外展肌、拇指外展肌不易沿正确力线完成外展、对指运动。此课题旨在保持前臂力线和腕关节稳定前提下,在腕骨力线和手内在肌黏弹性的及力线的调整之后,诱导患者手的运动。

　　课题⑩:掌指关节的被动运动,掌筋膜的感觉输入(手内在肌的调整)(图 3-4-23)。

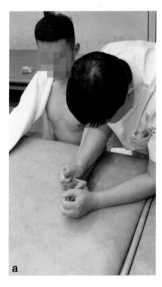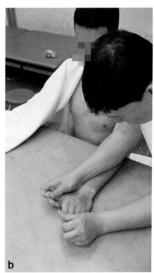

**图 3-4-23　掌指关节的被动运动,掌筋膜的感觉输入**

　　体位与环境设置:患者取最佳坐位,双上肢手置于前方平台之上形成 CHOR;非患侧肩胛带及上肢手覆盖一条大浴巾,这样可以使患者的注意力更多地集中在患侧上肢手上。

　　治疗手法:

　　a. 治疗师左手将患者四指向远端保持伸展,右手拇指保持患者拇指伸展,四指于掌内侧掌横纹处,将四指的掌指关节由伸展位向屈曲位被动运动,在此过程中腕关节也由中立位向背屈位运动,注意一直保持患侧手四指的伸展与稳定,使指浅屈肌腱被动拉长。

　　b. 治疗师左手将患者四指向远端伸长,使掌指关节伸展,腕关节也随之由背屈位回到中立位,形成 a 动作的初始体位,在此过程中治疗师的右手四指在掌横纹处,对掌指关节的伸展给予一定的阻力,使指浅屈肌腱被动拉长。反复做 a、b 动作。

　　患者动作:患者保持最佳坐位,在治疗师操作过程中患者可以随操作动作,适当配合随动。

目的:一般情况下偏瘫患者由于手外在肌张力较高,手的精细运动减少,手内在肌出现短缩引起肌肉弱化。此课题旨在调整黏弹性、肌肉长度和力线,达到激活手内在的目的。

课题⑪:(手内在肌的调整)指骨骨间肌的激活,手指的伸展(图3-4-24)。

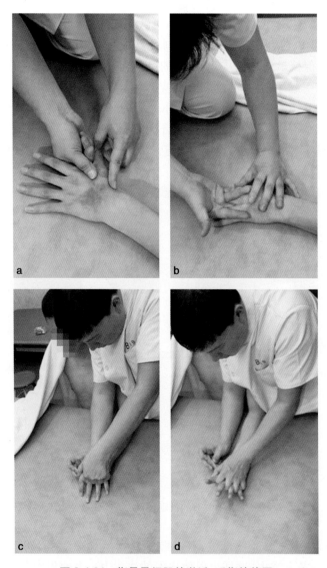

图 3-4-24　指骨骨间肌的激活,手指的伸展

体位与环境设置:患者取最佳坐位,双上肢手置于前方平台之上形成CHOR;非患侧肩胛带及上肢手覆盖一条大浴巾,这样可以使患者的注意力更多地集中在患侧上肢手上。

治疗手法:

a. 治疗师左手稳定患者腕关节并保持拇指的外展伸展位,右手拇指与示指的指腹夹住第一背侧指间肌,做肌上下松动运动,此时第1掌指关节也得到松解运动。此动作不宜过快过大,避免出现腕关节的不稳定。

b. 同样的操作原理,对第2、3、4指间肌进行促通,对第2、3、4掌指关节进行松动。

c. 治疗师右手保持患者第一掌指关节的外展和拇指伸展,左手四指从患手背侧与其四指交叉,治疗师四指屈曲从指腹下方探入至患手掌横纹处,在保持患手四指 PIP、DIP 关节伸展的同时,将掌指关节屈曲,腕关节随之背屈。

d. 治疗师手法设置与 c 相同,将掌指关节伸展,腕关节伸展。

患者动作:患者保持最佳坐位,在治疗师操作过程中患者可以随操作动作,适当配合随动。患者应在注视下完成此动作。

目的:一般情况下偏瘫患者由于手外在肌张力较高,手的精细运动减少,手内在肌(指间肌、指浅屈肌腱)出现短缩引起肌肉弱化。此课题旨在调整黏弹性、肌肉长度和力线,达到激活手内在肌的目的。

课题⑫:手外在肌的塑形与负重(图 3-4-25)。

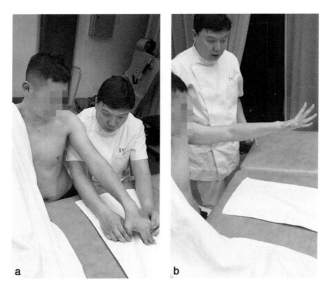

图 3-4-25 手外在肌的塑形与负重

体位与环境设置:患者取最佳坐位,非患侧上肢手置于前方平台之上形成 CHOR;非患侧肩胛带及上肢手覆盖一条大浴巾,这样可以使患者的注意力更多地集中在患侧上肢手上。

治疗手法:

a. 患侧肘关节伸展,手掌指关节屈曲,DIP、PIP 关节伸展,指腹负重于平台上,治疗师双手给予患手的拇指、小指给予稳定;下达"请保持肘关节伸展的同时从肩胛带起给予四指向平台上的压力,在此过程中请保持之前手的塑形形态"的口令。开始时五指指腹共同负重,之后由负重力点拇指指腹开始向小指指腹方向移动,再反向回到拇指指腹。

b. a 动作训练完成之后,下达"请将上肢向前方伸展,五指完全伸展"的口令,此时注意不要有肩胛带的上提代偿。这样可以检验 a 操作的效果。

患者动作:患者保持最佳坐位,患者在注视下按照以上说明主动完成此课题。

目的:此动作旨在建立自肩胛带到肘、腕关节、手指的负重控制,在此过程中手为了形成"穹窿"稳定,达到外在肌稳定塑形的目的。当然在从拇指到小指的反复流动负重的过程中,手内在肌也得到一定的激活。

课题⑬:以指向性课题诱导手指精细运动训练(图 3-4-26)。

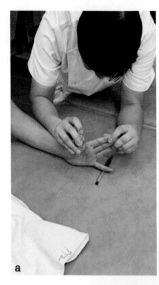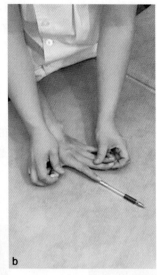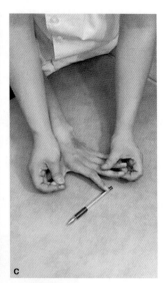

图 3-4-26　以指向性课题诱导手指精细运动训练

体位与环境设置:患者取最佳坐位,非患侧上肢手置于前方平台之上形成 CHOR;非患侧肩胛带及上肢手覆盖一条大浴巾,这样可以使患者的注意力更多地集中在患侧上肢手上。

治疗手法:

a. 患者前臂处中立位,治疗师将其拇指外展伸展,示指、中指、环指伸展,随着肘关节的伸展,诱导患者小指外展,带动笔在台面上前后滚动。

b. 患者前臂处旋前位,大小鱼际接触台面并保持稳定,治疗师将其拇指外展伸展,中指、环指、小指伸展,让患者示指主动做内收外展的动作,带动笔左右旋转。

c. 体位设置与 b 相同,让患者示指的 DIP、PIP 关节主动做屈曲伸展运动,带动笔在平台上前后滚动。

患者动作:患者保持最佳坐位,患者在注视下按照以上说明主动完成此课题(患者应主动运动,但不过分努力,避免出现肩胛带、肘关节及手的屈肌联合反应)。

目的:上肢手的精细运动应在良好的姿势控制,也包括肩胛带、肘关节、腕关节的运动控制下完成,也应将掌指关节被动控制,之后才是手指的选择性运动。次治疗不只如图片所示只对示指进行精细运动的训练,其他手指也可按此方法进行训练。

课题⑭:患侧上肢手实用性指向性运动(挑战 1——抽纸)(图 3-4-27)。

体位与环境设置:患者取最佳坐位,非患侧上肢手置于前方平台之上形成 CHOR;非患侧肩胛带及上肢手覆盖一条大浴巾,这样可以使患者的注意力更多地集中在患侧上肢手上。前方放一个打开的面巾抽纸。

课题特点及目的:此课题训练旨在患者姿势稳定和姿势定位的基础上,上肢手完成指向性课题时,躯干配合出现旋转、前后倾、左右伸展等分节性动作。在此过程中患者在注视下主动完成此课题,虽然是挑战性动作,但患者不应过分努力,避免出现肩胛带、肘关节及手的屈肌联合反应。在肢体康复训练的过程中,不但应设置患者各种个别性(各部位)课题,也应努力挑战将这些个别性课题的效果,以日常生活的实用性和指向性课题来整合,从而达到获得日常生活活动作能力的最终目的。

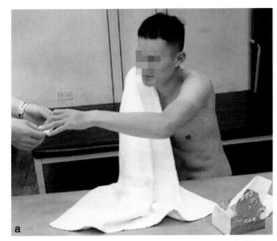
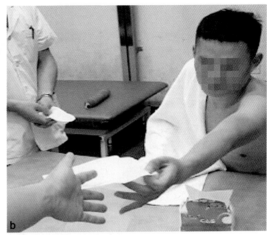
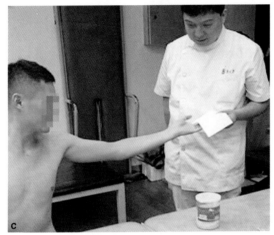

图 3-4-27　患侧上肢手实用性指向性运动

课题⑮：患侧上肢手实用性指向性运动（挑战 2——持瓶喝水）（图 3-4-28）。

体位与环境设置：患者取最佳坐位；前方平台放一瓶矿泉水。

课题特点及目的：此课题的旨在在患者姿势稳定和姿势定位的基础上，上肢手完成指向性课题时，躯干配合出现旋转、前后倾、左右伸展等分节性动作。

a. 患侧上肢的伸展、手的塑形；

b. 患侧手握持水瓶，与非患侧手配合反向运动拧开瓶盖；

c. 控制肩胛带、肩肱、肘、腕关节，完成持瓶喝水的动作（一定要要求患者喝到水）；

d. 双手反向运动拧上瓶盖。在此过程中患者在注视下主动完成此课题，虽然是挑战性动作，但患者不应过分努力，避免出现肩胛带、肘关节及手的屈肌联合反应。在肢体康复训练的过程中，不但应设置患者各种个别性（各部位）课题，也应努力挑战将这些个别性课题的效果，以日常生活的实用性指向性课题来整合，从而达到获得日常生活动作能力的最终目的。虽然，也可以选择其他的道具如图 e、f，但道具的体积越大，对手指伸展塑形的要求会更高。

课题⑯：手的感觉输入（图 3-4-29）。

体位与环境设置：患者取最佳坐位，双上肢手置于前方平台之上形成 CHOR；非患侧肩胛带及上肢手覆盖一条大浴巾，这样可以使患者的注意力更多地集中在患侧上肢手上。

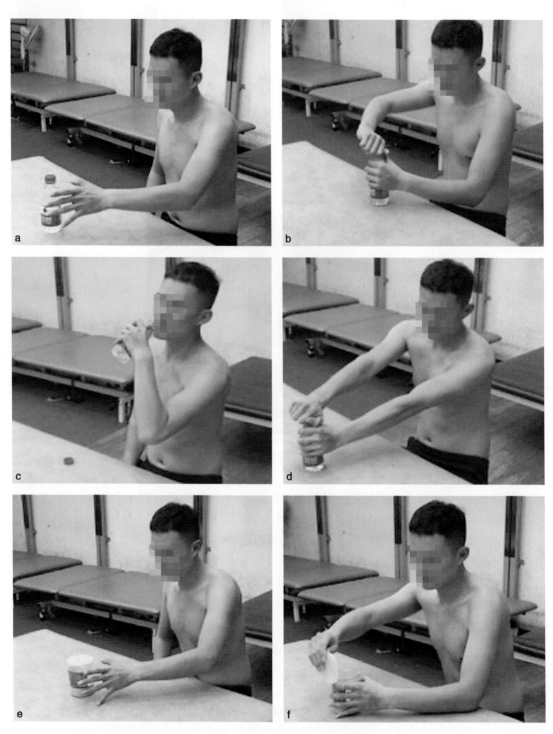

图 3-4-28　患侧上肢手实用性指向性运动

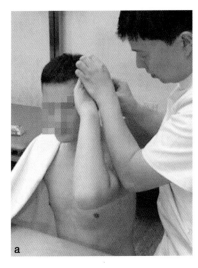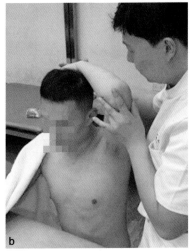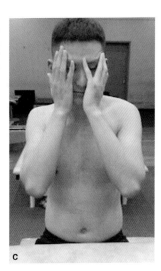

图 3-4-29　手的感觉收入

治疗手法：a、b、c 治疗师诱导患者按照正确力线(不出现肩关节外展外旋、和肩胛带上提等动作)将肘关节屈曲,患者主动将手掌在颜面部头部滑动(模拟受伤之前洗脸、捋头发等日常生活动作)。

当 a、b 动作中患者可部分控制肩肘腕关节之后,可选取双侧上肢共同完成此动作的形式,此时应注意躯干和肩胛带的左右对称性。

目的：偏瘫患者的上肢手一般都有深浅感觉障碍,此动作希望通过患者以前日常生活中经常应用的洗脸、捋头发等动作,通过患侧手本身和来自头面部皮肤深浅感觉信息的相互确认,达到感觉输入与恢复的目的。

课题⑰：手指精细运动促通(图 3-4-30)。

体位与环境设置：患者取最佳坐位,前方平台放一瓶矿泉水。

治疗手法：

a. 治疗师下达口令："请将示指点到瓶盖上",双手借助患侧手的拇指和中指、环指、小

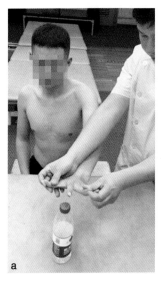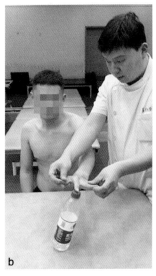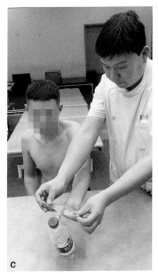

图 3-4-30　手指精细运动促通

指主动伸展及掌筋膜的伸展,诱导患者示指由伸展,向前方的瓶盖上移动;在此过程中肩、肘、腕关节配合完成(指向性诱导),此时治疗师也可辅助诱导其正确的运动模式。

b. 治疗师下达口令:"请用示指带着水瓶向前后左右倾斜,但要保证水瓶不翻倒。"

c. 治疗师下达口令:"请用示指顶着水瓶向前倾斜,但要保证水瓶不翻倒。"

患者动作:患者保持最佳坐位,随治疗师的口令和手法诱导配合并在注视下完成以上动作。注意患侧上肢手的操作力度。

目的:一般情况下偏瘫患者在完成精细运动时,对操作力线、力量的掌握是非常困难的,此课题旨在在治疗师口令和上肢力线、手掌(及其他手指)塑形的控制下完成示指的分离运动及指向性课题。

3) 下肢及步行的运动康复

课题①:正确力线下的"坐-站"的体位转化(图 3-4-31)。

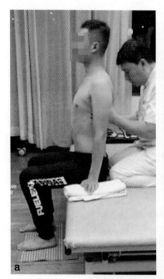 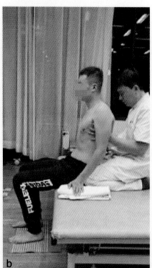 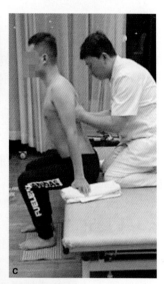

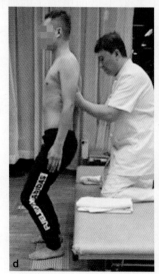 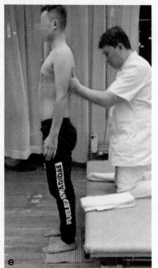

图 3-4-31    正确力线下的坐-站

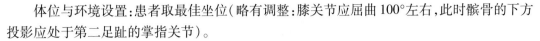

体位与环境设置:患者取最佳坐位(略有调整:膝关节应屈曲 100°左右,此时髌骨的下方投影应处于第二足趾的掌指关节)。

治疗手法:

a. 治疗师双手四指切合于第 6~10 椎体外侧肋间,手掌贴合背阔肌外侧,拇指置于肩胛骨下角。治疗师用手感受随患者呼吸上下浮动的胸廓运动,之后双手在患者吸气时肋间向上浮动的过程中将患者的质量中心进一步上移。

b. 在保持质量中心不下移的同时,治疗师双手诱导胸廓向水平后方移动,使上部躯干屈曲,背部肌肉(背阔肌、菱形肌、大小圆肌、胸髂肋肌、颈髂肋肌;腰髂肋肌、胸最长肌、胸棘肌的中部;第 6~10 椎体上的多裂肌)得到延展。

c. 按照时间顺序完成:双手诱导背阔肌向脊柱方向收缩;之后大鱼际诱导胸髂肋肌、颈髂肋肌、腰髂肋肌+胸最长肌+胸棘肌的中部、第 6~10 椎体上的多裂肌收缩,躯干出现分节性的抗重力伸展;拇指诱导肩胛骨的内收和下至,是肩胛带充分伸展;以上动作的同时诱导骨盆随躯干的前倾(30°左右)。

d. 双手诱导患者的质量中心继续向前向上线性移动,此时膝关节向前移动,之后质量中心向上移动(此时重心处于双侧足跟),骨盆从前倾位慢慢变为中立位或略后倾位。

e. 继续诱导患者,完全直立(髋、膝 0°)。

f. 由立位到坐位的诱导过程与由站到坐的顺序相反,动作相同。

患者动作:患者随治疗师的手法诱导顺序完成以上动作,此过程中治疗师一般不使用语言口令。注意双侧对称性完成整个动作,但一般患者总是更多应用非患侧参与。

目的:由最佳坐位静态的姿势稳定与定向,转化为动态的姿势控制、运动控制,期间需要躯干的分节性运动和抗重力伸展,骨盆的前后倾的选择性运动,下肢髋膝踝关节配合完成选择性运动,肩胛胸廓关节的运动控制也需要配合,可以说是一个整体性课题。坐位与站位的体位转化是质量中心前后上下变化的实用性体验,是 ADL 重要的一项,也是立位平衡乃至步行的基础,是否能够顺利正确完成是考核患者肢体康复预期的重要指标。

课题②:正确力线下的"坐-站"的体位转化(图 3-4-32)。

体位与环境设置:患者处站立位,双手置于前面的平台之上(只是轻轻地置于平台之上),平台高度如图所示(肘关节伸展,但不支持体重)。双脚自然分开呈平行线,双侧足跟与坐骨结节呈垂线。骨盆处中立位,收腹。

治疗手法:

a. 治疗师双手四指切合于第 6~10 椎体外侧肋间,手掌贴合背阔肌外侧,拇指置于肩胛骨下角。治疗师用手感受随患者呼吸上下浮动的胸廓运动,之后双手在患者吸气时肋间向上浮动的过程中将患者的质量中心进一步上移。

b. 在保持质量中心不下移的同时,治疗师双手诱导患者重心向(后面)足跟处移动,之后治疗师诱导患者重心共同垂直下移,此时应保持患者躯干的对称性,以及质量中心的相对躯干的初始位置。

c. 治疗师与患者先后坐下。治疗师坐在后方平台之上,患者双侧坐骨结节确认负重于治疗师双侧股骨。在此过程中治疗师一般不使用语言口令,只在坐到治疗师双侧股骨之前下达"请把臀部向后方水平移动,坐在我腿上"的口令,这样可以出现骨盆的前倾运动,继而获得双侧腘绳肌正确力线下离心性收缩的长度。之后与之前的从"坐-站"动作一致,诱导患

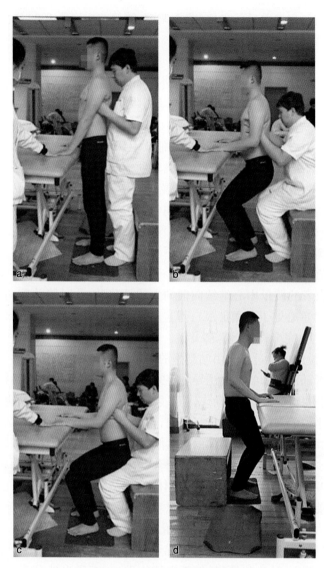

图 3-4-32　正确力线下的站-坐

者站起。

　　d. 反复做几次 a~c 及站起动作之后,让患者自己学习完成以上动作。

　　患者动作:患者随治疗师的手法诱导顺序完成以上动作,注意双侧对称性完成整个动作,但一般患者总是更多应用非患侧参与过多,因此要注意双侧肢体的对称性(包括双侧下肢负重的对称性)。

　　目的:“立位-坐位”的体位转化的目的基本与由之前由坐位到站立位的目的相同,但更多考虑姿势定向下的双下肢离心性收缩和骨盆的前后倾的选择性运动。由于双侧手置于前面的平台之上可以获得更多的感觉输入,因此比起之前说明过的由坐到站的动作更不容易出现上肢的联合反应,对于上肢屈肌高张力的患者更易完成。坐位与站位的体位转化是质量中心前后上下变化的实用性体验,是 ADL 重要的一项,也是立位平衡乃至步行的基础,是否能够顺利正确完成是考核患者肢体康复预期的重要指标。

　　课题③:正确力线下患侧上肢侧方诱导“坐-站”的体位转化(图 3-4-33)。

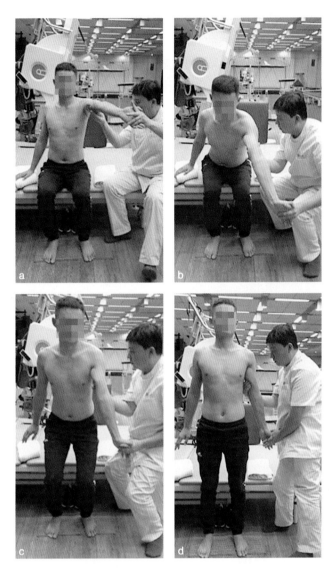

图 3-4-33　正确力线下患侧上肢侧方诱导的坐-站

体位与环境设置：患者取最佳坐位（略有调整：膝关节应屈曲 100°左右，此时髌骨的下方投影应处于第二足趾的掌指关节）。

治疗手法：

a. 治疗师右手对患侧肱三头肌进行塑形，将肩肱关节外旋前屈。左手如图将前臂旋后腕关节背屈，掌指关节、近侧指间关节、远侧指间关节伸展。在此过程中患侧躯干得到进一步主动的向上向前的抗重力伸展。

b. 由上肢诱导患者的躯干继续向前向上，骨盆随之出现前倾。重心由双侧坐骨结节逐渐向双侧足跟移动。在此过程中注意躯干的对称性，双侧膝关节水平迁移。

c. 骨盆抬离床面，下肢进一步负重的过程中，骨盆由前倾位逐渐调整到中立。在此过程中核心肌群的兴奋，腘绳肌、臀大肌、臀中肌的向心性收缩尤为重要。

d. 髋、膝关节伸展，骨盆中立位，完成双足站立。

患者动作:患者持续保持最佳坐位时的躯干抗重力伸展,随治疗师对患侧上肢的诱导站起。应注意躯干的对称性和双侧下肢的共同负重。

目的:控制患侧上肢的伸展,避免联合反应的出现,躯干骨盆髋关节膝关节的时间空间性运动。

课题④:步行的借助(图 3-4-34)。

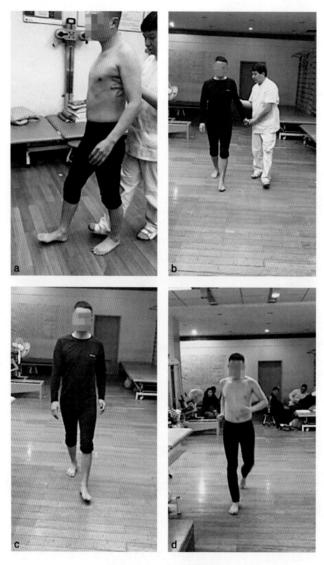

图 3-4-34　步行的借助

体位与环境设置:超过 10m 的步行空间(无障碍),地面应的平坦、不易滑倒且无刺激性。

治疗手法:

a. 治疗师双手四指切合于第 6~10 椎体外侧肋间,手掌贴合背阔肌外侧,拇指置于肩胛骨下角。治疗师用手感受随患者呼吸时上下浮动的胸廓运动,之后双手在患者吸气时肋间向上浮动的过程中将患者的质量中心上移。保持质量中心的高度,双手水平诱导患者重心首先移到非患侧(右侧足跟负重),之后诱导重心向患侧(左侧足跟负重),之后诱导躯干以脊柱为轴心向左前方旋转,左侧髋关节进一步伸展。治疗师与患者同步,运用自己步行中躯干的旋转模式通过双手诱导患者躯干旋转,从而诱导患者出现节律性连续步行,但在此过程中治疗师应一致借助保持患者质量中心的高度。足跟接触地面时负责躯干伸展的臀大肌更容易兴奋。

b. 对于 a 动作完成较好地患者,治疗师也可只借助患侧上肢手:治疗师右手对非患侧的肱三头肌向上塑形,左手与患侧手握手诱导前臂旋后,腕关节保持中立位(或略背屈位),之后通过对患侧肩肱关节、肩胛带的借助,诱导躯干旋转,从而诱导患者出现节律性连续步行,按照顺序完成上述动作。

c. 当患者可以较好地完成 b 动作后,可选择好时机,去掉治疗师的借助。患者继续保持在 abc 课题中形成的运动模式,独立完成步行节律性步行。但在出现姿势变形的情况后,可重新进行借助。

d. 当然在保障安全的前提下,也可以挑战跑步的课题。

患者动作:我们知道步行是人类最重要的一项技能,是从一处到另一处的移动能力,是不断打破平衡而再建立平衡,且不输于运动惯性的运动。人类的步行开始启动的前几步,一般是由大脑皮质支配的随意运动,之后由脊髓中有与步行基本模式发生相关的模式发生器即 CPG(central pattern generators)控制成为自动化、节律性运动,但然也受到上运动神经元系统的调节。在步行的过程中质量中心维持在一个相对稳定运动区间之内(正弦曲线),既有向前的运动,也有上下的波动;但偏瘫患者无论是质量中心的向前移动,还是上下的移动,都会由于其姿势、运动不对称性受到影响,从而使自动化的步行节律难以出现。此课题旨在通过治疗师对患者躯干的借助,使其得到对称性的姿势控制及质量中心的正弦移动模式,促使患者自动化步行模式的出现。

4) ADL 整体性课题(图 3-4-35):

患者在出现动作之前应努力回忆自己以前(或是思考正常人)应如何完成将要完成的动作,若这样的回忆存在问题,则治疗师可以在患者面前演示一次该动作(但不要加以说明)。

课题动作:

a. 患侧手对侧够取上衣,注意躯干可出现旋转、侧倾,但骨盆不应出现过大侧倾。

b. 应鼓励和提醒患者双上肢手应共同参与到此项课题中来(注意对称性)。

c、d. 穿患侧鞋袜时,在保持姿势控制(如双侧坐骨结节负重和躯干的对称性)的情况下,也应鼓励患者应用与非患侧踝、足相同的方式即:踝关节主动地背屈跖屈以及足趾的伸展与屈曲过程(踝足的探索)来配合双上肢的动作共同完成。踝关节和足趾在接触到袜子或是鞋时,得到浅感觉输入,之后患者应体会这样的感觉,配合作出相应的运动,这种配合是正常人的一种自然地运动记忆的体现,我们应用这样的课题运动,通过包括视觉在内的各种感觉输入,唤起这种记忆完成动作。

e. 提鞋的课题,不应只强调上肢手的上提动作,应同时配合患侧足跟下至(腘绳肌的向心、小腿三头肌的离心、腓骨长短肌及胫前肌的向心收缩)。

f. 鼓励患者在立位躯干旋转的过程中,可以更多由左向前方向进行,如告别时的转身举

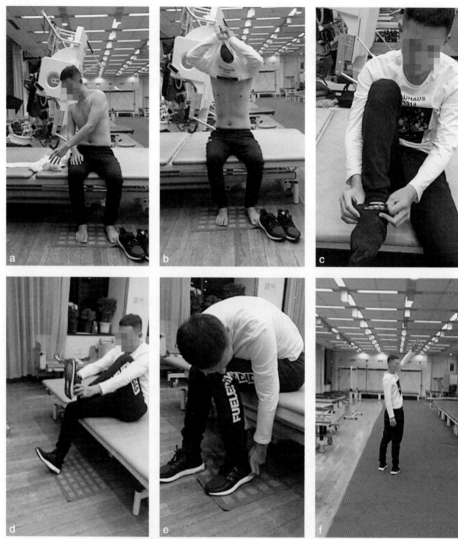

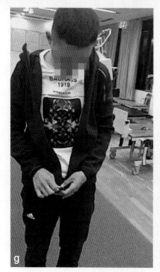

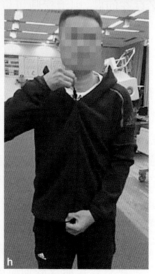

图 3-4-35 ADL 整体性课题

手"再见"。

g、h.患者立位患侧手用拇指、示指指腹稳定一侧拉链头,非患侧上肢手将另一侧拉链头插入之后将拉链向上锁闭,此时非患侧手应保持拉链头的稳定(向下)。此课题既是对日常生活的动作的学习,也是对患者双上肢手的反方向配合运动的训练,非患侧手对拉锁头的稳定尤为重要。

目的:脑卒中肢体康复的最终目的简单来说就是通过各种训练和指导,使患者更好地适应环境,获得参与家庭及社会的肢体运动能力。因此,日常生活动作的整体性课题训练,在从医院到家庭、社会的过程中就尤为重要了。作为康复治疗师,我们不应总是停留在部分课题的训练,更不能徘徊在关节活动度、肌力提高、张力调整等功能方面,我们应该整合通过训练有所进步的部分性课题,逐步的引导患者努力判断和适应各种环境(当然这种环境也应从简单到复杂、从熟悉到陌生),建立去完成日常生活中的实用性和指向性课题的信心,通过科学的指导,完成 ADL 课题。

5)步行中双重性课题的挑战(图 3-4-36):

课题动作:当患者获得了一定的步行能力之后,我们可以挑战其完成持物步行等双重性课题(图 3-4-36a~c)。治疗前的完成情况:持物与步行课题同时完成时,躯干的对称性姿势控制较差、肩胛带代偿明显、上肢联合反应明显、腕关节控制及手的塑形不能形成,手指的精细运动消失;骨盆与躯干的对角性旋转消失,下肢"棒状"步态(伸肌过度兴奋步态),足内翻明显,步行速度较慢;此时与患者进行对话,由于注意力分散致使上肢手对所持水盆的掉落即多重性课题完成失败。

通过之前各种课题的治疗 3 个月后,双重性课题完成质量比之前均有所进步(图 3-4-36d、e)。并可完成在保持较好姿势控制,不出现明显代偿的前提下,双手持物滞空及前方够取(图 3-4-36f、g)。

目的:日常生活中动作课题一般都是双重性课题、多重性课题,因此在治疗过程中(尤其是后期),应更多的设置适合患者此阶段的环境,选择各种各样的多重性课题,在治疗师的鼓励和指导患者完成,这既是对 ADL 动作的学习,使患者真正获得实用性能力;也是一种评定,对之前训练的效果的评定,在评定中分析姿势、运动存在哪些问题,并调整治疗方案努力予以解决。

(8)康复治疗后的评定:经过 3 个月的治疗,患者各项康复评定表格评分均有明显提升(表 3-4-1),ADL 基本自理,上肢手可完成粗大运动和部分精细运动,可完成中等速度的步行及较低速度的跑步等动作,上下楼梯及日常外出可独立完成。3 个月后回访得知患者回家后可参与家务劳动,并且已经重新开始工作,可以独立开轿车及推土机等工程机械;经常独自徒步远行旅游,完全回归社会。

(9)要点与讨论:移动(步行,locomotion)能力的再获得;够取和抓握(reach and grasp)等上肢与手的功能的恢复,以上 3 点并非区别独立互不联系,而是在治疗中相互关联着同时展开。在治疗中我们应分析患者的个性,注意问题点的障碍构成因素应是因患者而不同的,继而选择最适合的课题(包括部分性课题和整体性的配合),并注重环境的设置与变化。治疗手法既不是标准化的也不是顺序化的,重要的是进行临床推理(clinical reasoning)过程,治疗师判断如何评定患者状态及如何进行治疗。但更要调动患者的积极性,注意运动的学习

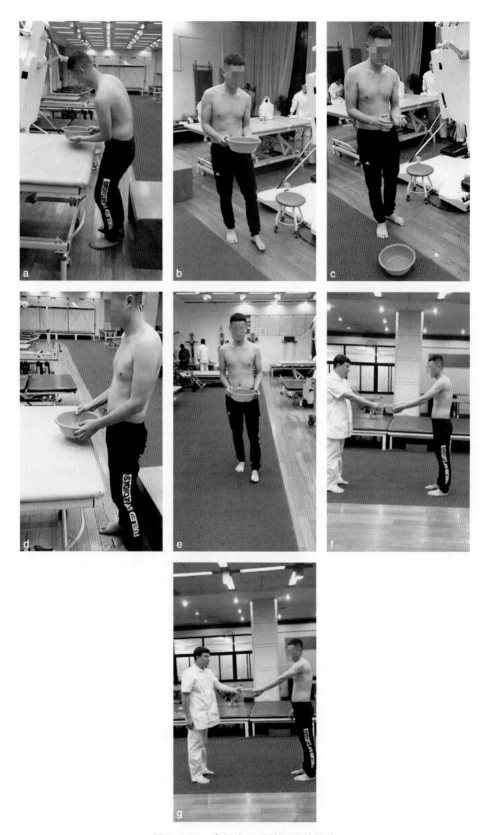

图 3-4-36　步行中双重性课题的挑战

与记忆的特点,鼓励患者把治疗中得到的功能及时的应用于 ADL 动作,这样进行治疗会更有实用效果,最终达到回归家庭,参与社会活动的最终目的。

（周　斌）

## 参 考 文 献

[1] 吴江. 神经病学. 2 版. 北京:人民卫生出版社,2010.

[2] 倪朝民,神经康复学. 3 版. 北京:人民卫生出版社,2018.

[3] 刘鸣. 中国急性缺血性脑卒中静脉溶栓指导规范. 北京:国家卫生计生委脑卒中防治工程委员会,2016:5.

[4] 中华医学会神经病学分会. 中国脑卒中早期康复治疗指南. 中华神经科杂志,2017,50(6):405-412.

[5] 贾建平. 神经病学. 北京:人民卫生出版社. 2008.

[6] 饶明俐,林世和. 脑血管疾病. 北京:人民卫生出版社,2002.

[7] 张通,赵军. 脑卒中康复临床路径. 中国康复理论与实践,2014,20(3):285-288.

[8] 廖鸿石,朱镛连. 脑卒中的评定和治疗. 北京:华夏出版社,1996.

[9] 车琳,王乐民. 心肺运动试验的临床应用. 中国康复医学会第七次全国老年医学与康复学术大会资料汇编,2012.

[10] 黄晓琳,燕铁斌. 康复医学. 5 版. 北京:人民卫生出版社,2013.

[11] 藤田 勉. 脑卒中最前线. 4 版. 东京:医齿药出版社株式会社,2010.

[12] Raine S,Meadows L,Lynch-Ellerington M,et al. Bobath Concept. UK:Wiley-Blackwell,2009.

[13] 纪伊克昌. Bobath 概念治疗.//细田多穗,柳泽健. 理学疗法ハンドッブク. 东京:協同医书出版社,2009.

[14] Anne Shumway-Cook. 运动控制原理与实践. 3 版. 北京:人民卫生出版社,2009.

[15] 宫井一郎. 脑卒中の神経リハピリテーション. 新しいロジックと実践. 东京:中外医学社(日本),2017.

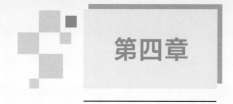

# 第四章

# 脑外伤的康复

## 第一节 概　述

颅脑损伤(traumatic brain injury,TBI)是指因钝挫伤、穿通伤以及加速力或减速力所致的短暂或永久的脑功能受损。颅脑损伤后会导致诸多的功能障碍,主要包括运动、语言、记忆、思维、认知等方面的功能障碍。颅脑损伤后所致的残疾给患者本人及家庭和社会带来了巨大的影响,已经成为当今世界各国的一个严重的社会问题。

### 一、分类及临床表现

#### (一)按损伤部位分类

1. 头皮损伤　包括头皮血肿、头皮裂伤、头皮撕脱伤。其中,头皮撕脱伤是最严重的头皮损伤。

2. 颅骨骨折　指颅骨受暴力作用所致颅骨结构改变。颅骨骨折按部位分为颅盖与颅底骨折;按骨折形态分为线形与凹陷性骨折;按骨折与外界是否连通分为开放性与闭合性骨折。

3. 脑损伤

(1)脑震荡:是最轻的脑损伤,其特点是伤后立即出现短暂的意识丧失持续数分钟至十余分钟,一般不超过半小时。有的仅表现为瞬间意识混乱或恍惚,并无昏迷。意识恢复后,对受伤当时和伤前近期的情况不能回忆,即逆行性遗忘。多有头痛、头晕、疲乏无力、失眠、耳鸣、心悸、畏光、情绪不稳、记忆力减退等症状,一般持续数日、数周,少数持续时间较长。多数患者在两周内恢复正常,预后良好。

(2)脑挫裂伤:可因病损部位范围程度不同而相差悬殊。轻者仅有轻微症状,重者深昏迷,甚至迅速死亡。

(3)脑弥漫性轴索损伤:是头部遭受加速性旋转外力作用,以剪应力造成的脑内神经轴索肿胀断裂为主要特征的损伤。

(4)原发性脑干损伤:临床上较为常见,可单独出现,也可与其他部位脑挫裂伤同时存在,多数情况下是广泛性脑挫裂伤的一部分。脑干表面挫裂伤和脑干内点状或片状出血是本病的主要病理表现,MRI 检查有助于明确诊断,确定损伤部位与范围。

（5）颅内出血:按血肿部位分为硬膜外血肿、硬膜下血肿和脑内血肿,颅内出血多因颅内压增高形成脑疝,如不及时处理,可危及生命。

（二）按损伤程度分类

国际上较通用的一种方法,是根据格拉斯哥昏迷量表评分作为伤情的分类法,见表 4-1-1。依据评分多少及昏迷时间长短,可将颅脑损伤分为三型,轻型 13~15 分,伤后昏迷时间<20min。中型 9~12 分,伤后昏迷 20min~6h。重型 3~8 分,伤后昏迷>6h,或在伤后 24h 内意识恶化并昏迷>6h。

表 4-1-1 格拉斯哥昏迷量表（GCS）

| 睁眼反应 | 评分 | 言语反应 | 评分 | 运动反应 | 评分 |
|---|---|---|---|---|---|
| 自动睁眼 | 4 | 回答正确 | 5 | 遵嘱活动 | 6 |
| 呼唤睁眼 | 3 | 回答错误 | 4 | 刺痛定位 | 5 |
| 刺痛睁眼 | 2 | 语无伦次 | 3 | 躲避刺痛 | 4 |
| 不能睁眼 | 1 | 只能发声 | 2 | 刺痛肢屈 | 3 |
| | | 不能发声 | 1 | 刺痛肢伸 | 2 |
| | | | | 不能活动 | 1 |

（三）按损伤性质分类

按伤后脑组织是否与外界相通,将颅脑损伤分为闭合性颅脑损伤和开放性颅脑损伤。前者为头部接触较钝物体或间接暴力所致,脑膜完整,无脑脊液漏;后者多由锐器或火器直接造成,伴有头皮裂伤,颅骨骨折和硬脑膜破裂,有脑脊液漏。

## 二、临床治疗原则

颅脑损伤临床处理原则是在密切观察患者病情的基础上,根据伤情程度及性质进行处理早期治疗,重点是及时处理继发性脑损伤,着重于脑疝的预防和早期发现,特别是颅内血肿的发现与处理。对原发性颅脑损伤的处理,主要是对已发生的昏迷、高热等的护理和对症治疗,预防并发症。有手术指征应及时手术以尽早解除脑受压。

（一）轻度颅脑损伤的处理原则

一般情况下,对轻度颅脑损伤的基本目标是,通过检查（如神经科检查和影像学检查）明确需要手术治疗的损伤。因此,对于早期损伤的处理,应该侧重于对急性外伤型颅内血肿进展风险的关注,以及脑震荡后持续症状的预防。

（二）中度颅脑损伤的处理原则

到达医院前就应该开始采取高级创伤生命支持措施（advanced trauma life support, ATLS）,ABC（气道、呼吸、循环）措施特别值得强调,这对预防低氧血症（血氧分压<90mmHg）与低血压（收缩压<90mmHg）很有必要,这两种情况均会对中度颅脑损伤患者的预后产生不良影响。入院后,应及时进行 CT 检查,进行神经系统专科检查,若患者病情恶化,应立即进行气

管插管(如此前未插管),颅内压监测及颅内压增高时进行处理或手术治疗。中度颅脑损伤患者的营养需求普遍升高,因此建议进行营养支持。入院就应开始预防深静脉血栓形成,直至患者躯体恢复活动或能够下床。

### (三)重度颅脑损伤的处理原则

重度颅脑损伤后,有效及时的救治能够显著提高患者的存活率及恢复水平。因此医护人员追求的基本目标,应当是为患者带来最佳预后,使其恢复功能,重返生活。入院前应注意气道、呼吸与循环的管理,在重度颅脑损伤中,维持血氧饱和度和脑灌注压对预防继发性脑损伤至关重要。入院后,对重度颅脑损伤的处理始于 ABC 原则。注意保护颈椎,保持气道通畅;建立呼吸与通气;建立循环和控制出血;观察意识、瞳孔、生命体征及神经系统体征变化;选用头部 CT 检查,颅内压监测或脑诱发电位检测;积极处理高热、躁动、癫痫等,有颅内压增高者积极给予脱水治疗。

### (四)手术治疗

1. 开放性脑损伤　原则上应尽早行清创缝合术,使之成为闭合性脑损伤,清创由浅而深逐层进行,并彻底清除碎骨片、头发等异物。

2. 闭合性脑损伤　主要针对颅内血肿或重度脑挫裂伤合并脑水肿引起的颅内压增高合并脑疝,其次为颅内血肿引起的局灶性脑损伤。

(陈慧娟)

## 第二节　康复评定

我国存活下来的颅脑损伤患者中多为青壮年,所遗留的意识障碍、躯体或认知功能障碍严重影响患者生活质量,同时产生诸多医疗、经济和社会问题。颅脑损伤患者多数病情重、卧床时间长,如不及时康复治疗常产生不同程度的继发性功能障碍。颅脑损伤患者进行康复治疗之前,需要对各种功能障碍进行详细评估,为康复治疗方案,康复预后提供客观依据。

### 一、颅脑损伤严重程度评定

颅脑损伤的严重程度主要通过意识障碍的程度反映,其严重程度差别大小不一,可能是轻微的脑震荡,也可能是长期昏迷甚至昏迷不醒。另一个重要反映指标是创伤后遗忘(PTA)的持续时间。临床上常采用格拉斯哥昏迷量表(GCS)、盖尔维斯顿定向遗忘试验(GOAT)、持续性植物状态评分、昏迷恢复量表(CRS-R)等方法来确定颅脑损伤的严重程度。

### (一)格拉斯哥昏迷量表

格拉斯哥昏迷量表(Glasgow coma scale,GCS)是颅脑损伤康复评定中最常用的一种常用的评定量表。该量表通过检查颅脑损伤患者的睁眼反应、运动反应和言语反应三项指标,确定这三项反应的计分后,再累计得分,作为判断伤情轻重的依据。GCS 评分标准具体,是反映急性期患者脑损伤严重程度的一个可靠指标。国际上普遍采用 GCS 来判断急性损伤期患者的意识情况。具体评分及严重程度分级可参照本书的相关章节。

### (二)盖尔维斯顿定向遗忘试验

盖尔维斯顿定向遗忘试验(Galveston orientation and amnesia test,GOAT)是颅脑损伤后记忆丧失到连续记忆恢复所需的时间,其情况所示见表4-2-1。目前认为 GOAT 是评定 PTA 客观可靠的方法。它主要通过向患者提问的方式了解患者的连续记忆是否恢复。该项检查满分为100分,患者回答错误时按规定扣分,将100减去总扣分为GOAT实际得分。75~100分为正常;66~74分为边缘;少于66分为异常。一般达到75分才可以认为脱离了PTA。

表 4-2-1　Galveston 定向遗忘试验(GOAT)检查表

| | | |
|---|---|---|
| 姓名　　　　　性别:男　　女 | | 出生日期:　　年　月　日 |
| 诊断: | | |
| 检查时间:　　　　　　　　　　　　受伤时间: | | |

1. 你叫什么名字(姓和名)?（2分)
   你什么时候出生?（4分)
   你现在住在哪里?（4分)
2. 你现在在什么地方:城市名(5分)
   在医院(不必陈述医院名称)(5分)
3. 你在哪一天入这家医院的?（5分)
   你是怎么被送到医院里的?（5分)
4. 受伤后你记得的第一件事是什么(如苏醒过来等)?（5分)
   你能详细描述一下你受伤后记得的第一件事吗?（5分)
   (如时间、地点、伴随等)
5. 受伤前你记得的最后一件事是什么?（5分)
   你能详细描述一下你受伤前记得的最后一件事吗?（5分)
   (如时间、地点、伴随情况等)
6. 现在是什么时间?（最高分5分,与当地时间相差半小时扣1分,以此类推,直至5分扣完为止)
7. 今天是星期几?（与正确的相差1天扣1分,直到5分扣完为止)
8. 现在是几号?（与正确的相差1天扣1分,直到5分扣完为止)
9. 现在是几月份?（与正确月份相差1月扣5分,最多可扣15分)
10. 今年是公元多少年?（与正确年份相差1年扣10分,最多可扣30分)

根据PTA时间的长短,将颅脑损伤的严重性分为以下四级:PTA<1h为轻度;PTA 1~24h为中度;PTA 1~7天为重度;PTA>7天为极重度。该项检查可作为受伤严重性的重要参考,还可用来推测颅脑损伤患者的预后。

（三）植物状态评分

我国的植物状态(vegetative state,VS)1996年确定的诊断标准为:①认知功能丧失,无意识活动,不能执行命令;②保持自主呼吸和血压;③有睡眠-觉醒周期;④不能理解或表达语言;⑤能自动睁眼或在刺激下睁眼;⑥可有无目的性眼球跟踪运动;⑦丘脑下部及脑干功能基本保存。植物状态持续1个月以上才能诊断为持续性植物状态(persistent vegetative state,PVS)。PVS评分通过对眼球运动、执行命令、肢体语言、语言、吞咽、情感反应6项分别检查,每项按0~3分四级评分,然后累加计算出PVS评分见表4-2-2。

（四）昏迷恢复量表

昏迷恢复量表(coma recovery scale-revised CRS-R)美国Edison的JFK医学中心New Jersey神经科学研究所的Giacino和Johnson康复研究所的Kalmar、Whyte等于2004年发表的JFK昏迷恢复量表的修改版。早在1991年Giacino等就制定了CRS。它包括听觉、视觉、运动、言语反应、交流及唤醒水平等6方面。最低得分代表反射性活动,最高则代表认知行为。CRS为欧美广泛使用,其有效性经多篇报道证实,可以用以判断预后和指导康复。由于

表 4-2-2　PVS 评分

| 项目 | | 评分 | 项目 | | 评分 |
|---|---|---|---|---|---|
| 眼球运动 | 无 | 0 | 语言 | 无 | 0 |
| | 偶有眼球跟踪 | 1 | | 能哼哼 | 1 |
| | 经常眼球跟踪 | 2 | | 能说单词 | 2 |
| | 有意注视 | 3 | | 能说整句 | 3 |
| 执行命令 | 无 | 0 | 吞咽 | 无 | 0 |
| | 微弱动作 | 1 | | 吞咽流质 | 1 |
| | 执行简单命令 | 2 | | 吞咽稠食 | 2 |
| | 执行各种命令 | 3 | | 能咀嚼 | 3 |
| 肢体运动 | 无 | 0 | 情感反应 | 无 | 0 |
| | 刺激后运动 | 1 | | 偶流泪 | 1 |
| | 无目的运动 | 2 | | 能苦笑 | 2 |
| | 有目的运动 | 3 | | 正常情感反应 | 3 |

　　PVS 评分总分为 18 分,≤3 分为完全植物状态(CVS);4~7 分为不完全植物状态(IVS);8~9 分为过渡性植物状态(TVS);10~11 分为脱离植物状态;≥12 分为意识基本恢复。

使用者的意见反馈及 Aspen 工作组对 MCS 概念及诊断标准的提出并适应与 VS 的鉴别需要,2004 年提出了现行的修改版 CRS-R。CRS-R 从 0 到 23 分,对原量表进行了较大修改,增加了敏感度高、区分神经行为变化好的条目,对部分条目重新命名,删除了一些不适合的条目。更能适合鉴别 MCS 与 VS,满足诊断与康复治疗的需要,见表 4-2-3。

表 4-2-3　CRS-R 量表(昏迷恢复量表)

| | | | |
|---|---|---|---|
| 听觉 | 4-对指令有稳定的反应 | 运动 | 2-回撤屈曲 |
| | 3-可重复执行指令 | | 1-异常姿势 |
| | 2-声源定位 | | 0-无 |
| | 1-对声音有眨眼反应(惊吓反应) | 言语 | 3-表达可理解 |
| | 0-无 | | 2-发声/发声动作 |
| 视觉 | 5-识别物体 | | 1-反射性发声运动 |
| | 4-物体定位:够向物体 | | 0-无 |
| | 3-眼球追踪性移动 | 交流 | 2-功能性(准确的)脱离低意识状态 |
| | 2-视觉对象定位(>2秒) | | 1-非功能性(意向性的)脱离低意识状态 |
| | 1-对威胁有眨眼反应(惊吓反应) | | 0-无 |
| | 0-无 | 唤醒度 | 3-能注意 |
| 运动 | 6-会使用物体(脱离低意识状态) | | 2-能睁眼 |
| | 5-自主性运动反应 | | 1-刺激下睁眼 |
| | 4-能摆弄物体 | | 0-无 |
| | 3-对伤害性刺激定位 | | |

## 二、认知功能障碍的康复评定

认知功能是人类高级脑功能的重要功能之一,是认识和知晓事物过程的总称,人类通过认知过程来认识外部世界。认知功能主要包括感知觉、识别、概念形成、思维、推理及表象过程。由于大脑及中枢神经系统障碍,使人对解决问题的摄取、存储、重整及处理信息等基本功能出现障碍,称之为认知功能障碍。认知功能障碍主要表现为:执行功能障碍,记忆障碍,注意障碍,视空间关系障碍,单侧忽略,失用症等。

（一）意识状态评定

在评定患者认知障碍前,应先进行意识障碍的评定。国际上通用的量表为 Galsgow 昏迷量表(Glasgow coma scale GCS),可以用于确定急性期脑损伤的严重程度,但不可作为预后的评定标准。量表最高分 15 分最低分为 3 分,≤8 示有昏迷,>9 示无昏迷,9~11 为重度损伤,>12 为轻度损伤。还有 Rancho Los Amigos level of cognitive functioning（RLA）量表,该量表于 1979 年由 Hagen、Malkmus、Durham 创立,用于评定创伤性脑损伤成人的认知功能。最初版本包括Ⅰ~Ⅷ等级。1998 年第三版扩展了Ⅸ~Ⅹ水平。它不需要患者的配合,通过观察患者对环境的反应来评定。行为反应从没有反应(水平Ⅰ)到有目的的合适的反应(水平Ⅹ)。RLA 被众多临床医生广泛使用,用来追踪患者的治疗进步情况。

（二）认知功能测验

可以依据患者认知状况的主观判断,选择相应的简易或全面的成套测验,进行认知功能筛查,常见的成套测验包括以下几项:

1. 简明精神状态测验 MMSE　该量表操作简单,相对全面,适合早期患者筛查,在国内外广泛应用。量表包括 7 个方面:时间定向力、地点定向力、即刻记忆、注意力及计算力、延迟记忆、语言、视空间。共 30 项题目,每项 1 分,答错不给分,量表共 0~30 分,正常界值划分标准为:文盲>17 分,小学>20 分,初中及以上>24 分。

2. MoCA 量表　MoCA 量表是一种快速筛查的评定工具,量表分别从交替连线测验、视空间与执行功能(立方体、钟表)、命名、记忆、注意、句子复述词语流畅性、抽象、延迟回忆和定向共 11 项检查内容对认知功能进行筛查。

3. 洛文斯顿　LOTCA 在脑血管病中具有较高的效度,该量表评定内容包括定向力、视知觉、空间知觉、动作运用、视运动组织、思维操作、注意力及专注力,共 20 个检查项目,总分91 分,评分越高表示受试者认知功能越好。

4. 神经行为认知状态检查 NCSE　包括定向、注意(数字重复)、语言(理解并执行简单和复杂的指令、背诵句子、看图命名)、结构(积木测验)、记忆、计算、相似性、判断力共 8 项。

（三）认知功能单项测验

经过筛查后可通过专项检查进行单项认知功能评定。

1. 注意障碍单项测验　注意障碍可分为持续性注意障碍、转移性注意障碍、分配性注意障碍等,相应的检查为以下几项。持续性注意实验:划销测验、单音计数测验、持续作业测验;转移性注意:符号-数字测验、连线测验;选择性注意:Stroop 字色干扰任务;分配性注意:日常注意成套测验 TEA。

2. 记忆障碍单项测验　记忆障碍的检查需要患者的配合度高,在检查时应注意鉴别诊断,如有情绪障碍的患者在检查中往往表现较差,治疗师应注意进行鉴别。单项的记忆障碍检查常见的为韦氏记忆量表和韦氏记忆量表修订版,临床记忆量表,Rivermead 行为记忆测验 RBMT,再认量表 RMT 等,韦氏记忆测验是国内应用较为广泛的量表,有甲乙两式,方便进行前后比较,韦氏记忆量表测试内容包括 10 项分测验 A~C 测长时记忆,D~I 测短时记忆,J 测顺势记忆,MQ 表示记忆的总水平。

3. 知觉障碍检查　知觉障碍最常见的为失认症和失用症。失认症包括视觉失认常用图形辨别、图形分类、触觉性命名等方法评定,听觉失认和视空间认知障碍常用画图试验、划消实验、二等分试验进行检查。失用症检查常为被试者按照测试者指令完成相应动作,如用吹火柴、伸舌头等动作判断是否为意念运动性失用,用完成一项简单操作判断是否为意念性失用,用拼图或画钟试验判断是否为结构失用。

## 三、言语障碍的康复评定

大脑功能损害会引起语言功能丧失或受损,会产生不同类型的语言功能障碍。失语症和构音障碍是常见的语言障碍。除此之外,颅脑损伤患者还有其他的语言障碍表现,如言语错乱(颅脑损伤早期最常见的言语障碍)、言语失用、构音障碍、命名障碍等。

### (一)失语症

1. 失语症表现如下
(1) 听觉理解障碍
(2) 口语表达障碍
(3) 阅读障碍
(4) 书写障碍

2. 失语症的分型　一般认为,大脑某一部位的损害,会造成一组完全或不完全的语言临床症状。我国对失语症的分类是以得到世界范围内广泛应用的 Benson 分类为基础的汉语失语症分类。

3. 失语症严重程度康复评定　可采用波士顿诊断性失语检查法(BDAE)中的失语症严重程度分级。

### (二)构音障碍

构音障碍是由于构音器官结构异常,或由于神经肌肉功能障碍所致的发音障碍,或虽然不存在任何的结构、神经肌肉功能障碍所致的言语障碍。

1. 构音障碍分类
(1) 运动型构音障碍
(2) 器质型构音障碍
(3) 功能型构音障碍

2. 构音障碍的康复评定　包括构音器官的检查和构音评定。

## 四、行为障碍康复评定

行为和情感控制在脑外伤后很常见,在损伤后的早期阶段,当患者脱离昏迷和 PTA 期后可出现激越行为(有攻击性或威胁行为)。激越会表现出很多的行为障碍,颅脑损伤患者常见行为障碍见表 4-2-4。

表 4-2-4　颅脑损伤患者常见的行为障碍

| 性质 | 表现 | |
| --- | --- | --- |
| Ⅰ 正性 | A | 攻击 |
| | B | 冲动 |
| | C | 脱抑制 |
| | D | 幼稚 |
| | E | 反社会性 |
| | F | 持续动作 |
| Ⅱ 负性 | A | 丧失自知力 |
| | B | 无积极性 |
| | C | 自动性 |
| | D | 迟缓 |
| Ⅲ 症状性 | A | 抑郁 |
| | B | 类妄想狂 |
| | C | 强迫观念 |
| | D | 循环性情感(躁狂-抑郁气质) |
| | E | 情绪不稳定 |
| | F | 癔病 |

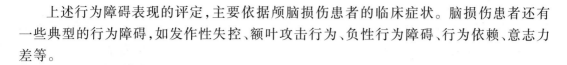

上述行为障碍表现的评定,主要依据颅脑损伤患者的临床症状。脑损伤患者还有一些典型的行为障碍,如发作性失控、额叶攻击行为、负性行为障碍、行为依赖、意志力差等。

### 五、运动障碍康复评定

颅脑损伤所致肢体运动功能障碍,导致出现偏瘫、痉挛、关节受限、协调功能障碍问题等,它们的评定与脑卒中或脑性瘫痪所致运动障碍康复评定相似,可参见本书的相关章节。

### 六、心理障碍康复评定

在患者脑损伤后最常见的心理障碍就是抑郁和焦虑,属于消极情绪的表现。焦虑和抑郁既是一种客观存在的心理问题,又是个人对自身状态的主观感受。对于颅脑损伤患者的焦虑,可用汉密尔顿焦虑量表(HAMA)、焦虑自评量表(SAS)进行评定。对于抑郁,则可用汉密尔顿抑郁量表(HAMD)、抑郁自评量表(SDS)进行评定。

### 七、日常生活活动能力评定

日常生活活动能力反映了人们在家庭和社区中的最基本的能力,颅脑损伤患者由于存在运动、认知等功能障碍,经常导致日常生活活动(ADL)能力的下降。ADL 通常分为基本的或躯体的 ADL(physical or basic ADL,PADL or BADL)和复杂性或工具性的 ADL(instrumental ADL,IADL)。评定基本 ADL(basic ADL,BADL),可用改良的 PULSES 评定量表、Katz 指数评定、Barthel 指数(BI)或改良 Barthel 指数(MBI),但是功能独立性评定(FIM)更适用于颅脑损伤患者,因为颅脑损伤患者多有认知障碍,而 FIM 不仅评估躯体功能,而且还评定了言语、认知及社会功能,比前面几个评定量表更客观、全面。评定工具性ADL(instrumental ADL,IADL),可用社会功能活动问卷(functional activities questionnaire,FAQ)、工具性日常生活活动能力量表(instrumental activities of daily living,IADL)进行康复评定。

### 八、颅脑外伤结局康复评定

对颅脑损伤患者的恢复及预后临床上常使用格拉斯哥结局量表(Glasgow outcome scale,GOS)。该量表于 1975 年制定,并已被国际学术界普遍采纳。该表根据患者是否恢复工作、学习、生活自理及残疾严重程度,将颅脑损伤患者的恢复及其结局分为死亡、持续植物状态、重度残疾、中度残疾、恢复良好 5 个等级,一般在颅脑损伤后至少半年才能进行评定,见表 4-2-5。

### 九、其他功能障碍康复评定

颅脑损伤患者有的还可能涉及吞咽障碍、感觉障碍、外伤性癫痫等其他障碍问题,它们也需要进行相应的康复评定。

表 4-2-5　格拉斯哥结局量表（GOS）

| 分级 | 简写 | 特　征 |
| --- | --- | --- |
| Ⅰ 死亡（death） | D | 死亡 |
| Ⅱ 持续性植物状态（persistent vegetation state） | PVS | 无意识、无语言、无反应，有心跳呼吸，在睡眠觉醒阶段偶有睁眼，偶有呵欠、吮吸等无意识动作，从行为判段大脑皮质无功能。特点：无意识但仍存活 |
| Ⅲ 重度残疾（severe disability） | SD | 有意识，但由于精神、躯体残疾或由于精神残疾而躯体尚好而不能自理生活。记忆、注意、思维、言语均有严重残疾，24h均需他人照顾。特点：有意识但不能独立 |
| Ⅳ 中度残疾（moderate disability） | MD | 有记忆、思维、言语障碍、极轻偏瘫、共济失调等，可勉强利用交通工具，在日常生活、家庭中尚能独立，可在庇护性工厂中参加一些工作。特点：残疾，但能独立 |
| Ⅴ 恢复良好（good recovery） | GR | 能重新进入正常社交生活，并能恢复工作，但可遗留有各种轻的神经学和病理学的缺陷。特点：恢复良好，但仍有缺陷 |

（陈慧娟）

# 第三节　康复治疗

## 一、康复时机选择

对于颅脑损伤患者康复治疗开始的最佳时间窗，目前尚无统一标准。国外将重症监护病房（intensive care unit，ICU）的物理治疗列入常规治疗程序；国内学者研究指出，凡生命体征平稳的患者，在监护下进行康复治疗均安全有效。所以，颅脑损伤患者的康复应是全面康复，从急诊外科 ICU 开始，一直到康复中心、社区和患者家庭，都要坚持进行康复治疗，尽早开始会让功能障碍得到最大恢复。颅脑损伤早期治疗的重点是及时处理继发性脑损伤，着重于脑疝的预防和早期发现，特别是颅内血肿的发现与处理。康复治疗是一个积极和动态的过程，目的在于帮助有功能障碍的患者获得必要的知识和技能，从而最大限度地恢复其躯体、心理、社会功能。对原发性脑损伤的处理主要是对已发生的昏迷、高热等的护理和对症治疗，加强营养，预防并发症。颅脑损伤患者的康复分三个时期，即重症急性期康复、恢复期康复、后遗症期康复，每个阶段康复治疗各有其不同的目标与方法。

## 二、康复治疗指征

1. 适应证　颅脑损伤引起包括认知、行为、言语、情绪及运动、感觉等方面的功能障碍以及继发性功能障碍都是康复治疗的适应证。

2. 禁忌证　开放性颅脑损伤、意识障碍加重、生命体征不稳定、神经系统症状体征进展、颅内血肿进行性扩大、弥漫性脑肿胀、颅内压明显增高、脑疝、高热、癫痫发作等。

## 三、康复治疗基本原则

1. 选择合适的康复时机　目前国际上一致强调颅脑损伤的康复治疗要早期开始，应从

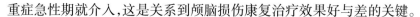

重症急性期就介入,这是关系到颅脑损伤康复治疗效果好与差的关键。

2. 全面康复　颅脑损伤所引起的功能障碍是多方面的,因此其康复治疗必须整体考虑。要将各种方法如物理治疗、作业治疗、言语治疗、心理治疗以及中医传统疗法和药物治疗等综合应用,并且最好有家属参与,以保证康复治疗效果。

3. 循序渐进　康复治疗贯穿于整个颅脑损伤过程,训练时,时间由短到长,难度有简单到复杂,保持和增强患者对治疗的信心,让患者有一个适应的过程。

4. 适宜的康复方案　康复治疗计划是建立在康复评定的基础上的,根据患者损伤的部位、损伤的程度,在制订治疗方案时,应因人而异,采取个体化的治疗方案,并随时根据病情与功能状况的变化在实施的过程中酌情加以调整。

5. 持之以恒　重度颅脑损伤患者的康复需要持续许多年,一些患者可能需要长期照顾。所以在每个阶段均应帮助患者及家庭面对伤病现实、精神和社会能力方面的变化,积极预防并发症,坚持长期治疗。

### 四、重症急性期康复

颅脑损伤在重症急性期主要是对患者采取综合性治疗措施。康复治疗在非手术治疗中发挥着重要的作用,有学者指出,颅脑损伤患者的生命体征稳定,特别是颅内压持续24h稳定在2.7KPa(20mmHg)以内即可进行康复治疗。中国重型颅脑创伤早期康复管理专家共识中也写道:神经外科监护病房内的患者应尽早床边活动。物理治疗已经被证明能够使患者的认知功能和运动功能早日恢复。

（一）康复目标

稳定患者生命体征,提高患者觉醒能力,加强营养、预防并发症及继发性损害,促进功能恢复,平稳度过重症急性期。

（二）康复治疗

颅脑损伤后,无论手术与否,适当的非手术治疗都是不可或缺的,所以我们应该采取综合性治疗措施。

1. 综合促醒治疗　严重的颅脑损伤患者会出现不同程度的昏迷、昏睡或嗜睡等。除临床上应用药物促进脑细胞代谢、改善脑的血液循环,必要时除施行手术降低颅内压力以外,还可以给予各种感觉刺激、电刺激及高压氧治疗等,以帮助患者苏醒,恢复意识。

（1）药物治疗:目前促醒药物主要有作用于多巴胺能系统和作用于谷氨酸能系统两大类,常用药物有金刚烷胺、溴隐亭、多巴丝肼、盐酸纳洛酮及酒石酸唑吡坦等。也可以根据中医辨证,选用中药促醒。

（2）听觉刺激:定期播放患者受伤前较熟悉的音乐;对家属健康宣教:长期照顾者要充分了解与患者交流对于促醒的重要性,亲属定期与患者谈话。通过患者的面部及身体其他方面的变化,观察患者对听觉刺激的反应。

（3）视觉刺激:患者头上放置五彩灯,通过不断变换的彩光刺激视网膜、大脑皮质。上述治疗每天2次,每次30~60min。

（4）肢体运动觉和皮肤感觉:肢体关节位置觉、皮肤触觉刺激对大脑皮质有一定的刺激作用。可由治疗师或患者家属每天对患者的四肢关节进行被动活动;利用毛巾、毛刷等从肢体远端至近端进行皮肤刺激。

（5）针灸推拿:针刺疗法具有疏通经络、运行气血等作用,可增加组织血液供应、促进神经元突触的再生与神经功能重建、促进脑内血肿的吸收和损伤的周围神经再生、激活脑干网状系统、提高神经细胞的兴奋性。选用头针刺激感觉区、运动区、百会、四神聪、神庭、人中、合谷、内关、三阴交、劳宫、涌泉、十宣等穴位，采用提插泻法，并连接电针仪加用电刺激，有助于解除大脑皮质的抑制状态，对意识障碍患者的促醒有帮助作用。推拿可采用醒脑开窍手法，以刺激头面部腧穴和十宣、十二井、合谷、内关等开窍醒脑的穴位和督脉为主，手法刺激强度偏大。

（6）电刺激促醒治疗：对于生命体征稳定，颅内无活动性出血，无严重心血管疾病伴心功能不全或心脏起搏器植入，无外伤后频发癫痫或有癫痫病史的重型颅脑创伤后意识障碍患者应早期应用电刺激促醒治疗方法。研究证明，正中神经电刺激（MNS）治疗是通过数字频率合成技术，将有效的治疗电流通过体表电极，无创地由周围神经引入中枢神经系统，增强脑电活动，使脑干网状上行系统及大脑皮质保持兴奋状态，同时神经电刺激信号可通过脑干网状结构和纹状体到达脑的血管舒张中枢，引起脑血管扩张，提高脑病灶的局部血流量，从而起到改善昏迷患者意识水平的作用。另外，深部脑电刺激（DBS）和脊髓电刺激（SCS）技术，具有微创、可调控的特点，对意识障碍的促醒治疗取得肯定的治疗效果。

（7）高压氧治疗：高压氧治疗能提高氧浓度，增加脑组织的氧含量，改善脑缺氧所致的脑功能障碍，从而促进脑功能的恢复。特别是高压氧下颈动脉系统血管收缩，血流量减少，但椎动脉血流量反而增加，因此，网状激活系统和脑干部位的血流量和氧分压相对增加，刺激网状结构上行激活系统的兴奋性，有利于昏迷患者的觉醒和生命活动的维持。高压氧也可促进侧支循环形成，保护损伤病灶周围的"缺血半影区"的神经细胞，可增加脑干及网状激活系统供血量，刺激上行性网状系统的兴奋性，有利于改善醒觉状态。治疗 1 次/d，每次90min，10~20 天为 1 个疗程，可连续数个疗程。

（8）低频重复经颅磁刺激：rTMS 治疗颅脑损伤后植物状态患者可改善脑细胞的神经兴奋性，减轻患者意识障碍，促进脑损伤功能恢复，对患者促醒有一定作用。0.3~1.0Hz rTMS 治疗颅脑损伤可显著降低颅内压，下调脑脊液中兴奋氨基酸水平，发挥脑保护作用，有助于恢复患者认知功能。

2. 运动功能康复　在重症急性期患者运动功能康复训练治疗前及全程中，要观察分析运动功能改善技术可能给患者带来的潜在危险和益处，选用适宜的康复治疗技术，严格控制康复训练的强度。

（1）对于重症急性期无反应或不能主动配合的患者，早期运动参考方案：良肢位摆放，床上被动体位转换；关节肌肉被动牵伸；被动四肢及躯干关节活动度维持；床上被动坐位，不同角度体位适应性训练；电动起立床站立；神经肌肉电刺激。

1）良肢位摆放：对于意识不清或仍然不能完全主动移动的患者来说，保持正确的体位以及规律地变化体位是很关键的。有效的良肢位摆放可以预防关节挛缩、畸形、压疮，使患者感觉舒适，为进一步康复训练创造条件。

Ⅰ.仰卧位：整个康复过程中要尽可能避免仰卧位。仰卧位下患者存在很多潜在风险：①仰卧位时，颈部的后伸会导致身体的伸肌张力增高，颈部最后可能会发展为完全僵直而不再屈曲。②呕吐时加大了发生吸入性肺炎的危险，而且仰卧时骶尾部和足跟部极易发生压疮。持续的颈部后伸可以引起严重的头痛及以后的颜面部疼痛，尤其是脑外伤患者。③患者的胸椎也可能变得僵硬且处于伸展位。肋骨可能会变形，进而影响呼吸功能。出现的肩胛

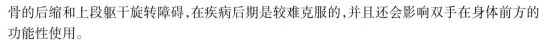

骨的后缩和上段躯干旋转障碍,在疾病后期是较难克服的,并且还会影响双手在身体前方的功能性使用。

Ⅱ．侧卧位:侧卧位相对于仰卧位来说有很多益处,患者采取侧卧位时,痉挛发生率减少,骶尾部不再有压力。交替的变换体位来向两侧侧卧活动,有利于肺部内分泌物的排出,尤其是对气管切开或咳嗽无力的患者非常重要。对于深昏迷患者,治疗师需要帮助患者被动翻身,尽量为患者提供主动参与机会。将患者翻身至侧卧位,这时屈曲患者的颈部、躯干和四肢会变得更加容易。

Ⅲ．俯卧位:每天都让患者俯卧一段时间是非常有益的。许多存在挛缩的患者通过每天摆放在俯卧位、逐渐增加处于正确体位的时间,能够改善挛缩问题。适用于无呼吸机使用和骨折被稳妥固定后的患者;气管插管的患者要摆放好垫枕能让患者自由地呼吸;插有导尿管的患者要用枕头支撑躯干使导尿管保持通畅。

2）关节被动活动:被动的关节活动训练有利于保持肌肉的生理长度和张力,维持正常关节的形态、功能、活动范围;维持关节周围结缔组织的延展性和韧带强度;维持和恢复因组织粘连和肌肉痉挛等多因素引发的关节功能障碍。患者在放松体位下,治疗师根据病情按照运动顺序由近端到远端(如肩到肘,髋到膝)方向活动有利于瘫痪肌的恢复;由远端到近端(如手到肘,足到膝)方向有利于促进肢体血液和淋巴回流。活动时动作缓慢、柔和、平稳、有节律,避免冲击性运动和暴力。操作在无痛范围内进行,活动范围逐渐增加,以免损伤。从单关节开始,逐渐过渡到多关节;不仅有单方向,而且应有多方向的被动活动。每一动作重复 10~30 次,2~3 次/d。

3）床上活动

Ⅰ．翻身训练:意识障碍或瘫痪患者的定时翻身是治疗全过程中至关重要的部分,在早期阶段每 2~3h 为患者翻身 1 次,要形成常规直到患者苏醒并且自己能够翻身为止。翻身训练可预防关节挛缩畸形,避免压疮的发生,改善循环,保持脊柱的活动性,改善呼吸功能,预防颈源性疼痛,降低过高的肌张力,预防周围神经损伤,让患者习惯移动。严重意识障碍和昏迷的患者翻身如下(图 4-3-1):①将患者的头部先转向将要翻过去的那侧,并用枕头支撑。②令患者的双膝呈屈曲状,然后一人负责将患者膝部转向一侧,同时另一人负责翻转其肩膀和上段躯干。③将患者向后移向床边,并且在合适的位置垫上枕头。④当患者有头颅骨折、开放性损伤、手术切口或去骨瓣等很难托住患者头部时,翻身时要将毛巾放在患者头部下面,治疗人员要抓住毛巾两端来帮助其翻身。

Ⅱ．翻身到俯卧位:当患者意识不清或完全不能主动移动时,需要两个助手帮助患者翻身,以避免患者的肩部和髋部受到损伤。一个助手将患者从右侧卧位翻到俯卧位时,需要先将患者的头转向右侧并将患者的上肢处于上举位置。另一助手抬起患者左腿,给予充分支撑以确保大腿和膝盖朝下,当治疗师将患者的腿向前移动时,第一助手将患者的左肩和上肢向前移动,在翻至俯卧位的过程中要保持患者上肢上举位。然后两个助手要调整患者髋部和肩部位置,以确保患者的体位是放松舒适的(图 4-3-2)。

4）床边活动:从重症监护阶段开始,患者就必须每天在床边坐直到他能够独立地移动。从一开始就直接转移到轮椅上有很多益处:①患者离床,能够让治疗师或家属在各种各样的环境中引导他。场景的变化会给患者带来更多的刺激。②在轮椅上可以实现一个良好的坐姿,因为可以做很多调节,如轮椅高度和靠背的倾斜度、扶手和踏板等;还可以使用所提供的众多装置,如合适的桌子等。③轮椅的移动可以带他去变换地方,在他能够长期独立行走之

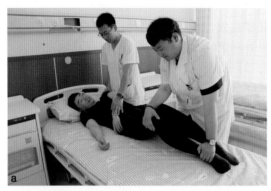
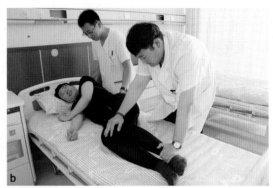
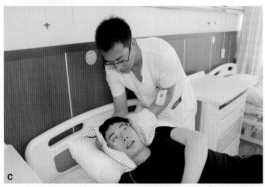

**图 4-3-1　将一个昏迷的患者翻身至侧卧**
a. 双膝屈曲,头部准备旋转;b. 需要两个助手,一个负责下肢,一个负责肩部;c. 使用一块毛巾转动患者有伤口的头部

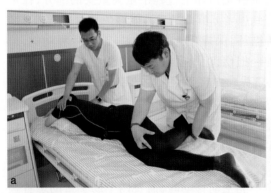
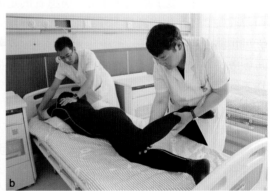
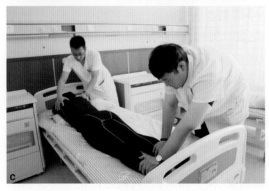

**图 4-3-2　将患者翻至俯卧位**
a. 站在床头,一名助手负责肩膀;b. 另一名助手帮助抬起一条腿,并且跨过另一条腿;c. 随着脚触碰到床面后将腿和胸椎伸直

前就可以实现。

Ⅰ. 从卧位转移至坐位：当患者仍然意识不清或者不能以任何方式活动时，治疗师就要被动将患者移至坐位。将患者转到侧卧位并保持髋关节和膝关节屈曲。治疗师站在床旁，一侧上肢环绕患者膝部，另一侧上肢放在患者颈部，手放在其胸椎处。治疗师通过向外转移自己的身体将患者的腿移至床边一侧下垂，同时将患者的躯干扶正呈直立位。治疗师的腿压在患者膝部，用肩膀顶住患者的头以防止患者向前滑下来。治疗师的手放在患者身后，保持其躯干处于良好位置（图 4-3-3）。

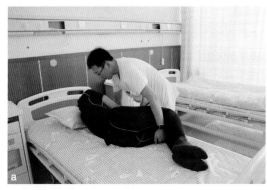
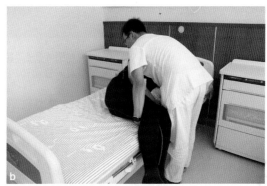
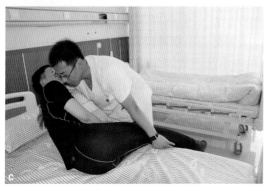
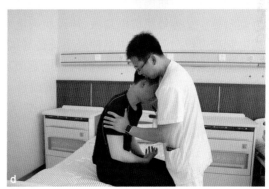

**图 4-3-3　将患者从仰卧位转移至坐位**
a. 治疗师一侧上肢环抱患者屈曲的膝关节，另一侧上肢放在颈部下方；b. 患者的下肢垂于床边；
c. 将患者的躯干扶直；d. 在支撑患者的头部和躯干时，避免双膝向前滑移

Ⅱ. 移动至床边：在治疗师将患者转移到轮椅上之前，首先必须把患者转移到床的边缘以使得他双脚平放在地板上。治疗师可以通过把患者的臀部交替的往前移动来实现这一动作。治疗师站在患者前面让患者的头枕在治疗师一侧肩膀上，一侧手臂放在患者的肩膀上，手放在患者的胸椎上。另一只手臂支撑患者的躯干，同时将另一只手臂放在患者对侧的大转子上，向前拖动患者臀部。然后治疗师需要适当改变双手的位置，用同样的方式向前移动患者的臀部（图 4-3-4）。

5）肌力训练：肌力是肌肉收缩时所能产生的最大力量，患者在伤后都会出现不同程度的肌力下降和丧失。而关节活动又需要肌肉的力量来维持，所以治疗师要从急性期开始就及时进行肌力训练。肌力训练的目的是增强肌肉的力量和耐力，预防肌肉萎缩，为其他相关训练做准备。当肌力大于 3 级时可进行渐进性抗阻肌力训练，训练形式包括向心/离心肌力训练、开链/闭链训练、等速/等长肌力训练等。重症急性期的颅脑损伤患者大部分肌力都处

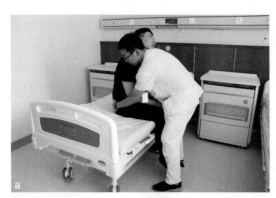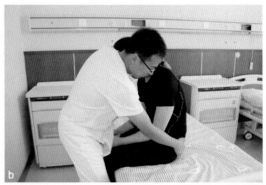

**图 4-3-4    将患者移到床边**
a. 治疗师将患者一侧臀部向前移动;b. 治疗师的上肢扶在患者肩膀以避免患者歪倒

于 0 级或 1 级,对于肌力弱的患者,建议尽早开始进行肌力训练,但证据水平较低。当肌力较弱时,可采用以下方法:①神经促进技术,如 Brunnstrom 技术早期可利用姿势反射、联合反应等引导患者出现运动反应。也可应用 Rood 技术中的促进技术进行肌肉刺激,利用皮肤、本体感觉等刺激来诱发肌肉反应,包括触觉刺激的快速刷擦和轻触摸;常使用冰的温度刺激;轻叩皮肤、对肌肉进行快速的、轻微的牵伸、进行肌腹的按压、利用视听觉的特殊感觉进行刺激等。②神经肌肉电刺激,神经肌肉电刺激的方法,可起到以下一些治疗作用:神经肌肉电刺激可以与激发的中枢神经系统传导同步,从而促进中枢神经系统的恢复。如在颅脑损伤患者弛缓期时,通过瘫痪肌肉受电刺激后,肌肉不至于萎缩,并维持一定收缩能力。具有一定生物反馈作用,促进肢体运动的改善。③针灸推拿,针刺可使肌肉收缩、血流量增加,有效地预防神经损伤后造成的肌肉失用性萎缩,促进肢体功能的恢复。推拿可改善血液循环,促进肌肉恢复。④其他方法如肌肉再学习、生物反馈、想象性训练等措施有可能增加肌力。

（2）对于反应良好或可以主动配合的患者运动治疗:床上转移、床上被动或主动坐位适应性训练;床边坐位、床椅转移等;每次自觉疲劳程度 BORG 主观疲劳程度量表评分为 11～13 分可安排 ADL 相关练习、运动控制及平衡能力训练、生活活动能力前期训练等。

1）床上活动

Ⅰ.无意识障碍和清醒的患者翻身:在康复的各个阶段,都可以促进患者躯干主动屈曲,从仰卧位主动翻身至侧卧位,然后再回到仰卧位,以改善患者躯干的控制能力,方法参照"脑卒中康复"。

Ⅱ.头部运动:紧张性颈反射会影响整个身体的肌肉张力,因此,从一开始就纠正头的体位和被动运动以保持颈部的完全活动度是很重要的。头部向各个方向轻微活动,尤其重要的是颈部的侧屈。治疗师一手下压患者肩胛带,另一手向对侧活动患者头部,然后转到床的另一侧重复上述操作(图 4-3-5)。

Ⅲ.桥式运动:桥式运动是一种有用的重新获得选择性伸髋和腹肌活动的运动,可以训练腰背肌和骨盆的控制能力,诱发下肢分离运动,缓解躯干及下肢的痉挛,提高躯干肌肌力和平衡能力(图 4-3-6)。①患者仰卧位时,头部放在枕头上,上肢放松,放在身体两侧。在患者屈髋屈膝时,治疗师给予帮助。②双足放在治疗床上,足跟不必在膝的正下方。为了使活动更具选择性,治疗师应首先教患者收缩腹肌,使骨盆向前倾斜。③治疗师将一只手放在患

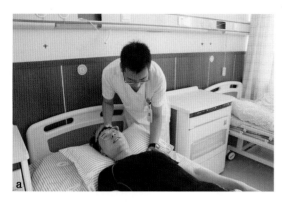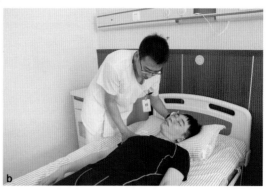

**图 4-3-5 调动患者颈部的肌张力**
a. 下压肩胛带；b. 按住肩部移动头的方向

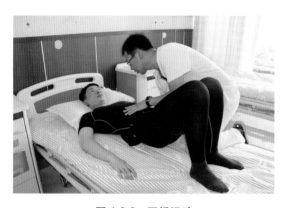

**图 4-3-6 双桥运动**

者健侧臀部，将骨盆向前、向上拉，以促进正确的桥式运动。另一手引导脐部向下，因为脐部周围正是运动发生的关键部位。保持骨盆前面上倾的位置，患者从床上抬起臀部。要避免患者从床上抬臀时通过同时伸髋和弓背或用头抵住枕头去完成。

2）床边活动：从床边转移至轮椅时，转移过程要缓慢、安静、轻柔地进行，不要惊吓到患者。因为突然发生空间的位移，对于患者来说是非常可怕的。

Ⅰ. 患者的上肢搭在治疗师的肩上：对于无意识或严重残疾的患者，当治疗师不确定自己可以移动患者时，需要一个助手站在床边给予帮助，并且将两只手分别放在患者的坐骨结节上。将轮椅靠床那侧扶手去除后摆放在床边，与床呈平行线并尽可能地挨近患者，把脚踏板转到外侧或去掉以防患者或帮助者的脚踝受伤。治疗师用膝盖顶压住患者的膝盖，患者手臂搭在治疗师的肩膀上，治疗师按住患者的肩胛骨，并用膝盖令患者下肢伸展，直到患者的臀部离开床面。患者头搭在治疗师的肩膀上。当治疗师将患者前倾时，助手帮助抬起患者臀部，然后朝轮椅上移动。治疗师转移患者时，要一直旋转到患者臀部和后背恰好安置在轮椅上为止（图 4-3-7）。

Ⅱ. 利用患者躯干屈曲：如果患者双肩僵硬或活动受限，治疗师转移时要让患者的手臂垂在胸前，然后治疗师使患者身体前倾，用膝盖顶压住患者膝盖的同时用手在患者的大转子处抬起臀部。在治疗师用力将患者转移到轮椅或床上时，患者的头靠在治疗师躯干一侧或者髋部（图 4-3-8）。

（3）肌肉骨关节康复管理：肌肉骨关节康复管理主要包括肌痉挛、肌腱挛缩、骨关节僵直畸形及骨化性肌炎的评估和防治。

3. 颅脑损伤的镇痛镇静管理 急性脑损伤患者镇痛镇静的目的：降低脑代谢率，控制颅内压，控制播散性去极化，控制阵发性交感过度兴奋，控制癫痫持续状态以及实施目标化体温管理，达到器官保护的作用。

（1）重型颅脑损伤：即使是意识障碍的患者，伤害性疼痛刺激仍可通过兴奋交感-肾上

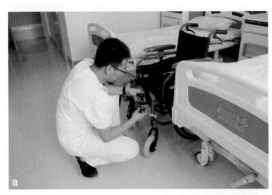

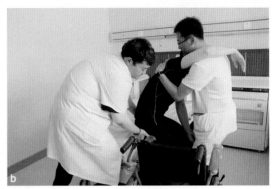

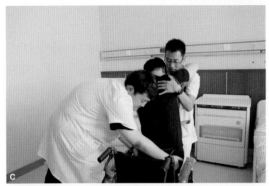

**图4-3-7　转移一位无意识障碍患者**
a. 把轮椅靠近床位置,去掉脚踏板;b. 一名助手帮助抬起患者臀部;c. 将患者转移至轮椅上

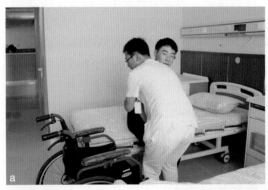

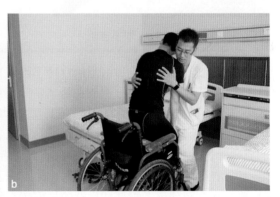

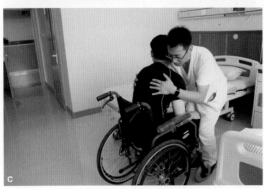

**图4-3-8　转移一位双肩僵硬或受限的患者**
a. 患者躯干前倾,头部被支撑,双上肢放在胸前;b. 治疗师通过自己的双膝伸直患者的双膝,同时双手扶助患者肩部;c. 将患者转移至轮椅上

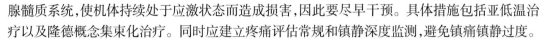

腺髓质系统,使机体持续处于应激状态而造成损害,因此要尽早干预。具体措施包括亚低温治疗以及隆德概念集束化治疗。同时应建立疼痛评估常规和镇静深度监测,避免镇痛镇静过度。

(2)轻中型颅脑损伤:颅脑损伤的特点是病情变化快,需要定时和及时进行意识评估、瞳孔监测和神经系统体检。2013 年美国镇痛镇静和谵妄处理指南及 Vincent 提出的 e CASH 概念均推荐最小化镇静策略,以便随时唤醒患者进行意识及病情评估,保证患者安全与舒适。

4. 呼吸与排痰训练 呼吸运动在一定程度上受大脑的皮质支配,因此可进行主动训练,通过对呼吸运动的控制和调节来改善呼吸功能。当颅脑损伤患者出现昏迷状态或意识不清时,我们要采取多种措施来预防并发症的风险。同时也要进行呼吸训练,呼吸训练是肺功能康复的一个组成部分,患者只有掌握正确的呼吸技术,才能够改善换气,增加咳嗽机制的效率,最终改善呼吸肌的协调能力,达到建立有效呼吸方式的目的,而痰量较多的患者,我们还需要进行体位排痰训练。

5. 吞咽障碍训练 吞咽是口腔、咽腔、喉腔及食管的复杂运动,可分为口腔期、咽期及食管期 3 期。吞咽障碍是指由于下颌、双唇、舌、软腭、咽喉、食管的结构和/或功能受损,不能安全有效地把食物正常送到胃内的过程。吞咽障碍是重度颅脑损伤后的一种常见的问题。据报道,重度颅脑损伤中 60% 的成年患者存在吞咽障碍,吞咽障碍又会影响能量和蛋白质的摄入,甚至导致营养不良。

6. 营养支持治疗 脑外伤营养支持应尽早进行,胃肠外、胃肠内两种营养方式可以联合使用,但推荐后者。严重营养不良或希望短时间内提高患者营养水平以及病情急性期不能用胃肠内营养时,可用胃肠外营养;胃肠内营养在消化道出血时不宜使用。营养供给量:$20\sim30\text{kCal}/(\text{kg}\cdot\text{d})$ 总热量供给,及 $1.2\sim2\text{g}/(\text{kg}\cdot\text{d})$ 蛋白质补充有助于防止进一步的肌肉萎缩,应动态监测营养治疗反应,调整营养供给量,以实现理想的营养支持效果。周围静脉输注各营养成分也可起到良好的营养支持作用,并且安全、方便、实用。中、重度脑损伤后出现的神经内分泌改变,导致能量消耗与蛋白质分解增加、胰岛素抵抗与葡萄糖代谢障碍;有研究报道,中重度颅脑损伤患者吞咽障碍发生率达 62%,由此长时间的进食减少,能量与蛋白质摄入不足,出现难以纠正的低蛋白血症,肌肉萎缩,营养不良发生率可达 68%;返流误吸高风险患者反复肺部感染及全身性炎症反应,营养过度消耗与营养缺乏更为突出。病程长者除大营养素缺乏外,常伴有微营养素的缺乏,这些都会直接影响机体与脑功能的修复,降低生存质量。由此可见,营养不良是神经重症康复中的基础问题。

7. 膀胱管理 颅脑损伤重症患者的膀胱问题大部分都是由于神经源性膀胱引起的尿潴留和/或尿失禁。神经源性膀胱是神经系统病变导致膀胱和/或尿道功能障碍(储尿和/或排尿功能),进而产生一系列下尿路症状及并发症的总称,不同病因导致的神经源性膀胱发病率从 4%~84% 不等,不及时处理,特别是尿潴留患者,将会发生膀胱过度膨胀伴充溢性尿失禁、尿路感染、严重的可威胁上尿路安全,导致肾功能障碍。神经重症患者早期留置导尿管,预防膀胱过度储尿;保持引流通路的密闭性,以免细菌逆行感染;采用间歇导尿协助膀胱排空,导尿频率 4~6 次/d,导尿时膀胱容量小于 400ml(有条件可采用 B 超监测膀胱容量)。积极创造条件尽早拔除经尿道留置的导尿管。

8. 预防并发症 有些颅脑损伤患者由于需要长时间卧床,易出现各种并发症,可采用以下防范措施。

(1)高热:高热会造成脑组织缺氧,加重损害脑组织,所以要积极采取降温措施,采用冰敷来进行物理降温,冬眠疗法辅助,同时使用抗生素治疗。

（2）预防褥疮：使用波动透气式褥疮防治床垫，每 2h 变换 1 次体位，加强皮肤护理，可有效地预防褥疮的发生。

（3）预防肺部感染：保持呼吸道通畅，体位引流，徒手叩击、拍打胸背部帮助排痰，是预防肺部感染的有效措施。

（4）预防外伤后癫痫发作：中度和重度 TBI 患者常会出现，发病风险在最初的 2 年内最高，原因可能与直接的创伤、出血性刺激、代谢紊乱和低压血症有关。癫痫可分为即刻型（＜24h）、早发型（24h~7d）和迟发型（＞7d）。伤后 1 周使用苯妥英可有效减少早发型癫痫的发生次数，但不推荐作为长期预防使用。目前研究支持使用卡马西平和丙戊酸钠来治疗癫痫，因为相对来说它们在认知方面没有明显的不良反应，但不敢否认它对躯体和认知功能完全没有不良反应。早发型和迟发型癫痫均需要至少 12 个月的抗癫痫药物治疗。大多数临床医师认为在癫痫发作停止的 1~2 年后就会开始减药或停药。

（5）自主神经功能障碍：重型颅脑损伤患者康复期交感神经兴奋表现为间断性、发作性的易激惹、躁动、多汗、高热、血压升高、心动过速、呼吸急促及去皮层强直或者去大脑强直等症状，在创伤性脑损伤患者中其发生率约为 10%~28%，而在植物状态患者中发生率更高，出现这类症状会加重患者病情，预后不良。

### 五、恢复期康复

#### （一）康复目标

最大限度地恢复运动、感觉、认知、言语功能和生活自理能力，提高生存质量。

#### （二）康复治疗

颅脑损伤是一种弥漫性、多部位的损伤，因此在躯体运动、认知、行为和人格方面的残损，因损伤方式、范围、严重程度的差异而有很多不同。急性期过后，颅脑损伤患者病情已基本稳定，但针对损伤后引起的功能障碍仍需要有计划、有针对性的康复治疗。

1. 运动功能康复

（1）运动疗法

1）床边训练

Ⅰ. 床上活动：包括肩胛骨运动、肩关节活动、肘关节活动、下部躯干屈曲和旋转、激活腹斜肌活动、主动控制患侧下肢运动等。我们要给予患者充分帮助和降低活动难度来减少联合反应的出现。桥式运动是一种有用的重新获得选择性伸髋和腹肌活动的运动，可以训练腰背肌和骨盆的控制能力，诱发下肢分离运动，缓解躯干及下肢痉挛，提高躯干肌肌力和平衡能力。

Ⅱ. 床边活动：床边活动应尽早进行，因为床边坐位练习其他活动之前，要教会患者学会矫正自己姿势，这是非常重要的，纠正姿势需从基础开始，即调整患者髋和骨盆的体位。胸椎的稳定性是正常步行和上肢选择性技巧活动的前提，而学会选择性屈伸腰椎的活动在以后的站立中至关重要，对改善患者的步态活动非常有价值。因此，重新获得髋充分屈曲及身体挺直坐的能力是首要任务。床边活动时教会患者坐起将双腿垂到床边，然后再从坐位躺下的方法是非常重要的。

2）坐位训练

Ⅰ. 坐位平衡：开始时可通过调节床头的角度来改善坐起的适应性训练，当患者能坐起后，应加强患者身体重心左右移动、前后移动的训练。然后训练患者由静态平衡过渡到自动态平衡,最终达到他动态平衡状态。

Ⅱ.下肢训练:　患者学会控制由坐到站的过程非常重要,在站起来之前治疗师要加患者强骨盆控制和躯干旋转训练、患侧髋内收与骨盆旋前训练、提腿训练、屈膝训练等。站起时根据患者的不同情况,我们可以选择从端坐位站起、高床站起、从不同高度的坐位站起等方法。

3)站立位训练:站立位训练的前提必须是站立位的平衡训练,首先由辅助下静态平衡训练过渡到独立下静态平衡训练。当患者可以进行自动态平衡训练时,我们可采取站立时足保持不动,身体交替向侧方、前方或后方倾斜并保持平衡;也可以身体交替向左右转动并保持平衡、左右侧下肢交替负重;站立时足保持不动来触碰治疗师手中的物体、抛接球、伸手拿物等,也可以练习上下台阶训练。在患者到达他动态平衡时,我们可通过在硬而大的支撑面上、软而小的支撑面上、活动的支撑面上进行训练。站立位平衡训练的同时我们要尽早进行下肢的负重训练。当患者不能站立时可根据患者实际情况,尽早让患者进行起立床训练,电动起立床可以帮助患者尽早完成仰卧位到站立位,重心从低到高的过渡,使患者充分适应立位状态,预防出现直立性低血压;可提高躯干和下肢的负重能力及控制能力,提高患侧肢体感觉输入和改善肌张力状态。

4)减重下步行训练:减重步行训练是通过悬吊和保护装置承担患者部分甚至全部体重,帮助下肢不能负担全部体重的患者处于直立状态,并且易于在治疗师的辅助下进行步行周期全套动作的练习,提高步行能力,必要时也可以借助跑步机进行训练。

5)步行训练:包括治疗性步行和家庭性步行。利用拐杖进行步行训练时,要具备较好的平衡能力和上肢支撑体重的肌力,一般需要经过平行杠内基本动作训练后方可进行。也可借助助行器进行步行训练,同时要加强社区性步行训练如环境适应性训练、过马路、超市购物、乘坐交通工具等。

(2)作业疗法

1)上肢及手功能训练

Ⅰ.上肢功能训练:脑外伤患者中有部分患者即使患侧上肢潜在的功能完全丧失。治疗师也应在训练健侧手代偿能力的基础上,训练躯干及上肢的双侧活动。对于有潜在功能的训练,应重点考虑患手操作性动作是丰富多彩的运动模式与多种选择性活动的组合。手的运动应当与肩关节、肘关节、前臂和腕关节的运动分离,因为单纯的运动功能难以产生实际应用的价值。为此,上肢训练应将基本功能训练与应用动作相结合才能产生效果。

Ⅱ.手的功能训练:手功能的康复目标首先应该是获得全手指的同时抓握(联合屈曲)和同时伸展(联合伸展),如果能够达到这个目标,患者就可以掌握一般抓握动作。一般理想模式的抓握必须具备三个条件:握拳的手指可随意伸展;具有拇指与其他各指的对掌功能;即使被拿物品与手掌接触,手指也能自如分开。

2)作业活动训练:作业活动是指经过精心选择的、具有针对性的、有目的和有意义的活动。其目的是维持和提高患者的功能,预防功能障碍和残疾的加重,提高患者的生活能力和生存质量。根据治疗目的的作业活动训练,主要有以下几方面内容:改善运动功能、调整心理功能、提高职业技能、改善社会方面能力。

(3)悬吊训练:悬吊训练(sling exercise training,SET)是运用悬吊训练装置结合神经肌肉激活技术、骨关节活动度训练、肌力训练等进行主动、被动或助力治疗和康复训练的一种物理治疗方法。通过悬吊设备,使人体排除重力的影响后,在不稳定的状态下或用平衡软垫、软球等进行主动训练,通过促进人体躯干核心肌肉收缩而产生训练效果,从而达到持久改善肌肉骨骼疾病的目的。其产生的治疗作用可分为以下三个方面:①提高肌力及耐力;②增强躯体核心稳定性;③提高感觉运动控制能力。

(4) 日常生活活动能力的康复:日常生活活动是指人们为了维持生存及适应生存环境而每天必须反复进行的、最基本的、具有共同性的身体活动,即进行衣食住行及个人卫生等的基本动作和技巧。颅脑损伤的患者 ADL 是严重受限的,日常生活活动(ADL)能力训练是康复治疗在日常生活环境中的实际应用和不可或缺的。当日常生活能力受限时,可借助自助具的使用来提高能力。

(5) 其他改善运动功能方法

1) 任务导向性训练:任务导向性训练(task-oriented approach)是以目标为导向的功能行为的运动控制训练。围绕着有意义的和功能性的活动进行训练,而不是单纯训练运动的模式。在上肢功能训练、步态训练和肌力训练中均推荐使用任务导向性训练。推荐的训练方法包括坐位够物训练、上下肢功能性任务训练、任务导向性够物训练、躯干控制训练及躯干旋转反馈练习、负重训练等。

2) 强制性运动疗法:强制性运动疗法(constraint induced movement therapy,CIMT)是以中枢神经系统可塑性理论为基础发展起来的一种康复治疗技术,是指通过限制患者健侧上肢的活动,鼓励患侧上肢进行功能性任务或日常生活活动以增加患肢的使用,从而促进患肢功能的恢复。

3) 机器人及计算机辅助运动功能训练:包括①机器人辅助运动功能训练,是一种利用高科技技术新兴的治疗方法,可用于颅脑损伤患者康复训练。机器人能够控制和量化训练强度、客观地测量在训练过程中的运动学和力量的变化,提供患侧上肢高强度、重复性、任务导向性和交互式的治疗。②计算机辅助的运动功能训练,通过游戏使患者把注意力集中在运动的结果而不是运动本身,作为一项有趣任务的主动参与者其动机效应可能起到有力的促进作用。

2. 构音障碍、言语障碍康复　在颅脑损伤的康复中,我们对于构音障碍、言语障碍康复的治疗可参照本书"脑卒中的康复"章节的相关内容。

3. 认知障碍康复

(1) 注意障碍的康复治疗:注意指人们集中于某种特殊内外环境刺激而不被其他刺激分散的能力,将知觉集中于一个刺激、思想或行为上,同时忽略其他不相关的刺激、思想或行为的能力。主要包括注意的集中、维持、选择、转移及分配。中枢神经受损后,常出现进行工作时不能保持注意的现象称为注意障碍。常见的康复有以下几项:

1) 认知功能训练:治疗师在治疗前应注意给予患者口令、建议、提供信息或改变活动时频率,应确信者有注意。同时治疗环境尽量避免干扰,应与患者及家属提前沟通一起制订目标和训练计划。注意训练的设定首先应先进行目光注视训练、穿珠训练,提高患者的注意保持,如是儿童可进行感觉统合训练,增加治疗的乐趣。当患者能够保持一段时间的注意力后可进行互动性注意力训练,比如轮流与人堆积木。当患者可以很好完成后,可进行注意分配和注意转换的训练。治疗师可依据患者的自身条件,进行计算机辅助训练:打地鼠、找异同、视觉追踪游戏等。

2) 家庭辅助训练:注意障碍的患者可多与家属进行电话交流。在电话中交流比面对面谈话更易集中患者注意力,因为电话提供的刺激更专一,应鼓励不同住的家人、亲友和朋友打电话和患者聊天。

3）针灸治疗：配合针刺神门、内管、四神聪、颞三针、脑三针等穴位，辅助治疗。

4）药物治疗：一线药物神经兴奋剂包括哌甲酯、环视的专注达。二线药物三环类抗抑郁药如丙咪嗪等。

（2）记忆障碍的康复治疗：记忆障碍可以是进展性的，如阿尔茨海默症，也可以是短暂性的，如脑外伤、脑血管病。精神疾病、药物不良反应也可能导致记忆障碍。记忆障碍包括以下几种：记忆减退、遗忘、错构、虚构。相应的康复治疗有内部策略和外部策略两种。

1）内部策略

Ⅰ.重复训练法：指通过对信息的不断重复，而使信息由短时记忆进入长时记忆的方法。

Ⅱ.联想记忆法：有研究表明使用联想记忆能够有效改善轻度认知功能损害 MCI 患者的日常记忆能力，且能维持较长时间。

Ⅲ.视觉形象技术：即将要学习的字词或概念幻想成图像，这是记住姓名的好方法。

Ⅳ.PQRST 记忆法：预习、提问、评论、陈述和测试。这是记忆书面材料的一种完整思想的学习方法，即理解性记忆。

Ⅴ.丰富环境与强化性学习训练：丰富环境的刺激主要影响着感觉运动和学习记忆能力，环境要求以能够提供色彩、声、光动态刺激为重点，以吸引患者的注意力。

Ⅵ.图片刺激法：训练中将由单词组成的系列图片呈献给患者，每个单词呈现短暂时间后，之后抽出其中一张，要求患者指出最初此单词呈现的顺序号。

Ⅶ.无措性学习法：无错性学习主要侧重于信息的编码与存储，通过给予线索提示、不断重复、正确强化等方式输入大脑，在边缘系统、海马等部位经过有效的加工与处理后转化为长时记忆，进而达到提高学习能力、减少遗忘、实现功能性应用的目的。

2）外部策略：借助外部辅助记忆工具的康复治疗，如笔记本、时间表、地图、神经传呼机；环境修改，如设计自动关闭装置的电水壶、佩戴眼镜的老人把眼镜架系上线绳挂在脖子上；虚拟现实技术，是指利用电脑模拟产生一个三维空间的虚拟世界，提供给使用者关于视觉、听觉、触觉等感官的模拟，如同进入真实的空间。

3）其他方法：药物治疗：乙酰胆碱酶抑制剂（多奈哌齐、石杉碱甲）、多巴胺相关药物（金刚烷胺、溴隐亭）、麦角碱类。经颅磁刺激和经颅直流电刺激：重复经颅磁刺激通过线圈产生高磁通量磁场无衰减地穿过颅骨，对神经结构产生刺激作用，通过使大脑皮层区网络活跃改善记忆。经颅直流电刺激是一种非侵袭性脑刺激技术，其作用原理是将微弱直流电通过固定在头皮上的电极透入人体脑组织，对皮质神经元产生兴奋或抑制作用。

（3）知觉障碍的康复治疗：知觉包括所有感知功能：视觉、空间觉、听觉、触觉等。知觉障碍常见为失认症和失用症、单侧空间忽略等。

Ⅰ.失认症：包括触觉失认、视觉失认、听觉失认、体象病觉缺失症。

触觉性失认症：主要为实体感觉缺失，患者触觉、温度觉、本体感觉等基本感觉存在，但闭目后不能凭触觉辨别物品。

视觉性失认症：包括物体失认症、相貌失认症、同时失认症、色彩失认症、视空间失认症等。①物体失认症：患者不能认识所清楚看到的普通物品，如帽子、手套、钢笔等。②相貌失认症：患者对熟悉的人（可包括妻子儿女等最亲近的人）的相貌不认识。③同时失认症：又名综合失认症。患者能认识事物的各个局部，但不能认识事物的全貌。如一幅画上两个人进行棒球练习，却识别不了两个人谁投给谁球。④色彩失认症：不能识别颜色的名称及区别。

⑤视空间失认症:不能识别物体空间位置和物体间的空间关系。

听觉性失认症:能听到各种声音,但不能识别声音的种类。如闭目后不能识别熟悉的钟声、动物鸣叫声等。

体象病觉缺失症:包括病觉失认症、自身感觉失认症和 Gerst-mann 综合征。①病觉失认症:又称 Anoton-Babinskin 综合征。患者对自身病情存在缺乏自知,否认躯体疾病的事实。例如否认面瘫、失明的存在。②自身感觉失认症:典型表现为否定其病灶对侧一半身体的存在。别人将其对侧上肢给他看时,他会否认是属于自己的。③Gerstmann 综合征:又名两侧性身体失认症。患者有手指失认症、左右定向失认症、失算症、失写症等。但以上症状不一定全部出现,也可有色彩失认症、视空间失认症等。

Ⅱ. 失用症:主要指临床所有诊断的限度内,没有麻痹、不随意运动共济失调等状况下不能完成有目的的运动。包括运动性失用、意念运动性失用、意念性失用和结构性失用及穿衣失用。

穿衣失用:康复治疗中常见为穿衣失用:治疗者采用一步一步的言语指示,并给予患者示范,以引起患者的注意。在训练前应先令患者感受衣服的重量、形态,确认衣服的左右和前后。让患者在注视下穿上患侧袖子,再穿上健侧袖子,再系扣子的时候应令患者照着镜子边看边系。患者仍然不能正常操作,可在衣服上做不同的标记,或作固定的顺序。

结构性失用:让患者临摹平面图形或用积木排列立体构造的图形。可以给予暗示和提醒,由易到难;由治疗师先作示范,再让患者模仿练习;开始练习时,可一步一步给予较多的暗示、提醒,有进步后逐步减少暗示和提醒,并逐渐增加难度。

运动性失用:可将动作分解后教会患者逐步完成,如训练患者完成刷牙动作时,可先将刷牙动作分解,示范给患者看,然后一步一步提示患者完成或手把手地教患者完成;也可以将牙刷放在患者手中,通过触觉提示完成一系列刷牙动作。运动失用需要反复训练,功能有改善后可减少暗示、提醒等,并加入复杂的动作。

意念性失用:当患者不能按指令要求完成系列动作,如泡茶后喝茶、洗菜后切菜、摆放餐具后吃饭等动作时,可通过视觉暗示帮助患者。如令患者完成倒茶动作时,患者常常会出现顺序上的错误,即不知道要先打开杯子盖子、再打开热水塞、然后倒水这一顺序。训练时应将每一个动作分解开来,逐步演示给患者,然后再分步进行训练;上一个动作将要结束时,提醒下一个动作,启发患者有意识的活动(或用手帮助患者进行下一个运动),直到功能有改善或基本正常为止。

Ⅲ. 单侧空间忽略

环境改变:治疗师及家庭成员在与患者交谈及训练时尽可能站在患者忽略侧,不断提醒患者集中注意其忽略的一侧,故意将色彩鲜艳的物品或患者急需要的物品放在患者的忽略侧,要求其用健手越过中线去拿取。

阅读训练:阅读时为避免读漏,可在忽略侧的一端放上颜色鲜艳的规尺,或让患者用手摸着书的边缘,用手指沿字行移动,以利于引起患者的注意及使视线随手指移动。

加强患侧感觉输入:治疗师及家庭成员利用口语、视觉(忽略侧用鲜艳的物体)、冷热刺激、拍打、按摩、挤压、擦刷等感觉刺激,使患者注意到患侧肢体和躯干的存在。

躯干旋转及双手十字交叉活动:动作包括利用躯干向忽略侧旋转、向健侧翻身、用患侧上肢或下肢向前探、双手十字交叉活动及双手对称活动等,以提醒患者意识到忽略侧的存在。鼓励患者应用患侧上、下肢主动参与翻身,必要时可用健手帮助患手向健侧翻身。

4. 行为障碍康复　颅脑损伤后的行为和情绪问题是较难管理的,并可能严重阻碍伤后功能的恢复。表现为顺行性遗忘、失抑制、情绪不稳定、攻击行为及静坐不能等。对于颅脑损伤患者的行为障碍,其治疗目的在于设法消除患者不正常、不为社会所接受的行为,促进其亲近社会的行为。其治疗方法如下。

(1) 异常行为的康复处理原则:包括一致性、适当鼓励、提高兴趣。

(2) 创伤后遗忘症康复:创伤后遗忘( post-traumatic amnesia,PTA)是指患者处于如下这样的阶段:患者学习新的信息的能力最低或不存在,在 PTA 早期,患者并没有意识到他在医院里,可能认为他处在家里或在工作单位,这种假象称为虚构症。PTA 后期,患者的虚构症大为减少,但是难以保持特殊事件的记忆。遗忘症的康复训练有以下几个方面:视觉记忆、地图作业、彩色积木块排列、日常生活活动安排。

(3) 躁动不安的康复处理:躁动不安是颅脑损伤患者表现出的一种神经行为综合征,包括认识混乱、极度情感不稳定、运动与活动过度、有身体或言语性攻击。这种患者易受激怒,对其他人表现出粗俗的不适当行为,也可能对自己或别人造成伤害。康复处理措施包括以下几个方面:排除引起躁动不安的原因、环境管理、药物应用、行为治疗。

5. 心理障碍康复　心理障碍多表现为消极、抑郁、悲观甚至轻生。对此,要多给患者以体贴和关心,及时进行思想疏导。治疗采用心理学技术和方法使患者的心理功能得到不同程度的补偿,减轻或消除症状,改善情绪,调整心理状态,以达到全面康复的目标。包括运用认知治疗、行为治疗、生物反馈疗法、人本主义疗法、家庭心理治疗、集体心理治疗等。集体心理治疗是一种为了某些共同的目的将患者集中起来进行心理治疗的方法,是一个相对个别心理治疗形式的治疗。通常情况下,由一位或两位治疗者主持,治疗对象可6~20 人不等,甚至更多。治疗者采用各种心理治疗理论与技术并利用集体成员间的相互影响,以达到消除患者心身症状的目的。颅脑外伤患者集体心理治疗可从如下几个方面进行,如健康教育、应激管理、心理支持等。

## 六、后遗症期康复

### (一)康复目标

使患者学会应付功能不全状况,轻度损伤患者需要重新获得丧失的功能,中、重度损伤患者应学会用新的方法来代偿功能不全,增强患者在各种环境中的独立和适应能力,回归社会。

### (二)康复治疗

颅脑损伤患者经过重症急性期、恢复期康复治疗后,各种功能已有不同程度的改善,但部分患者在运动、语言、情感、认知、行为等方面仍遗留有不同程度的功能障碍。在回归家庭和社会以后,仍需要长期的康复治疗。

1. 继续加强日常生活活动能力训练　加强患者自我照料能力,提高其生活质量。逐步加强与外界社会的直接接触,学习乘坐交通工具、去超市购物、看电影等,争取早日回归社会。

2. 矫形支具与辅助器具训练　当患者的功能最后仍然无法恢复到理想状况时,有时需要矫形支具或辅助具来帮助改善功能。如足下垂内翻的患者可佩戴足托,使用自助具帮助吃饭、使用手杖帮助步行等。

3. 继续维持或强化认知、言语等障碍的功能训练　留有认知功能障碍的患者,将家庭或社区环境进行改造是非常有帮助的,同时尽可能开展力所能及的语言训练,如读书、看电视、表达训练等,挖掘患者的最大潜能,预防其功能退化。

4. 继续加强心理疏导　随着患者功能障碍的恢复速度逐渐减慢,患者可能会出现焦虑、痛苦、忧愁等不良情绪,担心自己成为家庭和社会的负担,丧失对生活的信心。此时应该调动患者的思想工作,进行心理疏导,家人应积极配合,让患者树立重新生活的信心和战胜疾病的勇气,挖掘患者的最大潜能,达到最大康复。

5. 职业前技能训练　患者中大部分是青壮年,其中不少在功能恢复后仍需要重返工作岗位,有的患者可能要变换工作。因此,要尽可能加强患者在有关工作技能方面的培训。

（叶大勇）

## 参 考 文 献

[1] 倪朝民. 神经康复学. 2 版. 北京:人民卫生出版社,2013.

[2] 燕铁斌,梁维松,冉春风. 现代康复治疗学. 2 版. 广州:广东科技出版社,2012.

[3] 李胜利. 语言治疗学. 2 版. 北京:人民卫生出版社,2013.

[4] 王玉龙. 康复功能评定学. 2 版. 北京:人民卫生出版社,2013.

[5] 黄晓琳,燕铁斌. 康复医学. 5 版. 北京:人民卫生出版社,2013.

[6] 中华医学会神经外科学分会,中国神经外科重症管理协作组. 中国重型颅脑创伤早期康复管理专家共识(2017). 中华医学杂志,2017.97(21):1615.

[7] 贺丹军. 康复心理学. 北京:华夏出版社,2005.

[8] 李胜利. 语言治疗学. 2 版. 北京:人民卫生出版社,2013.

[9] 王玉龙. 康复功能评定学. 2 版. 北京:人民卫生出版社,2013.

[10] 黄晓琳,燕铁斌. 康复医学. 5 版. 北京:人民卫生出版社,2013.

[11] 于洋,张琳瑛,闫华. 重型颅脑创伤早期康复治疗研究进展. 中国现代神经疾病杂志,2014.14(6):548-551.

[12] (瑞士)帕特里夏. M. 戴维斯著:魏国荣,刘瑛注译. 从零开始:脑外伤及其他严重脑损伤后的早期康复治疗. 北京:华夏出版社,2017.

[13] (瑞士)帕特里夏著;刘钦刚译. 循序渐进,偏瘫患者的全面康复治疗. 2 版. 北京:华夏出版社,2007.

[14] (瑞士)帕特里夏. M. 戴维斯著:魏国荣,汪洁主译. 不偏不倚:成人偏瘫治疗的选择性躯干活动设计. 北京:华夏出版社,2017.

[15] 章稼,王晓臣. 运动治疗技术. 2 版. 北京:人民卫生出版社,2014.

[16] 燕铁斌. 物理治疗学. 2 版. 北京:人民卫生出版社,2013.

[17] 窦祖林. 作业治疗学. 2 版. 北京:人民卫生出版社,2013.

[18] 胡智宏,孔叶平,叶倩. 悬吊训练作用机制及临床应用研究进展. 中国康复医学杂志,2016,31(8):924-927.

[19] 李晓军,冯丽娜,余鹏. 任务导向性训练在脑卒中偏瘫患者中的应用. 神经损伤与功能重建,2016,11(4):362-363.

[20] 倪莹莹,王首红,宋为群,等. 神经重症康复中国专家共识(上). 中国康复医学杂志,2018,33(1):7-14.

[21] 倪莹莹,王首红,宋为群,等. 神经重症康复中国专家共识(中). 中国康复医学杂志,2018,33(2):130-136.

[20] 倪莹莹,王首红,宋为群,等. 神经重症康复中国专家共识(下). 中国康复医学杂志,2018,33(3):264-268.

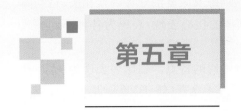

# 第五章

# 脑瘫的康复

## 第一节　概　　述

脑性瘫痪(cerebral palsy,CP)简称脑瘫,是以运动功能障碍为主的致残性、终身性疾病。脑瘫所致的功能障碍从不同方面对个体、家庭及社会产生影响,而个体、家庭及社会也会以不同的方式对脑瘫的转归产生影响。小儿脑瘫康复的目标应该是最大限度地促进身心发育和功能的发展,努力发掘脑瘫儿童自身以及各相关方面的潜力。通过综合措施,对脑瘫儿童的现实及未来产生影响,最终实现在生活、工作、参与社会等方面,享有与正常儿童一样的权利和乐趣,对社会作出一样的贡献。

### 一、定义

我国对脑性瘫痪的定义自 1988 年开始进行了三次修订,2006 年中国康复医学会儿童康复专业委员会提出第三个定义:脑性瘫痪是自受孕开始至婴儿期非进行性脑损伤和发育缺陷所导致的综合征,主要表现为运动障碍及姿势异常。

2006 版国际脑瘫的定义为:脑性瘫痪是描述一组由于发育中胎儿或婴幼儿脑的非进行性损害所致持续性运动和姿势发育异常、活动受限综合征。脑瘫的运动障碍常伴有感觉、知觉、认知、交流障碍及行为障碍,也可伴有癫痫及继发性肌肉与骨骼问题。

2014 年《中国脑性瘫痪康复治疗指南》编写委员会根据 2006 版国际脑瘫定义及我国三次修订的脑瘫定义,对脑瘫定义进行了最新修订:脑性瘫痪是一组持续存在的中枢性运动和姿势发育障碍、活动受限综合征,这种综合征是由于发育中的胎儿或婴幼儿脑部非进行损害所致。

从脑瘫的定义中可以理解,脑瘫不是一种单一的疾病,也不是暂时性运动发育落后或进行性发展的疾病,其主要的临床特点是持续存在的运动和姿势发育障碍及活动受限。所有的脑瘫都是由于在脑发育的胎儿期、婴幼儿期发生了脑损伤导致的发育缺陷。脑损伤可能是单一的,也可能是复合的,所以可能仅累及运动功能,也可累及感知觉和其他功能。因此,脑瘫可能伴有感觉、知觉、认知、交流、行为障碍和癫痫等异常情况。

## 二、临床表现

脑瘫的临床表现与年龄阶段、发育状况、学习能力、训练及康复治疗等因素相关,运动障碍往往是最早出现的异常。运动障碍及姿势异常是脑瘫的核心表现,表现为各种不同模式的异常,同时伴有肌张力的改变。

无论哪种类型脑瘫,均具有非进行性脑损伤或发育障碍的特点。临床多表现为:①运动发育落后;②姿势及运动模式异常;③原始反射延迟消失;④立直(矫正)反射及平衡反应延迟出现;⑤肌张力异常;⑥随着年龄增加的继发性损伤。

### (一)脑瘫运动障碍的特点

1. 运动发育落后    主要表现在粗大运动和精细运动两方面。运动发育不能按照正常规律,不能达到同一年龄段儿童运动发育的水平。可表现为整体运动功能落后,也可表现为部分运动功能落后。

2. 运动发育的异常

(1)运动发育与精神发育的不均衡性。

(2)粗大运动和精细运动发育过程中的分离现象。

(3)身体不同部位运动发育的不均衡性。

(4)不同体位下运动发育的不均衡性。

(5)不同运动方式或不同运动方向下运动发育的不均衡性。

(6)各种功能发育不能沿着正确的轨道平衡发展。

(7)对于外界刺激的异常反应而导致的运动紊乱。

3. 运动发育的异常性

(1)运动发育延迟的同时伴有异常姿势和运动模式,如非对称性姿势、固定的运动模式、做分离运动困难的整体运动模式、联合反应和代偿性运动模式等。

(2)抗重力运动困难。

(3)肌张力异常。

(4)反射发育异常。

(5)感觉运动发育落后,感觉"过敏"而导致运动失调。

(6)不随意运动。

(7)违背了姿势运动发育的六大规律。

4. 运动障碍的多样性

(1)锥体系损伤呈痉挛性瘫痪。

(2)锥体外系损伤呈不随意运动、肌阵挛、肌强直或肌张力障碍等。

(3)小脑损伤呈平衡障碍、共济失调及震颤等。

5. 异常发育的顺应性

(1)脑瘫患儿得不到正确运动、姿势、肌张力的感受。不断体会和感受到的是异常姿势和运动模式,形成异常的感觉神经通路和神经反馈。

(2)发育向异常方向发展、强化而固定下来,异常姿势和运动模式逐渐明显,症状逐渐加重。

（二）不同类型脑瘫的临床表现

1. 痉挛型　主要损伤部位是锥体系,出生低体重和窒息患儿易患此型,约占脑瘫患儿的 60%~70%。主要表现为:以全身屈曲模式为主,运动范围变小,抗重力伸展不足,易出现联合反应。动作发展速度慢,功能不充分,姿势异常导致对姿势变化活动的应变能力弱,分离运动受限。

（1）肌张力增高,被动屈伸肢体时有"折刀"样肌张力增高的表现,关节活动范围变小,姿势异常,运动障碍。

（2）双下肢屈肌张力增高,表现为双膝关节及髋关节屈曲,髋关节内收、内旋模式。

（3）下肢表现为尖足,足内翻或外翻,膝关节屈曲或过伸展,髋关节屈曲、内收、内旋,下肢内收,行走时足尖着地,呈"剪刀步态"。

（4）双上肢表现为手指关节掌屈,手握拳,拇指内收,腕关节屈曲,前臂旋前,肘关节屈曲,肩关节内收。因为活动上肢出现联合反应,影响上肢发育。

（5）躯干及上肢伸肌、下肢部分屈肌以及部分伸肌肌力降低。

（6）动作幅度小、方向固定、运动速度慢。

（7）痉挛型双瘫在脑瘫患儿中最为常见,表现为全身受累,下肢重于上肢,多呈现上肢屈曲模式和下肢伸展模式。

（8）痉挛型四肢瘫一般临床表现重于痉挛型双瘫,表现为全身肌张力过高,上下肢损害程度相似,或上肢重于下肢。大多出现一侧重于另一侧,因此具有明显的姿势运动不对称性。

（9）痉挛型偏瘫患儿临床症状较轻,具有明显的非对称性姿势运动。

（10）视觉发育速度缓慢、视觉体验效应不足、视觉功能发育不足,可伴有斜视,影响粗大和精细运动发育速度和质量。

（11）可有不同程度的智力落后、胆小、畏缩、内向性格等。

（12）临床检查可见锥体束征,腱反射亢进,踝阵挛阳性,2 岁后病理反射仍呈阳性。

（13）痉挛型可呈现单瘫、偏瘫、三肢瘫、双瘫、四肢瘫等不同部位瘫痪。

2. 不随意运动型　损伤部位以锥体外系为主,主要表现为:

（1）难以自主控制的全身性不自主运动,颜面肌肉、发音和构音器官受累,伴有流涎、咀嚼及吞咽困难,语言障碍。

（2）当进行有意识、有目的运动时,表现为不自主、不协调和无效的运动增多,与意图相反的不随意运动扩延至全身,安静时不随意运动消失。头部控制差、与躯干分离动作困难,难以实现以体轴为中心的正中位姿势运动模式。

（3）肌张力变化,主动肌、拮抗肌、固定肌、协同肌收缩顺序、方向、力的大小不能协调,肌张力强度和性质不断发生变化,主动运动或姿势变化时肌张力突然增高,安静时变化不明显。由于多关节出现过度活动,使姿势难以保持,因而平衡能力差。

（4）以全身过伸展及非对称性姿势模式为主,运动范围过大,活动过度,难以达到流畅和完整的动作技能。原始反射持续存在并通常反应强烈,以非对称性紧张性颈反射姿势为显著特征,呈现非对称性的头及躯干背屈姿势。

（5）姿势难以保持,平衡与协调能力差,由于上肢的动摇不定,可使躯干和下肢失去平衡,容易摔倒。

（6）不随意运动型多累及全身,远端运动障碍重于近端。

（7）可见皱眉、眨眼、张口、颈部肌肉收缩,脸歪向一侧,所谓"挤眉弄眼"等独特的面部表情等。

（8）一般智商较痉挛型患儿高,有较好的理解能力。多开朗、热情,但高度紧张、怕刺激,感觉"过敏"。

（9）根据肌张力的变化程度,分为紧张性和非紧张性两种类型,很少发生挛缩和畸形。

（10）表现为手足徐动、舞蹈样动作、扭转痉挛等。

3. 强直型 较少见,由锥体外系损伤所致,表现为如下症状:

（1）肢体僵硬,活动减少。

（2）被动运动时,伸肌和屈肌都有持续抵抗,类似"铅管状"肌张力增高。

（3）无腱反射亢进及锥体束征,常伴有智力落后、情绪异常、语言障碍、癫痫、斜视、流涎等。

4. 共济失调型 主要损伤部位为小脑,表现为平衡障碍,肌张力低下,无不自主运动。本体感觉及平衡感觉丧失或减退,不能保持稳定姿势。

（1）步态不稳,不能调节步伐,醉汉步态,容易跌倒,步幅小,重心在足跟部,基底宽,身体僵硬,方向不准确,过度动作或多余动作较多,动作呆板机械而且缓慢。

（2）手和头部可见轻度震颤,眼球震颤常见。

（3）指鼻试验、对指试验、跟膝胫试验难以完成。

（4）语言徐缓,缺少抑扬顿挫。

5. 肌张力低下型 表现为肌张力低下,肌力降低。

（1）肌张力低下,四肢呈软瘫状,自主运动少,仰卧位时四肢呈外展外旋位,状似仰翻的青蛙,俯卧位时头不能抬起等。

（2）常为脑瘫婴儿早期症状,幼儿期以后可能转为其他类型,多为不随意运动型,如可引出腱反射,则可能发展为痉挛型。

（3）可能还伴有智力落后、癫痫等重症脑瘫早期临床表现。

6. 混合型 脑瘫某两种类型或几种类型的症状同时存在于一个患儿的身上,以痉挛型和不随意运动型症状同时存在为多见。两种或两种以上症状同时存在时,可能以一种类型的表现为主,也可能不同类型的症状大致相同。

（三）脑瘫的其他问题

除上述临床表现,多数脑瘫患儿还伴有各种各样的其他问题。

1. 学习困难 大约1/2的脑瘫儿童伴有轻度或中度学习困难,有的脑瘫患儿看似没有大的智力问题,但可能存在阅读困难或计算困难。有的患儿难以建立形状的概念,画图的能力极差。严重的学习困难使脑瘫患儿对于学习走路、说话、活动等更加缓慢。

2. 视觉障碍 脑瘫患儿可能在视觉中枢及传导通路损伤导致弱视,控制运动功能的眼部肌肉受累而致斜视。

3. 听觉障碍 脑瘫儿童可能伴有听觉神经通路或中枢的损伤,多见于不随意运

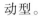

动型。

4. 语言障碍 部分脑瘫儿童控制语言和发音的肌肉受累,无法顺畅说出或根本无法说出,最常见于不随意运动型脑瘫,也有部分脑瘫儿童存在语言发育延迟。

5. 癫痫 大约50%的脑瘫儿童易发生癫痫,部分儿童由于没有明显的临床症状而被忽视,在康复治疗中出现癫痫发作,从而影响患儿的康复治疗。

6. 心理行为异常 脑瘫患儿可能出现行为异常,如自残行为、暴力倾向、睡眠障碍、性格异常等。

7. 饮食困难 许多脑瘫儿童具有饮食困难,婴儿期表现为吸吮困难,稍大可表现为咀嚼困难及吞咽困难。脑瘫患儿的这些功能障碍,易引起呛咳,引发吸入性肺炎,反复发生肺内感染。

8. 流涎 脑瘫儿童很难将口唇闭严,难以规律地吞咽口水。因此,很难控制口水流出。

9. 牙齿问题 脑瘫儿童舌运动不灵活,残存原始性的吸吮和吞咽模式,咀嚼困难,牙齿常有附着物,所以脑瘫儿童更易患牙病。

10. 直肠和膀胱的问题 脑瘫儿童因为活动少而导致大便干燥,同样影响饮食。而且学习控制膀胱的能力很差,易引起泌尿系统感染。

11. 感染问题 由于脑瘫患儿咀嚼、吸吮、吞咽困难,常使脑瘫儿童不能得到充分的营养,导致免疫力低下,再加上长期卧床而易引发局部组织器官的感染、肺部感染、泌尿系感染等。

### 三、康复治疗原则

脑瘫康复的目标是通过医疗、教育、职业、社会、工程等综合的康复手段,使脑瘫儿童在身体、心理、职业、社会等方面的功能达到最大限度地恢复和补偿。力求实现最佳功能状况和独立性,提高生活质量,同其他公民一样,平等享有各种机会以及参与社会、分享社会和经济发展成果的权利。

(一)早期发现,早期干预

早期发现脑瘫儿童异常,早期干预是取得最佳康复效果的关键。婴幼儿时期的脑生长发育快,代偿性和可塑性强,是学习及康复治疗效果的最佳时期。在这一时期从外界给予刺激性治疗和功能训练,可使患儿在康复治疗过程中,不断纠正异常,学习和建立正常的模式和功能,达到最佳效果。

(二)全面康复

1. 促进身心全面发育 脑瘫儿童与其他儿童一样正值生理功能、心理功能、社会功能形成的初级阶段,应高度重视包括感知、认知、语言、社会交往、情绪、情感、行为、运动等功能的全面发展。

2. 开展综合康复 以患儿为中心,各科医疗专家、治疗师、护士、教师、社会工作者等共同制订全面系统的康复治疗计划,开展综合性康复。

(三)不同年龄段康复治疗策略

脑瘫儿童正值生长发育时期,不同生长发育阶段具有不同的生理、心理及社会功能特点和规律,不同的功能障碍特点及程度,所处环境也会随着年龄的增长而变化。因此,应根据不同年龄段脑瘫儿童特点,制订正确的康复治疗目标,选择恰当的康复治疗策略。

（四）康复治疗与日常生活相结合

患儿进行规范的康复训练时,应贯穿日常生活活动内容进行,不仅使患儿学会日常生活能力,而且将康复训练的理念和方法与日常生活相结合,提高患儿应对自我及环境状况的能力。

（五）遵循循证医学的原则

小儿脑瘫康复治疗要遵循循证医学的原则,防止滥用药物、某些仪器设备及临床治疗方法。加强基础及临床研究,科学有序地开展小儿脑瘫康复治疗。

# 第二节　康复评定

通过康复评定可以全面了解脑瘫患儿各方面的功能情况,为制订合理的康复方案、判定康复治疗效果提供依据。

## 一、康复评定的目的与原则

（一）康复评定的目的

1. 对脑瘫患儿的功能障碍部分进行量化,了解患儿的身体、心理、精神状况及家庭情况。

2. 分析患儿的功能障碍程度及与正常同龄儿之间的差距。

3. 为制订合理的康复训练计划提供依据,客观准确地了解患儿的功能改变情况。

（二）康复评定原则

把患儿作为一个整体来进行全面的康复评定,以正常同龄儿童发育标准为参考,运动功能从粗大运动能力到精细运动能力进行评定,同时也要评定患儿在感知、认知、语言、社会交往、情绪、情感、行为等方面的障碍。评定要贯穿于康复治疗的整个过程,始于康复评定,止于评定。

## 二、主要观察和康复评定内容

脑瘫患儿的康复评定包括反射发育评定、运动功能评定、言语评定、认知评定,智力评定、视觉评定、听觉评定及社区环境评定等。

根据患儿运动与反应的关系,对外来刺激的选择性,探索各种反应的相互关系和影响。通过异常反应及其连锁状态,寻找出异常要素,判断患儿的能力。分析当患儿发挥适当功能时的最主要的姿势与运动的构成要素,了解患儿与家庭成员的关系,家庭环境对患儿的影响,患儿是否存在感觉及其他障碍等。

（一）运动能力

1. 粗大运动能力评估的主要内容

反射发育评定:小儿反射发育十分准确地反映中枢神经系统的发育情况,是判断婴幼儿运动发育水平的重要手段。按神经成熟度,可分别进行原始反射、姿势反射、平衡反应的评定（表 5-2-1）。

表 5-2-1　常见反射出现和消退的意义

| 反射类型 | 存在时间(月) | 持续阳性意义 |
| --- | --- | --- |
| 惊吓(moro)反射 | 0~6 | 大脑损伤 |
| 手握持反射 | 0~6 | 痉挛型脑瘫 |
| 侧弯反射 | 0~2 | 脑损伤 |
| 足抓握反射 | 会走路以前 | 脑损伤 |
| 交叉性伸展反应 | 1~4 | 脊髓高位 |
| 非对称性紧张性颈反射 | 2~4 | 锥体束、锥体外系病变 |
| 对称性紧张性颈反射 | 5~8 | 锥体束、锥体外系病变 |
| 足底反射(Babinski) | 0~16 | 锥体束损害 |
| 放置反应 | 0~2 | 脑瘫左右有差别 |
| 倾斜反应 | 6个月以后 | 正常 |
| 坐位平衡反应 | 7个月以后 | 正常 |
| 立位平衡反应 | 12~21个月以后 | 正常 |
| Landau反应 | 6个月~2年 | 发育迟滞 |
| 降落伞反应 | 6个月以后 | 正常 |
| 自动步行反应 | <3个月 | 痉挛型脑瘫 |

2. 姿势与运动发育康复评定

（1）姿势评定：观察小儿从一个动作转换成另一个动作时，身体各部位之间所呈现的位置关系，即克服地心引力所呈现的自然姿势。只有保持正常的姿势，才能出现正常的运动。

（2）运动发育康复评定：主要观察是否遵循小儿运动发育规律，即由上到下、由近到远、由粗到细、由低级到高级、由简单到复杂的规律发育。例如是否是先抬头、后抬胸，再会坐、立、行（由上到下）；从臂到手，从腿到足的活动（由近到远）；从全手掌抓握到手指抓握（由粗到细）；从阳性支持反射到站立（由低级到高级）；从直腰坐到能坐位自由的玩耍（由简单到复杂）。评定时根据小儿的年龄，判断是否存在发育落后或异常。

（3）异常姿势和运动发育康复评定：主要观察是否存在发育落后和发育的分离。发育的分离是指小儿发育的各个领域之间存在很大差距。如精神与运动、各运动之间、各部位之间功能与模式的分离。

（4）动态观察：要动态观察异常姿势和运动发育状况是否改善或恶化。如果异常模式改善，运动发育正常化的可能性就大。如果恶化进展，病态固定成型，脑瘫的可能性就大，或康复治疗效果差。通过评定小儿姿势与运动发育情况，可以在早期发现异常，也可以作为康复效果评定的客观指标。

3. 肌张力评定　肌张力是维持身体各种姿势和正常运动的基础，所以肌张力的变化可反映神经系统的成熟度和损伤程度。肌张力评定应包括静止性肌张力、姿势性肌张力和运动性肌张力。根据被动活动肢体时的反应以及有无阻力的变化，将肌张力分级。可采用

Ashworth 痉挛量表(Ashworth scale for spasticity,ASS)或改良 Ashworth 痉挛量表(modified Ashworth scale,MAS)评定。

在康复评定中可采用方法如下:

(1) 通过观察、触摸及被动运动,屈曲、伸展、旋前、旋后肢体来了解肌张力情况。

(2) 根据关节活动范围判断,关节活动范围大,说明肌张力低,反之肌张力高。

(3) 痉挛型脑瘫患儿肌张力增高,表现为"折刀样"。

(4) 不随意运动型脑瘫患儿表现为肌张力的动态性变化,静止时正常或接近正常,活动时增高。

(5) 共济失调型脑瘫患儿肌张力多不增高或可能降低。

(6) 精神发育迟滞、遗传代谢性疾病患儿多表现为肌张力降低。

4. 关节活动度评定 关节活动度异常,会严重影响运动发育,甚至导致关节畸形与挛缩。可采用目测,但准确的测量多需要使用量角器。

5. 平衡功能评定 可以进行如下方法评定:

(1) 包括各类平衡反应及保护性伸展反射的评定。

(2) 静态平衡功能评定:即双腿站立、单腿站立、足尖对足跟站立、睁眼及闭眼站立检查或采用平衡测试仪进行测试。

(3) 动态平衡功能评定:即稳定极限和重心转移能力测定,如卧位、坐位、站起、站立位、起步、行走、转身等身体各个方向倾斜试验。

(4) 综合性平衡功能评定:可采用 Berg 平衡量表测量。

(5) 对平衡障碍原因进行分析:对运动系统的评定以及对平衡感觉组织、器官的检查。

6. 协调功能评定 可进行如下评定:

(1) 指鼻试验:嘱小儿将手臂伸直、外旋外展,以示指尖触自己的鼻尖,以不同的方向、速度、睁眼、闭眼重复进行,两侧对比。

(2) 指指试验:嘱小儿伸直示指、屈肘,后伸直前臂以示指碰触对面检查者的示指尖。评定者可变换位置,以评定小儿在距离、方向改变时应变的能力。正常小儿可准确完成。

(3) 交替指鼻和指指试验:嘱小儿以示指尖交替地碰触自己的鼻尖和评定者的示指尖,后者可改变方向和距离。

(4) 跟-膝-胫试验:小儿仰卧位,上抬一侧下肢足跟碰对侧膝部,再沿胫骨前缘向下移动,观察触膝及移动状况是否稳定、准确。

(5) 轮替动作:嘱小儿以前臂向前平伸,快速反复地做旋前、旋后动作,或以一侧手快速拍打对侧手背,或足跟着地以脚掌反复敲击地面等。此项检查是交互动作障碍的评定方法。

(6) 闭目难立征:嘱小儿双足并拢站立,两手向前平伸。观察睁眼、闭眼时是否稳定,是否存在向一侧倾倒的现象。

(7) 站立后仰试验:嘱小儿站立位身体向后仰,正常者膝关节屈曲,身体可以维持后仰,小脑疾患时不能完成此动作。

(8) 其他测试:包括准确性测试、手指灵巧性评定等。此外,可在日常生活活动中观察:自理活动、书写状况、站立姿势、语言状况、是否存在眼震、步态状况等,进行综合康复评定。

7. 必要时可对小儿进行步态分析,对于婴幼儿主要采用目测观察的方法,获得资料,然后根据经验进行分析。

（二）精细运动能力评估

手功能发育评定方法

（1）不同年龄手功能发育评定方法:可以通过精细运动年龄评定表对婴幼儿的精细运动能力进行评定。年龄范围4个月~6岁,共有42个检查项目,总分为72分。得分越少,说明精细运动发育水平越低。可用于正常儿和患儿。

（2）按精细动作发育顺序进行康复评定:按精细动作发育顺序从以下几个方面进行评定:

1）抓握动作:新生儿期,握持反射存在,1个月内攥得很紧(拇指放在其他手指的里面)。2个月,用拨浪鼓柄碰手掌,能握住拨浪鼓2~3s不松手。3个月,握持反射消失,将拨浪鼓柄放在小儿手掌中,能握住数秒。4个月,手与拨浪鼓接触时,手会主动张开进行抓握,并握住、摇动及注视拨浪鼓。5个月,能抓握住近处的玩具。6个月,两只手能同时各抓住一个小玩具。7个月,能伸手抓住远处的玩具。

2）换手动作:7个月,先给一个小玩具,待拿住后再给另一个玩具,会把第一个玩具换到另一只手里,再去接第二个玩具。8个月后换手动作更加熟练。

3）对捏动作:8个月起逐渐形成拇指和其他手指,特别是拇指和示指的对捏。如果将一粒小丸放在桌面上,能用拇指和其他手指捏起小丸。9个月,将小丸放在桌面上,能用拇指和示指捏起小丸。10个月,能用拇指和示指的指端捏起小丸,动作比较熟练、迅速。12个月,给一粒小丸,会捏起并往瓶子里投放。

4）翻书动作:15个月开始出现翻书动作。24个月,能用手捻书页,每次一页,可以连续翻3次以上。

5）折纸动作:24个月,会将一张纸折成两折或三折,但不成规则。30个月,能将纸叠成方块,边角基本整齐。36个月,能折正方形、三角形、长方形,边角整齐。

（三）视觉功能评定

不仅要对视力及视野大小进行评定,还要对图形知觉、颜色知觉以及运动知觉进行评定,目的是对视觉功能的所有方面进行全面评定以便更早的发现问题,及早的实施干预。

评定方法 婴儿期视觉功能评定方法非常有限。评定开始时,首先观察婴儿如何看周围环境、是否与父母有视觉交流,然后评定眼睛的运动功能、注视、追视、双眼同视功能、视野检查、视力检查。

（1）单眼遮盖试验:用于辨别单眼视力情况。当被遮盖的眼视力弱或失明时,婴儿不会出现不安或反抗;当被遮盖眼没有问题时,婴儿会出现躁动不安,反抗等动作。重复数次,以便得出正确判断。

（2）光觉反应:出生时就有光觉反应,强光可引起闭目、皱眉,2个月时对光觉反应已经很强。如果对强光照射无反应,说明其视觉功能可能存在严重障碍。

（3）追视和注视:婴儿出生后的第2个月就能注视物体,并在一定的范围内眼球随着物体运动;3个月时可追寻活动的玩具或人的所在,头眼反射建立,即眼球在随追视目标活动时,头部也跟着活动;4~5个月开始能认出母亲,看到奶瓶等物时表现出喜悦。

（4）眨眼反射：2 个月开始，除了能注视物体外，还能在一物体快速接近眼睛时出现眨眼反射，又称瞬目反应，这是保护小儿眼角膜免受到伤害的保护性反射。它不一定要求婴儿能看清物体，只要有光觉就可以完成。

（5）双眼同视功能：6 个月时仍不能双眼同视一物则为异常。

（四）手眼协调功能发育评定

1. 婴幼儿手眼协调能力按照一定的顺序发育，每个小儿手眼协调能力发育的早晚不尽相同，但存在大致的发育顺序规律（表 5-2-2）。

表 5-2-2　手眼协调能力发育顺序

| 年龄 | 手眼协调能力 |
| --- | --- |
| 3~4 月龄 | 开始看自己的手和辨认眼前目标 |
| 5~7 月龄 | 6 个月前，手的活动范围与视线不交叉<br>6 个月后，手的活动范围与视线交叉，但手眼协调能力仍然比较差 |
| 9 月龄 | 能用眼睛去寻找从手中掉落的物品，喜欢用手拿着小棒敲打物品，尤其喜欢敲打能发出声音的物品 |
| 10~12 月龄 | 能够理解手中抓着的玩具与掉落在地上的玩具之间的因果关系，因此喜欢故意扔东西，并且用眼睛看着、手指着扔倒的玩具 |
| 13~17 月龄 | 可一手固定容器，另一手从中取出及放入物品；尝试拿笔在纸上涂画，翻看绘本 |
| 18~24 月龄 | 能够独自搭积木，拿着笔在纸上画长线条，把水从一个杯子倒入另一个杯子 |
| 2~3 岁 | 能逐页翻书，模仿画直线、水平线及交叉线，能把线绳穿过珠孔 |
| 3 岁以上 | 手眼协调能力获得大幅度的发展 |

2. 常用量表　Peabody 量表，测试 0~5 岁儿童的精细运动能力，一般在 20~30min 之内完成。分为抓握能力和视觉运动整合能力的测试。

（五）其他常用量表

1. 儿童发育量表　通常使用格塞尔、丹弗等测验方法，我国已广泛应用。这些量表是对运动发育、社会性发育以及语言发育的全面评定方法，反映儿童整体发育的评定表。

2. 新生儿 20 项行为神经测定（NBNA）　综合了美国布雷寿顿（Brazelton）新生儿行为评估评分和法国阿米尔-梯桑（Amiel-Tison）神经运动测定方法的优点，结合中国新生儿特点建立的我国新生儿 20 项行为神经测定方法。

3. 姿势及运动发育评定　可采用 Milani 正常儿童发育量表。

4. 粗大运动功能评定　要依据小儿运动发育的规律，运动与姿势发育的顺序，肌力、肌张力、关节活动度、反射发育、运动类型等特点，综合判断是否存在运动发育落后、运动障碍及运动异常。临床上可采用公认的信度、效度好的评定量表有格塞尔发育诊断量表、贝利婴儿发育量表、粗大运动功能评定量表（gross motor functional measure，GMFM）、Peabody 运动发育评定量表（Peabody developmental motor scales，PDMS）等。

（六）综合康复评定

为了了解不同年龄阶段患儿的综合功能状态，可采取各种能力发育情况的综合评定（表 5-2-3、表 5-2-4）。

表 5-2-3 不同年龄阶段儿童各种能力发育综合评定（一）

| 身体发育 | 头与躯干控制 | 翻身 | 坐 | 爬行和步行 | 上肢和手部控制 | 看 | 听 |
|---|---|---|---|---|---|---|---|
| 1月龄 | 头能部分抬起 | | | | 将手指置于其手中时有抓握动作出现 | | 在有大的声响时会出现动作或哭闹 |
| 2月龄 | 短时间保持头部抬起 | | 在有完全支撑时可坐着 | | | 双眼能追踪近距离物体 | |
| 3月龄 | 头能抬得高且保持此体位 | 能从俯卧位至仰卧位 | 需一些支撑可端坐 | | | 喜欢鲜艳的色彩/形状 | 头转向声音发出的地方 |
| 4月龄 | 保持头和肩抬起 | | | 开始爬行 | 开始伸手取物 | | 对妈妈的声音出现反应 |
| 5~6月龄 | 转头并转移重心 | 能从卧仰翻身至俯卧 | | | | | |
| 7~8月龄 | | | 开始不需支撑端坐 | 能爬行 | 伸手并抓握物体 | 能识别不同的面孔 | 喜欢节律性音乐 |
| 9~10月龄 | 在拉起时能保持头抬起 | 游戏时能轻易地翻身 | | 能抓着家具站起来 | 会将物体从一手放至另一手中 | 双眼可注视远方的物体 | |
| 11~12月龄 | | | 不需支撑而端坐得很好 | | | | 理解简单的指令 |
| 12月龄~2岁 | 头可向各个方向自如地活动 | | 坐位时能自如地扭转身体并作运动 | 会迈步→行走 | 会用拇指和示指抓握 | 观看小的事物图片 | |
| 2~3岁 | | | | 跑步→能踮着脚和以脚后跟行走 | 能自如地以手反应交替指点鼻子 | 能清楚地看到6m以外的物体形状 | |
| 3~4岁 | | | | 自如地后退 | | | 能清楚听到和理解大部分简单语言 |
| 4~5岁 | | | | 单脚起跳 | 抛掷和接球 | | |

表 5-2-4　儿童不同年龄阶段各种能力发育综合评定(二)

| 身体发育 | 交流与语言 | 社交行为 | 自我照料 | 注意力兴趣 | 游戏 | 智力与学习 |
|---|---|---|---|---|---|---|
| 1 月龄 | 尿湿或饥饿时会哭闹 | | 会吸奶 | | | 饥饿时或不适时会哭闹 |
| 2 月龄 | | 会对微笑报以微笑 | | 会对微笑报以微笑 | 会抓握置于手中的物体 | |
| 3 月龄 | 感到舒适时会发出愉快的声音 | | 会把手中的物体均送到口中 | | | 认识自己的妈妈 |
| 4 月龄 | | | | 会对玩具和声响产生短暂兴趣 | 玩弄自己的身体 | |
| 5~6 月龄 | 会发出简单的声音 | | | | 会以简单物体做游戏 | 能识别几个人 |
| 7~8 月龄 | | 开始理解"不"的含义并作出相应的反应 | 会咀嚼固体食物 | 对照料者产生强烈的依附感 | | |
| 9~10 月龄 | 能对不同的事物使用不同的声音 | | 开始自己进食 | | 开始喜欢做社交性游戏(捉迷藏) | 会寻找掉出视线的玩具 |
| 11~12 月龄 | | | 独自用杯子喝水 | 对玩具和活动能保持较长的兴趣 | | |
| 12 月龄~2 岁 | 开始使用简单的词 | 开始按要求做简单的事情 | | | 能模仿他人 | 会照着做简单的动作 |
| 2~3 岁 | 开始将三个或以上的词同时使用 | 喜欢在做完简单的事情后得到表扬 | 会脱简单的衣服 | | 开始与其他孩子一道游戏 | 能按要求进行指点 |
| 3~4 岁 | 能使用简单的句子 | 能与成人交往 | 能自己解手 | 能将不同物体分类摆设 | 独立地与孩子和玩具做游戏 | 能遵从简单的指令 |
| 4~5 岁 | | | 洗澡和穿衣能帮助做简单的事情 | 会拼装玩具 | | 能遵从多个指令 |

# 第三节　康复治疗

## 一、脑瘫患儿的康复治疗目标

### （一）脑瘫患儿康复治疗总的目标

1. 防治各种畸形的发生。
2. 使肌张力正常化。
3. 鼓励对称性和双手的活动。
4. 促进正常的活动技能和输入正确的姿势。
5. 早期要限制较轻侧肢体的运动代偿,力图改善较重的一侧肢体运动。

### （二）痉挛型脑瘫患儿的治疗目标

1. 减轻痉挛。
2. 阻止异常的运动和姿势。
3. 促进总体模式的分离。
4. 用最适宜水平的努力,避免诱发异常反射活动。
5. 应用抗痉挛的抑制技术。

### （三）手足徐动型脑瘫患儿的治疗目标

1. 增加头、肩胛带、躯干和髋的稳定性。
2. 鼓励保持于不自主运动最少的位置上。
3. 促进分段运动。

## 二、康复治疗基本技术

小儿脑瘫的康复治疗需采取综合的治疗方法,符合儿童生长发育的基本规律,根据患儿的评估情况制订个体化的康复方案。

### （一）物理治疗

运用力、电、光、声、磁和热动力学等物理学因素来治疗患者疾病的方法为物理治疗。包括运动疗法和物理因子治疗。

1. 运动疗法　是以生物力学和为基础,采用主动和被动的运动方法,通过改善、代偿和替代的途径,目的是改善神经肌肉功能,提高肌力、耐力、心肺功能和平衡功能等,纠正身体畸形和功能障碍。促进脑瘫患儿运动能力恢复的具体方法如下:

（1）头部控制

1）仰卧位头部控制:仰卧位,治疗师用玩具在患儿眼睛前缓慢左右和上下移动,通过视觉跟踪使患儿头部转动。如果患儿伴有视觉障碍,则利用可以发出声音的玩具在左右和上下侧发音,引导患儿转动头部去寻找玩具,以促进头部的转动和控制。在进行治疗时,移动玩具的速度要缓慢、均匀,以引导患儿主动完成(图 5-3-1、图 5-3-2)。

2）俯卧肘支撑位头部控制:患儿俯卧,髋关节和膝关节伸直,治疗师双手协助完成患儿的肘支撑位,治疗师双膝跪在患儿两侧,利用身体控制患儿躯干和臂部。治疗师拿一玩具在患儿头部的前上方给予引导,发出声音使患儿寻找玩具以引导完成头部上抬动作,当患儿上

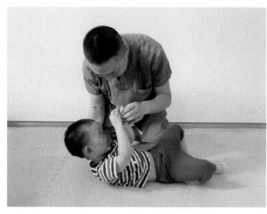

图 5-3-1　仰卧位头部控制　　　　　　　图 5-3-2　玩具引导头部控制

抬困难时,治疗师可协助上抬头部并保持(图 5-3-3)。

3)治疗球上俯卧位促进抬头:患儿俯卧于治疗球上,治疗师将球向前方滚动,患儿身体向前方移动,肩部逐渐离开球面,促进头部及上躯干抗重力伸展来诱发抬头运动(图 5-3-4)。

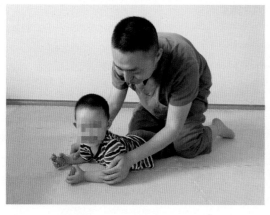
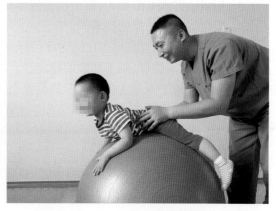

图 5-3-3　俯卧肘支撑位头部控制　　　　图 5-3-4　治疗球上俯卧位促进抬头

4)坐位下头部控制:患儿取坐位,双下肢稍外展及膝关节屈曲,治疗师位于患儿的前面或后面,两只手控制患儿双肩。治疗师缓慢将患儿向前方倾斜,使患儿的身体重心向前移动,以此诱发出患儿的头部向直立方向的调节,来促进头部的控制。应用同样的方法使患儿的身体向后、向左、向右侧倾斜,重心偏离中立位,诱发出颈反射,诱导出患儿头部向中立直立位调节,以促进头部不同方向的控制。最后,快速地摇动患儿身体,连续、反复地改变方向,达到从不方向快速的诱发出患儿头部的控制,加强头部控制的反应速度的目的(图 5-3-5、图 5-3-6)。

注意:进行坐位下头部控制治疗时,躯干的角度变化均应适当,不可出现超过患儿的能力之外的大角度,如评定患儿能力较差,应相应地降低难度,以稳定开始,逐渐过渡到变化角度的主动控制治疗,逐渐地增加治疗难度。

5)纠正患儿头后仰不良姿势的手法治疗:如存在角弓反张等表现的患儿在仰卧位或坐位时,躯干及头部明显后仰,头部和身体无法保持在相对协调的位置。纠正头后仰不良姿势

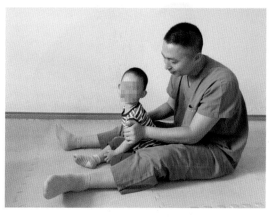

图 5-3-5 坐位下前后头部控制

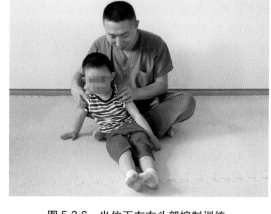

图 5-3-6 坐位下左右头部控制训练

时,患儿取仰卧位,双上肢屈曲放在身体前面。治疗师双手扶持患儿双肩部,拇指在前方,其余四指在后方,使患儿双侧肩胛骨对称性的前伸,双侧肩关节内旋,感觉患儿后伸肌张力降低时,使其头部位于中立位保持(图 5-3-7)。

(2)躯干的控制

1)俯卧位屈伸训练:患儿俯卧位,双肘或手掌支持,肩关节处于稍外展外旋位,以抑制肩胛骨后伸及肩关节内旋。治疗师扶持患儿双侧肩关节,双手分别从肩部向胸部加压,使躯干向侧方受力,但身体不出现

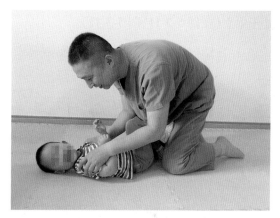

图 5-3-7 纠正头后仰不良姿势治疗

明显的幅度变化,以诱出躯干肌群收缩。如需控制腹肌收缩,则治疗师将手放于患儿腹部,向肩部方面给予支持(图 5-3-8、图 5-3-9)。

2)仰卧位屈伸训练:患儿仰卧位,双下肢伸展,双侧髋关节屈曲,双侧膝关节伸直,患儿双上肢尽可能有触及双侧膝关节处或双足,以抑制伸肌运动模式。进行手法治疗时可以从

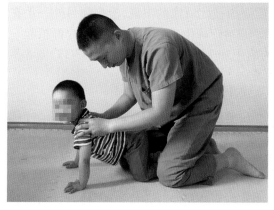

图 5-3-8 俯卧位屈伸训练

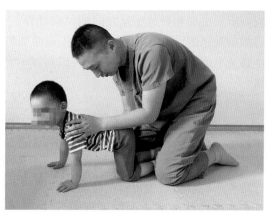

图 5-3-9 治疗师辅助俯卧位屈伸训练

双上肢开始也可以从双下肢开始。治疗师位于患儿一侧或下肢处，双手握位患儿两前臂，引导患儿的上肢向侧方及下方伸出，以诱发出患儿的翻身动作。此体位时也可将患儿的骨盆抬高放于治疗师双侧膝关节上，使躯干及头部屈曲，引导患儿双上肢向中线伸直，抑制双肩后退，以促进翻身动作（图5-3-10）。

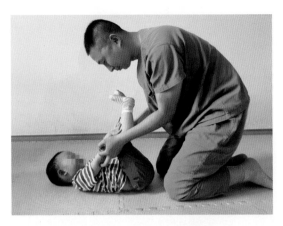

图 5-3-10　仰卧位屈伸训练

3）骨盆控制训练：患儿仰卧位，双下肢屈曲，双足放于治疗垫上处于中立位，引导患儿抬起臀部。如出现骨盆倾斜，治疗师于倾斜侧的髂前上棘上向下方给予适当的阻力，以诱发出上抬臀部的动作。同时可对臀大肌进行快速拍打刺激以使其上抬，促进骨盆处于中立位（图5-3-11、图5-3-12）。

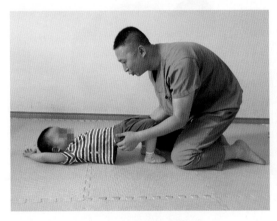

图 5-3-11　骨盆控制训练

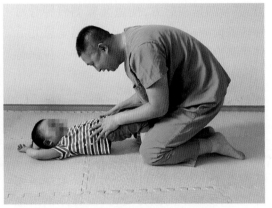

图 5-3-12　治疗师辅助骨盆控制训练

4）坐位头部与躯干协调动作的训练：患儿坐位，治疗师可位于患儿后方或前方。当治疗师位于患儿后侧时，两手分别位于坐骨处，两手同时使骨盆稍后倾，患儿为了保持平衡，诱发出头向前屈的动作。然后治疗师一手抬起稍后旋同侧髋关节，使重心移向对侧，此时引起同侧躯干出现和骨盆相反方向的回旋动作。如需要加强此动作的出现，治疗师另外一手在对侧刺激屈侧，进一步引起对侧躯干屈曲和侧屈。当治疗师位于患儿前方时，治疗师抬起一侧膝关节或足部的方法进行操作，以引起对侧的躯干和上肢的协调动作（图5-3-13、图5-3-14）。

（3）坐位控制训练

1）俯卧位向坐位训练：在进行翻身训练前可在坐位促进患儿躯干的旋转动作，治疗师坐位下双膝关节稍屈曲，患儿背向治疗师坐在治疗师双膝关节上。治疗师利用自身躯干使患儿的躯干呈伸直位，此时治疗师交替将双下肢伸直，使患儿躯干交替向两侧旋转，同时治疗师利用语言引导患儿向屈曲侧旋转头部。患儿俯卧位，治疗师扶其胸部，使其上肢支撑，如向左侧翻身，右侧上肢肘关节伸直，治疗师促进其右下肢屈曲并支撑垫面，使骨盆向后旋转，完成坐位。在进行训练中可在右后方利用玩具引导患儿头部的旋转以促进完成翻身动

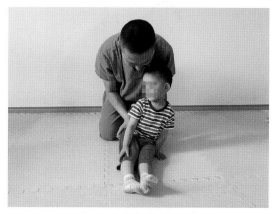

图 5-3-13 后方引导坐位头部与躯干协调动作的训练

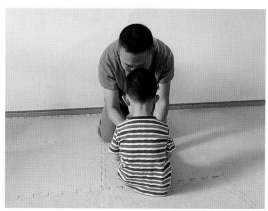

图 5-3-14 前方引导坐位头部与躯干协调动作的训练

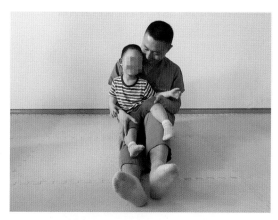

图 5-3-15 促进患儿躯干的旋转运动

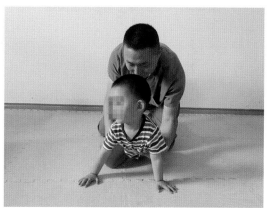

图 5-3-16 俯卧位向坐位训练

作(图 5-3-15、图 5-3-16)。

2)治疗球上坐位训练:患儿坐在治疗球上,治疗师扶持患儿腰部或肩部,将球向前滚动。此时患儿的身体向前倾,诱发头部的抗重力伸展,完成头部垂直方向的抗重力动作。此时应控制躯干以防止出现躯干过度伸展。向后滚动时引起患儿头屈曲、躯干屈曲及下肢向前伸展的反应。将球向两侧滚动时,头及躯干出现回到中立位的反应引起躯干侧屈的动作(图 5-3-17~图 5-3-20)。

3)长坐位训练:患儿伸直下肢坐于垫子上,治疗师坐于患儿身后,双手固定患儿双侧膝关节呈伸直位。首先保持一段时间,使患儿充分放松下来,治疗师使患儿身体向一侧倾斜,引起患儿躯干侧屈,此时抬起患儿一侧膝关节引起患儿躯干旋转反应,两侧交替进行(图 5-3-21、图 5-3-22)。

(4)爬行训练

1)腹爬:患儿俯卧位,两侧上肢处于外旋内收位,在前方放一玩具,引导患儿用一手去够取,将重心移至对侧,对侧下肢做内收内旋方向屈曲动作,头部随之后伸。双侧交替进行,重心两侧交替转移。患儿功能较差时,治疗师给予适量的辅助以完成动作(图 5-3-23)。

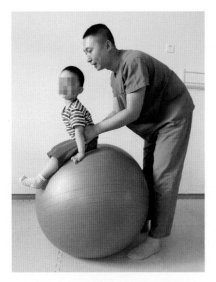

图 5-3-17　治疗球上坐位向前训练

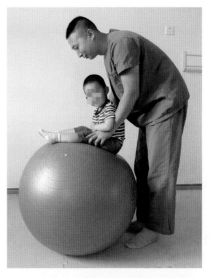

图 5-3-18　治疗球上坐位向后训练

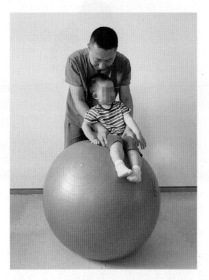

图 5-3-19　治疗球上坐位向左侧训练

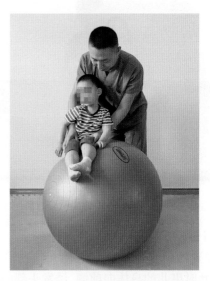

图 5-3-20　治疗球上坐位向右侧训练

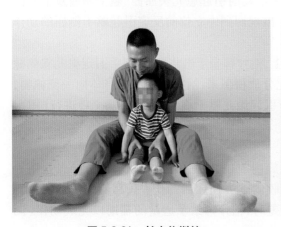

图 5-3-21　长坐位训练

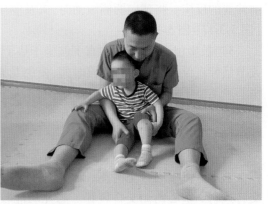

图 5-3-22　长坐位躯干侧屈

2）手膝跪位：患儿俯卧位，各手指伸开，肘关节伸直，肩关节前屈90°，两手与肩同宽，双手支撑到床面或垫面上，双下肢屈髋屈膝90°支撑在床面或垫面上。如果患者功能较差，治疗师可给予肘关节或躯干等辅助，以保持上肢伸直，下肢屈曲及躯干保持水平位。治疗师可辅助患儿前后左右进行重心转移，使重心分别转移到双上肢、双下肢、左侧肢体和右侧肢体上（图5-3-24）。

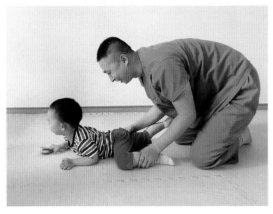 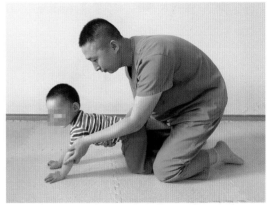

图 5-3-23　腹爬训练伴下肢屈曲　　　　　图 5-3-24　手膝跪位训练

3）爬行：患儿手膝跪位，治疗师辅助抬起患儿一侧上肢向前移动，此时重心稳定在双下肢及对侧上肢上，然后抬起对侧下肢向前移动。同样，另外的上下肢向前移动，以促进患儿完成爬行动作。整个过程中应保持患儿躯干呈水平位，治疗师手对患儿腹肌进行刺激以保持收缩状态（图5-3-25、图5-3-26）。

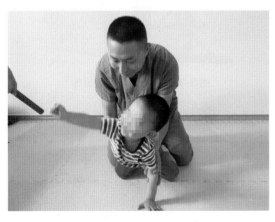 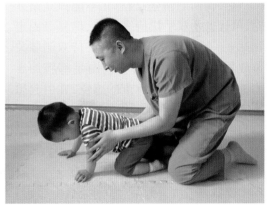

图 5-3-25　爬行抬起一侧上肢　　　　　　图 5-3-26　爬行训练

（5）膝立位训练

1）膝立位固定：治疗师面向患儿呈长腿坐位，患儿双膝跪立位于治疗两腿之间，双上肢放于治疗师上臂或肩部。治疗师对患儿髋关节后部及躯干进行刺激，使患儿相应部位肌肉出现收缩现象，治疗师同时在患儿臀部和身体部位给予辅助，使患儿完成抗重力伸展的膝立位状态并维持。整个过程中治疗师给予适当的言语的引导（图5-3-27）。

2）膝立位重心转移：患儿呈膝立位面向治疗师，双上肢放于治疗师肩部，治疗师一手在

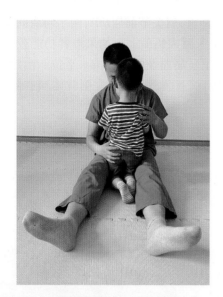

图 5-3-27　膝立位训练

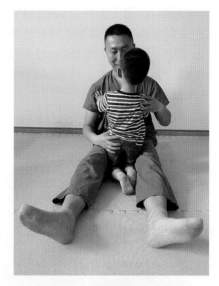

图 5-3-28　膝立位重心转移

患儿髂骨部固定并沿大腿至膝关节给予压力,双手同时协助将患儿重心转移至负重的下肢上。此时患儿会出现另一侧下肢减少负重及躯干出现侧屈现象,如果侧屈范围适当增加,患儿会出现保护性伸展动作(图5-3-28)。

（6）站立位训练

1）辅助下站立:当患儿不能独立站立时,可让患儿双手扶持平行杠、梯凳等固定物站立。治疗师在患儿身后扶持双侧膝关节或骨盆,双手同时沿下肢向足部施加压力,以引起患儿下肢负重的感觉,并引起患

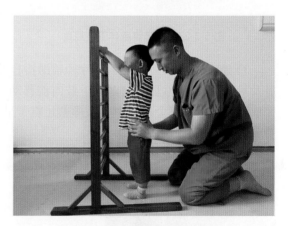

图 5-3-29　辅助下站立训练

儿完成双下肢抗重力动作的反应。在患儿站立改善后,治疗师辅助患儿重心进行两侧的转移,并使对侧下肢不负重和引起平衡反应动作(图5-3-29)。

2）从膝立位到站立位:患儿双膝跪位,治疗师位于患儿前面或后面,一手固定一侧下肢,将患儿重心转移到固定的下肢,另一手辅助将另一侧下肢抬起呈屈髋屈膝90°。整个过程中保持躯干抗重力中立位伸展,头部处于中立位。此时引导患儿躯干前倾,重心转移至前面下肢,在治疗师的辅助下站起,固定的下肢伸直支撑完成站立(图5-3-30、图5-3-31)。

（7）步行训练

1）站立位重心转移:患儿站立位,治疗师坐在患儿身后,躯干协助稳定患儿躯干,双手固定髋部或双侧膝关节,治疗师身体左右侧摆动,重心移至一侧治疗师给予纵向压力,引导患儿重心左右侧转移,引发患儿下肢的支撑动作(图5-3-32、图5-3-33)。

2）步行训练:患儿取站立位,对于躯干功能较差的患儿,治疗师站立于患儿身后,双手从患儿前部稳定骨盆,利用治疗师双上肢及下肢稳定患儿躯干。向前迈步时,治疗师协助患儿将重心转移至一侧,同时治疗师在负重侧下肢促进站立反应,在未负重侧骨盆向

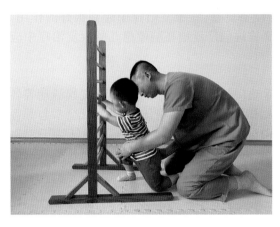

图 5-3-30 单膝跪位

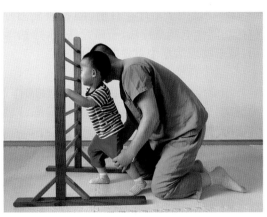

图 5-3-31 从膝立位到站立位训练

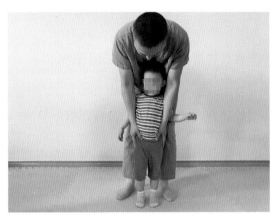

图 5-3-32 辅助下站立训练

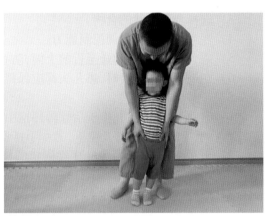

图 5-3-33 站立位重心转移训练

后旋转，以促进未负重侧下肢向前摆动，两侧交替进行完成步行。当患儿躯干功能较好时，治疗师跪在患儿后侧，双手扶持骨盆，利用一手的力量稳定负重侧下肢，另一手通过骨盆的旋转并配合口头指令引起未负重侧下肢向前摆动迈步，两侧交替进行（图 5-3-34、图 5-3-35）。

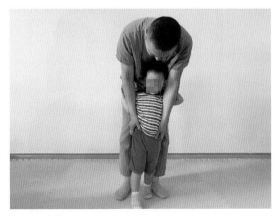

图 5-3-34 稳定躯干和骨盆步行训练

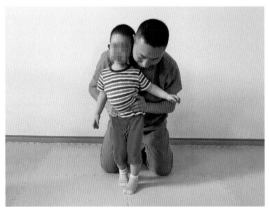

图 5-3-35 稳定骨盆步行训练

2. 物理因子治疗 目前,随着康复治疗的设备更新,在康复治疗中起到很好的作用。包括功能性电刺激疗法、石蜡疗法、水疗法等,都被提倡广泛地在脑瘫患儿的康复治疗中应用,属于物理治疗中重要的部分。

（二）作业治疗

作业疗法是采用有目的、有选择性的作业活动(日常生活能力、工作以及文娱活动等各种活动),使患儿在治疗中获得功能锻炼,以最大限度地促进患者身体、精神和社会参与等各方面障碍的功能恢复。

这种方法着眼于帮助患儿尽可能恢复正常的生活和工作能力,目的是使患儿最大限度地恢复或提高独立生活和工作能力,是患儿实现回归家庭和社会的重要途径。

1. 进食训练

（1）进食训练的注意事项

1）正确的坐位姿势,头部处于中立位,躯干可在直立至45°的倾斜位。

2）患儿保持双上肢放于前方桌子上,双足平放于地板上。

3）选择合适性状的食物。

4）注意口面部的协调控制能力。

5）喂食物时,将食物送至舌的上面,防止舌头将食物推出,头稍前屈,便于吞咽。

6）在进行辅助进食时,患儿头部应保持向前倾,避免出现头后仰动作。

（2）不同体位下进食

1）辅助下进食:患儿坐于治疗师怀抱中,屈髋屈膝90°,患儿躯干和治疗师躯干呈90°。治疗师一手控制患儿头部及躯干,另一手持食物辅助进食(图5-3-36)。

2）坐在椅子上进食:患儿坐在固定的椅子上,前方一小餐桌,双足着地,躯干及头部中立位,独立或辅助进食(图5-3-37)。

3）侧卧位进食:当患儿头部和躯干控制较差时,可让患儿侧卧于一垫子上,头部稍前倾,躯干伸直固定,双侧上肢内收,双下肢屈曲(图5-3-38)。

4）俯卧位进食:对于躯干屈曲张力较高的患儿可以选择俯卧在楔形垫上进食,头部中立位或稍屈曲,双上肢尽可以前屈,肘关节伸直,双下肢伸直稍分开

2. 穿脱衣服训练 因为患儿分型不同,临床表现不同,所以不能采取统一的训练方法,

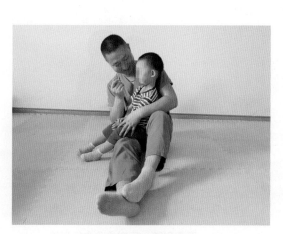

图5-3-36 辅助下进食

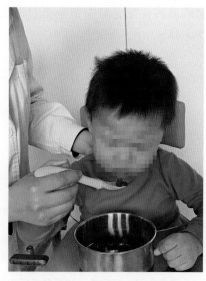

图5-3-37 坐在椅子上进食

需要分析患儿的问题所在,进行具体训练。基本的训练方法如下:

（1）穿衣训练

1）穿上衣时,患儿坐位,一手抓着衣领面对衣服,另一手交叉穿进相应的袖子里。抓衣领的手将衣服转向身后并穿进袖子,最后,双手协调整理衣服系纽扣(图5-3-39)。

2）穿裤子时,患儿仰卧位,双手持裤腰,屈曲一侧下肢穿进裤管,然后伸直,另一侧下肢屈曲穿进另一裤管,然后伸直。双手协助拉起裤管跨过膝关节,当裤腰至臀部时,同时屈曲双下肢,伸髋完成桥式动作,双

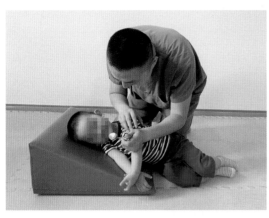

图5-3-38　侧卧位进食

手拉裤管到达腰部(图5-3-40)。

如果患儿学会卧位或坐位穿衣,可让患儿扶持固定物或依靠墙壁辅助平衡下学习站立位穿衣(图5-3-41a)。偏瘫型患儿应该先穿患侧再穿健侧,整个过程注意抑制异常动作的出现。对于徐动型或痉挛型患儿,治疗师可辅助稳定躯干或四肢(图5-3-41b)。

（2）脱衣训练

1）脱上衣时,对于偏瘫型患儿坐于凳子或轮椅上,一手放于衣领正中部位,慢慢将衣服后侧全部拉至肩关节高度,此时用力拉使衣服退出头部,最后上肢交替退出衣袖

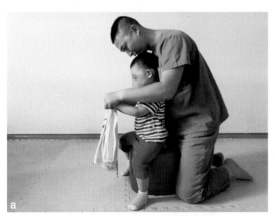

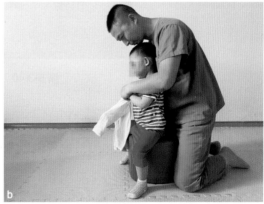

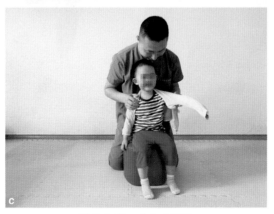

图5-3-39　穿上衣训练

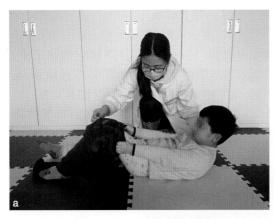
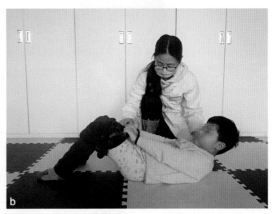
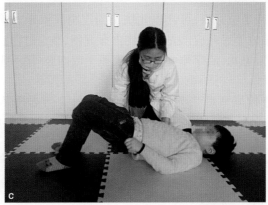

图 5-3-40    穿裤子训练

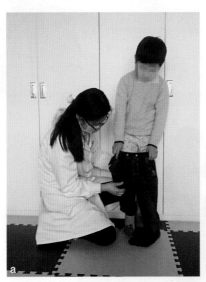
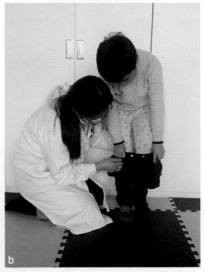

图 5-3-41    治疗师辅助下穿衣训练

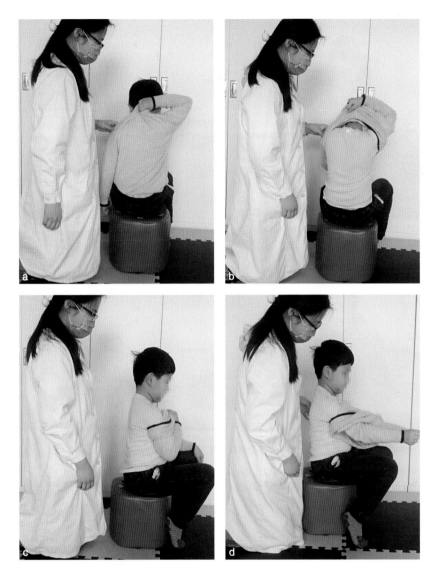

**图 5-3-42　脱上衣训练**

（图 5-3-42）。

2）脱裤子时，患儿仰卧位，翻身至侧卧位，一手将裤子退至臀下部，然后向另一侧侧卧，另一手将裤子退至臀下部。双下肢尽可能屈曲，双手配合脱下裤子。如果患儿在坐位下进行，患儿交替左右侧转移重心，双手交替将裤子退至膝关节以下（图 5-3-43）。

（3）穿脱衣服注意事项

1）训练穿脱衣服时，应选择宽松、容易穿脱的衣服。

2）偏瘫型患儿，先穿患侧，再穿健侧，将衣物放于患儿患侧。

3）穿上衣前训练患儿伸直上肢。穿裤子前训练患儿屈曲躯干和下肢。

4）训练穿脱衣服前应分步骤学习，先从容易完成的动作开始，以提高患儿的兴趣。

3. 如厕训练

（1）如厕时机：按照患儿用厕的发育顺序开始，患儿具备膀胱、直肠的控制能力。

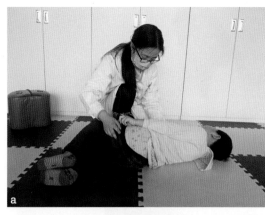
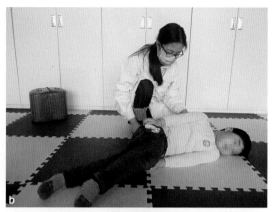
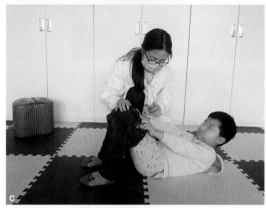
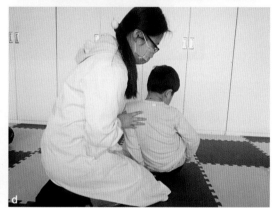

图5-3-43　脱裤子训练

（2）认知评估：判断患儿是否能有效的配合，是否具备足够的理解、合作能力。

（3）功能评估：评估患儿的平衡、肢体运动能力和手功能情况来判断在如厕时是否能独立完成，还是需要帮助。

（4）体位选择：根据患儿的平衡能力选择排便体位，可将便器置于墙角、三边椅等处，以帮助患儿有效坐位。

（5）规律排便：患儿养成定时、定点的排便习惯，避免玩玩具，以免分散注意力。

（6）便盆选择：选择稳定的便盆，臀部与坐面紧密接触，患儿坐于上面时两足正好着地，根据患儿的能力可在便盆周边安装扶手或靠背（图5-3-44）。

4. 学习与交流　患儿在进行日常活动训练外还要进行转移动作、洗漱、朋友间玩耍、学习和使用交通工具等能力。在训练中要充分考虑患儿的年龄、类型、畸形、认知水平、现有功能情况等，按照由易到难、由简到繁、循序渐进、训练融于娱乐游戏中的原则进行，制订符合患儿各方面条件的训练计划。

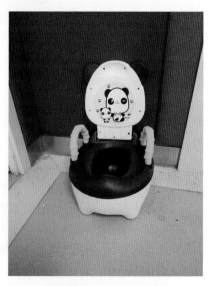

图5-3-44　便盆的选择

游戏是儿童正常成长发育过程中不可缺少的部分,游戏本身是儿童多种技能的综合表现,通过周密的游戏活动设计与安排,可以促进儿童运动功能、社交能力、自理能力、交流能力等方面的发展。游戏可作为康复训练手段,主要原因有①游戏具有很大的娱乐性,可激发患儿的参与积极性;②游戏是一种充满乐趣又具有可重复性的活动,利于患儿反复进行训练,使所学的知识得到强化;③游戏利于患儿感觉功能的恢复;④游戏利于患儿把所学的技能应用到现实生活中去;⑤游戏能开发患儿的智力,便于患儿尽可能地融入学习生活和社会活动。

5. 医教结合模式　即医学手段与教育手段相结合的简称,是整合教育、康复训练的内容和手段,从运动功能、感知功能、日常生活活动能力、语言交流能力、认知能力、心理功能、社会功能等领域对患儿提供综合服务。目前国内研究成果最多、效果最好、最能体现医教结合有3种:引导式教育、小组式训练、家长参与活动。脑瘫患儿有着较长的康复治疗过程,在这一过程当中,患儿大部分的社会交往和教育的机会丧失。所以,学龄前脑瘫儿童在医学康复的同时还要进行教育康复,才能促进患儿全面康复。教育康复与医疗康复相结合,将神经心理学、生理学、教育学和运动学有机地融合在一起,形成一套比较科学、系统、有效的教育与康复训练体系。

（三）言语治疗

脑瘫患儿损伤的部位不同,临床表现各不相同,语言障碍也有较大的差别,临床上主要以构音障碍和语言发育迟缓为主。以下是针对患儿语言障碍应进行的基本训练方法。

1. 呼吸控制训练　训练前先调整患儿坐姿,即髋关节及膝关节均处于90°,头部及躯干保持中立位。通过游戏或呼吸操带动患儿参与完成有节律的呼吸,也可以运用口琴、口哨、吸管、羽毛等方法进行训练(图5-3-45)。

2. 舌的控制训练　治疗师与患儿面对面坐位,让患儿保持良好的坐姿,头部保持中立位,治疗师引导患儿伸舌、缩舌、卷舌及舌在口腔内各方向的运动。治疗师可运用压舌板给予助力或阻力(图5-3-46)。

3. 口唇控制及发音能力训练　先训练患儿口唇的闭合能力,通过冰刺激以及利用压舌板双唇闭合抗阻训练后,再通过元音［a］、［o］、［u］,双唇音［p］、［b］、［m］、［w］、［f］,软腭音［k］、［g］、［h］,齿音、舌齿音［t］、［d］、［s］、［n］、［z］,训练患儿发音能力(图5-3-47)。

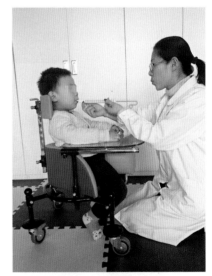

图5-3-45　呼吸控制训练

4. 声调训练　遵循由易到难、由浅入深、循序渐进的原则进行。先让患儿学习一声和四声,然后学习二声和三声,可利用手势和表情变化来表示。

5. 语句练习　针对患儿异常的语言设计词语进行校正训练,然后再练习句子。

6. 交谈时练习　治疗师根据患儿的治疗情况和患儿进行言语的交谈,从简短语句开始,逐渐增加语词长度和难度。

（四）感觉统合治疗

感觉统合是大脑将从身体各种感觉器官传来的感觉信息,进行多次组织分析、综合处

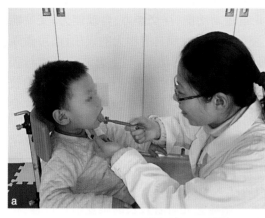
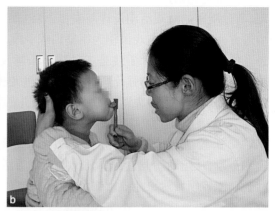
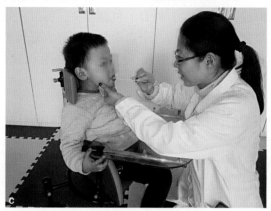

**图 5-3-46    舌的控制训练**

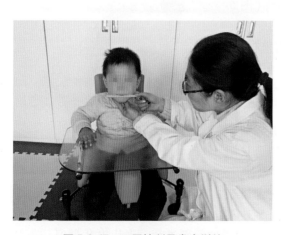

**图 5-3-47    口唇控制及发音训练**

理,作出正确决策,使整个机体和谐有效地运作。婴幼儿是感觉统合发展的最重要阶段。

感觉统合失调是大脑不能有效整合感觉信息,从而导致儿童产生一系列的行为问题,表现为学习、专注力、姿势控制、小肌肉协调、情绪、生活功能等多方面的功能障碍。

感觉统合治疗是通过提供本体感觉等各种感觉刺激信息,调节感觉信息能力,提高患儿中枢神经系统整合功能,以克服感觉信息接收和处理问题,从而提高患儿组织能力、学习能力、运动计划能力、集中注意的能力等。

1. 滑板

(1)滑板的作用:滑板对四肢及躯干的本体感觉有明显的调节作用,同时对前庭和触觉产生作用而引发平衡反应。

(2)滑板的应用方式

1）俯卧静态飞机式:让患儿俯卧在滑板上,以腹部为中心,抬头挺胸,四肢以伸展离开台面,如飞机状,保持(图 5-3-48)。

2）俯卧爬行:让患儿俯卧在滑板上,以腹部为中心。抬头挺胸,双下肢伸展离开台面,双手伸展打开,上肢伸直,利用双上肢同时着地进行前后左右或原地旋转的运动(图 5-3-49)。

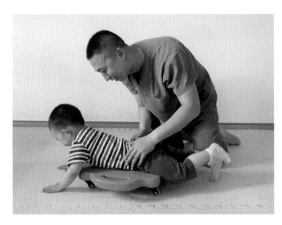
图 5-3-48 俯卧静态飞机式滑板

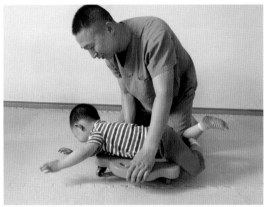
图 5-3-49 俯卧爬行滑板

3）俯卧滑行:患儿俯卧在滑板上,治疗师用绳子或徒手拉着滑板带动患儿前进、转弯等运动,可以适当变换速度进行,可刺激患儿的前庭感觉的改善。

其他方法还包括在滑板上抛球、投球、旋转、双人或小组对决赛等。

2. 滑梯

（1）滑梯的作用:滑梯创造出一个倾斜的环境,对维持身体稳定,促进身体保护性反应,下滑时的速度改变对前庭产生明显的刺激。滑梯对前庭觉、本体感觉、保护反应、触觉和视觉均有输入作用。

（2）滑梯的应用方式:滑梯角度以高 50cm、角度 30° 为宜,滑梯顶端应有一 60cm×60cm 长宽的平台。在治疗时常将滑梯和滑板结合起来应用。在进行治疗时可在俯卧位下、坐位下及立位下滑滑梯。在治疗过程确保患儿安全。

3. 网缆

（1）网缆的作用:网缆是悬在空间中,而且可以晃动,可以强化前庭感觉,抑制紧张性迷路反射,可以提高前庭感觉系统功能。患儿在网缆中时可以和身体有充分的接触,可以强化触觉系统。在游戏中可手眼协调共同完成游戏,可强化手眼协调的能力。

（2）网缆的应用方式:患儿俯卧于网缆中,可在固定下或在前后及左右的晃动下进行插棒游戏、够物游戏、秋千游戏等。

4. 圆柱吊缆

（1）圆柱吊缆的作用:是刺激前庭信息最好的治疗之一,还可增加触觉和本体感觉的输入,对四肢力量和协调也有一定的帮助。

（2）圆柱吊缆的应用方式:可以俯卧位和垂直位四肢环抱式进行。也可以骑木马、环抱秋千等方式进行。

5. 蹦床

（1）蹦床的作用:在蹦床上跳跃有助于前庭感觉的统合,建立平衡感,促进四肢的协调能力,提高患儿的自主运动和运动方案计划的能力。

（2）蹦床的应用方式:在治疗师的保护或辅助下站立在蹦床上进行弹跳（图5-3-50）。患儿双手抱球跳跃或和治疗师抛接球等双重性课题蹦床（图5-3-51）。

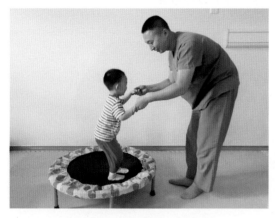 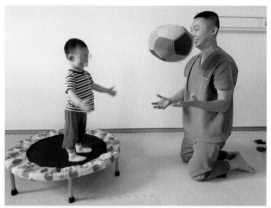

图5-3-50　辅助蹦床的应用方式　　　　图5-3-51　双重性课题蹦床的应用方式

6. 平衡台

（1）平衡台的作用:对患儿的平衡反应、身体姿势有明显的强化作用,对动态控制有强化作用。

（2）平衡台的应用方式

1）患儿坐在平衡台上,治疗师左右或前后摇晃平衡台,让其保持平衡状态引发出平衡反应（图5-3-52）。

2）患儿和治疗师一起面对面站立在平衡台上,治疗师给予患儿扶持,由治疗师带动平衡板摇摆,患儿跟着治疗师的节奏进行摇摆控制（图5-3-53）。

3）患儿独立站于平衡台上,双肢左右或前后分开,自己进行左右或前后的摇摆并控制。

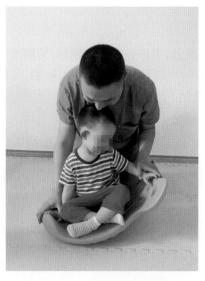 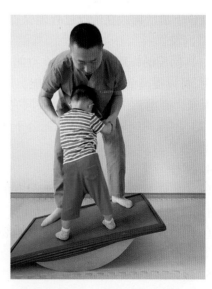

图5-3-52　平衡台的坐位训练　　　　　图5-3-53　平衡台的站立训练

7. 球池

（1）球池的作用：具有全面触觉的强化作用，有助于提高患儿身体的协调能力及平衡能力。

（2）球池的应用方式：在球池中，藏物品于其中。主动运动可控制的四肢或翻转身体，在球池中寻找物品等（图5-3-54）。

8. 转浴盆

（1）旋转浴盆的作用：对患儿前庭固有感觉输入、手眼协调及视空间位置有较大帮助。

（2）旋转浴盆的应用方式：患儿卧、坐在或蹲在其中，双手扶持浴盆边缘，治疗师将浴盆旋转，速度不宜过快，可单向或多向旋转，观察患儿的反应（图5-3-55）。

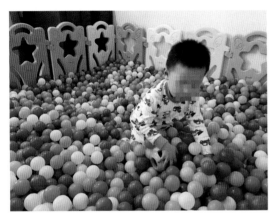

图 5-3-54 球池寻物

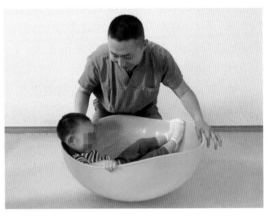

图 5-3-55 旋转浴盆训练

9. 平衡木

（1）平衡木的作用：可以改善患儿本体感觉，强化双侧配合、平衡反应、四肢运动协调。

（2）平衡木的应用方式：治疗师辅助或监督患儿立于平衡木上保持平衡，然后缓慢步行（图5-3-56）。

10. 羊角球

（1）羊角球的作用：可以强化患儿的姿势反应和双侧协调运动的统合。

（2）羊角球的应用方式：患儿坐在羊角球上，双手握持把手，保持平衡。然后双脚蹬地跳起落下压扁羊角球，再借助球的弹性向上，进行上下振动训练。

（五）心理治疗

儿童的心理发育包括注意、记忆、认知、思维、想象、意志、情绪、情感以及人格的发育。脑瘫患儿由于脑损伤，不仅会出现肢体运动功能障碍，还会伴有不同

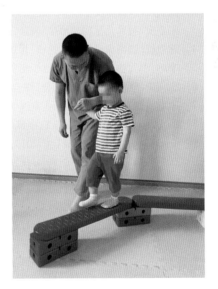

图 5-3-56 平衡木的训练

程度的情绪障碍、行为异常、认知障碍等问题。脑瘫患儿可能会受到过分溺爱或无人关注，社会活动受限，有的不能接受正常的教育。与正常儿童相比，脑瘫患儿容易产生自卑感和抑郁的情绪，出现心理障碍而影响学习和生活。因此，脑瘫患儿的心理治疗不容忽视，应请心理治疗师进行康复治疗，以利于促进患儿全身心的发育。

（六）其他治疗

1. 药物治疗　针对脑瘫患儿的并发损伤,选择抗癫痫、降低肌张力、抑制不自主运动的药物,保证康复治疗能够顺利进行。这些药物的使用须在康复医生的指导下应用。肉毒杆菌毒素是梭状芽胞杆菌属肉毒杆菌产生的一种极强烈的外毒素。其神经毒素可选择性地作用于外周胆碱能神经,阻断神经递质的传递,从而引起肌肉松弛性麻痹。痉挛肌局部注射肉毒杆菌毒素可选择性干扰肌肉的收缩作用,使脑瘫引起的肌肉挛缩症状得以缓解。其适应证为年龄在1~6岁的痉挛型脑瘫患儿。目前许多研究发现,肉毒杆菌毒素结合功能训练效果最明显,为脑瘫患儿的治疗提供了新的思路与方法。

2. 中国传统康复治疗　中药、针灸、推拿疗法在缓解肌张力,提高吞咽、语言能力方面取得了较好的效果,是我国脑瘫治疗的特色治疗方法。

3. 手术治疗　为更好地改善功能,提倡外科医生与康复医生、康复治疗师及相关人员合作,选择肌肉、肌腱和骨关节矫形手术,手术与康复训练结合,及时应用恰当的矫形器,提高患儿的运动功能。

4. 辅助器具及矫形器　根据脑瘫患儿功能障碍情况和康复功能的需要,制作及配备恰当的辅助器具便于康复训练使用,如助行器、手杖等。根据肢体损伤的不同部位,配备不同的矫形器,提高患儿的功能,如矫形鞋、膝踝足矫形器等帮助患儿站立、行走。

（焦龙　陈颖）

## 参 考 文 献

［1］李晓捷.实用儿童康复学.2版.北京:人民卫生出版社,2017.

［2］倪朝民.神经康复学.2版.北京:人民卫生出版社,2013.

［3］励建安.特殊儿童物理治疗.南京:南京师范大学出版社,2015.

［4］陈旭红.脑瘫康复技术与管理.北京:华夏出版社,2007.

［5］李林.小儿脑性瘫痪作业治疗.北京:人民卫生出版社,2014.

［6］张伟锋.残疾儿童"医教结合"综合康复的研究进展.中国康复理论与实践,2014(09):855-858.

［7］王鹏,张玲敏.学龄前脑瘫儿童医学康复并教育康复的研究.中国保健营养,2015(8):287.

［8］Phadke CP,On AY,Kirazli Y,et al. Intrafusal effects of botulinum toxin injections for spasticity:revisiting a previous paper. Neurosci Lett,2013,541:20-23.

［9］Druschel C,Althuizes HC,Funk JF,et al. Off label use of botulinum toxin in children under two years of age:a systematic review. Toxins (Basel),2013,5(1):60-72.

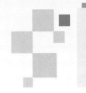

# 第六章

# 帕金森病的康复

## 第一节 概　述

### 一、定义

帕金森病又称震颤麻痹(paralysis agitans)，是代表性的神经变性疾患，也是中老年发病率较高的脑组织进行性变性病。帕金森病早在 1817 年由英国医生 James Parkinson 首次报道而得名，运动症状的临床特征主要表现为①手足的静止性震颤，②运动减少，③四肢的肌强直(四肢症状)，④姿势反应异常，⑤步行障碍等(轴心症状)。轴心症状对多巴胺(dopamine，DA)等帕金森治疗药物的反应不如四肢症状明显，但通常是造成患者日常生活能力和生活质量低下的主因。

帕金森病常在中高年以后发病，并存在地区和种族的差异，其中白种人最高，黄种人其次，黑种人最低。在亚洲以日本为例，10 万人口中的患病人数约为 150 例，欧美国家约为300~1 000 例，虽无绝对性差异，但受年龄构成、经济状况和医疗水平的影响。一般而言，发病率有随年龄增加而增长的趋势。

帕金森病的病因尚未完全查明，致病因素复杂。其中遗传因素约占 10%，此外长期与农药、杀虫剂、除草剂、铜锰铅等金属元素接触，以及高龄等因素也被认为可以引起黑质神经元的变性和退化。黑质神经元内的主要神经递质是多巴胺。由于中脑黑质里多巴胺的变性退化及路易小体(Lewy-body，LB)的形成使通过黑质纹状体的多巴胺储存含量减少而发病。多巴胺的减少与乙酰胆碱的相对增加使皮质脊髓束，网状脊髓束，红核脊髓束兴奋而促使骨骼肌与梭形肌的活动性提高，其结果导致帕金森病患者特有的肌强直和渐行性运动迟缓的出现。最新的研究结果推测，在神经细胞体或神经纤维上的路易小体(α-synuclein 蛋白质凝集的球状物)的蓄积过程中，上述基底核的神经细胞功能有可能受到了障碍。

帕金森病的诊断常通过对其特征性运动症状和非运动症状的确认，或通过观察左旋多巴制剂(L-dopa)的临床效果来进行。近年来，由于临床影像学检查的进步，通过脑 MRI 检查排除其他帕金森病综合征，或利用心肌图及多巴胺转运蛋白(DAT)显像和嗅觉测试等技术使诊断有了进一步的提高。

1. 帕金森病的诊断　满足以下 4 个项目可以确诊为帕金森病。

（1）有帕金森综合征的特点；

（2）脑 CT 或 MRI 无异常；

（3）未接触可诱发帕金森综合征的药品或毒物；

（4）症状通过帕金森病的药物治疗可以得到明显改善。

2. 帕金森病与帕金森综合征的鉴别诊断　根据帕金森病的特征，通过发病年龄，病史可以作出相应的鉴别诊断。例如原发性帕金森病有典型的左右差和安静时震颤，而脑血管性帕金森综合征一般无静止性震颤，L-doba 治疗效果不佳。药物性帕金森综合征有明确的抗精神病药等的服药史，停药后症状会显著改善。中毒性帕金森综合征可以从有无接触 CO，Mn，Hg 等金属元素加以鉴别，见表 6-1-1。

表 6-1-1　帕金森病的诊断标准

| | |
|---|---|
| 1. 自觉症状<br>　1）安静时震颤<br>　2）动作弛缓<br>　3）步行弛缓<br>2. 神经所见<br>　1）安静时震颤，4~6 次/s<br>　2）动作迟缓<br>　3）假面容貌<br>　4）低小声调<br>　5）体位变换困难<br>　6）齿轮样肌强直<br>　7）姿势/步行障碍<br>　8）前倾姿势<br>　9）手臂不摆<br>　10）突进现象<br>　11）小碎步，冻结足<br>　12）跌倒复位反射障碍<br>3. 临床检查所见<br>　1）常规检查无特异表现<br>　2）脑影像检查（CT、MRI）无明显异常 | 4. 鉴别诊断<br>　1）血管性帕金森综合征<br>　2）药物性综合征<br>　3）其他脑变性综合征<br>5. 确诊性判定：包含下列 1）~5）可确诊为帕金森病<br>　1）进行性经过<br>　2）自觉症状里有上述一个以上<br>　3）神经症状里有上述一个以上<br>　4）帕金森病药物对自觉症状/精神症状的改善明显<br>　5）不包含上述鉴别诊断里的任何一种<br>6. 诊断的参考事项<br>　1）在帕金森病的神经症状中，患者左右两侧差别明显<br>　2）非帕金森病表现：深部反射亢进，巴宾斯基征阳性，早期痴呆和急性发病<br>　3）非帕金森病表现：脑影像学检查发现明显的脑室扩大，大脑/脑干萎缩和广泛的白质病变 |

典型的帕金森病进展徐缓，其预后与非帕金森患者无明显差异。初发症状从单侧上肢的震颤开始，随着上下肢的动作减慢和姿势反射障碍出现伴有小碎步，冻结足等步态的异常。近年，由于治疗药物的开发，帕金森病典型的运动症状得到了不同程度的控制。但是，这并不表示从根本上改善和阻止了病情的发展，相反，早期和长期用药不仅造成药效时间的短缩（On-off 现象，Wearling off 现象），同时作为药物不良反应的不随意运动、幻觉和妄想症状的出现又成为影响患者生活质量的新的原因之一。研究显示，虽然帕金森病发病后 8 年以内达到重症度分类（后述）4 以上的患者约占总数的 20% 左右，但在 15 年之内的生存曲线与一般人相比并无明显差异。

帕金森病由于其病生理因素导致一系列功能障碍的发生和进行性发展，使患者最终丧失日常生活的能力。其病因虽然尚未完全阐明,但随着治疗手段的不断进步,病情的发展得到了有效的控制和减缓,无特殊合并症时的平均死亡年龄与同龄人群无明显差异。在挪威,针对245名的帕金森病患者4年的跟踪调查显示,死于心脏病的帕金森病患者低于同龄同性对照组,而肺炎的致死率是对照组的2倍以上。在日本,肺炎和窒息的致死率高达总患者的半数以上。国外报告显示帕金森病患者的死亡率最多为一般人口的3.38倍,但通常认为是一般人群的1.5~2.0倍左右。死因除了与吞咽障碍相伴的呼吸系统感染和窒息之外,跌倒骨折后的日常生活能力低下造成的低营养和褥疮感染,以及来源于循环和消化等自律神经系症状的全身状态的恶化也是原因之一。近些年,为提高长期服药患者的日常生活能力和生活质量,运动疗法作为帕金森病的辅助治疗,对推迟用药,降低药量,以及在预防和延缓帕金森病的二次性功能障碍的出现更加受到关注。

## 二、临床分类

帕金森病的临床分类根据其症状可分为运动障碍和非运动障碍。运动障碍的代表如震颤,肌强直,动作迟缓,姿势反射异常等。非运动障碍的范围更广,包括嗅觉异常,便秘,血压不稳和脂溢性容貌的自律神经症状,以及抑郁和不安等的精神症状。由于非运动障碍的出现往往早于运动障碍的出现,所以非运动障碍的症状也是作为诊断帕金森病的依据之一。此外,帕金森病的病前性格多呈现认真,固执,少情寡欲,不沾烟酒等特征,见表6-1-2。

表 6-1-2　帕金森病的临床症状分类和病前性格特征

| | | |
|---|---|---|
| 运动性症状 | 震颤 | 安静时震颤(4~6Hz),搓丸(药)运动,眼跳(saccadic) |
| | 肌强直 | 铅管现象(lead pipe phenomenon),齿轮现象(Gear phenomenon) |
| | 动作迟缓 | 假面容貌,冻结足,小碎步,步行时手臂无摆动,小字征,发声障碍(小声,平调),吞咽障碍,眼球运动障碍 |
| | 姿势反射异常 | 前倾,前屈,四肢屈曲位,掌指关节屈曲,恢复反射障碍,突进现象,加速步行 |
| 非运动性症状 | 精神症状 | 抑郁,不安,无欲,无感,注意力低下<br>幻觉,妄想,强迫性行动,常同性行动<br>皮质下性痴呆(思维障碍,执行力低下),皮质性痴呆(迷失,健忘) |
| | 自律神经症状 | 膀胱功能障碍(排尿障碍,尿频,尿急或夜间多尿)<br>消化功能障碍(便秘,流涎,消化管蠕动异常)<br>体温调节障碍,体位性低血压,脂溢性皮炎,多汗 |
| | 感觉症状 | 嗅觉障碍,味觉障碍,疼痛,麻痹 |
| | 其他 | 咽下障碍,睡眠障碍,易疲劳 |
| 病前的性格特征 | | 认真,固执,少情寡欲,不沾烟酒 |

## 三、主要症状

### (一)震颤

震颤(tremor)源于拮抗肌群交互发生的节律性收缩所致,震颤幅度粗大,节律多为3~6Hz。震颤约占帕金森病初期症状的一半左右,其特征是静止性,即肢体在安静状态时容易出现持续缓慢而有规律的颤动,通常伴随精神紧张而加剧,在随意运动时则减轻或消失,在休眠与麻醉状态时则不显现。典型的震颤从一侧手指开始,逐次向同侧上下肢发展,对侧上下肢发展,并可观察到拇指,示指和中指的接触性震颤(搓丸样颤动),随病程的发展逐渐顽固,中晚期不仅出现与手指和四肢,亦可累及头颈,下颌,口唇,继而影响到发声和吞咽的功能(后述)。

（二）肌强直

肌强直(rigidity)属于椎体外路系统的典型障碍。初期常出现在腕肘关节。随着病情进展逐渐向头、颈、全身肢体和躯干肌群发展,以四肢屈肌群和内收肌群为重。肌强直也可以发生于消化道等的平滑肌。因其高肌张力始终不变,故在运动时可感受到均匀的阻力(铅管样强直),如果同时伴有震颤,则表现为节律性抗阻(齿轮样强直)。肌强直影响到面部表情肌时会呈现瞬目减少和表情呆板(面具脸)。如影响到口腔则造成舌肌与咽喉肌群强直导致发声低沉,话语缓慢,音调平直的现象(小声语态)。此外,由于咀嚼肌和吞咽肌群的强直亦可造成因唾液吞咽不畅而流涎不止的情况发生。

（三）运动迟缓

运动迟缓(akinesia)表现于虽无运动性麻痹,但动作开启时间长,开启后持续动作缓慢,主动运动减少,加之肌张力增高等症状的出现,常严重影响到日常生活动作的顺利完成。例如从手指到前臂的关节强直,可造成书写时的落笔不直,字行不整,字越写越小(小字征)。另外,由于手指的精细动作拙劣,常呈现穿衣,系扣,系带等基本日常生活动作的困难。

（四）姿势反射异常

姿势反射异常以身体后方为主,患者通常呈现头前倾,躯干前屈,并伴随上臂内收,肘关节屈曲,指关节伸展,拇指与小指轻度对掌等特征性姿势。在下肢则表现为髋关节和膝关节轻度屈曲,见图6-1-1,行走启动慢,步幅小,步伐启动后呈小碎步样越走越快(慌张步态),并且难于及时停步和转向。在受到来自前方或后方的外力推动时,因身体不能维持平衡而呈

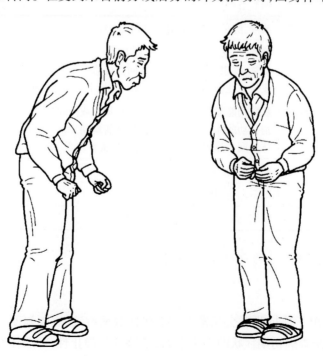

图 6-1-1    帕金森病患者的姿势

现直线性的冲撞(突进现象)。症状严重时还会像直立木棍一样的跌倒(雕塑现象)。此外，由于肌强直和动作缓慢，患者行走时上肢无摆动，转向时小幅原地踏步的同时，头颈、躯干与下肢呈同心轴式的旋转。姿势反射异常源于帕金森病的肌强直和运动功能低下等一次性功能障碍。另外，患者上身前屈或脊柱后弯，以及骨盆运动低下等肌肉骨骼的构造上的问题也是直接或间接加重姿势反射异常的原因。

（五）冻结足等异常步态

冻结足(frozen gait)以脑内的运动节奏形成障碍为背景，并伴随动作缓慢的出现。主要表现于步行开始的第一步因足底离地困难而不能迅速跨步向前，以及方向转换，或接近目标时突然停步不前的特征。此现象在从静坐位站起，或开门入室等运动状态和环境变化时尤为突出。由于其现象酷似足底沾着地面，因此被称为冻结足。另一方面，因在楼梯，有画线的地面，或有节奏的音律等伴随下，冻结足常有所改善，临床上称之为矛盾现象。除此之外，①突进步行(protrusion gait)；②加速步行(festinating gait)；③蹉步(shuffling gait)；④行走时上肢无摆动等也是帕金森病患者常见的异常步态。

（六）自律神经症状

自律神经症状种类繁多，常见的症状有①脂溢性容貌；②血压不稳(位置性低血压)；③嗅觉减退；④多汗、厌热；⑤便秘、排尿不畅、下肢水肿；⑥四肢远端为主的疼痛；⑦皮肤网状青斑等。

（七）精神症状

抑郁，不安，中枢性疲劳，幻觉和睡眠障碍等都是帕金森病较为常见的精神症状。大约有三分之一到半数的患者在病程中期分别出现明显的忧郁倾向和消极悲观的不安表现，患者常因对周边事物缺少兴趣而呈现出郁郁寡欢、情绪焦虑，以及出现各种程度的记忆力低下和全面认知功能的低下。在国外，帕金森病患者抑郁症的合并率高达31%~40%。特别是在欧美国家，抑郁症成为帕金森患者入院的最大的诱因之一，加剧了患者日常生活动作难度和生活质量的降低，也使得其家属的生活质量受到影响。

（八）摄食与吞咽障碍

帕金森病患者的摄食与吞咽障碍多见。研究证明，误咽(吸)性肺炎是帕金森病患者死因的第一位，因此及早发现和预防患者的摄食与吞咽障碍是当今临床工作的重要课题之一。摄食与吞咽障碍的临床模式一般分为5期，约有近半数的帕金森病患者在各期中有合并吞咽障碍症状的可能，见表6-1-3。

帕金森病患者的摄食与吞咽障碍在面部主要表现为流涎、张口受限、咀嚼困难、舌震颤、反复吞咽、吞咽后鼻孔反流和食物残留。在咽喉部则表现为喉上抬无力、咽喉内食屑残留、咽部有梗阻感等。严重时患者剧烈呛咳，久之引发营养不良和吸入性肺炎而影响生命。造成帕金森病患者摄食与吞咽障碍的原因除了肌强直使上肢与头颈部的活动性低下之外，口腔与咽喉肌群的强直与舌体或口唇的震颤也使摄入口腔的食物不能有效的咀嚼并与唾液搅拌成型。另外，成型后的食团也因舌体的震颤而无法顺利的送往咽喉。久之，吞咽肌群的疲惫更有可能加重吞咽障碍的发生。

另一方面，非运动障碍的抑郁症和中枢性疲劳也是造成吞咽障碍的原因之一。由于食欲不振和注意力难集中，源于吞咽肌协调不良和末梢性疲劳的运动障碍的影响被进一步加深，因此帕金森病患者在中晚期更容易出现不同程度的吞咽障碍。临床上，因吞咽障碍导致厌食，并造成低体重的患者也不少见。

表 6-1-3　帕金森患者的各期摄食与吞咽障碍

| 吞咽各期 | 主要症候 | 原　　因 |
| --- | --- | --- |
| 食物认知 | 食欲和集中力的减退 | 抑郁症状,认知障碍 |
| 食物摄取 | 手功能捕食的障碍 | 上肢运动功能障碍(上肢肌强直,震颤,不随意运动) |
| 口腔(咀嚼)期 | 咀嚼困难,食团成形不全,食团的吞咽反射前流入(吞咽前误咽) | 舌与下颚的运动低下(舌抽搐震颤,舌肌强直) |
| 口腔(传送)期 | 舌体震颤,口咽传送困难,口腔通过延期,口腔内残留,反复性吞咽 | 舌运动性低下<br>特别是后方运动低下和抽搐 |
| 咽喉(通过)期 | 咽腔通过困难,UES 开启不良,声门侵入,咽喉多处残留(会厌谷,梨状窝,舌根,咽后壁),误吸误咽 | 咽喉反射开始延迟<br>喉头蠕动减弱<br>舌根后退减少<br>喉头上举减弱,闭锁不良<br>环咽肌迟缓不全 |
| 食管(通过)期 | 胃肠输送困难,胃肠反流 | 食管蠕动减弱<br>下食管括约肌功能低下 |

（九）构音言语障碍

构音和言语障碍也是帕金森病患者的常见症状之一。构音时,舌体,口唇的时间和空间的位置关系除了需要大脑基底核与小脑等的调节之外,咽喉头、软腭、舌、口唇等与吞咽运动相通的呼吸系统也与之密切相关。因此,帕金森病患者的言语障碍主要表现为以下的锥体外系症状。

1. 冻结性发声　冻结性发声指初期语音受到抑制,数秒后可能恢复到不连贯的发声。

2. 发音急促　发音急促(tachyphemia)指除声调单一,无抑扬之外,发音先急后慢,声调先高后低,并逐渐衰弱到听不清楚。

3. 同语反复　同语反复(palilalia)指患者在一口气说出话的最后部分呈现不随意性语言的反复。

4. 音量过低　音量过低指患者的音量较正常人低 2~4dB 所以亲属等经常难以听清楚患者的说话。

5. 发声疲劳　发声疲劳会造成音频调节能力减弱,患者无法像正常人一样自如快捷的调节讲话的频率,影响患者与他人的交流。

（十）症状的日内变动

帕金森病的另一个特征是症状的日内变动。日内变动多表现为 wearing-off 和 on-off。Wearing-off 指症状出现时的药效“像被风吹走一样”持续短暂。On-off 指症状如同电源开关一样出现突好突坏的急剧变化。与 on-off 相比,wearing-off 的症状变化容易被忽视,更需要向患者本人,家属,护工和其他医护人员多方确认,准确把握。Wearing-off 比 on-off 更难以预测。相对于 wearing-off 的下次服药前的症状相对固定,on-off 的症状变化与服药时间的关系不明显。这些症状的日内变动特征都可以加重跌倒的危险性,因此在康复训练中需要充分考虑到用药时间,有无受 wearing-off 或 on-off 影响的可能,以便正确决定训练的时间,频率和运动量。另外,对老龄患者还需要注意症状的日内变化和容易身心疲劳的特点。

## 四、帕金森病重症程度和功能障碍

### (一)帕金森病重症程度与日常生活能力障碍的程度

1967 年,由 Hoehn 和 Yahr 两位医师共同发表的帕金森病重症程度分类(Hoehn-Yahr 分类,H&Y)因其简单明确,沿用至今。依据帕金森病的进展特征,H&Y 分为 Ⅰ~Ⅴ级。Ⅰ级表示出现单侧手足的安静时震颤,Ⅱ级表示出现双侧手足的震颤症状,Ⅲ级表示出现姿势调节(平衡)障碍,Ⅳ级表示日常生活需要帮助(仍可以步行),Ⅴ级表示移动需要依靠轮椅。临床上,帕金森病重症程度和生活功能障碍程度相对应,在日本,H&Y Ⅲ级以上(生活功能障碍度 2 级以上)的患者可以享受全公费医疗(特定疾患医疗费补助制度),见表 6-1-4。

表 6-1-4　帕金森病重症程度(H&Y)与日常生活功能障碍程度

| 帕金森病重症程度(H&Y) | | 日常生活功能障碍程度 | |
| --- | --- | --- | --- |
| Ⅰ级 | 单侧性障碍,身体一侧的震颤,肌强直,症状轻 | 轻度或早期 | 日常生活与就医基本上能够自理 |
| Ⅱ级 | 双侧性障碍,身体两侧的震颤,肌强直,动作迟缓,姿势变换明显,日常生活不便 | | |
| Ⅲ级 | 方向变换不安定,有明显的突进,步行障碍,恢复反射障碍和日常生活动作障碍 | 中度或中期 | 日常生活与就医需要照护 |
| Ⅳ级 | 起立,步行等日常生活动作能力显著低下,工作能力丧失 | | |
| Ⅴ级 | 移动依靠轮椅,或卧床不起 | 重度或晚期 | 日常生活不能自理 |

### (二)帕金森病的代表性功能障碍与分类

帕金森病的功能障碍多样复杂,并且进行性发展,为了减缓症状和药物的不良反应,应及早开始康复治疗,并尽可能的推迟和慎重用药。临床上,将帕金森病的代表性功能障碍分为原发性的一次性功能障碍和继发的二次性功能障碍,以及两者交融的重复性功能障碍,见图 6-1-2。

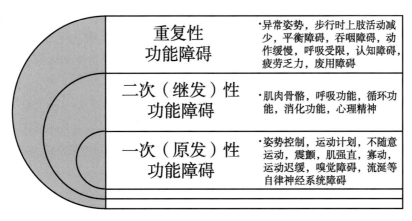

图 6-1-2　帕金森病的代表性功能障碍

# 第二节　康复评定

在帕金森病患者进行康复治疗前,必须对患者的状况作出综合全面的评估,其目的首先是确定患者的身体功能,其次是阐明能力障碍的原因,再次是帮助制订客观的康复目标和正确的措施。

（一）评定范围

评定范围通常包括以下4个方面。在进行评估时,需对每一项进行分析,确定是直接原因还是间接原因。因为康复治疗方案设计不同,例如步行能力障碍可能源于严重的肌强直,也可能是关节活动范围缩小或姿势异常的结果。

1. 一般状况评定　①病史;②体征;③治疗状况(药物种类、疗效、不良反应);④趣味与爱好;⑤家庭组成;⑥居住环境等。

2. 身体功能评定　①关节活动范围;②肌力;③协调性;④上肢与手指功能;⑤平衡能力;⑥呼吸能力;⑦发音功能;⑧吞咽功能;⑨步行能力;⑩强直程度等。

3. 日常生活能力评定　①起居移动;②身边动作(进食、更衣、整容、洗澡、排泄);③应用动作(家务、购物、书写、乘车、业余活动);④社会交往能力;⑤工作能力;⑥在家庭中的作用等。

4. 认知、心理评定　①认知功能;②精神状态;③对疾病接受程度等。

（二）评定方法

以下介绍几项主要的康复评定方法。

1. 问诊

（1）听取发症的时期与症状,预测病重症程度(H&Y)。

（2）确认投药名称和时期,以及服药和药效维持时间。

（3）判断发音是否清晰,音量是否正常等语言能力的障碍。

2. 视诊

（1）有无流涎,多汗,脂溢性皮炎,眼睑运动障碍等。

（2）有无疲劳,抑郁,不安,焦躁等。

3. 关节活动评定

（1）用关节量角尺测量各大关节的活动范围并与参考值作出对比。

（2）在评定关节当前的状态的同时,预测运动障碍缓慢发生时的受影响肢位。

4. 肌力评定　把握和测试肌力低下的部位,以抗重力肌群为主,常用徒手肌力检查法(manual muscle testing,MMT)评估。

5. 肌张力评定　以肢体和躯干的关节屈肌为主,常用肌紧张评定表(modified ashworth scale,MAS)法评定。

6. 姿势评定

（1）可用目测,也可用坐标镜或照片等来评定。

（2）目测时从前后及侧方的铅直线(重心线)观察身体各部结构。

（3）确认有无坐位,立位,卧位,行走,穿衣,摄食动作等的异常。

7. 平衡能力评定　标准的平衡能力评定可以通过动态平衡尺度表(Berg balance scale,BBS)测试患者从起立位到行走的各种姿势和保持能力。

8. 动作分析

（1）肉眼或借用录像等评估设备观察并分析患者从简单的起居动作到复杂的应用动作的现存能力和与之搭配的运动型态。

（2）观察分析步行周期,时间要素,距离要素,步态样式,有无关节性运动障碍,手杖等装具使用情况等的基本情况。

（3）观察帕金森病特征性的突进步行,小碎步,冻结足,上肢无摆动等异常步态的有无和程度。

（4）预测方向转换时的安全性,停止时的安全性和自走能力。

9. 日常生活能力评定　以下的评定法可以帮助考察患者的基本日常生活动作的可行性和持续性,并确认家属的照护情况和可利用的社会资源的调配状况。

（1）日常生活指数(barthel index,BI)

（2）功能性自立度评定表(functional independence measure,FIM)

10. 认知和精神症状的评定　参考以下项目,所需时间大致为5~10分。

（1）长谷川痴呆症修正量表(Hasegawa's dementia scale-revised,HDS-R):9 项目。

（2）贝克抑郁量表(Beck depression inventory,BDI):21 项目。

（3）特质焦虑量表(state-trait anxiety inventory,STAI):20 项目。

11. 症状的日内变动

（1）对 On 期和 Off 期的运动状态,心理状态等区别作出评定。

（2）定期评定需参考抗帕金森病药物,评定尽量在同一时间内进行。

（3）为正确把握日内变动,尽量做 1~2 周的服药笔记。

（4）听取家属等的情况反映,把握药品变更和症状的变化。

12. 综合评定　世界通用的综合评定指标是统一帕金森病分级指数评估(unified parkinson's disease rating scale,UPDRS),其内容包括帕金森病体征、症状和药物相关的状况,并常用作评估患者病情进展和对药物的反应。常见的物理治疗评定如表 6-2-1。

表 6-2-1　帕金森病的常见物理治疗评定

| 评定项目 | 评 定 方 法 |
| --- | --- |
| 呼吸功能 | 听诊和听诊情况,呼吸功能检查,胸廓活动性,呼吸困难感,SpO$_2$,6 分钟步行试验 |
| 循环功能 | 血压,脉搏,晕厥,体位性低血压 |
| 吞咽功能 | 反复唾液吞咽测试,改良饮水试验,摄食测试,上食管/气道听诊,咳嗽/咳痰,吞咽造影/吞咽内镜检查 |
| 精神功能 | BDI,总体衰退量表,MMSE |
| 肌紧张 | 被动运动时的抵抗感,铅管现象,齿轮现象,震颤,搓(药)丸 |
| 肌力 | MMT |
| 疼痛 | 部位,程度,加重要素,减轻要素 |
| 关节活动度 | 颈部,四肢,体干,舌运动 |
| 姿势,平衡 | FRT,BBS,TUG |
| 步行 | 10m 步行速度,步幅,步行率 |
| 楼梯 | 反射动作的确认 |
| ADL | BI,FIM |
| 生活质量 | SF-36 |
| 重症度 | H&Y,UPDRS,PDQ-39 |

# 第三节 康复治疗

帕金森病在目前尚无特效的治疗方法,除常规的抗帕金森病药物治疗以外,物理治疗训练是国内外公认的有效手段。多数研究显示,早期系统化的物理治疗训练能有效减少并发症,改善预后,促使患者的心理状态和日常生活能力得到最大限度的改善或维持,并提高患者的生活质量。日本物理治疗协会的治疗指南针对帕金森病的运动疗法作出分析,提示短期集中的物理治疗可以帮助患者改善步行能力和平衡功能。另外,对 H&Y 1~1.5 级及 H&Y 3 级患者的每年 1 次,每次 4 周时间,每周 3~4 天,每天 2~3h;或每次两周,每周 6~7 天,每天 40min~1h 的短期集中住院治疗可以预防或减缓患者的运动功能和日常生活能力的低下,并有效的抑制服药量。特别推荐针对关节运动,肌力增强,平衡功能和步行能力的多项复合运动(Grade A)。对 H&Y 3 级以下步行可能的患者,使用监护下的平板走步机不仅可以改善步行速度,步幅和步行距离,对克服跌倒恐怖感也有帮助(Grade A)。除此之外,有氧运动,体操,视听和体性感觉刺激,以及太极拳,舞蹈等也都在推荐之列(Grade B)。

## 一、治疗原则与目标

1. 治疗原则　帕金森病康复治疗的原则是在对一次性障碍治疗的同时,积极预防二次障碍的发生。康复治疗中的运动疗法以预防为主,可分为一次预防(疾病发生的预防),二次预防(障碍发生的预防)。帕金森病的运动疗法主要是二次预防,其指导思想在于针对疾病本身的障碍程度进行多种技能训练,以及通过运动疗法提升患者现有的最大能力,并尽可能地长期维持。在此之上,还需要考虑到患者的心理和疲劳感。初期患者以自主训练为主,中期以后以被动实施辅佐自主训练,后期的重点在于尽量减轻失用性障碍的发生和加重。

2. 治疗目标　根据帕金森病功能障碍的特点和病情缓慢进展的特征,治疗目标分为长期目标和短期目标。长期目标在于预防和减缓二次性障碍的发生,维持患者现今的运动功能和生活能力,短期目标以改善困扰患者日常生活的功能障碍为主,见表 6-3-1。

## 二、注意事项

恰当的康复训练不仅会改善帕金森病患者的运动功能,还可以提高患者的生活质量。但帕金森病的运动障碍容易造成患者的体力消

表 6-3-1　帕金森病的治疗目标

| 长期目标 | |
| --- | --- |
| 1 | 预防与减缓二次性障碍的发生 |
| 2 | 代偿性动作的确认和提供 |
| 3 | 维持患者的运动功能和生活能力 |
| 4 | 帮助患者及家属正确理解病情的发展,及时调整心态 |
| 短期目标 | |
| 1 | 维持必需的关节活动度 |
| 2 | 预防挛缩和异常姿势 |
| 3 | 预防失用性肌萎缩 |
| 4 | 增强或维持平衡能力 |
| 5 | 减轻或有效处理异常步态 |
| 6 | 增加或维持肺活量,胸扩张和会话能力 |
| 7 | 指导患者和家属减少疲劳的方法 |
| 8 | 改善或维持耐久力 |
| 9 | 改善或维持活动能力 |
| 10 | 帮助患者调整心理和生活方式 |

耗,疾病本身非运动障碍的疲劳感也会使患者的注意力难以集中,容易出现全身乏力和持久

力低下的情况,从而达不到理想的治疗效果。因此,每次治疗时间不宜过长,项目不宜过多,内容不宜过难。训练之中应保证有足够的休息和放松的时间,避免因过量而引起疲劳和功能下降,反而不利于康复治疗。另外,自主的关节活动训练,肌力增强训练和有氧运动等应尽量安排在 On 期实施。对在 Off 期容易出现的异常步态,也应尽量选择在 On 期内进行指导和练习。

### 三、常规运动疗法

帕金森病患者的运动障碍多种多样,尤其以关节活动和姿势调节困难为重。因此运动疗法的常规治疗强调关节活动度,姿势训练以及旋转运动,并充分利用听视觉和体表的触压觉刺激帮助患者完成安全的生活动作。此外,训练前后提醒患者:①有意识的多做脊柱,上下肢,手脚等大关节的伸展动作;②有意识的检查和纠正不良姿势,养成良好习惯,③尽量保持身体的放松等也很重要。本节特别对步行障碍和呼吸训练的两个重点部分进行详细的介绍,并将常用运动项目对应病重度列表如下,见表 6-3-2。

表 6-3-2　重症度别的常规运动疗法项目

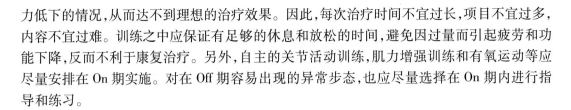

| 物理治疗项目 | 帕金森病重症度 H&Y | | | | |
| --- | :---: | :---: | :---: | :---: | :---: |
| | I | II | III | IV | V |
| ROM 运动(主动运动) | ◎ | ◎ | ○ | | |
| ROM 运动(被动运动) | | | ○ | ◎ | ◎ |
| 躯干旋转运动(全身) | ◎ | ◎ | ○ | | |
| 躯干旋转运动(部分) | | | ◎ | ◎ | ◎ |
| 帕金森病体操(立位) | ◎ | ◎ | ○ | | |
| 帕金森病体操(坐位) | | | | | |
| 帕金森病体操(卧位) | | | ○ | ◎ | ◎ |
| 肌力增强(肌力维持) | ◎ | ◎ | | | |
| 动作练习(立位) | ◎ | ◎ | ○ | | |
| 动作练习(坐位,四点支撑位) | | | ◎ | ◎ | |
| 步行训练(散步等) | ◎ | ◎ | | | |
| 应用步行训练(楼梯等) | ◎ | ◎ | ○ | | |
| 基础步行训练(踏步等) | | | ◎ | ○ | |
| ADL 训练(应用动作) | ◎ | ◎ | ○ | | |
| ADL 训练(基础动作) | | | ○ | ◎ | |
| 呼吸,吞咽训练 | | | ○ | ◎ | ◎ |

1. 关节活动度增大训练　药物疗法能控制帕金森病患者部分的关节僵化。临床上主要通过运动疗法牵拉肌肉,对四肢关节进行关节活动增大训练。关节运动范围增大训练是各期通行的治疗。通常在病程初期以主动性的广范围运动为主,尽可能活动全身的各大关节。中后期以被动运动为主,主动借助运动为辅对头颈部,肩胛上肢带,胸廓和骨盆等因活

动性低下而易发生拘缩的部位给予足够多的训练。

2. 躯干部旋转运动(体轴运动)　头颈和躯干的回旋减少是帕金森病的早期症状之一。临床重症度越高,体轴旋转运动越少。体轴运动训练一开始可以从头颈或躯干部较小的回旋逐渐增大,在病程初期以全身整体运动为中心,中后期以局部逐渐过渡到整体的形式,或利用体操球,转椅等来帮助完成,见图6-3-1。此运动可松弛头颈,胸腰段脊柱,骨盆及肩胛带周围的肌肉。原则是动作要轻慢,力度不宜过大。

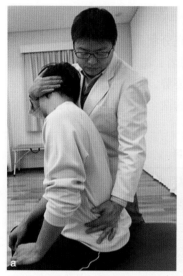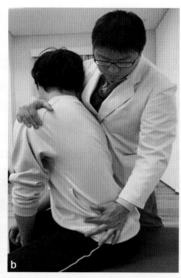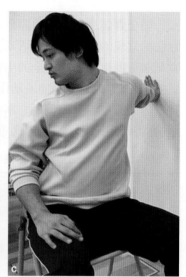

图 6-3-1　颈部与躯干旋转运动

做卧位的具体操作可分为以下 4 个部分。

(1) 双膝屈曲平卧位,头与躯干固定,将下肢从一侧转向另一侧。

(2) 同体位,区别在于将头部与下肢分别向相反的方向转动。

(3) 侧卧位,通过骨盆与胸腔的分离带动各节脊椎参与运动。

(4) 侧卧位,屈曲膝关节保持体位平稳。治疗师将两手分置于患者肩胛骨和髂嵴之上,固定骨盆并沿身体长轴滑动肩胛骨。

3. 全身性姿势矫正体操　姿势矫正体操的目的在于维持从口面部到四肢和躯干的骨骼肌柔软性和预防短缩,以及保持关节可动性和获得更安全的重心移动。此方法可以帮助患者每天自己在家中进行有规律的训练,避免不活动性的增强。以下 6 项体操供参考,见表6-3-3。

4. 肌力强化训练　患者的低运动状态容易导致肌力低下,特殊姿势的持续也可打乱肌力的平衡。为了获得或维持安定的动作能力,有必要对包含颈部和躯干部的抗重力肌群进行抗阻训练。初期以预防病情进展为主。在出现了肌力低下的后期以维持残存功能和预防二次合并症为目的。肌力强化以伸肌为主,兼顾屈肌。

5. 放松性柔软运动　除了肌强直以外,精神紧张和不安也可能加重震颤和冻结足等症状。放松性柔软运动可以在训练前后对肌群进行抵抗后的放松。操作推荐从仰卧位开始,最初可以抓起患者的双脚以节奏性的轻摇轻晃减低全身的紧张。如在站立位,可以从左右轻轻晃动患者双肩并保持头位正中。还可以通过等长性收缩后放松技术(post isometric

表 6-3-3　帕金森病的全身性姿势矫正体操

1. 口面操(交替进行,各组 5 次或适当加减)
    1) 闭眼,睁眼
    2) 皱眉,舒展
    3) 眨眼运动
    4) 鼓腮,凹腮
    5) 开闭口运动
    6) 口角左右移动
    7) 吹口哨,或反复吹气
    8) 舌尖向右,向左顶腮
    9) 伸舌头,顶上颚,舔口唇
2. 头颈操(交替进行,各组 5 次或适当加减)
    1) 头向左,向右转动
    2) 头向左,向右侧弯
    3) 头向前屈曲,向后伸展
3. 肩部操(交替进行,各组 5 次或适当加减)
    1) 双肩交替上耸,触及耳垂
    2) 双肩同时上耸,触及耳垂
    3) 双肩向前并拢,双肩向后并拢,肩胛骨相互靠近
4. 手指操(交替进行,各组 10 次或适当加减)
    1) 随机握拳,随机松拳
    2) 双手上举,一手握拳,一手松拳
    3) 双手拇指点对示指、中指、环指、小指,后反相进行
    4) 双手上举,五指分开,再并拢
    5) 分别屈曲拇指、示指、中指、环指、小指
    6) 分别伸展小指、环指、中指、示指、拇指
5. 上肢操(交替进行,各组 5 次或适当加减)
    1) 上举运动:两手指交叉,掌心向外,两上肢高举过头,掌心向上
    2) 外展运动:两上肢外侧平举过头,手掌相对并拍掌
    3) 甩手运动:左右交替甩手,手掌向内
    4) 屈肘运动:上臂下垂,前腕平举,一侧伸肘,另一侧屈肘
    5) 拍肩运动:左右手交替拍打对侧肩部,或同时击打双侧肩部
6. 下肢操(交替进行,各组 5 次或适当加减)
    1) 伸髋运动:仰卧位,双膝屈曲,上抬臀部,伸展背部,缓慢复原
    2) 分腿运动:直立位,右腿向右横跨一步,收回,左腿向左横跨一步,收回
    3) 前跨运动:直立位,右腿向左前跨一步,收回,左腿向右前跨一步,收回
    4) 后胯运动:直立位,右腿向左后跨一步,收回,左腿向右后跨一步,收回
    5) 下蹲运动:双下肢膝屈,下蹲,双手扶双膝按压站起,背部逐渐伸展
    6) 踢腿运动:直立位,双手叉腰或扶牢,两下肢交替向前轻松踢腿
    7) 跨蹲运动:①左腿向前跨一大步,屈膝,右腿后伸,足跟离地,双手按压左膝部;②左右腿伸膝,立起后转身向后,右腿在前,重复上述动作

relaxation,PIR)的反复运动来完成。此运动不仅对缓解肌强直有一定的作用,也能克服部分源于少动的关节僵化效应。操作时如能配合呼吸,在呼气相操作效果会更好。

6. 步行训练

(1) 训练重点:针对帕金森病的冻结足,突进步行,蹉步和上肢无摆动等的步行障碍,在训练中以圆滑开始、自由停止、步幅延长、上肢摆动为重点,结合听觉、视觉等的刺激和诱导来完成。

（2）训练方法：针对上述步态的问题点，在训练中尝试加快最初步启动速度，加大步幅，通过上肢摆动连带体轴和骨盆的转动。具体操作方法如下：

1）准备工作：①事先指定和说明行走程序；②利用节拍器、口令、拍手或有节奏感的音乐等的声觉诱导；③利用地面划线、足印标记、路标设置等视觉诱导；④利用拐杖前端绑尺子、踢皮球等的实物诱导。

2）针对冻结足的步行开始困难的患者：①尝试迈步前先向侧方移动；②尝试步履先向后再向前的移动；③尝试更换先迈步的腿等。

3）对步行中方向转换困难的患者：尝试步行前预测和事先想好转弯的方向。

4）对步履不稳的患者：尝试用健侧手提包等控制身体向对侧的倾斜。

5）对步行能力低的患者：①利用手杖或木棍等支持物协助步行；②尝试先在平行杠内步行；③尽可能的近旁监视步行；④反复原地踏步练习。

6）对步行能力高的患者的应用性训练：①大跨步行走；②上肢交替摆动行走；③横走练习、倒走练习；④行走途中急转弯；⑤上坡下坡、上楼下楼；⑥狭窄路和障碍物穿行；⑦设置高低不等的路障。

7. 日常生活动作训练

（1）问题点：帕金森病的特点是病期长，病情进展缓慢，后期用药效果不良，生活逐渐不能自理。因此，以日常生活为对象，及早帮助患者进行生活动作的训练必不可少。换言之，帕金森病患者日常生活动作练习的重点在于安全性和实效性，而非重视速度。患者的日常生活动作比正常同龄人花费时间多，能量消耗大，因此需帮助患者掌握日常生活动作的要领和技巧。

（2）训练方案：见表6-3-4。

表6-3-4　日常生活障碍度对应的运动疗法项目

| 生活障碍度 | 运动疗法目标 | 运动疗法项目 | 辅具与家庭环境 |
| --- | --- | --- | --- |
| 轻度或早期 | 以工作,日常生活和社会活动能力的维持,减缓二次障碍为目标 | 立位平衡<br>自立行走<br>方向转换<br>四点支撑<br>体操 | 手杖<br>辅具鞋<br>消整台阶<br>洋式坐便<br>轻棉被,硬地毯 |
| 中度或中期 | 以减轻居家的照护量和提高自立生活度为目标,并积极预防失用性症状的发生 | 针对肌强直的被动牵拉<br>抗重力肌群的活性化<br>座位和立位的平衡<br>起居动作<br>步行训练<br>呼吸训练<br>冻结足对策<br>对患者本人的基本动作指导<br>对患者家属的介护方法的指导 | 步行器<br>轮椅<br>室内扶手<br>防滑措施<br>便座补高<br>升降椅,升降床 |
| 重度或晚期 | 增强座位耐久性,减轻介护负担,并预防关节挛缩和褥疮等二次合并症的发生 | 关节活动训练<br>座位保持训练<br>呼吸功能训练<br>体位变换训练<br>2~3h 一次的体位交换 | 除压垫儿<br>防护垫儿 |

1）穿衣困难：建议患者选择宽松无纽扣的衣服，并通过练习提高穿衣、脱衣的能力。

2）起床困难：提高床头，或利用系在床尾的绳索牵拉起床。

3）起立困难：避免使用软椅和沙发，尽量选择硬质扶手椅。

4）行走困难：针对前冲步态和小碎步，可以利用手杖可以限制患者的前冲步态及帮助保持平衡，或通过调整鞋跟高低，增换胶质鞋底来缓解前冲步态。

8. 呼吸训练　帕金森病患者的肺炎和窒息的致死率居高不下，病程进入中期以后，患者的肺功能和肺活量通常低与同龄人。特别是误咽（吸）性肺炎等的呼吸道感染在死因中占据重要位置。此外，呼吸训练对患者的发声也有帮助。因此，应从早期开始通过对胸廓和肩胛的活动性和膈肌的收缩练习帮助患者维持呼吸功能。

（1）自主练习

1）深呼吸：仰卧位，上身轻度抬高，膝关节屈曲，一手于胸，一手于腹，鼓腹深吸气，收腹时将吸入气努力呼出，再伸展肩部深吸气，反复数次。

2）隔肌抗阻：仰卧位，上身轻度抬高，膝关节屈曲，先做几次如上的深呼吸，在患者理解了自身膈肌的活动之后，于上腹部放置 0.5~2kg 的沙袋，并嘱咐患者在深呼吸的同时尽量保持上部胸廓的平静。沙袋的重量以不妨碍膈肌的活动为宜。当患者通过训练得以足够抗阻沙袋重量之后，可酌情增加沙袋的重量，标准锻炼时间为每次 10min，以锻炼后无呼吸肌和全身疲劳感为宜，见图 6-3-2。

3）呼气练习：坐位，两腿分开，挺胸。两上臂外展的同时深吸气，后弓背，左右手交叉分抱两肩，利用下肢挤压腹部，促使气体全部呼出。也可以在吸气后，用吸管向有水杯中缓缓吹气，或练习吹蜡烛等。要领是坚持吹到底，尽量减少肺内残气量的内存。

4）咳嗽与排痰练习：坐位，先做 5~6 次的深慢呼吸，然后深吸气至膈肌完全下降，再屏气 3~5s，身体前倾，双手压腹，有意识的从胸腔进行 2~3 次短促有力的咳嗽，帮助痰液咳出。

（2）被动练习

1）牵拉肋间肌群：为提高胸廓的活动性，可以在肩胛和下肢固定的情况下徒手牵拉肋间肌群。操作见图 6-3-3。

2）胸廓压迫排痰：胸廓压迫排痰法（squeezing）是依照胸廓的正常生理运动方向，在呼气时挤压有痰液潴留的肺部区域，或沿着支气管的走向挤压胸廓的方法。通过在胸部的徒

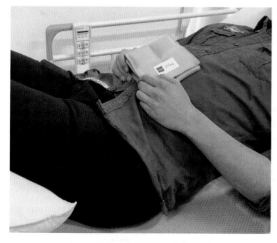

图 6-3-2　膈肌的阻力训练法

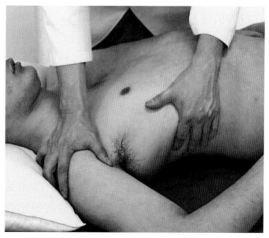

图 6-3-3　徒手牵拉肋间肌群法

手刺激,促使气道内产生振动刺激或改变肺内部的压力。施术前先通过听诊确认痰液潴留的体表对应部位,之后将两手轻放于其上,再配合患者的呼气适当施加压力。为了不妨碍深吸气时的胸廓扩张,操作者的两手应慢慢向上抬,在呼气初期压力尽量小,然后随着呼气加深慢慢增加压力,在接近呼气终末时力达胸廓弹力的最大压力。此法适用于胸廓的任何部位,正确的操作能使萎缩的肺泡充盈并增加呼气的流速,见图6-3-4。

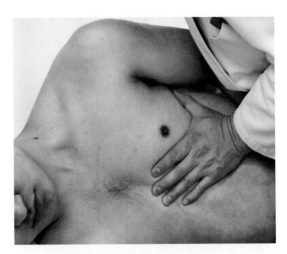

图 6-3-4　中下部胸廓压迫排痰法

9. 吞咽练习　吞咽障碍和言语障碍是帕金森病患者中晚期常见症状,以下是几种简单易行的训练方法:

(1) 摄食训练:坐位,餐桌上的器皿要牢固并选择易咀嚼和消化的食物,练习时先以较少的一口量摄入,并酌情增加。为了防止误吸造成的肺部感染,进餐前应注意口腔卫生,进餐后要保持坐姿 10min 以上。

(2) 唾液吞咽训练:端坐位,必要时可事先以水润口,然后以 30s 为单位努力做唾液吞咽,如果每 30s 的成功吞咽次数都在 2~6 次以下,建议接受进一步的吞咽能力检查。

(3) 面部按摩:由于帕金森病患者的高肌张力导致面部及口嘴唇活动困难,容易呈现所谓的"面具脸"。在吞咽或发声练习之前,可以先按摩或牵拉患者面部和口唇的肌肉,使其放松后再进行下一步的训练会获得事半功倍的效果。

10. 重心转移与平衡练习

(1) 体重转移和平衡练习的目的在于确保患者的姿势协同,也是改善姿势反射障碍的常用方法。练习时可以根据患者的病情决定开始位的姿势。初期患者站立位,中期患者坐位,后期重症患者卧位,鼓励轻症患者自主运动,对中重症患者做被动运动。

(2) 具体操作时,在坐位和站立位用相对较慢的重心转移训练可帮助患者建立肢体的稳定性。治疗师要协助患者促进姿势稳定,并逐渐增加活动的复杂程度和重心转移的范围。有条件时还可利用体操球等在坐位的患者做前后左右的自由重心转移,对增进姿势反应也有很好的效果。

(3) 对平衡能力较差的患者可以从姿势矫正(positioning)入手,姿势矫正是指在从卧位到站位的过程中,通过四点支撑等静的体节保持来获得,见图6-3-5。

在这些动作中,可以培养翻身,起床,体重移动等动作的平衡感觉。原则上,运动非单方面,也可在反方向(站位到卧位)进行。体重移动可以从仰卧到坐,从坐到站,或者从侧卧到爬行都可以尝试。

## 四、常用的运动疗法

1. LSVT BIG 疗法(著者译:大动作训练)　LSVT 是 lee silverman voice treatment 的略称。该法源于 Ramig 等在 1998 年对言语治疗的报道,并以用帕金森病患者 Lee Silverman 的名字为此法命名。目前,相对于由言语治疗师主导的 SVT LOUD 疗法,LSVT BIG 作为对帕金森病患者行之有效的动动疗法为物理治疗师所青睐。

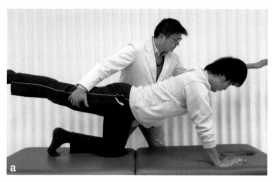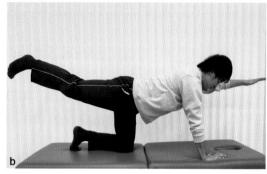

**图 6-3-5　四点支撑位的平衡能力训练法**

（1）LSVT BIG 疗法的特征：LSVT BIG 的目的在于通过有意识的大动作和集中训练，有效改善动作迟缓等的运动障碍，见图 6-3-6。

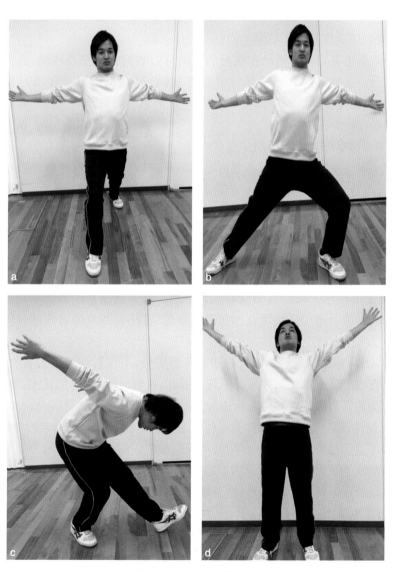

**图 6-3-6　LSVT BIG 疗法**

（2）LSVT BIG 的治疗方针：治疗师与患者进行一对一的个人训练，每次 60min，每周 4 次，每个疗程 4 周。

（3）LSVT BIG 的治疗目标：通过大动作和集中训练，改善以动作迟延和动作幅度小为代表的运动障碍，提高患者自身大动作的意识和纠正不适量运动的能力。

2. 以太极拳为代表的节奏性运动　2012 年，《新英格兰医学杂志》有研究报道，太极拳可以改善帕金森患者姿势稳定性。在美国俄勒冈州的 4 个城市对 195 名帕金森病患者进行的一项为期半年的研究中，患者被分为 3 组，每组 65 人，进行太极拳，肌肉增强训练或被动肌肉拉伸训练，每周 2 次，每次 60min。结果显示在治疗前后的步行和平衡能力的测试比较中，太极拳组都超过了其他运动组。在跌倒次数的比较中，太极拳组小于拉伸组，但与肌肉训练组没有显着差异。目前，不仅太极拳，节奏性体操，舞蹈和伴随音乐的步行训练也被认为可能对改善帕金森病的平衡和步行能力有帮助。

### 五、日常生活动作指导和练习

#### （一）日常生活动作知道和练习的原则

针对帕金森病患者日常生活动作练习的原则可归纳为布置安心环境，适当刺激和简单动作这三个部分。运动内容和运动量可以参考 H&Y，轻症患者以自我练习和主动运动为主，中度以上的患者以被动运动辅助主动运动，重度的患者则以预防失用性障碍的关节活动度和日常生活动作的介入为主。

#### （二）日常生活动作指导和练习的具体内容

1. 安心的环境　非运动症状的不安可以加重动作执行的难度，所以应及早向患者提供咨询，帮助患者改造安心的居住环境和消除不安要素。

2. 适当的刺激　对起立，行走等动作开始缓慢，或有冻结足的患者，推荐利用视觉和声觉诱导。例如"一、二、一……"等节奏性口令不仅对行走的开始有效，对起立和方向转换等也有帮助。但其效果和方式因患者而异，所以应帮助患者及家属在具体的生活和活动中去发现和选择性的使用。

3. 简单的生活动作　帕金森病患者尤其不擅长端着盛满水的杯子走路等在同一个时间内完成多个动作的课题。这些课题因注意力分散，往往会加重患者冻结足等症状的出现频度。

（1）摄食动作：患者常见的上半身前屈的典型姿势，不仅影响上肢的食物搬运，表情肌和口腔的肌强直也可以造成食团搬运的困难。因此，就餐时脚接地，肘伏案，背部挺直，座位高度调整等正确的姿势保持对帕金森病患者来说尤为重要。

（2）穿衣动作：调查结果显示，穿衣动作也是帕金森病患者比较困难的日常生活动作之一。指导患者尽量从相对容易的一侧穿衣，从不容易的一侧脱衣。另外，平时应尽量选择宽大，无扣的上衣，脱上衣时可从脖颈的后面将衣衫向上提起，见图 6-3-7。为了防止摔倒，裤子等穿脱应该尽量在坐位进行。另外，对于难穿的长裤，可以试行先将裤子撸到一起再伸腿等方法，见图 6-3-8。

（3）起立动作：起立前应浅坐，双脚与肩同宽，两脚尽量伸向后，低头边看地面边抬身，面朝前方垂直站直。坐下时先低头确认好坐位后，再弓腰，屈膝缓慢落座，起立时周围如有坚固的扶手也应积极地利用。

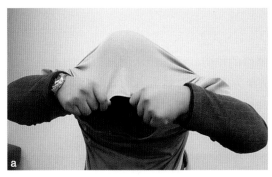
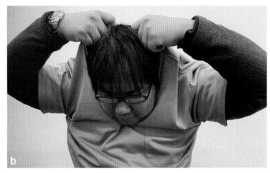

图 6-3-7　脱无扣上衣动作

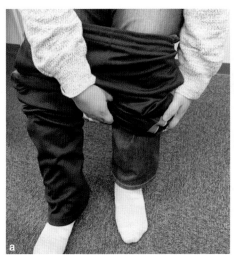
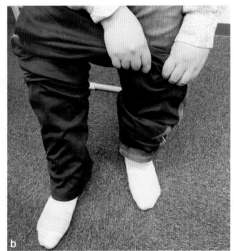

图 6-3-8　穿长裤动作

（4）翻身动作：头转向准备翻身的一侧，小腿重叠在一起，双臂上举，顺势向转头的方向用力翻身，带动躯干和下半身的转动。如作为练习，可再复原至仰卧位，重复上述方法，每组各做3~5次。平时注意仰卧起坐和爬行练习等，对翻身动作也有积极的影响。

（三）生活质量的维持和居家照护的要点

由于帕金森病本身缓慢进行性的特征，加上后期药效逐渐不稳和增龄等复合因素，患者的日常生活动作能力和生活质量在长期抗病过程中，会越来越多的受制于运动障碍和非运动障碍的影响而下降，因此，指导家属或照护人员充分理解患者动作能力的时好时坏是源于wearing-off现象，平地行走困难却上下楼正常是源于奇异性运动（kinesie paradoxale），精神不集中，经常疲劳和担心忧虑是源于非运动障碍的帕金森病本身的特性，参考以下居家照护的要点，帮助患者尽量维持自尊自立的居家生活。

（1）尽量让患者按照自己的步调做自己可以做的事情，不能自己做的事再帮助。

（2）尽量对患者温和缓慢并地大声说话，尽管患者发声不清，声音小，说话快。

（3）敦促患者积极参加康复训练，或通过体操等维持活动身体并按时服药。

（4）留意患者的症状变化，如饭中、饭后常有呛咳发生，应积极向主治医生反映。

## 六、帕金森病的分期康复治疗

### (一)分期治疗的目的

帕金森病患者的康复重点是对二次性失用障碍的预防。运动疗法应该以病情进展为参考,以防止患者身体功能恶化和维持日常生活动作作为中心。有些患者的先期症状也许不很明显,或药物控制比较理想。尽管如此,早期治疗能对患者今后身体功能的低下起到预防的作用,因此在有条件的情况下,建议尽早开始康复的治疗,见图6-3-9。

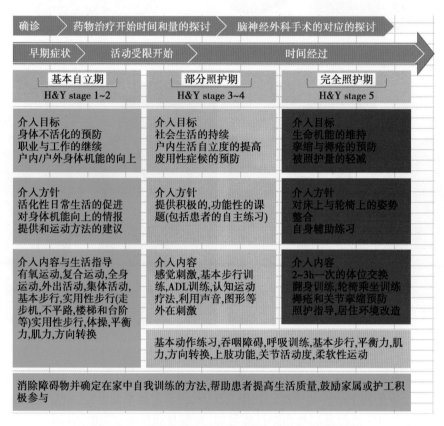

图6-3-9　帕金森病各重症程度治疗目标和对应内容

### (二)具体的分期治疗方案

见表6-3-5。

1级:症状较轻,出现与一侧,无明显的日常生活障碍,需鼓励患者尽可能的参加力所能及的工作和社会活动,在此阶段,以患者自身的关节活动度主动运动和户外散步为主,并配合头颈部,躯干部旋转运动的帕金森病体操。此外,注意患者有无精神不安或抑郁的倾向,尽可能地向患者提供感兴趣和可以积极参加户外的运动。

2级:在此阶段患者源于肌强直的抵抗感和疲劳感以外,眼球运动,颈部和躯干部的回旋限制也逐渐明显并构成对起居动作的影响。因此在增加患者主动运动的同时,通过被动性运动确保关节活动,有意识地加强大动作的练习。

3级:在此期出现姿势反射障碍和典型的驼背姿势,患者的起居动作和起立动作也需要努力,并逐渐过渡到步行障碍。另外,反复性的动作失败和非运动症状的抑郁倾向也可能加

表 6-3-5 重症程度的物理治疗目标和实施内容

| 重症程度 | | 实 施 内 容 |
|---|---|---|
| 1 级 | 目标 | 增进肌力,有氧运动能力,维持软组织伸展性<br>对患者本人及家属进行二次合并症预防的教育<br>对患者进行症状出现时的身体活动方法的教育 |
| | 内容 | 迈长步,重点是保持与足底与地面足够的间隙,每周 3 次以上<br>适应各种路面情况的步行练习<br>脚踩马路牙或跨越障碍物的练习<br>坚持种花,保龄球,广场舞,太极拳等活动<br>有意识的保持身体直立,镜前确认姿势<br>练习写大字,每天最少 1 页纸以上<br>通过各种高度的起坐,蹲起,爬楼梯来维持生活必需肌力 |
| 2 级 | 目标 | 针对无动,寡动,动作缓慢和非随意运动的日常生活指导<br>指导患者本人,家属学会观察和充分利用药效时间<br>指导患者本人,家属理解疾患的特征,预防 2 次合并症<br>教育和帮助患者维持有氧运动能力,肌力和软组织柔软性<br>为预防跌倒以及活动性向上的环境评定和整备 |
| | 内容 | 迈长步,重点是保持与足底与地面足够的间隙,每周 3 次以上<br>适应各种路面情况的步行练习<br>脚踩马路牙或跨越障碍物的练习<br>坚持种花,保龄球,广场舞,太极拳等活动<br>有意识的保持身体直立,镜前确认姿势<br>练习写大字,每天最少 1 页纸以上<br>设置扶手,整理整顿脚下物品,预防居室内跌倒<br>每天 30min 以上的俯卧位,经常牵拉小腿肌腱 |
| 3 级 | 目标 | 针对姿势不安定,无动,寡动,动作缓慢和非随意运动的日常生活指导<br>预防跌倒的动作训练<br>指导患者,家属及护工正确理解 On-Off 等现象和作出正确的对应<br>伴有持久力和有氧运动的规则性身体活动的维持<br>对家属或护工进行居家及社区内辅佐患者安全活动的指导 |
| | 内容 | 利用外在刺激,坚持每天 100m 的迈长步和高抬腿的步型练习<br>在监护下,进行各种路面条件的步行或跨越障碍物等的练习<br>尽可能的坚持种花,保龄球,广场舞,太极拳或走步机等活动<br>记录跌倒时的日期,时间,位置和动作,了解自己的跌倒原因<br>通过外部或精神刺激,并配合单一活动及反复练习来克服动作缓慢和不安定<br>有意识的保持身体直立,镜前确认姿势<br>强化背肌,胯关节肌群,练习从不同坐高的起立,蹲起和直立姿势<br>每天 30min 以上的俯卧位,立位小腿 3 头肌,坐位大腿 3 头肌的牵拉 |
| 4 级 | 目标 | 对家属或护工进行日常生活中的跌倒,无动等物理治疗的指导<br>教育患者及家属掌握跌倒时的对应方法<br>帮助患者,家属及护工正确用药,确认药效,并确认症状突发时的联络方法<br>尽量维持长距离行走,持久力,有氧运动能力和软组织伸展性 |

续表

| 重症程度 | | 实　施　内　容 |
|---|---|---|
| 4 级 | 内容 | 利用外在刺激,坚持每天 100m 的迈长步和高抬腿的步型练习 |
| | | 在监护下,进行各种路面条件的步行或跨越障碍物等的练习 |
| | | 尽可能的持续身体活动和社会交流 |
| | | 记录跌倒时的日期,时间,位置和动作,了解自己的跌倒原因 |
| | | 与家属或护工一起通过外部或精神刺激,并配合单一活动及反复练习来指导患者的步行,站立,床边移动,方向转换,抓取,操作等动作的完成 |
| | | 有意识的保持身体直立,镜前确认姿势 |
| | | 强化背肌,胯关节肌群,练习从不同坐高的起立,蹲起和直立姿势 |
| | | 每天 30min 以上的俯卧位,立位小腿 3 头肌,坐位大腿 3 头肌的牵拉 |
| 5 级 | 目标 | 维持患者的活动和参与,促进生活质量提升 |
| | | 预防跌倒,并强化床上移动,上肢活动,站立及方向转换等动作 |
| | | 指导家属或护工掌握抱起,移动,排泄,脱衣,擦洗身体,以及摄食等动作 |
| | | 预防皮肤损伤及压迫,并保护气道,和维持肺活量 |
| | | 指导患者家属及护工理解和掌握定时的坐位与立卧位的体位变换 |
| | 内容 | 利用步行器等,尽可能的每天进行监护或辅助步行练习 |
| | | 尽可能的每天进行监护或辅助站立练习 |
| | | 尽可能的每天两次,15min 的平(背)卧位,或躯干直线的侧卧位 |
| | | 根据需要帮助患者选择轮椅,座椅,升降床或其他辅具 |
| | | 尽可能的每天进行监护或辅助步行 |
| | | 指导家属或护工掌握安全的抱起和移动动作,为预防褥疮理解并执行有规则的体位变换和对皮肤的管理 |

重患者活动性的低下。在起床动作时常可观察到患者由于髋关节及上身躯干动作的僵直,而不能协调得完成翻身动作,因此过度依赖腹肌的紧张和上肢对支持物的牵引的努力。此期的康复治疗,在继续帮助患者完成头颈和躯干回旋的同时,加强起床动作时的胸腰部分离运动和骨盆周围的活动性,以及脚关节背屈的练习,并积极利用听觉,视觉等外部刺激,引导患者及时修正异常的动作姿势或形态。具体操作除了通常的关节运动之外,俯卧位的躯干和髋关节的伸展和牵引运动不仅对患者的肌强直造成的短缩有帮助,通过对皮肤,肌腱等体性感觉的入力来刺激网样体、视床和大脑皮质,对姿势肌紧张造成正面的影响。

4 级:随着病情的进展,在日常生活中需要照顾的情况越来越多,症状或关节活动性的左右差也更加明显。此期,可继续协助患者完成头颈,躯干和骨盆的回旋动作。在此之上,从患者的自立度和所需照护量的角度出发加强对得意侧的动作练习,同时维持不得意侧的活动性,并对生活环境作出适宜的调整。另外,由于前倾姿势和呼吸肌的肌强直和固化,患者进入此期后的呼吸和咳嗽功能也受到影响。包含误吸性的肺炎是造成帕金森病患者死因的第一位,原因主要是源于呼吸肌强直的拘束性呼吸障碍和上气道肌群协调性障碍的气道闭塞障碍,以及自律神经障碍造成的末梢气道的闭塞而成。呼吸训练以横膈膜的深吸气和缩唇长呼气为主,并推荐配合针对呼吸肌的徒手牵引和 SVT LOW 等的发声练习。早期的呼吸训练可以有效地刺激呼吸肌,对预防脊椎的后弯和由于肩胛骨前方突出造成的胸廓变形也有帮助。

5 级:患者在此期日常生活不能自理,行动基本上呈现长期卧床的状态。治疗上需要通过被动性的关节活动和对软组织的牵拉,在尽量维持头颈,胸廓,上肢带和脊椎伸展性的同时,留意患者因长时的坐卧姿势而引发的褥疮,尿道和呼吸系统感染等失用性症候出现,并有效利用社会资源尽量提供外出的机会,维持患者与家属的生活质量。

# 第四节 病例分析

1. 一般情况

(1) 现病史:65 岁男性,身高 175cm,体重 55kg,BMI 17.9,约 7 年前发病,1 年前失药效期的动作困难加重,步行障碍明显。患者在药效期几乎不需要特殊照护,可以独立完成身边动作。入院 1 个月前,因行走困难和动作缓慢程度明显加强,被家属送入院。此前除有慢性腰痛以外,无其他特别病史。患者性格认真,发病前性情温和。现在子女不在身边,夫妇二人生活,住在公寓 5 楼,有电梯,室内走廊未安装扶手,厕所有坐便。药物治疗略,生化检查略。

(2) 整体印象:病例显示半年前的重症度在 H&Y 的 3 级。问诊(家属反映)显示,患者在居室内可独步行走但动作不安定,上肢也无摆动,并常伴有小碎步和冻结足的现象,曾数次险些跌倒。上午的活动度较高,易疲劳。患者面部表情匮乏,动作缓慢,交流无明显障碍但吐字不清,说话时伴有流涎,姿势呈上身前倾位,两手有安静时震颤。

2. 入院时物理治疗康复评定

(1) 血压(脉搏)

安静卧床位:收缩期血压 140mmHg,扩张期血压 84mmHg,脉搏 75 次/min;

起立位:收缩期血压 130mmHg,扩张期血压 75mmHg,脉搏 78 次/min。

(2) H&Y:3 级。

(3) 认知状态:HDS-R(长谷川痴呆症修正量表)20/30 分,判定为轻度认知障碍,减分项目,短期记忆和言语流畅等。

(4) 关节活动度(ROM):详见表 6-4-1。

表 6-4-1 入院时关节活动度

| 检测项目 | 检查结果(°) | |
|---|---|---|
| | 左 | 右 |
| 颈部屈曲 | 40 | |
| 颈部伸展 | 30 | |
| 体干屈曲 | 35 | |
| 体干伸展 | 0 | |
| 体干回旋 | 10 | 10 |
| 髋关节屈曲 | 125 | 125 |
| 髋关节伸展 | 0 | 0 |
| 膝关节屈曲 | 140 | 145 |
| 膝关节伸展 | 0 | 0 |
| 足关节背屈 | 5 | 5 |
| 足关节底屈 | 25 | 25 |

（5）粗大肌力（MMT）：上肢4，下肢4，体干3。

（6）肺功能检查：胸廓扩张能力差，肺活量80%。

（7）肌强直：轻度，四肢呈轻度铅管样抵抗，右>左，躯干旋转有抵抗。

（8）姿势反射：中等度（MDS-UPDRS）。

（9）动作缓慢（寡动）：轻度到中度（MDS-UPDRS）。

（10）简易身体能力指标（short physical performance battery，SPPB）：见表6-4-2。

表6-4-2　入院时的SPPB检查结果

| 平衡性/步行检测 | 时间（秒） | 评分 |
| --- | --- | --- |
| 合腿立位 | >10 | 1 |
| 前后半交错立位 | <10 | 0 |
| 前后脚立位 | <10 | 0 |
| 4m步行检测 | 9.1 | 1 |
| 评分标准：0~6低，7~9标准，10~12高 | | 合计2分 |

（11）日常生活能力（ADL）：Br指数85分，日常生活动作基本自立。

（12）基本动作：翻身和起床时的身体轴心内回旋不够，需要借助床头扶手，站立时需要借助2~3次的上半身前倾的助力。

（13）步行：躯干前屈，头后仰，步行摆动期骨盆旋转不良，步幅小，手臂无摆动，障碍物前呈小碎步，继而停步不前呈冻结足状。

3. 运动疗法

（1）方针：运动疗法的时间选定在患者活动状态最好且相对不易疲劳的午餐前配合药物治疗同步进行。通过药物调整，短期内动作迟缓和冻结足现象出现好转。考虑到随着患者活动量的增加跌倒的危险性也相对攀升的趋势，物理治疗将步行安全性和基本动作能力向上作为短期目标，将影响基本动作和步行的肌强直，动作缓慢和姿势反射障碍作为主要的介入对象，并把对患者的出院后的生活环境调整也列入介入的范围之中。

（2）内容：在基本动作练习中的起立练习时，针对足关节背屈和骨关节屈曲不良通过示范，口头注意和录像促使患者领悟并得到好转。另外，在运动前对患者进行的运动图像回想练习（mental practice）奏效，4周后除了前倾姿势和上肢的震颤，患者的移动动作和步态都得到不同程度的改善并出院。主要治疗内容包括①头颈，背部，和四肢的被动式牵拉；②颈部，四肢及体干的关节活动度改善；③肌力强化；④基本动作练习；⑤LSVT BIG；⑥步行练习等。

4. 出院时的物理治疗康复评定

（1）认知与精神：轻度认知障碍，减分项目，短期记忆和言语流畅（HDS-R量表得分22分）。

（2）肌紧张：轻度（MDS-UPDRS）。

（3）安静时震颤：两侧（MDS-UPDRS）轻度。

（4）动作缓慢：（MDS-UPDRS）轻度。

（5）简易身体能力指标（SPPB）：见表6-4-3。

（6）基本动作：起床时不再需要侧卧位的间歇和借助床头扶手，虽不够稳定，但站立时无上半身前倾的助力也可以完成。

表 6-4-3 出院时的 SPPB 检查结果

| 平衡性/步行检测 | 时间（秒） | 评分 |
| --- | --- | --- |
| 合腿立位 | >10 | 1 |
| 前后半交错立位 | <10 | 0 |
| 前后脚立位 | <10 | 0 |
| 4m 步行检测 | 7.5 | 2 |
| 评分标准：0~6 低，7~9 标准，10~12 高 | | 合计 3 分 |

（7）步行：躯干前屈无明显改变，但头后仰和骨盆活动，以及步行速度和安定性都有好转，入院中无跌倒现象发生。

5. 出院时居住环境调整 出院前通过居住调查建议患者在床头设置 L 形扶栏，走廊上设置扶手，撤掉室内地毯，整理整顿居室内地上杂乱物品，疏通从床头到洗手间的路线。

6. 小结 帕金森病运动疗法的基础在于针对多彩的症状运用多种指标作出正确评定，并维持和提高患者的基本身体功能，在此基础上针对本病特异的症状作出有效的对应。同时，通过对家属等的指导，帮助患者改善居家或在设施的日常生活动作和生活质量。另一方面，随着病程的延长，多巴胺等药物的不良反应也会加重，再加上帕金森病患者的老龄化趋势的影响，由继发性功能障碍而造成的失用性问题也会成为加重患者活动性低下的原因。因此，在长期治疗过程中充分利用社会或社区性资源，努力增加外出的机会并向患者家属提供心理上的支持也需要考虑。

2008 年日本神经学会推出了新版治疗指南，不仅对帕金森病的诊断标准、病因和非运动症状等内容做了筛选和解说，同时对运动治疗也做了重新的评定。运动疗法在配合药物治疗的同时，尽量帮助患者预防或减缓因运动不足而造成的二次性功能下降，并尽可能且最大限的帮助患者维持身边动作，提高生活质量。此外，新版的指南对步行障碍的音乐疗法也做了相关内容的增补。众所周知，利用节拍器的步行训练所产生的节奏性听觉线索可以改善帕金森病的步态，但是其存在的个人因素至今未被具体评定，有研究者通过对 39 名患者和同数对照组的比较，提示患者群的节奏感等高于对照组，并得出音乐训练可能会增加帕金森病患者的节奏感等有益的听觉提示。

以上针对帕金森患者的运动障碍，做了几项以物理治疗为主的康复治疗的阐述。在实际操作中，除了门诊和短期住院期间的诊疗之外，通过客观检查为大多数居家抗病的患者提供简便易行的运动方案，并在有条件的情况下定期评定训练效果，才是帕金森病运动康复的关键。

（宫本明 宫本陈敏 韩希文 刘惠林）

## 参 考 文 献

［1］日本厚生労働省特定疾患・神経変性疾患調査研究（柳澤信夫）班，1995 年研究報告書.
［2］島多賀夫. パーキンソン病の疫学研究. 医学の歩み，2008，225（5）：361-364.
［3］織茂智之. パーキンソン病の診断と治療の新たな展開. 臨床神経学，2017，57（6）：259-273.
［4］韓萌，大西浩文，野中道夫. パーキンソン病患者の抑うつ症状と嚥下障害との関連. 総合リハ，2010，38（7）：677-683.

# 第七章

# 阿尔茨海默病的康复

## 第一节 概　述

### 一、定义

阿尔茨海默病（Alzheimer disease, AD）是老年人最常见的大脑变性疾病，以获得性、持续性智能障碍为主要特征，又称老年性痴呆。其病因至今仍不清楚，一般认为可能与遗传和环境因素有关。病理特点为广泛的大脑皮质萎缩，尤以颞叶、顶叶及前额叶为明显（图 7-1-1），其病理特征包括老年斑、神经原纤维缠结、神经元减少及轴索和突触异常、海马锥体细胞颗粒空泡变性、血管壁淀粉样变、胶质细胞增生等。此病好发于老年人，发病率随年龄的增长而增高。65 岁以上患病率约为 5%，85 岁以上为20%，女性略多于男性。多数为散发性，也有家族性病例。

### 二、临床表现

**图 7-1-1　正常大脑和阿尔茨海默病患者的大脑**

阿尔茨海默病起病隐匿，主要表现为持续进行性的智能衰退，中间无明显缓解，其基本发展趋势见图 7-1-2。

在疾病早期，患者症状轻微，典型的首发征象是记忆障碍（memory impairment），早期以近记忆力受损为主，也可伴有远记忆力障碍，但与近记忆力损害相比，程度较轻。记忆障碍早期常常容易被忽略或仅仅认为是老年人爱忘事，但会逐渐开始影响和妨碍患者的日常生活。患者可经常有重复性的行为，如反复问同一个问题等。同时，患者的语言功能等其他认知能力可有轻度受损，但未达到痴呆诊断标准。

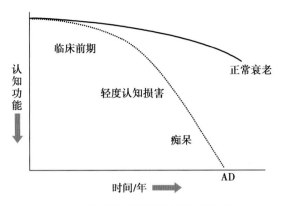

图 7-1-2　阿尔茨海默病的疾病发展

在疾病中晚期,患者认知障碍(cognitive impairment)随着病情进展逐渐进展,进入痴呆阶段,主要包括记忆障碍、定向力障碍、语言障碍、失用、失认以及计算、判断、概括、综合分析、解决问题等执行功能障碍。患者无法再继续维持其日常生活和工作能力,从而需要家人的帮助和照顾。精神行为症状逐渐突出,常可以见到情绪激动,具有攻击性、易激惹、挫折感和焦虑等症状。随着疾病进展,可能出现判断力、认知力的完全丧失,幻觉和幻想增多。这些症状经常混合在一起,从而使患者行为显得复杂古怪。最后,患者在包括个人卫生、吃饭、穿衣和洗漱等各个方面,都完全需要他人照料。在此阶段,患者常常还会出现帕金森病样表现,约 20% 的患者可出现癫痫发作,随着病程进展,肌阵挛抽搐的发生率也越来越高。

在病程早、中期,神经系统查体一般无阳性体征,但部分患者可出现病理征。到病程晚期,则逐渐出现锥体系和锥体外系体征,如肌张力增高、运动徐缓、拖曳步态、姿势异常等,最终可呈强直性或屈曲性四肢瘫痪。

### 三、诊断标准

阿尔茨海默病的诊断主要根据患者详细的病史、临床资料,结合精神量表检查及有关的辅助检查,诊断准确性可达 85% 以上。目前临床广泛使用的是 1984 年 NINCDS-ADRDA 诊断标准。此标准将 AD 的诊断分为"可能"(possible)"很可能"(probable)及"确诊"(definite)3 种。"很可能"及"确诊"AD 的诊断标准如下:

1. "很可能"诊断标准

(1) 痴呆:临床检查和认知量表测查确定有痴呆。

(2) 两个或两个以上认知功能缺损,且进行性恶化。

(3) 无意识障碍。

(4) 40~90 岁起病,多见于 65 岁以后。

(5) 排除其他引起进行性记忆和认知功能损害的系统性疾病和脑部疾病。

2. "确诊"诊断标准　患者符合"很可能 AD"诊断标准的临床表现,且活检及尸检资料有明确的 AD 病理组织学证据。

随着 AD 诊断标记物的发展,新一代诊断标准极大提高了 AD 诊断的准确性。因此,有条件进行 AD 分子影像检查和脑脊液检测时,可依据 2011 版 NIA-AA 或 2014 版 IWG-2 诊断标准进行 AD 诊断。

### 四、治疗原则

尽管目前尚无特效治疗方法可以逆转或阻止阿尔茨海默病的病情进展,但早期对症、支持及综合性康复治疗对延缓患者日常生活质量减退十分重要。

（一）药物治疗

目前较为公认的针对性药物包括胆碱酯酶抑制剂及 N-甲基-D-天冬氨酸受体拮抗剂等，使用后患者的认知水平下降比安慰剂组有所减轻，但是却并不能减慢神经变性进程。服用此类药物的远期效果可能延迟家庭护理的时间。扩张血管、改善脑血液供应、神经营养和抗氧化等治疗可以作为阿尔茨海默病的辅助药物治疗。抗精神病药、抗抑郁药及抗焦虑药对于控制患者伴发的行为异常有作用。

（二）康复治疗

在疾病早期，认知功能训练、日常生活能力训练、运动疗法、无创脑刺激、传统医学治疗等治疗措施可一定程度上控制或延缓痴呆的发展。进入疾病中晚期，应以康复护理及照料为主，预防肺部感染、压疮、泌尿道感染等并发症。

（三）家庭、社会支持

鼓励早期患者参加各种社会活动和日常生活活动，尽量维持其生活自理能力，以延缓衰退速度，但应注意对有精神、认知功能、视空间功能障碍、行动困难的患者提供必要的照顾。患者如外出活动无人陪同时需随身携带身份证明或联系方式，以防走失。鼓励家庭和社会对患者更多的照顾和帮助。

（胡昔权　李明月）

# 第二节　康复评定

## 一、临床评定

阿尔茨海默病患者的临床评定包括对患者疾病特征、症状（功能障碍）特征、疾病严重程度特征等的评定。

阿尔茨海默病起病隐匿，逐渐进展。临床症状的核心是认知功能障碍，根据分型的不同，典型阿尔茨海默病认知功能障碍表现以为情景记忆损害为主，不典型阿尔茨海默病可表现为以语言功能、视觉空间能力受损或行为异常为主；部分患者可伴有明显的抑郁、焦虑、猜疑等精神行为症状。在疾病早期，运动、感觉、平衡、自主神经等功能障碍一般不明显。

一般认为阿尔茨海默病从病理损伤的逐渐积累到出现临床症状、功能障碍逐渐加重需要数年至数十年；根据认知障碍严重程度，又可将阿尔茨海默病分为临床前、轻度认知功能受损、痴呆等不同阶段。

阿尔茨海默病的临床诊断可以根据临床症状和体征特征、客观认知功能检查结果和辅助检查结果作出。但是临床诊断和病理诊断并不总是一致，以研究为目的的诊断一般建议进行对阿尔茨海默病病理及其特征性脑损伤有提示意义的检查，包括 β 淀粉样蛋白沉积的 PET 检查，以及脑脊液 tau 蛋白检查等。

## 二、康复评定

神经心理学康复评定是评定阿尔茨海默病患者认知功能障碍及相关精神行为学症状最重要的评估手段。一般评定流程是首先进行总体认知功能的筛查，提示是否存在认知障碍及认知障碍的程度；然后进行各认知领域的评定，判断认知功能受损的范围、程度和模式；还

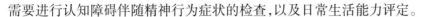

需要进行认知障碍伴随精神行为症状的检查,以及日常生活能力评定。

（一）总体认知功能筛查

1. 总体认知功能检查　目前最常用的认知功能筛查量表包括简明精神状态量表(mini-mental state examination,MMSE)、蒙特利尔认知评估量表(montreal cognitive assessment,MoCA)及其基本版(MoCA-B)。

（1）简明精神状态量表(MMSE):简明精神状态量表是 Folstein 等编制的用于评估认知功能的建议工具,其主要优点包括信度、效度好,耗时较短,操作方便。自 1975 年问世以来在多国得到广泛推广普及,是目前国内使用最普及的认知功能筛查量表。MMSE 的评定项目涵盖了主要的认知加工过程,包括时间和地点定向、词语即刻记忆和会议、口语表达、阅读理解、复述、命名、书写等语言能力,计算、和图形结构模仿能力等,按各项目能否完成分别打分然后计算总分,总分为 30 分。MMSE 的评定指标是总分,需要根据受教育程度选择合适的划界分,其单项分仅可以用以提示可能受损的认知领域,但是不建议直接用来对各认知领域进行评定。

（2）蒙特利尔认知评估量表(montreal cognitive assessment,MoCA)及其基本版(MoCA-B):蒙特利尔认知评估量表是目前国内外广泛应用的另一认知筛查量表,于 2004 年首次由 Nasreddine 等编制,主要目的是对轻度认知功能(MCI)患者进行快速筛查。MoCA 同样有耗时少、使用方便的特点,并且轻度认知功能受损的敏感性较 MMSE 更好,但需注意 MoCA 的部分项目对受试者教育水平有一定要求,对低教育水平患者可能并不合适;MoCA-B 的部分评定项目减少了对教育程度的要求,较为适合低教育水平患者。MoCA 的评估项目同样包括了主要的认知领域,总分 30 分。

除 MMSE 和 MoCA 外,还可用痴呆自评 8 项问卷(ascertain dementia 8 questionnaire,AD8)、迷你认知评估量表(mini cognitive testing,mini-Cog)等更为简便的认知障碍筛查工具对患者进行初步筛查,如提示有认知功能障碍必要时进行进一步检查。

（二）记忆的评定

记忆是指所获得的信息在脑内储存和提取的认知加工过程。记忆功能按其内容的性质可分为程序性记忆、陈述性记忆等;陈述性记忆又可分为情景记忆(又称自传体记忆)、语义记忆。情景记忆受损是典型阿尔茨海默病患者最早出现、最核心的认知功能障碍,因此,对于可疑阿尔茨海默病患者应特别关注记忆的评定。常用的记忆功能评定量表包括韦氏记忆量表、听觉词语回忆、复杂图形回忆等。

韦氏记忆量表(Wechsler memory scale,WMS)是目前应用较为广泛的成套记忆测验,共有经历、定向、数字顺序、再认、图片回忆、视觉提取、联想学习、逻辑记忆等 10 项分测验。适用于 7 岁以上儿童及成年人。

听觉词语学习测验是另一应用广泛的记忆评定工具,该测验的多个应用较为广泛的版本不像韦氏记忆测验有版权要求,一般可被较为自由地使用,而且耗时较短,对阿尔茨海默病患者的敏感性较好。各版本听觉词语学习测验一般包括词语学习和即刻回忆、延迟回忆、再认等过程,阿尔茨海默病患者的延迟回忆得分通常明显受损。

（三）注意的评定

注意功能是指人对内外环境中的各种信息进行筛选,以便进行进一步加工或反应的能力,其主要特点包括觉醒水平、选择功能、广度或容量、移动性等。注意受损的常见临床表现包括唤醒程度的过低或过高,思维过程的不连贯或不协调,即给人以"注意力不集中"的印象。常用的注意评定方法包括划消测试、数字广度测验等。

划销测试:给受试者出示一段字母、文字或符号,要求其(一般以最快速度)划去相同的文字或符号,记录正确划销的数目、错误划销数,以及所用时间等。

数字广度测验:评定注意功能一般采用顺序数字广度测验,是评定注意广度的常用方法。测验时由检查者以平稳的语调、语速向受试者口头呈现一串数字,要求受试者顺序复述该串数字。逆序数字广度测验要求受试者逆序复述检查者呈现的数字,也可反映注意功能,但同时受到工作记忆等功能影响。

（四）视觉空间能力的评定

视空间认知能力是人脑对图形、空间结构的识别、分析、整合、理解、想象等能力。视空间能力受损的患者可能出现对空间结构的辨别障碍,对图画、图形结构识别困难,从而可能导致在步行或使用交通工具时撞到障碍物,或以"视物模糊"为主诉至眼科就诊。视觉空间能力是"后部皮层萎缩(posterior cortical atrophy,PCA)"患者的核心症状,一般由阿尔茨海默病引起,属于不典型阿尔茨海默病的表现。

常用的视觉空间能力评定测验包括图形拷贝、画钟测验、线方向判断,以及成套的视觉物体与空间感知测验等。

（五）执行功能的评定

执行功能是人类推理、解决和处理问题的能力,是使人们能够进行复杂的以目标为导向的行为的能力,是多种能力的综合。执行功能受损常见于各种脑外伤、脑血管病和额颞叶痴呆;不典型阿尔茨海默病也可表现为执行功能受损。

执行功能评定一般需要组合多种测验针对执行功能的不同过程进行评定,常用测验包括交替连线测验、Stroop 色词试验、威斯康辛卡片分类测验、逻辑相似性测验及工作记忆测验等。

（六）语言的评定

从认知心理学和认知神经科学角度讲,语言功能是认知功能的核心领域和加工过程之一。阿尔茨海默病患者在病程中可出现逐渐加重的语言障碍;并且,语言障碍也是不典型阿尔茨海默病的主要表现之一(即"logopenic 失语")。

常用的语言功能评定测验包括波士顿命名测验、词语流畅性测验、复述测验等。

（七）其他功能障碍的评定

对于疑似阿尔茨海默病患者,除对上述认知领域进行评定外,还应评定患者是否存在失认症、失用症、计算能力障碍等,以及是否存在明显的运动功能障碍。这些评定一方面可以帮助全面地评定患者认知功能受损的模式和程度;另一方面,有助于鉴别阿尔茨海默病及其他可能导致认知障碍的神经系统疾病(尤其是神经变性病)。

（八）精神行为症状的评定

精神行为症状是阿尔茨海默病患者,尤其是阿尔茨海默病痴呆患者常见的临床表现之一。主要表现包括抑郁、焦虑、猜疑等。此外,精神行为症状也是颅脑损伤、脑卒中和除阿尔茨海默病外其他神经变形病患者的常见症状之一,尤其是部分额颞叶痴呆患者的核心临床表现。因此,进行精神行为症状评定,不仅有利于全面判断阿尔茨海默病患者病情以指导临床治疗,也有助于和其他神经系统疾病进行鉴别。临床上,常用神经精神问卷(neuropsychiatric inventory questionnaire,NPI)进行评定。

### （九）综合性评估

除上述功能评定方法外，还有一些特殊制定的综合性评估量表对于阿尔茨海默病有较强的针对性，有利于判断疾病严重程度及疗效。目前最为常用的是"阿尔茨海默病评估量表（ADAS）"，包括认知行为量表和非认知行为量表。ADAS 是美国 FDA 批准的目前应用最广泛的抗痴呆药物临床试验的疗效评定工具。

此外，"临床痴呆评定量表（clinical dementia rating，CDR）"、总体衰退量表（global deteriorate scale，GDS）等虽然并非针对阿尔茨海默病患者，但能较为全面地综合评估痴呆患者的认知及其他功能受损情况，在临床和研究中也较为常用。

### （十）日常生活活动能力评定

康复的目的是患者能够最大限度地提高日常生活能力、改善生存质量，回归家庭、社会。因此，除上述功能障碍评定外，还需要对患者的日常生活能力进行评定。同时，因认知障碍导致的日常生活能力受损程度也是区别轻度认知受损和痴呆等不同临床阶段的主要标准。

日常生活能力评定一般包括基本日常生活能力（basic activities of daily living，BADL）和工具性日常生活能力（instrumental activities of daily living，IADL）的评定。对于阿尔茨海默病患者的日常生活能力评定，最好选择有认知评定项目的量表进行，如日常生活活动量表、功能独立性量表等。

## 三、辅助检查

阿尔茨海默病患者的辅助检查主要包括实验室检查、影像学检查、遗传学检查等。

常用的实验室检查包括血、尿、粪常规，肝、肾、甲状腺功能，电解质、血脂、血糖，血清叶酸和维生素 $B_{12}$ 浓度，血清梅毒筛查、人类免疫缺陷病毒筛查等。这些检查的目的主要是鉴别除阿尔茨海默病外可能导致认知障碍的疾病。

阿尔茨海默病常用的影像学检查包括 CT、MRI、PET 检查等。CT 检查对脑组织的分辨率不高，对于阿尔茨海默病的诊断价值较低，主要可见脑萎缩表现。MRI 检查对脑组织分辨率较高，通过选择不同成像方式，对弥漫性脑萎缩、海马萎缩、脑白质变性等病变显示均较好，有助于提示阿尔茨海默病特征性地病理改变，并与其他可能导致认知障碍的神经系统疾病相鉴别。常用的 PET 检查包括显示葡萄糖代谢的 PET 检查，和提示病理的 PET 检查（目前常用显示 β 淀粉样蛋白沉积的 PET 检查）；前者常见阿尔茨海默病患者额、颞、顶叶（尤其是顶叶）低代谢，后者可显示 β 淀粉样蛋白在脑内的分布及多少，对支持阿尔茨海默病病理诊断有价值。

此外，脑脊液检查 β 淀粉样蛋白、总 tau 蛋白（T-tau）、磷酸化 tau 蛋白（P-tau）等也对阿尔茨海默病病理及相关脑损伤有重要意义。

阿尔茨海默病相关的基因检查主要 3 个可导致家族性阿尔茨海默病的基因检查，包括淀粉样前体蛋白（amyloid precursor protein，APP）、早老素 1（presnilinl，PS1）、早老素 2（presnilin2，PS2）。载脂蛋白 E（apolipoprotein E，ApoE）是另一检测较多的记忆，其 E4 基因型被认为与散发型阿尔茨海默病较高的发病风险相关，但目前并不建议用 ApoE 基因检查支持或排除阿尔茨海默病诊断。

（朱玉连）

# 第三节　康 复 治 疗

## 一、康复治疗原则与方法

### （一）阿尔茨海默病的康复时机

阿尔茨海默病起病隐匿且没有确切的发病时间,病程多为持续进行性,一般无缓解,患者一旦出现认知功能损害、行为异常、情感障碍、社会生活功能减退等征兆,应立即给予相应检查,确诊为阿尔茨海默病后,实施早期康复,采用综合性康复治疗原则,减轻或延缓阿尔茨海默病的发展。

### （二）康复目标

目前阿尔茨海默病的治疗是医学界的一个难点,阿尔茨海默病是属于难以治愈的疾病。因此治疗通常采用健康教育、饮食疗法、体育锻炼、生活护理和社会方式改变等多种形式介入治疗;适当配合药物、康复治疗以及对症支持治疗等其他治疗方法努力控制或延缓痴呆的发展。康复治疗的主要目标是减轻患者认知功能的损害;纠正异常的精神行为;改善社会交往技能,从而最大限度地实现生活自理,提高生存质量,帮助其回归社会和工作。

### （三）康复治疗方法

痴呆从治疗角度看分为可逆性痴呆和不可逆性痴呆。阿尔茨海默病属于不可逆性痴呆,病因不明,且无法实施病因治疗,主要从三方面进行对症处理,包括针对认知功能减退及其伴随的社会生活功能减退和非认知性神经精神症状/体征。

1. 生活护理　目前临床对于阿尔茨海默病无特效药物治疗,因此治疗应侧重于对患者的医疗和家庭护理。阿尔茨海默病护理有时可能由于治疗效果,有效的护理能够延长老年患者的生命并且改善他们的生活质量,并且在防止跌倒、摔伤、外出不归等意外事件的发生也有重要意义。由于老年患者通常因高龄患有多种慢性疾病,这些慢性病多数不可痊愈,所以对于在其急性发作期短期住院治疗,疾病稳定期在家中或者去专业的疗养机构进行疗养。

（1）完善社区医疗服务,建立健全的家庭医生制度,设立家庭病房,由医师定期上门服务,送医送药,进行定期检查随访。

（2）保持患者家居环境清洁卫生,营造有利于患者康复的整洁舒适的家庭环境。

（3）给予患者常规的生活护理,注重调整饮食合理结构,建议以清淡、易消化、低脂、富含蛋白质的食物为主,如牛奶、豆浆及新鲜水果和蔬菜等,督促患者提高日常生活的独立性。

（4）实施必要的心理护理,鼓励患者多参加户外活动或者感兴趣的锻炼,多听广播或音乐、看报纸,阅读书籍等丰富文娱生活。

（5）对于照顾者让其掌握各项治疗要点,稳定患者的情绪。使双方都树立战胜疾病的信心,互相配合,提高双方的生活质量。

2. 康复治疗　对于阿尔茨海默病患者通常采用综合性康复治疗,最大限度地改善患者认知功能,减轻非认知性神经精神症状,提高其社会生活能力,延缓痴呆的发展。康复治疗需长期坚持训练。

（1）康复训练原则

1）个体化治疗,循序渐进,综合康复训练。

2）以提高生存质量为目标,充分发挥痴呆患者的残存功能和主观能动性,侧重于改善生活自理和参与社会休闲活动的能力。

3）支持照顾者,提供。指导他们有个痴呆康复训练知识技术,并在精神上关心他们,在心理上鼓励支持他们。

（2）康复训练技术:康复技术有很多,大致可分为物理治疗、作业治疗、言语治疗、心理治疗、康复工程。采用综合治疗的方法才会有比较好的效果。其中最常用的疗法是作业治疗进行认知康复训练。采取生活、工作、生产劳动、休闲游戏、社会交往等活动形式,使用相应的工具或设备进行作业训练,从而增强躯体、心理、社会功能,使患者达到最大限度地生活自理,恢复工作并且适应社会,提高生活质量。传统的认知训练包括记忆力、定向力、注意力、计算力、理解判断力等方面的作业训练。同时临床工作中可结合阿尔茨海默病的具体情况采用一些专用的认知康复方法。

1）刺激和活动:这是阿尔茨海默病最早应用和研究最多的疗法。其中一种是空间性再现技术,要求患者对记忆信息进行反复训练,并逐渐增加时间间隔。应用后,不同严重程度和病因的记忆障碍患者均能学会一些特殊信息,如记住人名,用这种方法获得的信息似乎不太费劲,推测与完好的内隐记忆系统有关。或者在患者面前放置3~5件日常生活中熟悉的物品,让患者分辨一遍,并记住他们的名称,然后撤除所有物品,让患者回忆刚才面前的物品。反复数次,达到记忆的目的,成功后可增加物品的数目。记忆训练强调反复的训练。另一种是多种感觉刺激方法,在一间特别装修过的房间里,给予患者各种刺激,包括听觉、视觉、嗅觉和触觉刺激从而帮助患者放松。

2）记忆训练:记忆训练在很多痴呆的治疗里都是很普遍的方法。很多痴呆患者里都有回忆能力的损害,但仍有很多信息储存在记忆当中,通过回忆来完成很多功能。记忆力训练可以提高患者兴趣,训练时可选择日常生活中熟悉的物品和图片卡进行记忆和辨认训练可让患者通过报纸和电视了解国内外发生的重大事件及时间并进行回忆让患者看完电视后进行故事情节的回忆鼓励帮助患者对以往美好事物进行回忆让患者回忆当天或近几天来患者所做的事情。

3）音乐治疗:对患者采用集体治疗的方式,每次可邀请5位患者,让患者用10min的时间进行自我介绍,让大家相互有所了解,尽量讨论轻松的话题,然后播放音乐以放松患者情绪,并可让患者试着唱一些熟悉的老歌,还可以播放一些动听明快的故事,让患者的身心得到放松。

4）真实定向治疗:真实定向有两个重点:一系列的小组会议,增加对环境的认识。正确的真实定向,或者24h真实定向,是治疗师和照顾者使患者一直保持对现实的接触。帮助患者体会现实生活的意义,增加与社会的接触。每周5次、每次30min的真实定向治疗可以增加患者的定向能力和行为功能的改善。制订个体化的认知治疗方案,保留患者目前的功能,寻找措施弥补患者丧失的功能是现在的一种治疗趋势。

5）行为疗法:大多数患者进行行为疗法时侧重于个体化治疗。但还需大量的研究来证实这种疗法的有效性。最有效的治疗技术是使用奖励和环境疗法。强化的过程通常是社会化的,需要所有人之间的相互交流和共同合作。现在的研究关注于患者有目的的活动和运动并且在提高患者穿衣服和自理能力等方面有显著成效。

6）环境改造:有证据表明熟悉的环境可以给痴呆患者提高更多的线索和提示,帮助患者建立适应性的行为模式。研究显示家庭化的治疗单元可以增加患者的相互交流和活动,促进功能改善。

## 二、康复结局

阿尔茨海默病通常起病隐匿,没有确切的发病时间,病程多为持续进行性,一般无缓解,阿尔茨海默病患者多死于肺部感染、泌尿系感染、压疮等并发症,预后不良。任何类型的痴呆经过艰苦教育、饮食调养、体育锻炼、药物干预等综合性治疗,配合安全、有效和规范的康复综合训练,将一定程度的减缓痴呆的症状,延缓病情的发展。

## 三、健康宣教

阿尔茨海默病目前尚无特殊的治疗方法,正确预防、处理引起痴呆的一系列危险因素是治疗的基础。所以应早发现、早预防、早治疗是防治阿尔茨海默病的关键。积极向患者及家属介绍疾病与治疗的相关知识,提高患者配合治疗的积极性和依从性,让患者家属主动投身到患者的治疗过程中,对疾病的治疗方案有所了解,掌握各项治疗要点,稳定患者的情绪。阿尔茨海默病后期主要是对其进行生活护理、支持治疗和对症治疗,满足其生存要求,力争缓解症状延缓病情,提高认知能力从而最大限度地提高患者及其家属的生活质量。

(朱玉连)

## 参 考 文 献

[1] 倪朝民,神经康复学.3 版.北京:人民卫生出版社,2018.

[2] 吴江.神经病学.2 版.北京:人民卫生出版社,2010.

[3] 贾建平.神经病学.北京:人民卫生出版社,2008.

[4] 贾建平主编.中国痴呆与认知障碍诊治指南(2015 年版).北京:人民卫生出版社,2015.

[5] 樊东升,张俊,主译.奈特神经系统疾病彩色图谱.北京:人民卫生出版社,2009.

[6] 郭起浩,洪震.神经心理评估.2 版.上海:上海科学技术出版社,2013.

[7] 倪朝民.神经康复学(第 2 版)[M].北京:人民卫生出版社,2016.

[8] 王茂斌,Bryan J. O'Young,Christopher D. Ward.神经康复学[M].北京:人民卫生出版社,2009.

[9] Neurology,a queen square textbook. Edited by Charles Clarke,Robin Howard,Martin Rossor and Simon Shorvon. 2009 Blackwell Publishing Ltd.

[10] 中国痴呆与认知障碍写作组,中国医师协会神经内科医师分会认知障碍疾病专业委员会. 2018 中国痴呆与认知障碍诊治指南(二):阿尔茨海默病诊治指南. 中华医学杂志,2018,98(13):971.

[11] 中国痴呆与认知障碍诊治指南写作组,中国医师协会神经内科医师分会认知障碍疾病专业委员会. 2018 中国痴呆与认知障碍诊治指南(三):痴呆的认知和功能评估. 中华医学杂志,2018,98(14):1125-1129.

[12] Mckhann GM,Knopman DS,Chertkow H,et al. The diagnosis of dementia due to Alzheimer's disease:recommendations from the National Institute on Aging-Alzheimer's Association workgroups on diagnostic guidelines for Alzheimer's disease. Alzheimers Dement,2011,7(3):263-269.

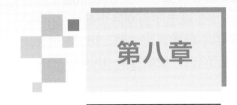

# 第八章

# 小脑疾患的康复

## 第一节 概　述

### 一、解剖特点

小脑位于颅后窝,延髓上方、脑干的背侧、大脑半球枕叶的腹侧,被小脑幕所覆盖。小脑由中央的蚓部及两个小脑半球组成,通过三对小脑脚与脑干相连。根据种系发生顺序,将小脑分为古小脑、旧小脑及新小脑。古小脑接受前庭器管的传入冲动,管理调节平衡,又称为前庭小脑;旧小脑主要处理脊髓小脑传导束的本体感觉冲动,管理站立和行走动作的协调性,传入冲动主要来自于脊髓,又成为脊髓小脑;新小脑是进化最晚的小脑部分,与大脑皮质的运动皮质区密切联系,管理四肢的高级运动功能准确进行,又称为大脑小脑。

### 二、病因及临床特征

小脑疾患常见的病因很多,包括脑血管病、肿瘤、变性、遗传、细菌或者病毒感染、脱髓鞘、外伤及酒精中毒等,常见病因及临床特征简介如下。

#### （一）小脑血管病

包括小脑的出血和缺血,病变局限于小脑内时,主要表现为小脑症状,如眼球震颤、病变侧肢体共济失调、站立和行走不稳等,如果病变较大,使脑干明显受压,出现脑干受损的症状,患者可以四肢瘫痪,神志不清昏迷,双侧瞳孔缩小呈针尖样,中枢性呼吸障碍,可因枕大孔疝死亡。

#### （二）小脑肿瘤

小脑也是脑瘤的好发部位,多见于儿童和青年,多数发生在小脑半球,其次为蚓部。小脑肿瘤包括由脑本质发生的原发性脑瘤和由身体其他部位转移至颅内的继发性脑瘤。原发性脑瘤依其生物特性又分良性和恶性。年龄越小,恶性肿瘤的可能性越大。小脑半球肿瘤常表现为单侧肢体的运动性共济失调,为随意运动的幅度、力量、方向及速度失调,小脑性构音障碍。小脑蚓部肿瘤患者常出现躯干平衡障碍,早期为站立不稳,向后倾倒,伴有醉酒步态,肌张力降低,腱反射减弱甚至消失,部分出现眼球震颤。儿童或青年出现进行性颅内压增高的症状时,出现典型的小脑体征,怀疑本病。

### (三)变性性疾病

橄榄体桥脑小脑萎缩症(olivopontocerebellar atrophy,OPCA)是一种以小脑和脑干损害为主要临床表现的中枢神经系统的慢性变性性疾病,多于中年或老年前期隐袭起病,缓慢进展,小脑功能障碍是本病最突出的症状,表现为逐渐进展的小脑性共济失调。OPCA进展缓慢,通常在起病后5~10年内活动自理能力受到影响,预后不佳,一般病程8~15年。

### (四)遗传性疾病

遗传性共济失调(hereditary ataxia,HA)是一组以慢性进行性小脑性共济失调为特征的遗传变性病;世代相传的遗传背景、肢体共济失调的表现及小脑损害为主的病理改变是三大特征。发病年龄多在20~40岁,遗传方式主要呈常染色体显性遗传。主要临床表现为有小脑性肢体共济失调及躯干平衡障碍,还可以伴有非神经系统变现,如骨骼畸形、突眼、内分泌失调、心肌肥厚及传导阻滞等。

### (五)小脑感染性疾病

其中小脑脓肿多形成于小脑半球前外侧,急性小脑脓肿周围脑组织的炎症和水肿都较严重,多合并硬脑膜外脓肿,慢性小脑脓肿包膜形成良好,周围脑组织的炎症和水肿较轻,常合并迷路炎,出现小脑病灶体征,如眼球震颤、步态蹒跚、肢体共济失调、肌张力减退、腱反射减弱和强迫头位。

### (六)脱髓鞘性疾病

多发性硬化(multiple sclerosis,MS)是以中枢神经系统白质脱髓鞘病变为特点,遗传易感个体与环境因素作用发生的自身免疫性疾病。脱髓鞘斑块可见于脑干及小脑的白质,因此相当一部分患者有不同程度的肢体共济失调,也可表现为躯干平衡障碍,伴有小脑性构音障碍,部分晚期患者出现典型的Charcot三联征:眼球震颤、意向性震颤、吟诗样语言。

## 三、小脑综合征

1. 由于病因不同,小脑的易损部位不同,表现出不同的临床症状及表现,以下三个特点对于理解小脑功能至关重要:

(1)单纯小脑病变影响患者的肢体及躯干的运动功能,但是无肌肉瘫痪;

(2)小脑接受各种特异性的感觉传入冲动,如视觉、听觉等,但不能形成有意识的和可辨别的特异性感觉刺激,如听觉及视觉;

(3)小脑对运动性学习及运动记忆非常重要。

2. 小脑是协调中枢,负责保持平衡及控制肌肉张力,协调完成精细而适时的技巧性动作,小脑各部分在协调运动中各自担负着不同的任务,但是在病程中,患者多数表现为各种综合征的组合,总结不同部位的小脑综合征如下:

(1)古小脑综合征

1)平衡障碍:以躯干平衡障碍为主,患者表现为起立不能,站立不稳,摇晃、步态不稳,为醉汉步态:行走时跨步过宽,左右摇摆,不能做走钢丝步态。

2)眼球震颤:表现为注视移动物体时,反向振动增多;转头时,眼球持续性反向弹跳。

(2)旧小脑综合征:患者表现为行走和站立障碍,呈共济失调步态,有向病变侧摔倒倾向,Romberg试验时,轻击患者胸部,患者前后摇晃。

(3)新小脑综合征

1）肢体随意运动分解：肢体动作协调不能，辨距障碍，轮替动作障碍，意向性震颤，通常上肢重于下肢，复杂运动较简单运动更明显，笔迹异常也是臂、手共济失调的一种表现，字迹不规则，笔划震颤，一般写字过大。

2）反跳现象：让患者用力抗阻屈曲肘关节，阻力突然消失，患者无法停止屈曲，手臂不能控制的击打自己的胸部。

3）同侧肢体肌张力低下、腱反射减弱：两侧对称性小脑病变者，一般无明显的肌张力改变。

4）断续性言语和构音障碍：语言表现为言语缓慢，停顿，发音冲撞、各音节重读不等。

（姜永梅）

## 第二节 康复评定

小脑疾患的康复评定与大脑疾患的康复评定类似，但主要以损伤明显的平衡功能、肢体协调功能、言语语言功能和日常生活能力评定为重点。目前，尚缺乏小脑特异性评估量表，适用于大脑疾患的康复评定方法也可适用于小脑疾患。

### 一、平衡功能检查

小脑损伤的患者平衡功能常常受到影响，患者常将自己保持在一个宽基底且上肢伸展的僵直模式，通过限制活动的幅度)（即稳定极限降低）获得一定的平衡功能，因此需要使用平衡功能测试量表或者计算机辅助设备对患者的平衡功能进行评估和检查，主要方法如下：

1. Berg 平衡量表　Berg 平衡量表(Berg balance scale, BBS)是由 Katherine Berg 于 1989 年开发的量表。它是一个针对测试者平衡功能的专项检查量表。它分为 0、1、2、3、4 分共五个等级，总分 56 分。测试项目包括站起、坐下、独立站立、闭眼站立、上臂前伸、转身一周、双足交替踏台阶、单腿站立等 14 个项目（图 8-2-1），测试时间约为 20min 左右（详细项目参见

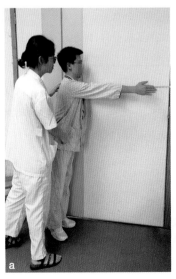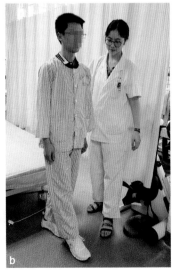

**图 8-2-1　Berg 平衡功能部分测试**
a. 上臂前伸；b. 前后脚站立

《康复评定学》）。部分测试项目需要受试者保持一定时间进行计分,按照评定细则,一般认为总分≤40分,存在跌倒风险,0~20分,受试者平衡功能较差,提示患者需要乘坐轮椅。21~40分,提示有一定平衡功能,患者可在辅助下步行。已有研究指出,该量表对于小脑疾患的患者平衡功能检查具有良好的信度。

2. 活动特异性平衡量表　活动特异性平衡(activities specific balance confidence scale, ABC)的英文版是1995年开发使用的,2007年我国香港学者将其开发为香港地区版本。近年来中文版的ABC量表也逐渐运用于帕金森患者、脑卒中和老年人群。中文版同样为16个康复评定项目,每项0~100分,0%表示没有信心,100%则表示有绝对信心保持平衡。患者得分越高,表明其越有平衡信心。在计算ABC量表的得分时,先把所有条目的分数相加,然后除以条目数得到ABC量表最终结果。具体条目见表8-2-1。

表 8-2-1　ABC 量表的条目和条目编码

| 条目编码 | 条目内容 |
| --- | --- |
| 1 | 在房间内步行 |
| 2 | 上下楼梯 |
| 3 | 弯腰捡起一双鞋子 |
| 4 | 在与你一样高的架子上拿一个罐头 |
| 5 | 踮起脚,去拿一个高于你头顶的东西 |
| 6 | 站在凳子上去拿东西 |
| 7 | 扫地 |
| 8 | 外出搭乘出租车 |
| 9 | 上下平时搭乘的交通工具 |
| 10 | 穿过停车场步行去商场 |
| 11 | 走上或走下一个短的斜坡 |
| 12 | 在一个拥挤并且周围人走得很快的商场里行走 |
| 13 | 在拥挤的商场里行走时,被人撞一下 |
| 14 | 握紧扶手,走进或走出扶手电梯 |
| 15 | 双手都拿着物品,不能握紧扶手时,再走进或走出扶手电梯 |
| 16 | 在室外湿滑的路面行走 |

3. 平衡测试仪　这一类仪器采用高精度压力传感器和电子计算机技术,通过受力平台纪录受试者在睁眼、闭眼以及平台外在干扰环境下躯体前后、左右摆动的各方向轨迹、总轨迹长度等数据,测试更为定量化,目前已成为平衡功能检测的常用手段。

二、协调功能检查

（一）指鼻试验及跟膝胫试验

这两个试验是最为常用的针对上肢和下肢的协调功能检查方法。

1. 指鼻试验　需要被测试者用自己示指先触碰鼻尖,再去接触检查者的示指。检查者可改变示指的位置来测试受试者的反应(图8-2-2)。

2. 跟膝胫试验　被测试对象仰卧,抬起一侧下肢,先将足跟放在对侧下肢的膝盖上,再沿胫骨前缘向下推移(图8-2-3)。

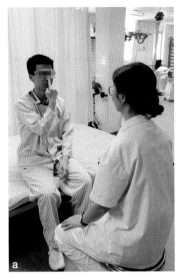
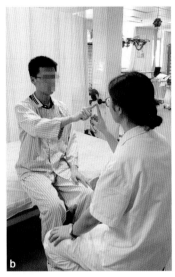

图 8-2-2　指鼻试验

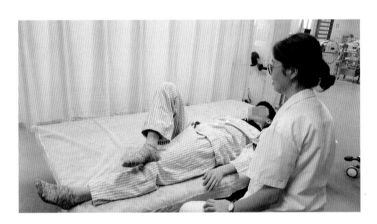

图 8-2-3　跟膝胫试验

（二）快速轮替运动测试

检查者可以让受试者进行前臂快速地旋前旋后,小脑损伤的患者可能表现为交替速度慢、旋转的范围大小不一,以及连续转换存在困难等。

（三）闭目难立征（Romberg 征）测试

嘱患者双足并拢站立,两手向前平伸,闭目,如出现躯体摇晃或倾斜则为阳性。仅闭目不稳提示双下肢感觉障碍,为感觉性共济失调。闭目和睁眼皆不稳提示小脑蚓部病变,为小脑性共济失调。一般蚓部病变易向后倾,一侧小脑半球病变多向患侧倾倒。

（四）平衡协调试验

采用平衡协调试验对小脑损伤患者的运动功能进行评估检查,平衡协调试验共有 17 项检查内容,每一项分为 1、2、3、4 共 4 个等级,4 分能完成活动;3 分能完成活动,但为保持平衡需要较少的身体接触加以保护;2 分能完成活动,但为保持平衡需要大量的身体接触加以保护;1 分不能活动(具体测试项目见表 8-2-2)。

表 8-2-2　平衡协调试验

| 项目 |
| --- |
| 1. 在正常舒适的位置上站着 |
| 2. 两足并拢站着(窄支持基底) |
| 3. 一足直接在另一足前方(足趾碰及另一足足跟)地站着 |
| 4. 单足站 |
| 5. 站着,上肢的位置交替地放在身旁、头上方、腰部等 |
| 6. 出其不意地使患者离开平衡点(细心保护患者) |
| 7. 站着,交替地前屈躯干和返回原位 |
| 8. 站着,向两侧侧屈躯干 |
| 9. 沿直线走,一足跟直接在另一足足趾之前 |
| 10. 沿直线走或沿地上的标记走 |
| 11. 向侧方走和向后走 |
| 12. 操正步走 |
| 13. 行走时变换速度(增加速度会增加协调缺陷) |
| 14. 行走中突然停下和开始 |
| 15. 环形行走和变换方向 |
| 16. 用足跟或趾行走 |
| 17. 正常站着,观察患者开眼和闭眼时的反应。若患者睁眼能站闭目则不能,意味着本体感丧失。闭目不能保持直立位为 Romberg 征阳性 |

（五）国际合作共济失调量表

国际合作共济失调量表(International Cooperative Ataxia Rating Scale,ICARS)是 1997 年由世界神经病联合会一起研究开发的量表,也是目前运用于脊髓小脑性共济失调、小脑性共济失调以及 Friedreich 共济失调等多种类型的共济失调疾病。本量表总分 100 分,为半定量化的神经功能评定量表,可以描述和定量评估典型小脑性共济失调症状,全部测评工作耗时不超过 30min。检查患者按以下顺序:行走——站立——坐在检查床上——躺下进行下肢功能的评定——坐在椅子上检查上肢功能——语言——画画——眼球运动试验。小脑症状包括步态、肢体共济失调、眼球运动和构音障碍。姿势和步态 34 分(其中步态 12,站立 22)、肢体共济失调 52 分、构音障碍 8 分、眼球运动障碍 6 分。具体内容见表 8-2-3。

（六）共济失调评测分级量表

共济失调评测分级量表(scale for the assessment and rating of ataxia,SARA)具有良好的信度效度,尤其适合于脊髓小脑性共济失调和特发性共济失调。量表共包括 8 个条目,3 项评定步态和姿势情况,1 项康复评定言语功能,4 项评定肢体运动功能。得分越低功能越好,0 分表示没有共济失调,40 分说明存在严重的共济失调问题。

表 8-2-3　国际合作共济失调量表

**一、姿势和步态障碍**

1. 行走能力(观察靠墙约 1.5m,步行 10m 的能力,包括转身动作)

　　0=正常

　　1=接近正常,但不能两脚一前一后在一条直线上行走

　　2=行走不需要扶助,但明显异常

　　3=行走不需要扶助,但摇晃明显,转身困难

　　4=不能独立行走,在行走 10m 的测试中间断需要扶墙

　　5=需借助一个拐杖行走

　　6=需借助两个拐杖或助行器行走

　　7=需陪伴者扶助行走

　　8=即使在陪伴者帮助下也不能行走(日常活动限于轮椅)

　　评分_____

2. 步速(如第 1 项检查得 1~3 分,观察步速;如得 4 分和 4 分以上,在此项检查中得 4 分)

　　0=正常

　　1=轻微减慢

　　2=显著减慢

　　3=极慢

　　4=不能独立行走

　　评分_____

3. 睁眼站立能力(先让患者试着用一脚支撑;如不能,以脚一前一后站立;如还不能,双脚并立站立,然后让患者选择一个自然舒适的姿势)

　　0=正常,可用一只脚站立超过 10s

　　1=可以并脚站立,但不能用一只脚站立超过 10s

　　2=可以并脚站立,但不能双脚一前一后站立

　　3=不能单脚站立,但可在不支撑的自然姿势下站立,没有或伴中等程度的摇晃

　　4=可在不支撑自然姿势下站立,但摇晃很明显

　　5=如无单臂强有力的支撑,自然姿势下不能站立

　　6=即使在双臂强有力的支撑下也不能站立

　　评分_____

4. 在睁眼,没有支撑的自然姿势下站立时,测量足距(让患者处于一个舒适站立位置,测量两份内踝之间的距离)

　　0=正常(足距<10cm)

　　1=轻度增大(足距 10~25cm)

　　2=明显增大(25cm<足距<35cm)

　　3=严重增大(足距>35cm)

　　4=自然姿势下不能站立

　　评分_____

5. 睁眼,双脚并立身摇晃程度

　　0=正常

　　1=轻度晃动

　　2=明显晃动(在头部水平<10cm)

　　3=严重的晃动(在头部水平>10cm),有摔倒危险

　　4=立即摔倒

　　评分_____

6. 闭眼,双脚并立身体摇晃程度

    0=正常

    1=轻度晃动

    2=明显晃动(在头部水平<10cm)

    3=严重的晃动(在头部水平>10cm),有摔倒危险

    4=立即摔倒

    评分_____

7. 坐姿(双臂交叉,双大腿并拢,坐在硬座上)

    0=正常

    1=躯干轻度摇晃

    2=躯干和腿中度摇晃

    3=严重的不平衡

    4=不能坐

    评分_____

姿势和步态评分(静态分数):_____/34

## 二、动态功能

8. 跟膝胫试验(动作分裂和意向性震颤) 患者仰卧,头倾斜,要求患者目光控制动作。一侧下肢举起,将足跟放于以侧下肢的膝盖上,后将足跟沿胫骨向下滑动至踝关节。然后再次举起下肢至约40cm高度,重复以上动作;每侧肢体检查至少3次

    0=正常

    1=可在连续轴性运动中放下足跟,但整个动作分裂成数个阶段。不伴有真正的舞蹈样冲撞运动和异常缓慢

    2=在轴性冲撞样运动中放下足跟

    3=在冲撞样运动中放下足跟,伴侧方运动

    4=在冲撞样运动中放下足跟,伴非常严重的侧方运动;或测试无法完成

    评分右_____左_____

9. 跟膝胫试验动作性震颤(与第8项检查方法相同。在足跟沿胫骨向下滑动至踝关节前,仔细观察患者足跟放于膝盖上的动作性震颤数秒,要求患者目光控制动作)

    0=正常

    1=足跟放在膝盖上后,震颤立即停止

    2=足跟放在膝盖上后,震颤在10s内停止

    3=足跟放在膝盖上后,震颤持续10s以上

    4=震颤不停止或测试不能完成

    评分右_____左_____

10. 指鼻试验:动作分裂和辨距不良(患者坐在椅子上,每次测试前手放在膝盖上;要求患者目光控制动作。每侧肢体检查3次)

    0=正常

    1=摇摆,但不伴有动作分裂

    2=动作分裂成两个阶段和/或在触及鼻子时中度的辨距不良

    3=动作分裂成两个以上阶段和/或在触及鼻子重试的辨距不良

    4=辨距不良,手指不能触及鼻子

    评分 右_____左_____

11. 指鼻试验:手指意向性震颤(在投掷样运动阶段出现。患者坐在适合的椅子上,每次测试前手放在大腿上。要求患者目光控制动作。每侧肢体检查3次)

0=正常

1=动作轻度偏差

2=中等程度震颤、幅度<10cm

3=震颤,幅度 10~40cm

4=严重的震颤,幅度>40cm

评分 右_____ 左_____

12. 指指试验(动作震颤和/或不稳定性)[患者坐位,在胸前高度,相距 1cm,作匀速对指(示指)动作 10s. 要求患者睁眼控制动作]

0=正常

1=轻度不稳

2=中等程度的摇摆,幅度<10cm

3=手指相当大的摇摆,幅度 10~40cm

4=冲撞样运动,幅度>40cm

评分 右_____ 左_____

13. 轮替动作(患者坐在舒适的椅子上,抬起前臂呈垂直位,做手的轮替动作,每只手分别测试)

0=正常

1=轻度的缓慢、不规则

2=明显的缓慢和不规则,但是没有肘部的摇摆

3=显著的缓慢和不规则,有肘部的摇摆

4=动作十分紊乱或不能完成

评分 右_____ 左_____

14. 在预先设计的图案上绘阿基米德螺旋图形(患者坐在固定的座位上,面前摆一张桌子。固定放置一张纸,防止移动等人为误差。患者完成该项测试无时间限制。每次检查必须使用相同的桌子和钢笔。只检查优势手)

0=正常

1=受损,动作分裂。描线轻微偏离预先设计的图案,但无过多的偏差

2=描线完全离开预定图案,重复交叉,和/或过多的偏差

3=描绘动作过大,分裂

4=完全杂乱的描绘或者无法完成

评分 _____

动态评分(肢体协调):_____/52

## 三、语言障碍

15. 构音困难:语言流利度(患者重复一句相同标准句次数)

0=正常

1=轻度障碍

2=中度障碍

3=明显缓慢伴构音障碍性语言

4=不能言语

评分_____

16. 构音困难:语言清晰度

0=正常

1=有不清晰表现

2=似乎不清,大多数词语可理解

3=严重不清,不能理解

4=不能言语

评分_____

构音障碍评分：_____/8

**四、眼球运动障碍**

17. 凝视诱发的眼震（患者眼睛注视检查者手指，主要测试水平方向，也可包括斜位、旋转或垂直）

　　0＝正常

　　1＝短暂

　　2＝持续但中度

　　3＝持续但严重

　　评分_____

18. 眼球追踪异常（患者目光追踪检查者手指缓慢的侧方运动）

　　0＝正常

　　1＝轻度跳跃

　　2＝显著跳跃

　　评分_____

19. 眼睛扫视辨距不良（检查者两份示指分别置于患者两侧颞侧视野。开始患者眼睛平视前方。然后交替扫视右侧和左侧示指。综合评估眼球的超目标运动和未达目标运动）

　　0＝无

　　1＝眼扫视时，双侧有明显的超目标运动和未达目标运动

　　评分_____

眼球运动评分：_____/6

总评分_____/100

### 三、步态功能康复评定

小脑损伤的患者典型步态为蹒跚步态，即行走时，躯干前倾，步宽加大，步幅长短不一，跨步长缩短、步频快慢不一、足廓清能力下降，转弯时，患者倾向于使用小碎步代替以脚为轴的躯干旋转，整体步态呈"鸭子"状或蹒跚状。由于行走时稳定性差，重心上下、左右移动幅度大，所以步行能量消耗大。还可以选用站起计时走（timed-up and go，TUG）来综合评定患者的功能性步行能力。TUG测试需要记录患者在3m的测试距离内由靠背椅站起，行走至3m线处折回，再重新坐回椅子的总时间。一般认为评测结果>0.8m/s时即具备了回归家庭式的安全步行能力。

### 四、上肢精细协调性康复评定

小脑损伤患者的手指精细协调能力常使用普度钉板测试（Purdue pegboard test）和九孔插板试验测试。Purdue钉板测试需要患者在两列共50个小孔的钉板上分别用左手、右手和左右手按要求完成指定任务（包括50个铁棍、40个垫圈和120个项环），评定结果分为两个分数，得分1为30s内铁棍插入板的数量，得分2为按要求1min内装配的数量。九孔柱是一项简单、快速的筛查方法，评估患者将木棒插入和拔出标准木板所需的总时间。

### 五、日常生活活动评定

小脑损伤的患者大部分存在日常生活活动能力的障碍，为了更好地制订具有针对性的

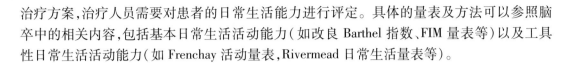

治疗方案,治疗人员需要对患者的日常生活能力进行评定。具体的量表及方法可以参照脑卒中的相关内容,包括基本日常生活活动能力(如改良 Barthel 指数、FIM 量表等)以及工具性日常生活活动能力(如 Frenchay 活动量表,Rivermead 日常生活量表等)。

### 六、语言与吞咽功能康复评定

小脑损伤患者多因口颜面肌群肌张力障碍、肌肉协调能力变差出现以构音障碍为主的语言问题,如言语不清、发音时断时续、节奏强弱不均等,评定可选择 Frenchay 评定法、中国康复研究中心评定法等。吞咽障碍主要表现为口腔期咀嚼功能损伤、运送食团移动不足,以及咽期咽部肌群协调障碍等,可选择床边吞咽筛查试验、吞咽造影检查等方法。具体量表及评估细则可以参照本书脑卒中中的相关内容或评定书籍。

### 七、其他功能康复评定

小脑损伤的患者中有部分患者具有前庭功能障碍,如眩晕、恶心等表现。据统计,小脑梗死是恶性眩晕的原因之一,发病率约为 3%。客观地评估小脑梗死后前庭功能受损状态是也是康复治疗方案的重要组成部分。目前,用于前庭检查的客观评估主要借助前庭自旋转试验(vestibular autorotation test,VAT),它是一项高频的前庭眼动反射(vestibule ocular reflex,VOR)的测试。旋转仪运行结束后提供水平或垂直方向的眼位图、眼速图、增益图、相移图及非对称性图,再由专业医师进行分析判读。一般来说,水平增益增高提示前庭中枢性损害,水平增益降低提示前庭外周性损害。

(李　睿)

## 第三节　康复治疗

小脑出血后恢复期患者常遗留有肢体共济失调和构音障碍。小脑损伤的治疗部分与大脑损伤类似,但着重点因损伤位置的不同而不同,如小脑半球损伤多影响四肢运动功能,意向性震颤明显,尤其是上肢,也有向患侧倾斜的特征;小脑蚓部病变多表现为躯干共济失调,四肢张力正常或降低。小脑参与了个体运动学习的过程,因此只针对患者小脑本身损伤引起的功能障碍而不以运动控制理论的训练是收效甚微的。同时,对于小脑损伤患者各项物理治疗措施的效果仍未有较高等级的临床研究予以支持,所以目前用于治疗的训练方案仍是基于运动控制理论的相关知识。

治疗原则:动作由易至难,由简单到复杂,由慢到块,由单关节至多关节,多利用程序性记忆或者患者的既往运动技能进行每天的训练。

### 一、协调训练

#### (一)主要原则

共济失调是小脑损伤中最为常见的问题,据统计占小脑梗死患者总数的 78.8%。协调障碍使得运动失去适当的速度、距离、方向、节奏和肌力,因此反复正确且循序渐进的练习是达到上肢与下肢、四肢与躯干运动协调的主要途径之一。训练原则主要包括以下几点:

1. 动作要尽量以正确的运动模式完成　按照大脑可塑性原理,小脑不断接受正确的感

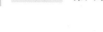 

觉传入信息,才能逐步调整运动过程中的偏差,最终使得动作可以协调流畅的完成。因此,如果患者不能达到目标,训练中应按照患者功能等级选择合适难度的动作,防止动作多次错误,以保证患者每次的运动模式都接近正常。如果患者可以达到目标,则应反复训练直至可以精准地完成任务。

2. 运动再学习扩散理论  协调障碍患者训练时应遵循低水平用力的原则,防止患者过度用力使得兴奋性扩散,从而反向地影响协调能力的改善。

3. 个体化目标  对于损伤程度较轻的患者可以直接从多肌群的协调练习开始,对于重度协调障碍的患者则应注重每项运动中动作成分的分解练习,保证单一关节或者单一肌群的运动模式正确,这样有利于在大脑皮层的直接控制下先能完成简单的动作任务。通过减少对关节或肌群的控制数量达到降低任务复杂性,从而提高任务完成的成功率。协调障碍严重的患者尤其应选用简单且慢速的运动,切忌使用多关节的快速运动。

4. 感觉反馈的应用  感觉印象的建立是控制与协调的最初成分,感觉反馈应积极应用于小脑损伤患者的协调训练中,特别是位置觉和触压觉。当患者不能主动完成主动运动时,被动运动可提供本体感觉的传入,视觉听觉的信息对于促进患者感觉调节和运动控制也有较大的积极作用。

（二）主要训练方法

1. 弗伦克尔体操训练  弗伦克尔（Frenkel）是由瑞士医生 H. S Frenkel 于 1889 开发的一种基于本体感觉刺激的运动训练方法,对于改善患者静态、动态协调功能、精细灵巧运动能力、抑制震颤和不自主运动,以及躯体中线感和眼手协调能力均有一定帮助,但它不针对肌力。它利用患者残存的视觉、听觉或触觉等感觉系统代偿运动功能的残损。它也是小脑协调训练中运用最为普遍的方法。训练的关键点是要患者集中注意力,反复正确地练习（正常关节活动范围内,不牵伸）,逐步形成新的运动模式以恢复功能。训练是从减重状态的简单运动开始,逐渐过渡到使用上下肢抗重的复杂运动,遵循从有支撑体位至无支撑,从单侧至双侧的原则。已有研究指出,单纯的 Frenkel 疗法临床疗效欠佳,需整合其他疗法综合治疗才能事半功倍。体操的具体方法如下:

（1）仰卧位练习（图 8-3-1）:患者躺在表面光滑的床上或垫子上,足跟置于床面,头部枕起,看到小腿与足（图 8-3-1a）。①双下肢单独沿床面滑动作交替屈伸运动（图 8-3-1b、c）;②双下肢分别在屈膝（图 8-3-1d）和伸膝体位下（图 8-3-1e）,足着床不动,交替作髋关节外展内收运动;③双下肢单独作屈髋屈膝运动（图 8-3-1f）;④双下肢同时作屈膝、屈髋运动;⑤联合各种下肢运动,并使患者足跟随治疗师手指运动,如一侧屈伸,另一侧内收外展等（图 8-3-1g）。

（2）坐位练习（图 8-3-2）:①练习维持正确坐位姿势 2min（图 8-3-2a）;②用粉笔在地下划两个"十"字标记,轮流使足顺所划的"十"字向前、后、左、右滑动（图 8-3-2b、c）;③按治疗师的节奏,练习从不同高度椅子上起身和坐下;④双侧足交替向前、后及左右触碰地面不同位置的标记物（图 8-3-2d、e）。

（3）站位练习（图 8-3-3）:①侧走:重心在双足中轮流转移;②在 35cm 宽的平行线之间向前走;③向前走,进行 1/4 步、1/2 步、3/4 步及一整步的练习;④转弯:向左右转弯行走。

2. 上肢协调训练  上肢的训练可以从简单的大关节轮替运动开始（图 8-3-4）,再到腕、手部位的精细性协调运动训练（如折毛巾、插板活动）,最后进阶为定时、定向和定位的复杂性活动,如将球丢进圆环或容器内（图 8-3-5）、在规定时间内完成编织或投掷的任务,手指按要求点触桌面标记等。

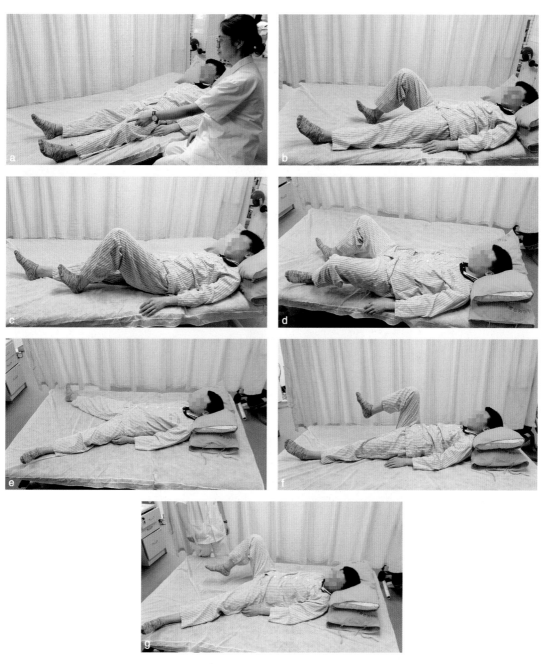

**图 8-3-1　Frenkel 体操仰卧位训练**

a. 初始体位；b、c. 与床面双下肢交替滑动屈伸；d. 屈膝位下髋内收外展；e. 伸膝位下髋内收外展；
f. 一侧下肢单独屈膝屈髋；g. 双侧下肢不对称联合运动

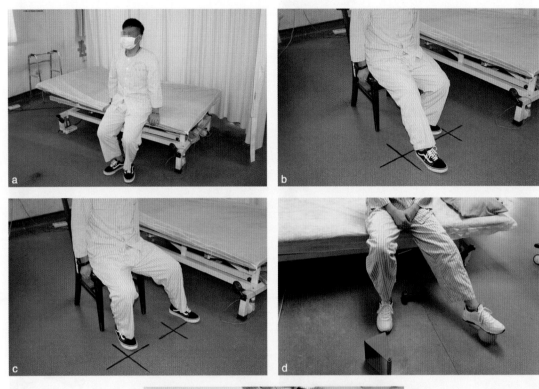

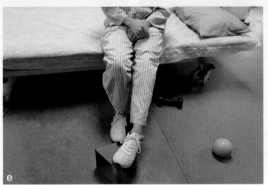

**图 8-3-2 Frenkel 体操坐位训练**

a. 维持坐位姿势;b、c."十"字滑动;d、e. 足交替触碰地面标记物

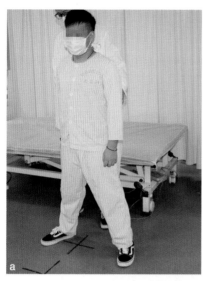
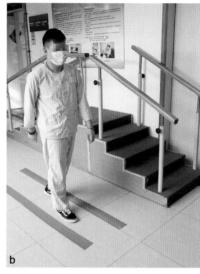

图 8-3-3　Frenkel 体操站立位训练
a. 侧向行走；b. 平行线间行走

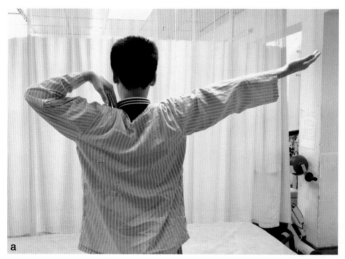
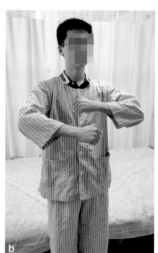

图 8-3-4　上肢轮替训练
a. 肩部运动；b. 肘部运动

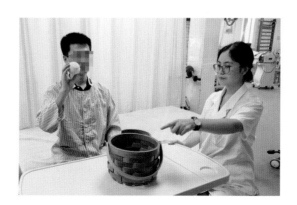

图 8-3-5　投球训练

3. 眼头手协调训练  国外有部分治疗师采取此种模式进行共济失调训练,使共济失调患者协调功能有了短期的改善。此方法强调先后四个阶段的连续训练,即眼训练(视物追踪和凝视定向)、头部移动训练(物品不动)、眼头协调移动和眼头手协调移动,移动范围为左右约45°,上下约30°,后期可加入躯干的旋转(图 8-3-6)。

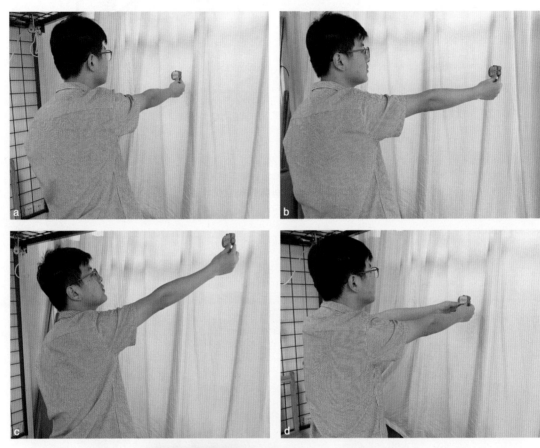

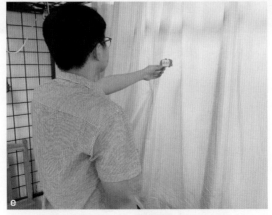

图 8-3-6  眼头手协调训练
a. 右手正前方;b. 右侧水平移动;c. 右侧上下移动;d. 左手取物;e. 左手移动

## 二、平衡训练

小脑疾患的患者平衡训练的基本原则与脑卒中的类似,但略有区别的是此类患者的平衡训练应注重视觉和负重的使用。训练从坐位体位下最稳定的静态平衡开始,逐渐过渡到容易破坏平衡感的站立平衡或平衡板训练,已有文献指出,动态平衡对于患者提高稳定性,获得功能性的改善更为重要。具体可通过以下几步完成:

1. 躯干控制训练 躯干的稳定性对于小脑损伤患者恢复平衡功能十分重要。治疗师应在具体的平衡分级训练开始前或过程中,对患者实施脊柱的松动。松动术可在侧卧位或俯卧位下进行,目的是让患者在平衡训练中保持躯干的柔韧性,以便更好地参与自身平衡的调节。

2. 患侧坐起训练 先屈曲双侧膝关节,双手 Bobath 式握手,嘱患者向患侧翻身,成功后指示患者用非患侧下肢将患侧下肢移至床沿下,然后用非患侧手掌支撑床面,依靠非患侧手臂力量抬起躯干,必要时治疗师可给予助力(图 8-3-7)。

3. 坐位平衡

(1)静态平衡:患者首先练习双手置于双膝无外在支撑情况下的静态平衡。开始时可借助视觉线索(如门框、垂线、手持手电筒)帮助稳定头部。在患者能不用支持地稳坐片刻,轻轻地推或拉,使其重心轻微地移位,以激发患者自动态平衡反应。

(2)二级平衡:当患者能使双上肢自由进行其他活动,就要让上肢在空间不同的地方定位、控制住和交替轻拍,如捡拾小木块、伸手取物(图 8-3-8)、抛球等二级的坐位平衡练习,促进他对肩胛带的控制。

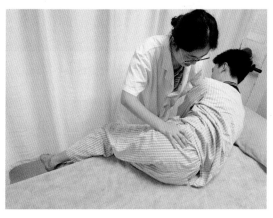
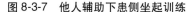
**图 8-3-7 他人辅助下患侧坐起训练**

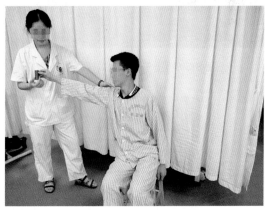
**图 8-3-8 坐位下伸手取物练习**

(3)三级平衡:让患者坐在一个高度与椅子相近,并在治疗师稳定住的体操球上,双上肢支撑在前方小桌上,在保持骨盆前倾和脊柱伸直的情况下,利用球的灵活性练习向各个方向转移物体,以提高坐位的他动态平衡能力。平衡的训练也可以在具备传感装置的计算机控制的平衡训练仪上按照难度大小分阶段完成(图 8-3-9)。

4. 站位平衡 同坐位平衡的三级训练相同,患者从双足站立静态的平衡到双足站立下患者自主运动,如蹲下取物(图 8-3-10),并脚侧跳(图 8-3-11)、双足交替站立等,最后完成上下台阶训练(图 8-3-12)以及单足站立。训练早期时应借助姿势镜的视觉反馈进行练习,如果平衡能力改善可撤除镜子训练。站位平衡与坐位平衡的训练平面都可以按照患者程度进行调整,从坚实的地面转为柔软的平面,甚至球面或平衡板。双上肢可以从体侧支撑辅助过渡到胸前交叉(图 8-3-13)或是持物、远距离够物等状态。如果患者控制多关节的稳定有障碍,也可使用支具帮助稳定某一个关节,如足托。

5. 其他　可以根据患者的兴趣喜好选择一些与平衡训练相关的作业活动进行治疗。如瑜伽、跳舞、太极拳以及球类运动等。

### 三、步态训练

小脑疾患患者的步态纠正训练需要采取高重复少间歇、跨步幅度尽量大的训练原则,以促进患者将步行转化成不需要皮层过多思考的自动化模式。有学者采用步行前提醒的方式促进患者步态训练,即起步时足尖尽量抬高,先足跟着地,然后再足尖着地。Gemma Kelly 等在 2015 年按照小脑损伤患者损伤具体部位的不同给出了相对应的步行治疗方案。除了一般内容外,还需加强以下几方面:

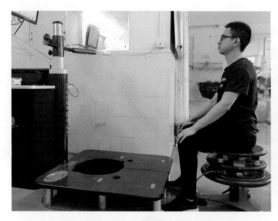

图 8-3-9　坐于平衡仪的平衡训练

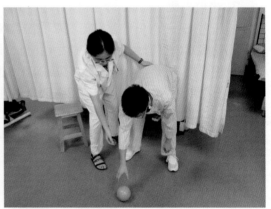

图 8-3-10　蹲下取物训练

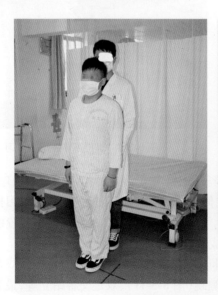

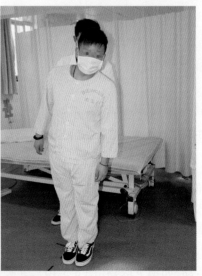

图 8-3-11　并脚侧跳训练

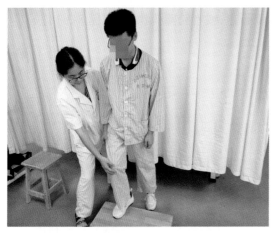

图 8-3-12 上下台阶训练

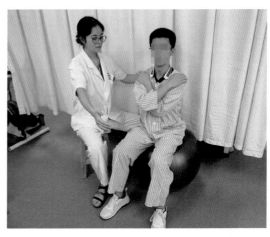

图 8-3-13 双上肢胸前交叉平衡训练

1. 下肢肌群的肌力训练 小脑损伤患者步行时由于重心后倾,骨盆侧向不稳定,易出现屈髋、屈膝、步基加宽的模式,所以应以伸髋肌肌力(图 8-3-14a)、髋外展肌肌力为训练重点(图 8-3-14b)、步行模式训练等。

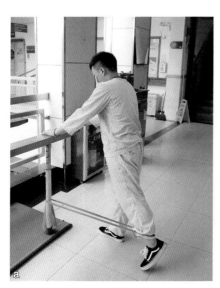

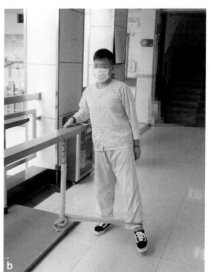

图 8-3-14 髋部肌力训练
a. 髋后伸训练;b. 髋外展训练

2. 增加相应的特异性训练 头部固定下的行走(更适用于前庭小脑疾病的患者)、慢速定向步行训练(图 8-3-15)、慢速指令步行训练、慢速任务式引导步行训练(图 8-3-16)、意向性交替迈步训练等意向性步行训练内容。训练应从平衡杠内的步行开始,患者腰间系好保护腰带,先练习上肢与下肢协调的跨步运动,如左手-右腿-右手-左腿交替进行的迈步练习(图 8-3-17),当稳定性和流畅性提高后,才可进行平衡杠内的完整步行。当患者功能在多次训练后有一定改善,治疗师就应在安全的前提下让患者处于更加丰富的环境进行训练,以促进患者对于不可预测的干扰下躯体的应变能力,如转弯、横走、前进两步且后退一步、原地转圈、走横"8"字、在狭窄空间行走、软硬不均的地面行走,或者跨障碍物行走(图 8-3-18)等。

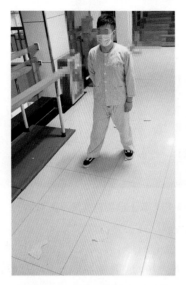

图 8-3-15　慢速定向步行训练

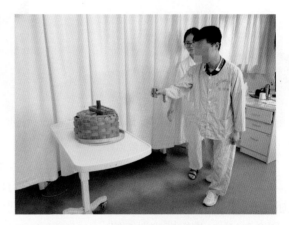

图 8-3-16　慢速任务式引导步行训练

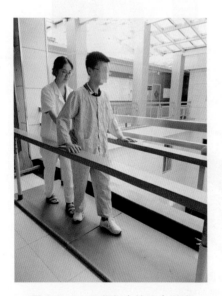

图 8-3-17　平行杠内的迈步训练

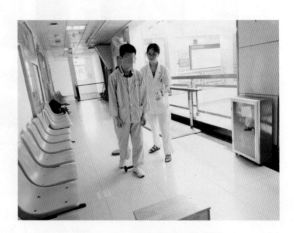

图 8-3-18　跨障碍物行走训练

3. 借助康复工程新技术　可借助减重支持系统(图 8-3-19)或下肢康复机器人(图 8-3-20)进行训练,这一方面可以监护患者步行的安全,另一方面也不会阻碍患者的步行训练。

4. 丰富步态训练环境　小脑皮质部位损伤患者由于传出的浦肯野纤维受到影响,患者往往缺乏应对复杂环境的能力,所以治疗师在训练后期需要向患者提供丰富的环境来改善步态。

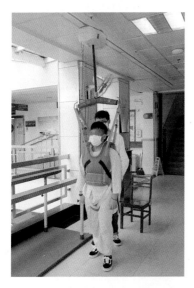

图 8-3-19　减重支持系统步行训练

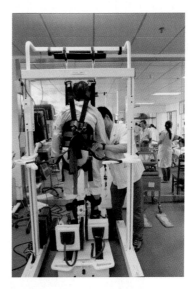

图 8-3-20　下肢康复机器人辅助步行训练

## 四、躯干肌肌力训练

小脑损伤患者姿势控制能力差，受到较小干扰都不能很好地维持姿势的稳定。躯干稳定肌群（包括腹外斜肌、腹内斜肌、腹横肌、胸腰筋膜、腰方肌、髂腰肌、臀大肌、臀中肌、竖脊肌、多裂肌等），它们对于姿势的稳定和运动链完成的流畅度起着十分重要的作用。因此小脑损伤的患者除了常规的平衡协调训练外，应注重患者核心肌群的训练，以提高姿势控制能力。已有文献指出，对小脑外伤后出现的共济失调障碍患者实施 10 周躯干肌力量进行针对性等长收缩训练，可提高 Berg 量表、步行功能测试等多项指标的得分。可选择的方法包括仰卧位下，双上肢抬离床面（肩部保持不动）、仰卧位下双下肢抬离床面（可进阶到足部画圈）、改良式仰卧起坐（图 8-3-21）、躯干"侧桥"（图 8-3-22，患侧在下）、俯卧位下的躯干伸展训练（即平板支撑）。每组完成 10-15 次，每天完成 2~3 组为宜。

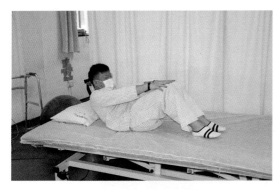

图 8-3-21　改良式仰卧起坐训练

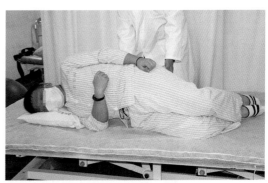

图 8-3-22　"侧桥"训练

## 五、任务导向性训练

针对小脑损伤患者，除了基本的躯干、四肢肌力训练、平衡训练和协调训练等治疗外，应注重患者的运动控制训练和功能整合训练。任务导向性训练要求患者关注于任务本身（如取桌上杯子、上下楼梯等），需要有效地协调主动肌与拮抗肌的收缩模式，一方面提高了训练难度，另一方面在调动患者积极性的同时促进患者中枢-周围相互关联，对患者后期进行ADL更有实际意义。具体方法多种多样，可根据患者功能情况决定，任务设定的关键是需要提供给患者一个明确的物品信息、动作方式和结果评定（图8-3-23）。

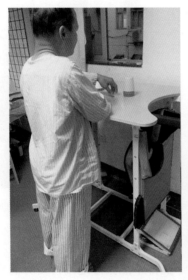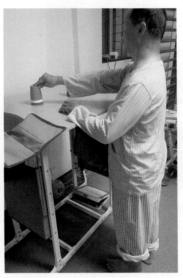

图8-3-23　任务导向性练习（站立位左右交替套杯）

## 六、日常生活活动训练指导

患者常会因为协调的问题存在日常生活活动能力的受限。作业治疗应指导患者学习单侧肢体共济失调或双侧肢体协调障碍时个人基本日常生活活动的技术，如双侧上肢近端支撑下穿开襟上衣（图8-3-24），有研究指出，负荷训练可以增加肢体运动量，提高患者的注意

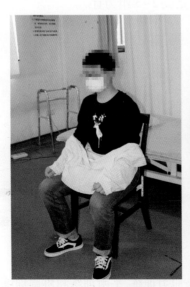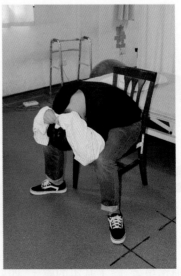

图8-3-24　穿开襟衣训练指导

力,从而增加压力感受系统对小脑的抑制,增强躯干及肢体的稳定性(图 8-3-25)。还可以在进食、洗漱时选用防滑碗碟或防滑牙杯等(图 8-3-26)。

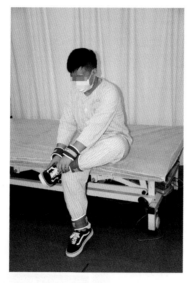

图 8-3-25　负荷下 ADL 训练指导

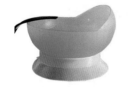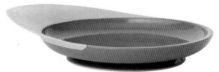

图 8-3-26　防滑器具

## 七、语言与吞咽问题

小脑损伤的患者也常有构音障碍,如言语不清,以及吞咽障碍等问题,治疗的方法与大脑损伤的处理方式没有明显的差异,如吸气与呼气肌群肌力训练、呼吸稳定性训练、口颜面器官肌肉力量练习等,均可以借鉴本书"脑卒中的康复"章节的相关内容,本章不加赘述。

## 八、辅助器具的使用

适时地选择合适的辅助器具对提高患者的生活质量是有一定价值的,尤其对于重度共济失调的患者,身体本身功能改善程度较小,有必要向他们提供功能代偿的技术以及器具,如加宽支撑面、使用轮椅、多足拐杖、眼镜等。

## 九、康复教育

小脑性疾病病程长,功能改善不明显,因此对患者及家属的教育显得尤为重要。一方面对患者阐明跌倒发生的一般规律,提醒患者和家属或看护人员注意日常生活活动安全,尽量避免在风、雨、雪等不良天气时做户外活动,注意改善患者生活环境的照明、物品摆设和安全扶手的设置(如浴室内)等,穿着合体衣服鞋袜等,预防跌倒,避免意外伤害的发生。另一方面,尽管患者无高血压、心脏病等病史,但考虑患者的年龄因素,应指导患者在日常生活和饮食习惯等各个方面加以注意,降低脑卒中的危险因素,防止脑卒中的再次发生。

### 十、其他新兴方法

1. 神经认知疗法　有学者对出血性小脑损伤的患者采用了运动训练配合认知功能的神经认知治疗,如计算、视空间记忆、注意力等方面,患者的运动功能改善明显,因为小脑半球右侧与语言、认知功能相关,而左侧与视空间记忆等相关。但这一方法目前仍缺少临床试验证据。

2. 重复经颅磁刺激　重复经颅磁刺激(repetitive transcranial magnetic stimulation,rTMS)可提高神经系统兴奋性,降低突触传导阈值,使原来不活跃的突触变为活跃的突触。有研究给予小脑损伤患者5Hz低频刺激,刺激强度为运动阈值为80%,刺激时间8s,间隔时间4s,连续刺激100次,每次20min,1次/d。治疗后患者平衡和步态功能改善明显。但大样本、多形式的研究仍未进行,疗效有待观察。

3. 经颅直流电刺激　经颅直流电刺激(transcranial direct current stimulation,tDCS)是刺激皮质神经元的另一种方法(图8-3-27)。有学者将刺激电极的阳极电极置于tDCS刺激部位,参考电极置于对侧肩部。直流电强度为1mA,20min/次,左右侧交替,间歇30min,1次/d,治疗后患者ICARS、BBS和MBI分数均优于对照组,因此tDCS也可作为小脑损伤治疗的一个新选择。

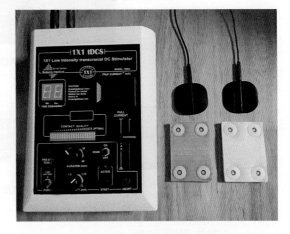

图8-3-27　经颅直流电刺激

4. 神经干细胞移植术　随着神经干细胞技术的发展,小脑疾病通过神经干细胞修复或替代原先受损神经元以达到治疗目的。但具体方案应根据患者自身情况由医生提供并经患者及家属确认。

(李　睿)

## 参考文献

[1] W Ilg,Synofzik M,Brötz D,et al. Intensive coordinative training improves motor performance in degenerative cerebellar disease. Neurology,2009,73:1823.

[2] 陈琳,鄱海涛,黄红云.世界神经病联合会国际合作共济失调量表,中国组织工程研究与临床康复,2007,20(2):127-128.

[3] 赫德曼著.王尔贵.吴子明译.前庭康复——前庭系统疾病诊断与治疗.北京:人民军医出版社.2004.

[4] 陈伟,王钦,黄莹,等.以眩晕为首发症状的小脑梗死临床类型及供血区分布.中国临床神经科学,2011,19:465.

[5] Galea JM,Jayaram G,Ajagbe L,et al. Modulation of cerebellar excitability by polarity—specific noninvasive direct current stimulation. Neurosci,2009,29(28):9115-9122.

[6] Gemma Kelly,Jackie Shanley. Rehabilitation of ataxic gait following cerebellar lesions:Applying theory to prac-

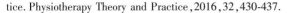

tice. Physiotherapy Theory and Practice,2016,32,430-437.

[7] Martin CL,Tan D,Bragge P, et al. Effectiveness of physiotherapy for adults with cerebellar dysfunction:a systematic review. Clinical Rehabilitation,2009,23:15-26.

[8] 王茂斌,Bryan J. O'Young,Christopher D. Ward. 神经康复学. 北京:人民卫生出版社,2009.

[9] 王宁华,黄真. 神经康复:优化运动技巧. 2 版. 北京:北京大学出版社,2015.

[10] Freund JE, Stetls DM. Use of trunk stabilization and locomotor training in an adult with cerebellar ataxia:A single system design. Physiotherapy Theory and Practice,2010,26(7):447-458.

[11] Ayako Komuroa,Hitoshi Kurabayashia,Yoshie Sasak, et al. Clinical improvements in higher brain function and rapid functional recovery in a case of cerebellar hemorrhage treated by neurocognitive rehabilitation. Neurocase,2014,20(3):260-262.

[12] 李学,李六一,张俊红,等. 步态联合平衡训练对小脑梗死伴共济失调患者运动及平衡功能的影响. 中华物理医学与康复杂志,2016,38(3):192-195.

[13] 胡晓辉,杨伟毅,郭睿,等. 低频重复经颅磁刺激治疗小脑梗死后平衡障碍的疗效分析. 中西医结合心脑血管病杂志,2017,15(17):2107-2110.

[14] 袁英,吴东宇,汪洁,等. 经颅直流电刺激改善小脑卒中后共济失调的疗效观察. 中国康复医学杂志,2014,29(7):666-668.

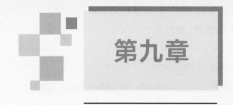

# 第九章

# 脊髓损伤的康复

## 第一节 概 述

### 一、脊髓损伤

脊髓损伤(spinal cord injury,SCI)是由各种伤病因素(外伤、炎症、肿瘤等)引起的脊髓结构和功能的损害,造成损伤平面以下运动、感觉及自主神经功能异常。脊髓损伤可导致四肢瘫或截瘫,四肢瘫是由于颈髓受损而造成四肢及躯干运动和感觉功能障碍,截瘫指胸段以下脊髓损伤造成躯干、下肢运动和感觉功能障碍。脊髓损伤的年发病率在不同国家间存在差异,美国 SCI 的年发病率是每百万人 40 例,英国波动于每百万人 10~15 例,其他国家每百万人通常不超过 20 例。SCI 发病率男性高于女性,男女比例约为 4:1。

### 二、脊髓震荡

是由于脊髓遭受强烈刺激后出现轻度水肿或少量出血,造成暂时性功能障碍,早期表现为不完全性瘫痪,可出现反射亢进但无肌痉挛,一般 24h 内开始恢复,6 周内可获得完全恢复,不遗留神经系统后遗症,脊髓震荡属回顾性诊断。

### 三、脊髓休克

脊髓休克(spinal concussion)指脊髓损伤后,与高级中枢失去联系,即刻出现的损伤平面以下暂时性的脊髓神经功能完全消失,表现为肌肉瘫痪、肌张力降低、各种深浅反射消失、病理反射阴性,可伴有低血压和心动过缓,约持续数小时至数周,偶有数月之久。脊髓休克结束后脊髓损伤平面以下的反射(如球海绵体反射、腱反射、病理反射)、运动、感觉出现,方能对脊髓损害平面及程度作出准确评估。

### 四、脊髓损伤后常见功能障碍

#### (一)运动功能障碍

表现为损伤平面及以下肌力减退或消失,肌肉张力异常,腱反射异常,出现病理反射等。

（二）感觉功能障碍

表现为损伤平面及以下肢体感觉减退、消失或过敏，也可表现为麻、胀、痛、冷、紧束等不适感。

（三）括约肌功能障碍

表现为小便失禁或潴留，大便失禁或便秘。

（四）自主神经功能障碍

表现为体温调节异常和发热、心动过缓、直立性低血压等。

## 五、脊髓损伤综合征的临床表现

（一）中央索综合征（central cord syndrome，CCS）

脊髓中央性损伤，在颈髓损伤时多见，表现上肢功能障碍重于下肢，上肢远端受累较上肢近端重，一般有下肢及骶部运动、感觉保留，可伴有膀胱功能障碍，损伤平面以下不同程度感觉障碍。

（二）半切综合征（brown-sequard symdrome，BSS）

脊髓半侧损伤，出现分离性感觉障碍，表现损伤平面 1~2 个节段以下的对侧痛温觉丧失，同侧的本体感觉和运动丧失（图 9-1-1）。但部分脊髓半切综合征在临床上更常见，表现为相对的身体同侧运动障碍和相对的对侧偏身痛觉缺失。

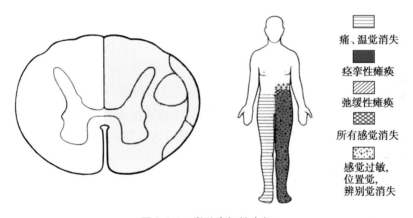

痛、温觉消失

痉挛性瘫痪

弛缓性瘫痪

所有感觉消失

感觉过敏，位置觉，辨别觉消失

图 9-1-1　脊髓半切综合征

（三）前索综合征（anterior cord syndrome，ACS）

脊髓前部损伤，后索未受累，表现为损伤平面以下运动和痛温觉减退或消失，而触觉，两点辨别觉、振动觉及位置觉等本体感觉存在。

（四）后索综合征（posterior cord syndrome，PCS）

脊髓后部损伤，表现损伤平面以下的本体感觉丧失，而运动和痛温觉存在（图 9-1-2）。临床特征是肢体平衡、协调障碍为主。

（五）脊髓圆锥综合征（conus medullaris syndrome，CMS）

脊髓圆锥主要是骶髓损伤，表现为鞍区感觉障碍，小便失禁或潴留，大便失禁或便秘，性功能障碍（勃起或射精不能），肛门括约肌张力降低及球海绵体反射消失；下肢多无明显运动障碍，若累及 $S_1$、$S_2$，可以出现下肢部分肌群肌无力。

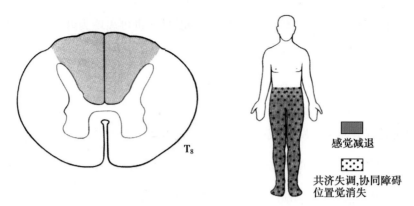

图 9-1-2    脊髓后索综合征

### （六）马尾综合征（cauda equina syndrome，CES）

椎管内腰骶神经根损伤，表现为下肢弛缓性瘫痪和/或神经根痛，通常双侧不对称性，可导致无反射性膀胱及肠道功能障碍，马尾的性质实际上是周围神经，损伤后下肢腱反射减弱或消失。

（刘晓艳）

# 第二节　康复评定

## 一、神经平面评定

神经平面是指身体双侧保留正常运动和感觉功能的最低脊髓节段水平。例如 $T_{10}$ 损伤，意味着 $C_1 \sim T_{10}$ 节段运动和感觉功能完好，$T_{11} \sim S_5$ 节段有损伤。评定神经平面时，应注意：

1. 神经平面    主要以运动平面（motor level，ML）为诊断依据，但 $T_2 \sim L_1$ 节段，运动平面难以确定，主要以感觉平面（sensory level，SL）来确定。

2. 运动平面和感觉平面    通过检查关键肌（key muscle）的徒手肌力和关键点（key point）的痛觉（针刺觉）和轻触觉确定（表 9-2-1、表 9-2-2）。关键肌指确定神经平面的标志性肌肉。由于一根神经支配多块肌肉和一块肌肉受多根神经支配的特性，因此根据神经节段与肌肉的关系，将肌力 3 级的关键肌所在平面作为运动平面，该平面以上关键肌的肌力必须为 5 级。美国脊髓损伤学会根据神经支配的特点，选出一些关键肌和关键点，通过对这些肌肉和感觉点的检查，迅速确定损伤水平，评定方法如下：

表 9-2-1    脊髓损伤运动平面与关键肌

| 平面 | 关键肌 | 平面 | 关键肌 |
|---|---|---|---|
| $C_5$ | 屈肘肌（肱二头肌、肱肌） | $L_2$ | 屈髋肌（髂腰肌） |
| $C_6$ | 伸腕肌（桡侧腕伸肌） | $L_3$ | 伸膝肌（股四头肌） |
| $C_7$ | 伸肘肌（肱三头肌） | $L_4$ | 踝背伸肌（胫前肌） |
| $C_8$ | 中指末节指屈肌（指深屈肌） | $L_5$ | 趾长伸肌（拇长伸肌） |
| $T_1$ | 小指外展肌 | $S_1$ | 踝跖屈肌（腓肠肌、比目鱼肌） |

$C_4$ 平面可以采用膈肌作为运动平面的主要参考依据

表 9-2-2　脊髓损伤感觉平面与关键点

| 平面 | 关键点 | 平面 | 关键点 |
|---|---|---|---|
| $C_2$ | 枕骨粗隆 | $T_8$ | 第 8 肋间锁骨中线 |
| $C_3$ | 锁骨上窝 | $T_9$ | 第 9 肋间锁骨中线 |
| $C_4$ | 肩锁关节顶部 | $T_{10}$ | 第 10 肋间锁骨中线（脐水平） |
| $C_5$ | 肘前窝外侧 | $T_{11}$ | 第 11 肋间锁骨中线（在 $T_{10} \sim T_{12}$ 的中点） |
| $C_6$ | 拇指近节背侧皮肤 | $T_{12}$ | 腹股沟韧带中部 |
| $C_7$ | 中指近节背侧皮肤 | $L_1$ | $T_{12} \sim L_2$ 连线上 1/3 处 |
| $C_8$ | 小指近节背侧皮肤 | $L_2$ | 大腿前中部 |
| $T_1$ | 肘前窝内侧 | $L_3$ | 股骨内上髁 |
| $T_2$ | 腋窝顶部 | $L_4$ | 内踝 |
| $T_3$ | 第 3 肋间锁骨中线 | $L_5$ | 足背第 3 跖趾关节 |
| $T_4$ | 第 4 肋间锁骨中线 | $S_1$ | 足跟外侧 |
| $T_5$ | 第 5 肋间锁骨中线 | $S_2$ | 腘窝中点 |
| $T_6$ | 第 6 肋间锁骨中线（剑突水平） | $S_3$ | 坐骨结节 |
| $T_7$ | 第 7 肋间锁骨中线 | $S_{4 \sim 5}$ | 肛周区 |

选查项目：本体感觉（位置觉和深压痛觉），建议查左右侧的示指和拇指

3. 损伤平面的记录　由于身体两侧的损伤平面可能不一致,评定时需要同时检查身体两侧的运动平面和感觉平面,并分别记录。

## 二、脊柱脊髓功能康复评定

（一）损伤程度的评定

根据美国脊髓损伤协会（American Spinal Cord Injury Association，ASIA）残损指数（ASIA impairment scale，AIS）损伤分级,是否为完全性损伤的评定以最低骶节（$S_{4 \sim 5}$）有无残留功能为准。不完全脊髓损伤:骶段保留部分感觉和/或运动功能,即肛门黏膜皮肤连接处和深部肛门有感觉,或肛门外括约肌有自主收缩。完全性脊髓损伤:骶段感觉运动功能完全消失,可有部分保留区,但不超过 3 个节段。

A:完全损伤,第 4~5 骶髓节段无任何运动、感觉功能保留。

B:不完全损伤,脊髓功能损伤平面以下至第 4~5 骶髓节段,无运动功能而有感觉功能的残留。

C:不完全损伤,脊髓损伤平面以下,有运动功能保留,且大部分关键肌肌力小于 3 级。

D:不完全损伤,脊髓损伤平面以下有运动功能保留,且大部分关键肌的肌力均大于或等于 3 级。

E:正常,运动、感觉功能正常。

（二）脊髓休克的评定

包括球（海绵体）-肛门反射和肛门反射。球（海绵体）-肛门反射指刺激男性阴茎头或女

性阴蒂时引起肛门括约肌反射性收缩。肛门反射指直接刺激肛门引起直肠肌肉收缩。这两种反射的出现,提示脊髓休克已经结束。脊髓休克结束的另一指征是损伤水平以下出现任何感觉运动功能或肌肉张力增高、生理反射或病理反射出现。

**(三)运动评分(motor score)**

左右各 10 组关键肌,根据 MMT 肌力评分法肌力分 0~5 级,正常运动评分总分为 100 分。

**(四)感觉评分(sensory score)**

如图 9-2-1 所示,感觉功能正常为 2 分,异常为 1 分,消失为 0 分。左右各有 28 个感觉关键点,正常感觉功能总评分为 224(针刺觉 112 分,轻触觉 112 分)分。

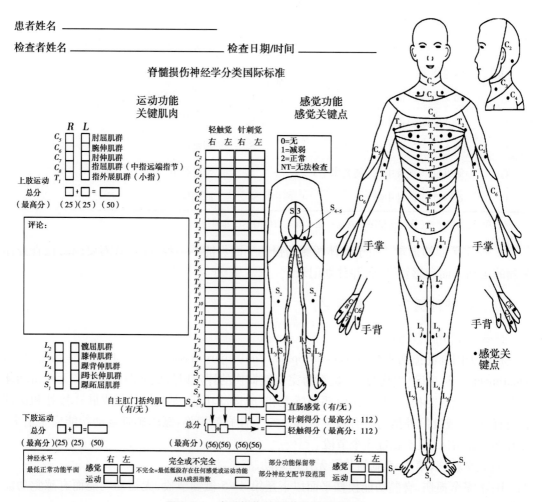

**图 9-2-1　脊髓损伤神经学分类国际标准**

### 三、躯体功能康复评定

躯体功能评定包括身体形态评定、关节活动度(ROM)评定、肌力评定、肌张力评定、感觉评定、平衡评定、步行评定、心血管评定、呼吸评定、疼痛评定等。本节重点介绍脊髓损伤专用评定量表。

脊髓损伤步行指数:脊髓损伤步行指数 I(walking index for spinal cord injury I,WIS-

CI Ⅰ）于 2000 年由 Ditunno 等人专门针对不完全性脊髓损伤患者提出，是第一个经国际多中心试验验证并被认可的针对脊髓损伤患者步行能力评定的量表，于 2001 年修改为 WISCI Ⅱ。WISCI Ⅱ主要评估患者在康复机构内的步行能力。根据步行能力损害的严重程度，以患者在交替步态下，步行 10m 水平距离需要的设备、支具和身体帮助为基础将步行能力分为 21 级，从损伤最严重的 0 级（患者不能站立和步行）到 20 级（患者不需要设施和帮助可以步行 10m 以上），患者步行能力损害程度逐步减轻。其中，"设施""支具"和"身体帮助"分别指："支具"指长腿或短腿支具，可为一个或两个，辅助下肢站立的夹板看作长支具，没有支具表示两腿均不使用支具；"助行器"指常规不带轮的硬助行器；"拐杖"指肘拐或腋杖；"手杖"指常规的直手杖；"两个人的身体帮助"指中等到最大程度的帮助，"一个人的身体帮助"指最小程度的帮助。判定步行功能的级别时，要求患者佩带支具后安全且舒适地完成该级别要求的标准，如两名观察者判断级别不一致，则以低级别（损伤严重）为准。

　　WISCI Ⅱ具有操作简单、节约时间、需要较少器械辅助及患者容易理解等优点，因此，该测试逐渐成为临床上评估脊髓损伤患者步行能力的主要方法之一（表 9-2-3）。但是，在使用过程中亦发现一些操作缺陷：评估时，要求患者在交替步态下完成一定距离，而往往很多脊髓损伤患者步行是利用身体摆动而非交替步态完成，这种步行方式不符合 WISCI Ⅱ的规定；测试者在评估时需要考虑患者的安全性而可能人为地限制或帮助患者的移动。这种情况下，测试者可能会影响患者获得更高级别的步行指数；评估结果不能反映步行速度、步态质量或患者从坐到站过程中的帮助情况，也不能反映患者在环境中独立性的高低。

表 9-2-3　脊髓损伤步行指数 Ⅱ（WISCI Ⅱ）

| 级别 | 标　准 |
| --- | --- |
| 0 | 不能站和/或参加辅助下的步行 |
| 1 | 在平行杠内走动，需要支具和两个人给予接触身体的帮助，步行距离小于 10m |
| 2 | 在平行杠内走动，需要支具和两个人给予接触身体的帮助，步行 10m |
| 3 | 在平行杠内走动，需要支具和一人给予接触身体的帮助，步行 10m |
| 4 | 在平行杠内走动，不需要支具，但需要一人给予接触身体的帮助，步行 10m |
| 5 | 在平行杠内走动，需要支具，但不需要帮助，步行 10m |
| 6 | 利用助行器步行，需要支具和一人给予接触身体的帮助，步行 10m |
| 7 | 利用双拐步行，需要支具和一人给予接触身体的帮助，步行 10m |
| 8 | 利用助行器步行，不需要支具，但需要一人给予接触身体的帮助，步行 10m |
| 9 | 利用助行器步行，需要支具，不需要帮助，步行 10m |
| 10 | 利用一根手杖或拐杖步行，需要支具和一人给予接触身体的帮助，步行 10m |
| 11 | 利用双拐步行，不需要支具，需要一人给予接触身体的帮助，步行 10m |
| 12 | 利用双拐步行，需要支具，不需要帮助，步行 10m |
| 13 | 利用助行器步行，不需要支具和帮助，步行 10m |
| 14 | 利用一根手杖或拐杖步行，不需要支具，需要一人给予接触身体的帮助，步行 10m |
| 15 | 利用一根手杖或拐杖步行，需要支具，不需要帮助，步行 10m |

续表

| 级别 | 标　　准 |
|---|---|
| 16 | 利用双拐步行,不需要支具和帮助,步行 10m |
| 17 | 不需要步行设备,不需要支具,需要一人给予接触身体的帮助,步行 10m |
| 18 | 不需要步行设备,需要支具,不需要帮助,步行 10m |
| 19 | 利用一根手杖或拐杖,不需要支具和帮助,步行 10m |
| 20 | 不需要步行设备、支具和帮助,步行 10m |

10m 步行试验、6min 步行试验与 WISCIⅡ具有很好的相关性,用于评定脊髓损伤患者的步行功能具有较好的效度和信度,但不适用于严重步行障碍者。对于不完全性脊髓损伤,伤后 1 个月内获得站立或功能性步行者,10m 步行试验、6min 步行试验与 WISCIⅡ在伤后 3 个月内均能反应步行功能变化,但在 3~6 个月间,仅 10m 步行试验、6min 步行试验能反应患者步行能力变化,同时,WISCIⅡ与 10m 步行试验、6min 步行试验仅在伤后 1 个月内具有较好的相关性,随着病程延长,相关性逐渐降低。急性期脊髓损伤患者 6min 步行试验步行距离的增加与肌力增加、功能能力改善成正相关。

脊髓损伤后,患者自然步态由于受到肌力及耐力下降、本体感觉减退、支具使用以及痉挛等影响而发生显著改变。WISCIⅡ适用于急性期或步行功能严重障碍的脊髓损伤患者在康复机构内进行;对于慢性脊髓损伤尤其是不完全性损伤者,应结合应用 WISCIⅡ和 10m 步行试验、6min 步行试验,以便更准确地反映步行功能的变化。

### 四、脊髓损伤后神经源性膀胱

（一）病因

不同疾病和外伤损害到控制下尿路( lower urinary tract,LUT)功能的神经系统,可能导致神经源性膀胱。其严重程度基本上取决于神经系统疾病变的部位和范围,例如周围神经病变(糖尿病、椎间盘疾病等)、脊髓损伤、脑桥以上病变(痴呆、基底神经节病变、脑血管病等)。

（二）临床表现

1. 症状　可以有下尿路症状(LUTS)的所有表现,下尿路症状分为三类:储尿期、排尿期和排尿后症状。

（1）储尿期症状发生在膀胱储尿阶段,包括白天尿频、夜尿、尿急、尿失禁和膀胱异常感觉。

（2）排尿期症状发生在膀胱排尿阶段,包括排尿等待、尿线分叉、排尿间断、排尿犹豫、费力、排尿末滴沥。

2. 体征　医生通过简单的方法,去证实和评估所观察到的症状。例如,一个典型的体征是咳嗽时漏尿,其观察方法有排尿次数尿量表、尿垫试验、经过验证的症状和生活质量问卷等,都可以用来证实和评估症状。

3. 尿动力学表现　是尿动力学检查发现的现象。例如,非自主性逼尿肌收缩(逼尿肌过度活动)是尿动力学表现。尿动力学检查如下。

（1）自由尿流率和残余尿检测:为保证检查结果的可信程度,需要重复检查 2~3 次。可能发现尿流率降低、膀胱排空量小、间歇性排尿、排尿犹豫、残余尿等异常现象。

（2）充盈期膀胱测压：是定量测定充盈期膀胱功能的唯一方法。需要与影像检查等联合。

（3）逼尿肌漏尿点压力：对评估上尿路风险或继发性膀胱损害有重要意义。

（4）压力-流率检查：该检查反映排尿期逼尿肌与尿道肌或盆底肌的协调性。主要评估由于尿道固有的机械和解剖特点导致的机械梗阻程度，它对神经源性下尿路功能障碍的患者作用有限。

（5）影像尿动力学检查。

（三）治疗

治疗的主要目标及优先顺序是：保护上尿路、改善控尿功能、提供患者的生活质量、修复或部分修复下尿路功能。治疗方案如下。

1. 辅助膀胱排空

2. 下尿路康复训练

3. 药物治疗

4. 神经电调节

5. 外部装置的使用

### 五、神经源性直肠

（一）定义

与排便相关的神经损伤后，由于排便低级中枢与高级中枢的联系中断，缺乏胃结肠反射，肠蠕动减慢，肠内容物水分吸收过多，最后导致排便障碍，称神经源性大肠功能障碍，多见于双侧性损伤，所以在脊髓损伤时较为多见。

（二）分类

1. 反射性大肠　　见于上运动神经元损伤，排便反射弧及中枢未受损，排便反射存在，可通过反射自动排便。但是缺乏主动控制能力，称反射性大肠。可用局部刺激（如栓剂或手指刺激）能排出大便，每次排便间隔时间基本固定。

2. 迟缓性大肠　　见于下运动神经元损伤，破坏了排便反射弧，无排便反射，直肠内外括约肌功能丧失，称迟缓性大肠。两次排便间隔期可有大便失禁。

（三）康复

1. 急性及脊髓休克期处理　　脊髓与马尾的完全性损伤等，可导致休克期反射性的肠道功能丧失，可引起食物的反流并可影像膈肌运动，因而四肢瘫患者可产生呼吸困难。持续时间 2~3 天或更长。监护的同时需要胃肠减压、肠外营养支持。必要时可用新斯的明 0.2~0.5mg 肌内注射，以帮助恢复肠道运动。

2. 康复期处理　　急性期过后，一旦肠鸣音恢复，预示着麻痹性肠梗阻的消失，无论损伤平面如何，都应进行肠道功能训练。坚持实施肠道计划、高纤维饮食、排便采取坐位、局部刺激、固定排便时间等。

### 六、心理功能评定

神经心理学评定（neuropsychological assessment）是脊髓损伤患者评定的重要内容之一。脊髓损伤患者由于损伤后突然出现的一系列问题，导致患者生活难以自理，职业、经济、家庭关系受到影响，使得患者难以承受残疾，出现焦虑、抑郁等。常用量表包括焦虑自评量表

（self-rating anxiety scale,SAS），抑郁自评量表（self-rating depression scale,SDS），综合医院焦虑抑郁量表（the hospital anxiety and depression scale,HAD），一般健康问卷（the general health questionnaire,GHQ-28）等。

### 七、社会功能评定

康复的最终目标，是使患者能够最大限度地恢复功能，回归家庭，回归社会。能否达到这一目标，除了躯体功能的良好状态外，社会功能的完好必不可少。社会功能是生活质量评定的一项重要内容，因此，社会功能既可作为单独的项目进行评定，也可以作为生活质量的一部分进行评定。

1. 日常生活活动能力评定　改良 Barthel 指数（modified Barthel index,MBI）广泛应用于日常生活活动（ADL）能力评定，是目前临床应用最广、研究最多的一种 ADL 能力的评定。该表不仅可以用来评定治疗前后的功能状况，还能预测治疗效果和愈后。

2. 就业能力评定　就业能力评定是衡量患者社会功能的一个重要部分，可采用功能评估调查表进行评定。

3. 行为评定　社会行为计划量表（social behavior schedule），该评定表用于了解患者先前 1 个月的行为，主要考虑行为的程度和频度，更多考虑频度。

4. 脊髓损伤独立性评估（SCIM）　SCIM 经过两次修改，第 3 版（SCIM Ⅲ）已经过国际多个中心试验验证，证实是一个灵敏、可信、有效的量表，适用于不同文化背景的脊髓损伤患者功能能力评定（表 9-2-4）。SCIM Ⅲ反映脊髓损伤患者综合功能能力，主要关注患者进行日常生活活动的能力、残疾带来的经济负担，以及残疾对整体健康状况和舒适度的影响。评定内容为 17 项个体日常生活活动，按功能分为自我照顾、呼吸和括约肌管理、移动能力 3 部分，依据各部分在患者功能能力中所占比例，分值分别为自我照顾 0~20 分、呼吸和括约肌管理 0~40 分和移动能力 0~40 分，总分为 0~100 分。具体评分依据患者完成活动的难易程度和对辅助设施的依赖程度，即辅助设施依赖程度大、完成更困难者的得分越低，功能越差。

表 9-2-4　脊髓独立性评定（第 3 版，SCIM Ⅲ）

**自我照顾（0~20 分）**

1. 进食（切、打开罐装食物，倒出食物，把食物送进嘴，握住装液体的杯子）

　　0 分:需要照顾，胃造瘘术或完全帮助进食；

　　1 分:需要部分帮助饮食，或穿戴适应性用具；

　　2 分:独立进食，需要帮助或适应性用具切、倒食物和/或开启罐装食物；

　　3 分:独立饮食，不需要帮助或适应性用具。

2. 沐浴（抹肥皂、洗、擦干身体和头、操纵水龙头）

A（上半身）

　　0 分:完全依赖帮助；

　　1 分:需要部分帮助；

　　2 分:在特殊环境下（横木或椅子等）或使用适应性用具独立洗；

　　3 分:独立洗，不需要使用适应性用具或特殊环境（横木或椅子等）。

B（下半身）

　　0 分:完全依赖；

　　1 分:需要部分帮助；

　　2分:在特殊环境下(横木或椅子等)或使用适应性用具独立洗;

　　3分:独立洗,不需要使用适应性用具或特殊环境。

3. 穿脱衣服(衣服、鞋、永久矫形器、敷料)

A(上半身):

　　0分:完全依赖帮助;

　　1分:需要部分帮助穿、脱没有纽扣、拉链,花瓣的衣服;

　　2分:独立穿、脱没有纽扣、拉链、花瓣的衣服,需要使用适应性用具或在特殊环境下;

　　3分:独立穿、脱没有纽扣、拉链、花瓣的衣服,不需要使用适应性用具或特殊环境;仅在穿脱有纽扣、拉链、花瓣的衣服时需要帮助和适应性用具或特殊的环境;

　　4分:独立穿、脱任何衣服,不需要使用适应性用具或特殊的环境。

B(下半身):

　　0分:完全依赖帮助;

　　1分:需要部分帮助穿脱没有纽扣、拉链的衣服和无鞋带的鞋;

　　2分:独立穿脱没有纽扣、拉链的衣服和无鞋带的鞋,需要使用适应性用具或在特殊环境下穿脱;

　　3分:独立穿脱没有纽扣、拉链的衣服和无鞋带的鞋,不需要使用适应性用具或在特殊环境下;仅在穿脱有纽扣,拉链的衣服和有鞋带的鞋时需要帮助和适应性用具或特殊的环境;

　　4分:独立穿、脱衣服;不需要使用适应性用具或特殊环境。

4. 修饰(洗手和脸、刷牙,梳头、剃须、使用化妆品)

　　0分:完全依赖;

　　1分:需要部分帮助;

　　2分:使用适应性用具独立进行修饰;

　　3分:不需要使用适应性用具独立进行修饰。

呼吸和括约肌管理(0~40分)

5. 呼吸

　　0分:需要气管插管和持续或间断辅助通气;

　　2分:气管插管下独自呼吸;需要氧气和较多的帮助进行咳嗽和处理气管插管;

　　4分:气管插管下独自呼吸;需要氧气和较小的帮助进行咳嗽和处理气管插管;

　　6分:不需要气管插管独立呼吸;需要氧气、面罩或间断辅助通气和较多的帮助进行咳嗽;

　　8分:不需要气管插管独自呼吸;需要较少的帮助或刺激咳嗽;

　　10分:不需要帮助和辅助设施独立呼吸。

6. 括约肌管理——膀胱

　　0分:内置导尿管;

　　3分:残余尿量>100ml;无规律的导尿或辅助的间歇导尿;

　　6分:残余尿量<100ml或间歇自我导尿;在使用排尿用具上需要帮助;

　　9分:间歇自我导尿;使用外部排尿用具;不需要帮助使用排尿用具;

　　11分:间歇自我导尿;导尿期间能自我控制;不需要使用外部排尿用具;

　　13分:残余尿量<100ml;仅需要外部排尿;不需要帮助排尿;

　　15分:残余尿量<100ml;能控制;不需要外用排尿用具。

7. 括约肌管理——直肠

　　0分:直肠活动节律紊乱或频率减少(<1次/3d);

　　5分:直肠活动规律,但需要帮助(如应用栓剂);很少意外(失禁<2次/月);

8分:规律的直肠活动;不需要帮助,很少意外(失禁<2次/月);

10分:规律的直肠活动;不需要帮助,无意外(无失禁)。

8. 使用厕所(会阴部清洁、便前便后衣服的整理、使用卫生纸或尿布)

0分:完全依赖帮助;

1分:需要部分帮助;不能自我清洁;

2分:需要部分帮助;能自我清洁;

4分:能独立使用厕所(完成所有任务),但需要适应性用具和特殊的环境(如横木);

5分:能独立使用厕所完成所有任务,不需要适应性用具和特殊的环境。

**移动(室内和厕所内)(0~40分)**

9. 床上移动和预防压疮的活动

0分:所有活动均需要帮助,在床上翻身、坐起、在轮椅上撑起,需要或不需要适应性用具,但不需要电动帮助;

2分:不需要帮助完成上述1项活动;

4分:不需要帮助完成上述2~3项活动;

6分:独立进行所有床上活动和减压活动。

10. 床—椅转移(锁轮椅、抬起足托、移动和调节臂托、转移、抬脚)

0分:完全依赖;

1分:需要部分帮助和/或监护和/或适应性用具(如滑板);

2分:独立进行(或不需要轮椅)。

11. 轮椅—厕所—浴盆转移(如使用厕所轮椅:转移来或去;使用普通轮椅:锁轮椅、抬起足托、移动和调节臂托、转移、抬脚)

0分:完全依赖;

1分:需要部分帮助和/或监护和/或适应性用具(抓一横木);

2分:自理(或不需要轮椅)。

**移动(室内和室外)**

12. 室内移动

0分:完全依赖;

1分:需要电动轮椅或部分帮助操纵手动轮椅;

2分:在手动轮椅上独立移动;

3分:步行(需要或不需要设施)时需要监护;

4分:借助步行架或拐杖步行(摆动);

5分:借助拐杖或两根手杖步行(交替步行);

6分:借助一根手杖步行;

7分:仅需要下肢矫形器步行;

8分:不需要帮助步行。

13. 适度距离的移动(10~100m)

0分:完全依赖;

1分:需要电动轮椅或部分帮助操纵手动轮椅;

2分:在手动轮椅上独立移动;

3分:步行(需要或不需要设施)时需要监护;

4分:借助步行架或拐杖步行(摆动);

续表

5 分:借助拐杖或手杖步行(交替步行);

6 分:借助一根手杖步行;

7 分:仅需要下肢矫形器步行;

8 分:不需要帮助步行。

14. 室外移动(超过 100m)

0 分:完全依赖;

1 分:需要电动轮椅或部分帮助操纵手动轮椅;

2 分:在手动轮椅上独立移动;

3 分:步行(需要或不需要设施)时需要监护;

4 分:借助步行架或拐杖步行(摆动);

5 分:借助拐杖或手杖步行(交替步行);

6 分:借助一根手杖步行;

7 分:仅需要下肢矫形器步行;

8 分:不需要帮助步行。

15. 上下楼梯

0 分:不能上楼或下楼;

1 分:在另一人的支持或监护下上下楼梯至少 3 级;

2 分:借助扶栏的支持和/或拐杖或手杖上下楼梯至少 3 级;

3 分:不需要任何支持和监护上下楼梯至少 3 级。

16. 转移:轮椅-汽车间转移(接近汽车、锁轮椅、移去臂和足托、汽车与轮椅间的转移、带轮椅进出汽车)

0 分:完全依赖;

1 分:需要部分帮助和/或监护和/或适应性用具;

2 分:独自转移;不需要适应性用具或轮椅。

17. 转移:地面-轮椅间转移

0 分:需要帮助;

1 分:独自转移,需要或不需要适应性用具(或不需要轮椅)。

5. 生活质量　生活质量的提高是脊髓损伤康复的根本目标,也是评估康复效果的主要方法之一。脊髓损伤患者的生活质量与社会帮助程度、自然环境的便利性、卫生保健情况、收入状况、生活的满意度以及对人际关系、社区参与和职业工作的满意度密切相关。较低的生活满意度与疼痛、压疮、痉挛、收入低下、厌倦情绪、活动减少、工作不满意等有关。脊髓损伤的生活质量评定量表通常使用通用型量表。

## 八、性功能障碍和生育

### (一)概述

脊髓损伤后不仅肢体功能出现障碍,而且对性功能产生了很大的影响,同时也会造成患者的不育。脊髓损伤后由于躯体活动障碍从而影响性生活,同时这种改变也体现在知觉和感觉上,患者对于自身的认知以及心理方面产生的变化,造成的结果可能是永久性的。

### (二)脊髓损伤患者的性功能

脊髓损伤后性功能与损伤的神经平面关系密切。男性的性功能主要为神经依赖性,脊髓损伤后引起的性功能障碍较女性严重。女性患者在脊髓损伤急性期多出现无月经,但以后月经及排卵将逐渐恢复。

（三）康复治疗

1. 针对造精功能障碍　需要预防尿路感染；阴囊部位保持低温；注意阴囊和大腿内侧的紧密接触；定期进行人工射精排出精液防止精液流动停滞；服用改善精液性状的药物；有生育要求受伤后及时采精液氮保存。

2. 针对勃起功能障碍　因为与脊髓损伤时间、脊髓损伤平面及其严重程度密切相关。所以系统全面的体格检查可以对勃起功能障碍的诊断提供病因学方面的证据。了解脊髓损伤平面及严重程度、有无球海绵体肌反射、肛门反射、会阴部鞍区的感觉、前列腺有无异常、外生殖器有无畸形、男性第二性征发育情况等。非手术治疗包括口服药物（万艾可）、真空负压吸引装置、尿道内给药（比法尔）和阴茎海绵体药物注射。手术治疗包括阴茎假体植入术，辅以心理治疗。

3. 针对男性生育问题　由两方面因素决定：是否有勃起和射精功能障碍；精子数量和质量。这时可在获得精子的情况下选择阴道内人工授精，宫内人工授精，体外给养，配偶子宫内输送，胞质内精子注射。针对女性生育问题，最大问题是发生在妊娠期间和分娩时。女性脊髓损伤后通常不会影响到女性生殖系统。

（四）脊髓损伤后节育方法的选择

节育有助于计划生育。采用那种节育方法需要考虑几点因素：有效性、安全性和舒适性。可用方法有屏障法、安全期避孕、口服避孕药、缓释激素、宫内节育器、绝育术等。

（李勇强）

# 第三节　康复治疗

## 一、临床处理

急性脊髓损伤后根据损伤情况通常通过椎管减压、骨折内固定等手术或类固醇、血管扩张剂、营养神经药物等非手术的方法将神经损伤降到最低，稳定脊柱，预防呼吸系统、泌尿系统等并发症。

## 二、康复治疗前脊柱稳定性判断

脊柱如存在以下情况，需要对脊柱稳定性进行判断再行康复治疗，以免脊髓损伤进一步加重：

1. 两柱或三柱脊柱损伤；

2. 脊柱有脱位；

3. 椎体高度丧失超过50%，成角超过20°；

4. 脊椎内固定有松脱、断裂；

5. 负重状态下（坐起及站立）或活动时引起脊柱剧烈疼痛；

6. 神经功能受损进行性加重；

7. 脊柱手术10~12周内。

### 三、脊髓损伤平面与功能预后关系

脊髓损伤的平面及程度与功能预后之间存在较密切的联系,损伤平面越高、程度越重,保留的有用功能越少,预后越差,所以了解脊髓损伤平面与功能预后的关系对指导康复治疗有一定的参考作用(表9-3-1)。

表 9-3-1　完全性脊髓损伤平面与功能预后的关系

| 脊髓平面<br>(完全性) | 功能预后 |
|---|---|
| $C_1 \sim C_3$ | ADL 完全依赖,呼吸机或膈肌起搏维持呼吸,可用声控方式操控某些活动 |
| $C_4$ | ADL 极重度依赖,用口棍或气控开关控制环境控制系统,用颌控或气控开关控制电动轮椅 |
| $C_5$ | ADL 重度依赖,用辅助器具自己进食,在他人帮助下完成从床到椅的转移,利用手摇杆控制电动轮椅,甚至平地短距离驱动普通轮椅 |
| $C_6$ | ADL 中度依赖,自己穿上衣,独立进行某些转移活动,利用大摩擦力的手轮圈,用手驱动轮椅 |
| $C_7$ | ADL 轻度依赖,独立起坐、支撑、转移,二便需要部分协助,可驱动普通轮椅 |
| $C_8 \sim T_1$ | ADL 极轻度依赖,独立起坐、支撑、转移,独立进行大小便,自由地使用普通轮椅,可驾驶残疾人专用汽车 |
| $T_2 \sim T_6$ | ADL 基本自理,轮椅独立,应用 HKAFO、RGO 可站立 |
| $T_7 \sim T_{12}$ | ADL 自理,应用 HKAFO 可站立,应用 RGO 挂双肘拐可治疗性步行 |
| $L_1 \sim L_2$ | ADL 自理,借助 KAFO 和肘拐进行家庭功能性步行,长距离行动需要轮椅 |
| $L_3 \sim L_5$ | ADL 自理,借助 AFO 和手杖进行社区性功能性步行,较少需要轮椅 |

上表是完全性脊髓损伤平面与功能预后的关系,不完全性脊髓损伤因为不同平面保留的运动功能不同,功能预后差别较大。

### 四、分期康复治疗

#### (一)早期康复治疗(4周以内)

早期康复阶段包括卧床期和轮椅活动适应期,早期康复治疗应渐进性地进行床上和床边的康复,训练强度不宜过量,卧床期主要预防肌肉萎缩、关节挛缩等失用综合征及各种并发症,内容包括正确体位摆放及体位变换、肢体主被动关节活动度训练、呼吸训练、膀胱功能训练、中医治疗,预防深静脉血栓、肺部感染、异位骨化、压疮等早期并发症;轮椅活动适应期主要是使患者逐步过渡到离床活动,包括残存肌的肌力及耐力训练、坐位平衡训练、手功能训练、心理治疗等,在训练过程中注意监护心肺功能变化,保持脊柱稳定性。

#### (二)恢复期康复治疗(4~12周)

患者脊柱与病情相对稳定,根据损伤部位可佩戴颈托或颈胸腰骶、胸腰骶部矫形器离床到康复训练室训练,在强化早期的有关训练的基础上,增加翻身、转移、平衡功能、斜床站立训练、轮椅功能训练及 ADL 训练等。康复护理中加强指导患者的膀胱、肠道功能训练,在治疗过程中注意控制痉挛、疼痛等。

## （三）恢复后期康复治疗（12周以后）

继续进行 ROM 训练、肌力训练、坐位平衡训练、手功能训练、ADL 训练，逐步进行站立、步行训练，高级轮椅功能训练，条件允许同时进行职业能力训练、家居社区环境适应性训练，最大限度地恢复患者功能独立。

### 五、直立适应训练

逐步从卧位转向半卧位或坐位，倾斜的高度每天逐渐增加，以无头晕等低血压症状为度。下肢可使用压力裤，同时可使用腹带，以减少静脉血淤滞。从仰卧位到直立位通常需要 1~3 周的适应期，适应时间的长短与损伤平面相关，起立床训练是常用的方法。

### 六、关节活动范围训练

关节活动范围训练是为了维持和恢复因各种原因所致的脊髓损伤患者关节活动范围功能障碍所使用的康复治疗方法。生命体征稳定之后就应立即开始全身各关节被动活动，1~2 次/d，每一关节在各轴向活动若干次即可，以避免关节粘连、挛缩。进行被动活动时，动作尽量轻柔、缓慢、有节奏，活动范围应达到最大生理范围，但不可超过，以免拉伤肌肉和韧带。禁止同时屈曲腕关节和指关节，以免拉伤伸肌肌腱。下胸段或腰椎骨折时，屈髋屈膝运动应避免疼痛，不可造成椎体移位。腰椎平面以上损伤的患者，髋关节屈曲及腘绳肌牵伸较为重要，只有髋关节直腿屈曲达到或超过 90° 时，才有可能独立坐在床上，这是各种转移训练和床上活动的基础。高位脊髓损伤患者为了防止关节僵硬和脱位，可以使用各类矫形器。

1. 体位摆放　很多脊髓损伤患者，受伤早期卧床时间较长，此时，为了防止患者软组织粘连和关节挛缩，应首先教会家属或护理人员正确摆放患者的肢体。患者仰卧位时，髋关节稍外展，膝关节腘窝处垫毛巾卷保持髋膝关节微屈，踝关节利用"丁"字鞋防止足下垂和髋关节内外旋，如果患者是高位的颈脊髓损伤，则还需要使肩关节轻度外展，肘关节小范围屈曲，掌心垫毛巾腕关节背屈 40°，五指微屈持毛巾卷如图 9-3-1 至图 9-3-4 所示。

2. 被动活动　脊髓损伤患者瘫痪肢体的被动活动，应在患者生命体征稳定以后，尽早进行。每一侧肢体从近端到远端应活动 15min 以上，即每次活动不少于半小时，每天两次，治疗师在做被动活动时，切忌暴力和超范围活动，到达患者的生理活动范围即可。如果在治疗过程中发现有阻力，应查明原因后再做被动活动，排除禁忌证后，做关节牵伸增大关节活动范围，动作要缓慢、轻柔、均匀，在不引起病情加重的情况下进行关节被动活动，如图 9-3-5 所示。

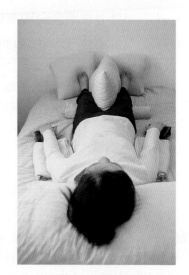

图 9-3-1　体位摆放 a

3. 主动活动　规律的日常生活活动可以非常有效地防止关节挛缩，保持正常关节活动范围。当患者生命体征稳定后，可以在治疗师和辅助具的帮助下，进行翻身、坐起、站立、转移、穿衣、如厕、洗漱等主动活动，这些日常生活活动均有多关节参与，是维护关节正常形态和功能不可缺少的训练方法，尤其是对有轻度关节粘连和肌肉痉挛的患者非常有利。

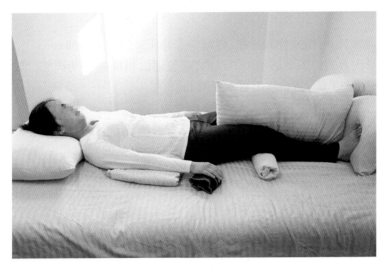

图 9-3-2　体位摆放 b

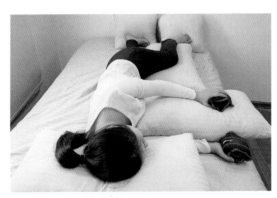

图 9-3-3　体位摆放 c

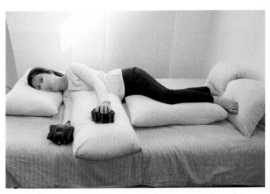

图 9-3-4　体位摆放 d

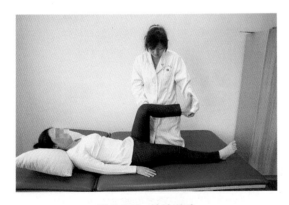

图 9-3-5　被动活动

## 七、牵伸训练

牵伸训练是使病理性缩短的软组织延长的一种治疗方法。脊髓损伤患者牵伸训练主要针对的是痉挛或挛缩的肌肉，较常见的为腘绳肌、小腿三头肌和髋关节内收肌群。由于很大一部分脊髓损伤患者下肢感觉丧失或严重减退，因此，做牵伸训练时，必须注意以下一些原则：

（1）牵伸训练前一定要先评定患者，明确功能障碍的部位和等级，对适合牵伸的肌肉进行训练；

（2）牵伸训练时，让患者处于舒适的体位，必要时先进行放松训练和热疗；

（3）牵伸力量应轻柔、缓慢、持续，达到一定的力量，持续一定的时间，逐渐放松，休息片刻再重复牵伸；

（4）牵伸训练后，可用冷疗和冷敷，以减少牵伸所致的肌肉酸痛；

（5）在获得改善后的关节活动范围以内，必须辅以相应的主动训练，增加肌肉功能，增强肌肉之间的协调和平衡，防止肌肉再次挛缩。

脊髓损伤患者牵伸训练主要有两种训练方法：

1. 被动牵伸　是利用外界的力量（治疗师或者器械）来牵拉肌肉的一种方法，又分为手法被动牵伸和器械被动牵伸。被动牵伸时，最重要的是力量的对抗和保持，顺应性阻力是最佳的方法，不仅可以将患者肌肉的牵张反射降到最低限度，而且能够使痉挛的肌肉在最短的时间内，实现蠕变和应力松弛。手法被动牵伸训练需要治疗师较大体能，治疗师很难较长时间保持力量，在保证获得同样治疗效果的前提下，越来越多的被动牵伸训练可以通过器械来完成，采用重锤、沙袋、轮滑、矫形器等来进行牵伸，时间可达几十分钟，甚至数小时，如图9-3-6至图9-3-11所示。

2. 自我牵伸　主要是利用身体自身的力量和身体的某一姿势来进行牵伸训练，例如长坐位时，我们可以利用躯干前倾牵伸腘绳肌；站斜板是利用身体重量来牵伸小腿三头肌；跪位顶臀躯干后伸，可以牵伸股四头肌和髂腰肌，如图9-3-12、图9-3-13所示。

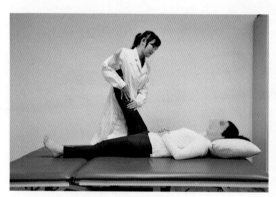

图9-3-6　被动牵伸a

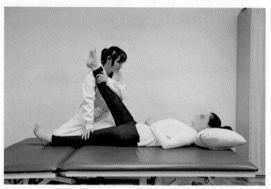

图9-3-7　被动牵伸b

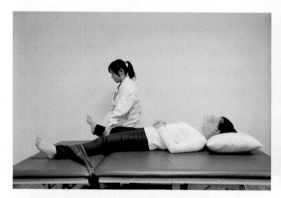

图9-3-8　被动牵伸c

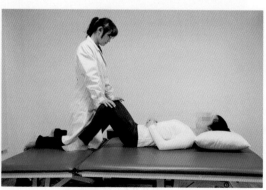

图9-3-9　被动牵伸d

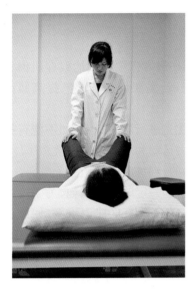

图 9-3-10 被动牵伸 e

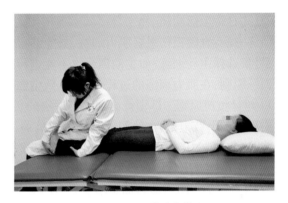

图 9-3-11 被动牵伸 f

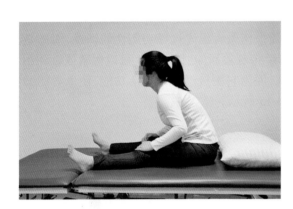

图 9-3-12 自我牵伸 a

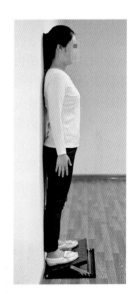

图 9-3-13 自我牵伸 b

牵伸训练注意事项：

（1）脊髓损伤患者牵伸训练，针对的是患者的软组织痉挛或挛缩，而不适用于骨性关节活动障碍患者；

（2）由于脊髓损伤的大部分患者下肢感觉丧失或减退，因此，不能利用疼痛指标来防止牵伸过度，而应当观察患者被牵伸部位皮肤的颜色和温度，当被牵伸部位颜色变深，皮温比周围皮肤高时，应立即停止牵伸；

（3）部分脊髓损伤患者的痉挛和挛缩替代了关节的稳定性，成为功能活动的基础，这样的软组织不要轻易降低其张力；

（4）很多卧床时间较长的脊髓损伤患者，双下肢会合并骨质疏松，牵伸训练时一定要注意避免关节过度活动和暴力牵伸。

### 八、肌力训练

肌力训练是脊髓损伤物理治疗的重中之重。完全性损伤患者需要强大的残存肌肉力量代偿其失去的功能,完成日常生活活动。不完全性损伤患者,需要促进、改善、提高肌肉力量,恢复其日常生活功能。

训练方法:脊髓损伤患者肌力训练,如能够抗阻训练,优先进行抗阻训练;如不能行抗阻练习,尽量选择主动训练;如主动训练也不能进行,考虑助力运动和功能性电刺激。

训练原则:在肌力训练的过程中,为达到增强肌力的目的,训练时应遵循三条原则:

1. 超量负荷原则　即训练必须超过一定的负荷量和超过一定时间。例如,为了增强脊髓损伤患者的上肢力量,在他们的肩部增加负荷,负荷应略高于现有的肌力水平,使患者支撑身体时,非常吃力,一组运动只能部分的完成 2~3 次,半小时完成 5 组左右即比较疲劳,这种训练至少持续 6 周才能取得明显效果;

2. 阻力原则　阻力的施加是增强肌力的又一原则,阻力主要来自于肌肉本身的重量和纯粹外加的阻力,若在无阻力的情况下训练,将达不到增强肌力的目的;

3. 疲劳原则　即训练时应使肌肉感到疲劳但不应过度疲劳,使肌肉以较大程度收缩,并重复一定的次数或持续一定的时间以引起适度的肌肉疲劳,以达到增粗肌纤维、增强肌力的目的。训练中应严密观察,一次大运动量后,患者 24h 以内可以有肌肉酸痛,主诉疲乏劳累,但一天以后症状应明显减轻或消失,如 24h 以上持续表现运动速度减慢,肌肉力量和运动幅度下降,出现明显的不协调动作,或主诉疲乏劳累,应视为过度疲劳,应适度减少训练量或停止训练。如果患者训练完以后并没有任何疲劳表现或主诉,应适当增加训练强度,或延长训练时间。

训练方式:在训练内容的选择上,脊髓损伤患者优先选择功能性的训练,而不是单纯性的肌力训练。例如,一位患者他可以练习手持哑铃屈伸肘关节,也可以握拳或者利用三脚架支撑身体,通常优先选择支撑身体的训练,因为它更接近日常生活功能,使患者能够更快的实现独立转移的功能,如图 9-3-14、图 9-3-15 所示。

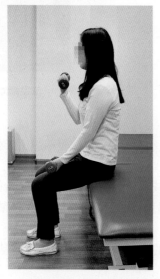

图 9-3-14　肌力训练 a

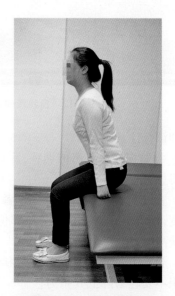

图 9-3-15　肌力训练 b

注意事项：避免持续的握力训练，防止血压过度增加；增加负荷训练时避免长时间憋气，以免加重心肺功能的负担；在训练中应协调好呼吸，出力时吸气，放松时将气体慢慢呼出；应在治疗师监督下进行负荷较重、危险性较大的训练；训练时的负荷量要缓慢逐渐增加。

## 九、耐力训练

耐力是指人体长时间持续进行某项特定任务的能力。脊髓损伤患者的某些日常生活活动需要持续较长时间，例如驱动轮椅步行。

训练负荷：脊髓损伤患者的耐力训练，训练强度相对较小，训练时的心率可控制在 140~155 次/min 之间。这个训练强度对提高脊髓损伤患者的心脏功能、改进肌肉的供血和摄氧能力尤为有效。普通人耐力训练的适宜心率可通过公式：安静心率+（最大心率−安静心率）×60% 来计算，脊髓损伤患者由于并发症、基础病、损伤平面、制动时间等限制，适宜心率要相应减小一点，但如果心率低于 140 次/min，心输出量将达不到较大值，摄入的氧气较少，会影响耐力训练的效果。

训练方式：完全性脊髓损伤患者，训练方式主要是驱动轮椅和上肢功率手摇车，不完全性脊髓损伤患者根据其损伤程度，可增加平板步行、功率自行车、上下台阶等训练，如图 9-3-16、图 9-3-17 所示。

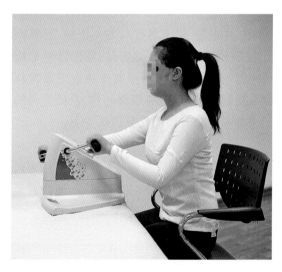
图 9-3-16　耐力训练 a

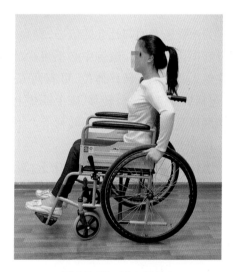
图 9-3-17　耐力训练 b

训练时间：为了提高机体的耐力水平，训练时间不应少于 20min，大多数脊髓损伤患者的耐力训练控制在 30~40min 左右，在实际训练中，患者一组训练分几次完成，一次训练心率恢复到 120 次/min 左右，便可进行下一次训练了。

## 十、运动控制训练

运动控制训练主要针对的是伴有运动控制障碍的脊髓损伤患者，以不完全性脊髓损伤患者居多，主要是因肌肉的神经控制异常，出现肌肉痉挛或过度活跃。

运动控制训练的治疗思路是以功能为核心,而非针对某块肌肉进行训练。所以,在训练时应注意几个要点:首先,要给患者设定一个目标来完成训练过程,不必担心最初的动作是否准确,只要患者能够完成即可,如果目标确实难以完成,则应降低目标,例如行走训练,可改为迈步或抬腿训练;其次要分解动作,单个训练,当患者能完成某一目标性任务之后,治疗师需仔细观察动作的速度、节奏和准确性,找出患者不能流畅、协调完成该动作的原因,确定是其中的哪一个分解动作,进行单独、反复训练;最后,注意相关动作训练,患者进行动作分解训练一段时间以后,需要分析患者运动控制障碍的因素,例如一些患者步行的步宽很大,说明患者有可能存在站立平衡问题,可以增加一些站位平衡的训练,有些患者迈步时,步幅很小,可适当增加跨步训练。

### 十一、坐位训练

正确的独立坐位是进行转移、轮椅和步行训练的前提。床上坐位可分为长坐位(伸膝)和短坐位(屈膝)。实现长坐位才能进行床上转移训练和穿裤、袜和鞋的训练,其前提是腘绳肌必须牵张度良好,髋关节屈曲活动范围超过90°。坐位训练还应包括平衡训练,及躯干向前、后、左、右侧平衡以及旋转活动时的平衡。这种平衡训练与脑卒中和脑外伤训练相似。

### 十二、转移训练

为增强患者回归社会的信心,提高患者独立生活能力,减少患者对他人依赖,转移训练是脊髓损伤患者功能锻炼中必不可少的部分。包括辅助转移和独立转移,辅助转移是指患者在他人的帮助下转移体位,可有两人帮助和一人帮助,独立转移指患者独立完成转移动作,包括从卧位到坐位转移、床上或垫上横向和纵向转移、床至轮椅双向转移、轮椅至椅的双向转移以及轮椅至地面双向转移等。下面介绍脊髓损伤患者常用转移训练方法:

1. 卧位至长坐位转移

方法1:患者仰卧位于治疗床上,双肘尽量贴近躯干两侧支撑身体,双上肢同时用力向一侧摆动,躯干转向该侧,一只手和对侧肘支撑床面,对侧肘伸展关节,支撑手移动使患者至长坐位,如图9-3-18至图9-3-21所示。

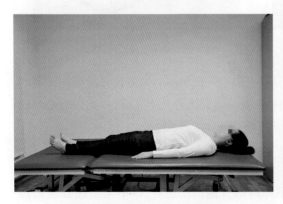

**图 9-3-18　卧位至长坐位转移 a**

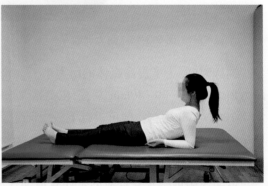

**图 9-3-19　卧位至长坐位转移 b**

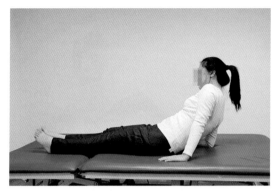

图 9-3-20 卧位至长坐位转移 c

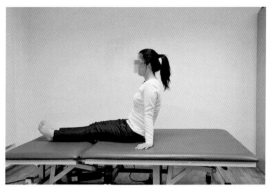

图 9-3-21 卧位至长坐位转移 d

方法 2：患者首先旋转身体至侧卧位，下方主动手转换为肘支撑，上方助力手协助支撑，回旋身体至长坐位，如图 9-3-22 至图 9-3-25 所示。

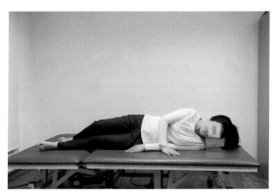

图 9-3-22 卧位至长坐位转移 a

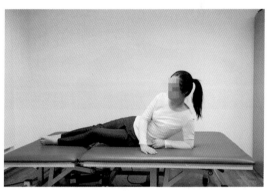

图 9-3-23 卧位至长坐位转移 b

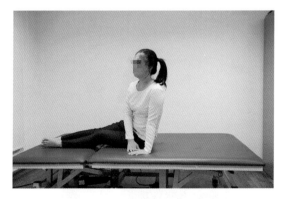

图 9-3-24 卧位至长坐位转移 c

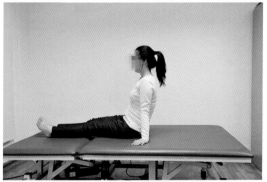

图 9-3-25 卧位至长坐位转移 d

2. 长坐位床上移动 患者长坐位于治疗床上，双手置于臀部稍前方，躯干前倾，上肢支撑躯干，充分伸展肘关节将臀部抬起，身体向前方移动，屈肘坐下，放平屈曲下肢，反复进行此动作完成移动，如图 9-3-26 至图 9-3-29 所示。

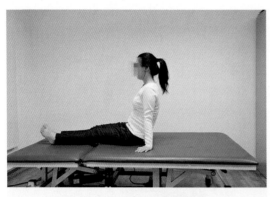

图 9-3-26    长坐位床上移动 a

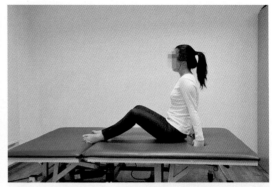

图 9-3-27    长坐位床上移动 b

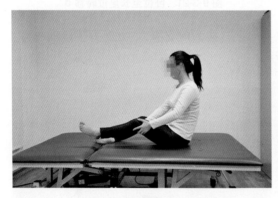

图 9-3-28    长坐位床上移动 c

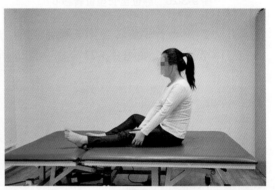

图 9-3-29    长坐位床上移动 d

3. 辅助下轮椅至床转移    患者端坐于轮椅上,治疗师推轮椅至 PT 床边,使轮椅侧面与床沿的夹角呈 30°~45°左右,治疗师面对患者半蹲,双膝夹紧患者膝关节外侧方,患者双臂环抱治疗师颈部,治疗师双手托住患者臀部发力站起,带动患者身体旋转 90°左右,缓慢下蹲,将患者置于床上,如图 9-3-30 至图 9-3-34 所示。

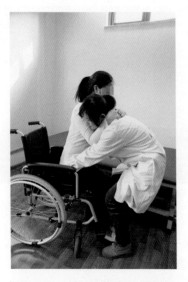

图 9-3-30    辅助下轮椅至床转移 a

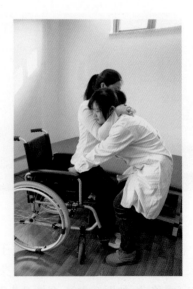

图 9-3-31    辅助下轮椅至床转移 b

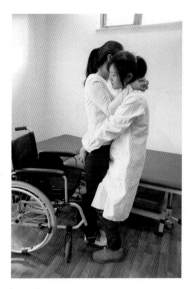

图 9-3-32　辅助下轮椅至床转移 c

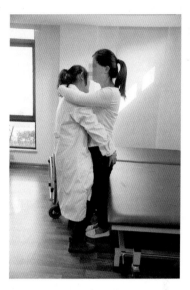

图 9-3-33　辅助下轮椅至床转移 d

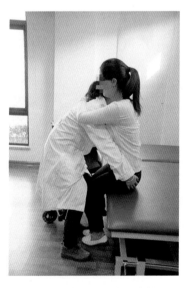

图 9-3-34　辅助下轮椅至床转移 e

4. 轮椅至床独立转移

方法 1:直面转移上床,患者驱动轮椅至床边,面对床,离床有一些距离,将外开式脚踏板打开,将两脚提至床上,再向前移动轮椅,使轮椅紧靠床沿,刹住闸。头部和躯干向前屈曲,两手撑住轮椅扶手向上支撑,使臀部离开椅垫,并向前移动。将两手放在床上后,继续支撑抬起臀部,向前移动直至臀部移至床面,如图 9-3-35 至图 9-3-40 所示。

方法 2:斜靠位转移上床,驱动轮椅将轮椅斜靠床(轮椅侧面与床沿呈 30°~45°夹角),刹住闸,将一只脚放在另一侧脚踏板上,用手将该脚踏板立起,然后将两脚放在地面上,把另一只脚踏板也立起,一只手放在床上,另一只手放在轮椅扶手上支撑,两臂同时用力支撑身体移至床面,如图 9-3-41 至图 9-3-44 所示。

## 十三、站立训练

站立训练是恢复独立站立能力或者辅助站立能力的锻炼方法。脊髓损伤患者站立是行走的基础,因此,在步行训练之前,必须进行站立训练。对于长期卧床或高位脊髓损伤患者,为预防体位性低血压,可利用起立床将患者逐渐从水平位倾斜至垂直位,使患者达到站立状态。到达站立的稳定状态之后,患者就可以转移到平行杠内训练站立了。以下介绍几种脊髓损伤患者常见的平行杠内训练站立的方法:

1. 辅助下站起　患者坐在轮椅上,位于平行杠中间,治疗师坐在患者前方,用手托住患者的臀部,患者用双上肢勾住治疗师的颈部,治疗师用双膝固定住患者的双膝,治疗师重心后移同时将患者臀部向前上方托起,患者顺势站起,治疗师抱住患者臀部,双膝顶住患者的双膝,使其保持立位,患者双手虚抓平行杠,如图 9-3-45、图 9-3-46 所示。

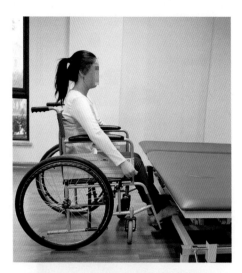

图 9-3-35 轮椅至床独立直面转移 a

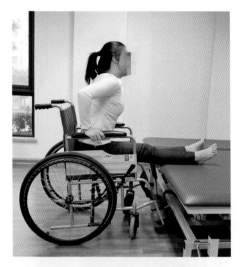

图 9-3-36 轮椅至床独立直面转移 b

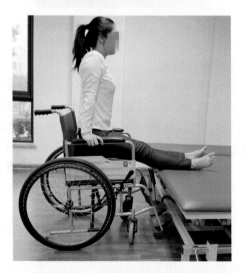

图 9-3-37 轮椅至床独立直面转移 c

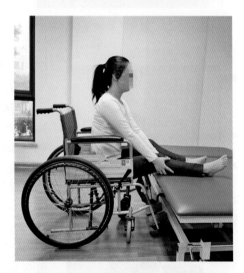

图 9-3-38 轮椅至床独立直面转移 d

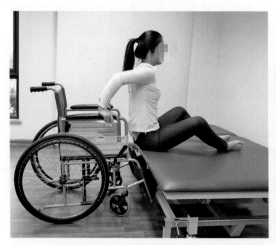

图 9-3-39 轮椅至床独立直面转移 e

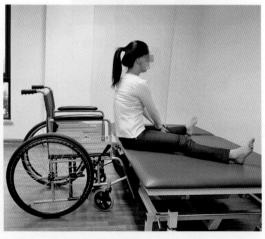

图 9-3-40 轮椅至床独立直面转移 f

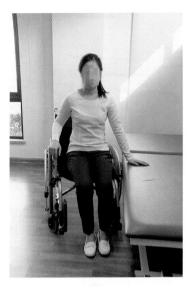

图 9-3-41　轮椅至床独立斜靠位转移 a

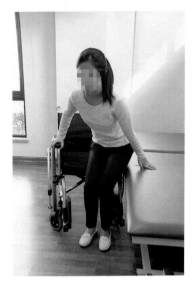

图 9-3-42　轮椅至床独立斜靠位转移 b

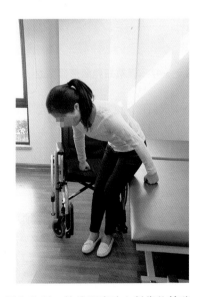

图 9-3-43　轮椅至床独立斜靠位转移 c

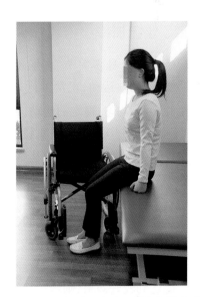

图 9-3-44　轮椅至床独立斜靠位转移 d

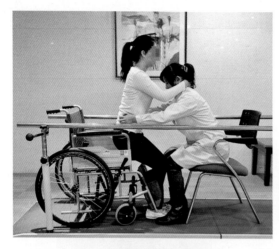

图 9-3-45　辅助下站起 a

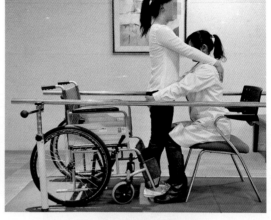

图 9-3-46　辅助下站起 b

2. 佩戴短腿矫形器站立　患者配戴好短腿矫形器坐在轮椅上,位于平行杠中间,将躯干尽量前屈,双手握杠,双手同时用力,将身体撑起,身体稍微前倾,用力使腿伸直至膝关节过伸,保持站立,如图 9-3-47 所示。

脊髓损伤患者每天的站立训练必不可少,它可以有效地预防体位性低血压、骨质疏松等并发症。

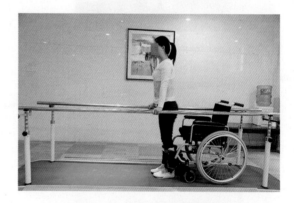

图 9-3-47　佩戴短腿矫形器站立

十四、步行训练

步行是涉及全身多关节、多肌群的一种周期性、移动性运动,正常步行是高度自动化的协调、均匀、稳定的运动,也是高度节能的运动。在步行训练之前,先要进行步态分析,确定髂腰肌、臀肌、股四头肌、腘绳肌等肌肉的功能状况。

完全性脊髓损伤患者步行的基本条件是上肢具有强大的支撑能力,躯干具有一定的控制力。如果要具有实用步行能力,则神经平面一般要在腰 2 水平以下,并可能需要短腿矫形器或辅助具。

不完全性损伤患者,由于损伤的类型不同、平面不同,步行条件千差万别,必须要根据残存肌力的情况确定步行的预后,不能一概而论。但是,步行训练的基础是坐位平衡、站位平衡、单腿站立平衡、重心转移、躯干控制和髋、膝、踝关节的控制协调能力,如果这些步行的基础训练未能达到较好效果,则步行结果往往欠佳。

不管是完全性还是不完全性损伤,患者的早期训练可以在平行杠内进行,包括四点步、三点步、两点步、摆至步和摆过步,并逐步过渡到利用助行器、双拐步行。但是,关键控制肌不能达到 3 级以上水平者,需要考虑使用适当的矫形器以代偿肌肉功能。

脊髓损伤患者步行训练的结局被分为功能性步行和治疗性步行。功能性步行是指终日穿戴矫形器并能耐受,能上下楼,能独立进行日常生活活动,能连续走 900m;治疗性步行是指借助矫形器,只能在平地上短暂步行,不能实现独立的日常生活活动,步行时,需有人辅助或监护。

### 十五、轮椅训练

#### (一)轮椅的参数

轮椅是脊髓损伤患者的腿,大部分 $L_3$ 以上完全性脊髓损伤患者长时间依赖轮椅,因此,配置一部个性化的轮椅对他们而言极为重要。配置轮椅时,要测量患者的身体尺寸、平时的着装、坐姿等,一部好的轮椅可以有效避免脊髓损伤患者后期并发症,如压疮、驼背、脊柱侧弯、肩袖损伤和腕管综合征等。

如下图所示,先认识一下轮椅的结构,一部长期使用的手动轮椅主要由框架、大轮、手轮圈、前脚轮、脚踏、扶手、坐垫、靠背、侧挡板、手握把、车闸,有些轮椅还会根据患者需要配置腿托、防后翻轮、小桌板等,如图 9-3-48 所示。

1. 座位高度　即座位至地面之间的距离,测量坐下时足跟(或鞋跟)至腘窝的距离,再加 4cm。座位太高,轮椅不能入桌旁;座位太低,膝关节过度屈曲,则坐骨承受重量过大,容易致压疮,如图 9-3-49 所示。

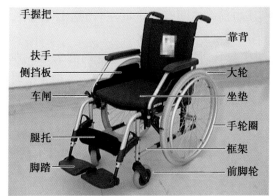

图 9-3-48　轮椅的结构

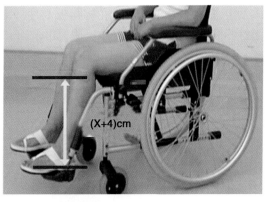

图 9-3-49　座位高度

2. 座位宽度　即轮椅坐垫的宽度,两侧挡板之间的距离,测量患者坐位时,两腿并拢最宽处,得到的结果加 0 至 4cm,坐垫宽度在患者穿冬装坐于轮椅上,两侧骨突部位不受压的情况下,可尽可能小,如图 9-3-50 所示。

3. 座深长度　即座位前缘至靠背的距离,舒适正确坐姿,腰骶部紧贴靠背时,测量靠背至腘窝距离,减去 2.5cm 可作为座深的长度,座深的合适长度一定是座位前缘不能压迫腘窝,如图 9-3-51 所示。

4. 靠背高度　对于脊髓损伤患者而言,轮椅的座位高度比较灵活,从运动的角度出发,轮椅靠背应低于患者损伤平面 1 至 2 个平面,可以扩大身体的活动范围,充分发挥躯干运动灵活性;如果该脊髓损伤患者年龄较大或身体基础条件较差,则靠背高度大致为腋窝下 5~10cm,测量从座位到腋窝的距离时,要注意避开肩胛下角,即靠背上缘要低于肩胛下角;如果该患者是高位脊髓损伤,则视患者躯干平衡情况配置高靠背或颈托式轮椅。

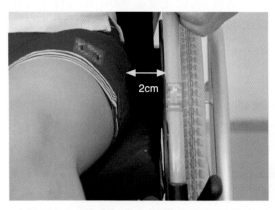

图 9-3-50　座位宽度

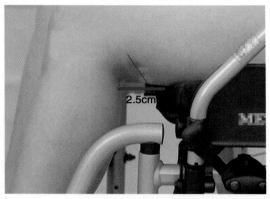

图 9-3-51　座深长度

5. 座位角度　通常轮椅座位前缘比后缘高2cm，角度3°左右，目的是为了让使用者的身体负荷更多地集中于轮椅的大轮，有利于躯干向前屈时，保持稳定，同时方便患者翘前轮，但是如果座位的角度过大，则容易发生轮椅后翻倒和骶位部压疮现象。

6. 脚踏板高度　脚踏板的高度与座位的高度有关系，脚踏板与地面的高度至少要求有5cm，脚踏板过高，同样也与座位角度过大一样，会造成坐骨结节、骶骨负重过大而引起压疮的发生，最为合适的是脚放在脚踏板上时，大腿与座位前缘之间有2.5cm左右的空隙，同时，面对不同患者，脚踏板应可以升降，如图9-3-52所示。

7. 扶手高度　扶手合适的高度为肩部放松的状态下，肘屈曲90°，扶手比肘高2.5cm左右，但一定要将座垫的高度计算入内，即坐垫至鹰嘴距离加2.5cm，扶手太高，患者推轮椅时双肩外展，易致肩痛，扶手太低，患者躯干前屈，易致驼背，如图9-3-53所示。

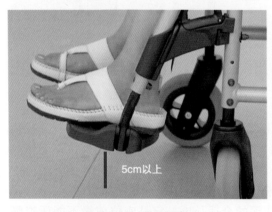

图 9-3-52　脚踏板高度

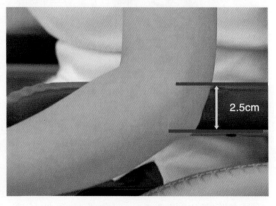

图 9-3-53　扶手高度

8. 大轮轴位置　一般来说大轮轴的位置在背管的垂直下方，可稍靠前、或后，如果大轮轴的位置靠前一些，则驱动轮椅较为轻快，转弯也灵活，但容易向后翻倒，需要较好控制身体重心的技术；如果大轮轴的位置后移一些，可使身体重心前移，轮椅不易向后翻倒，但手臂驱动轮椅的动作不合理，比较吃力。理想的大轮轴的位置是，患者正确坐姿坐于轮椅，后背紧贴靠背，上肢自然下垂，双手中指尖正好落于大轮轴的轴心。但是，如果患者损伤平面较高或身体基础条件较差，不能够很好控制轮椅，则建议大轮轴稍向后调，以增加轮椅的稳定性。

9. 手握把的高度　轮椅的手握把是护理人员或家属操作轮椅时的抓握装置,手握把相对操作者太低,操作者必须躯干前屈才能控制轮椅,太高,操作者腕关节总是背屈,正确的手握把高度应与操作者的脐平齐。

10. 轮椅坐垫　长期使用轮椅的脊髓损伤患者必须要加坐垫,坐垫的作用主要有①减震,来自地面的反作用力被相对平均分布到患者的臀部而不是集中到坐骨结节;②通气,由于坐垫内容物多是空气和流体、改善了患者臀部皮肤的通气性;③稳定,因为压力相对平均分布到臀部,增强了患者坐于轮椅上的躯干稳定性;④防褥疮,由于压力相对平均分布和通气,大大降低了压疮的发生率。

11. 其他　对于高位脊髓损伤患者,需要用高靠背轮椅,同时,为了防止体位性低血压,靠背应可调节角度使其处于半卧位或卧位;在患者驱动轮椅出门时,应把随身携带的必需品放在轮椅的坐垫下方,而不是我们传统放置的容易后翻的轮椅靠背后方;扶手、脚踏都应该是可以拆卸的,扶手最好设计成弯管风格,而不是普通挡板,有助于骶尾部、臀部、股骨大转子等处通气;大轮轴和小轮轴的轴距是可调的,建议脊髓损伤患者在有条件的情况下,使用半流体的硅胶坐垫和充气轮胎。

（二）轮椅的使用

1. 轮椅的选择　高位截瘫患者的轮椅选择,首先要看他能否自己操纵轮椅。$C_6$ 以上脊髓损伤的患者,通常使用电动轮椅,$C_6$ 以下(含 $C_6$)患者一般使用手动轮椅。颈脊髓损伤患者大多合并手功能障碍,为了提高患者驱动轮椅的力量,可以在手轮圈缠上防滑胶皮或安装推手,然后带上胶皮或防滑塑胶手套来增加手与手轮圈之间的摩擦力,这样可以保持上肢,特别是肩的活动能力(表 9-3-2)。

表 9-3-2　脊髓损伤患者轮椅的选择

| 损伤平面 | 损伤特点 | 需要轮椅类型 |
|---|---|---|
| $C_3$ | 不能自主呼吸(膈肌和肋间肌均瘫痪),除头部能活动外,四肢和躯干均不能活动,日常生活完全不能自理 | 气控、声控电动轮椅,带有各种坐姿保持器的附件和装置 |
| $C_4$ | 有自主呼吸(有膈肌运动),患者能颈部固定和旋转,患者生活全部靠别人辅助 | 声控、气控、颌控电动轮椅 |
| $C_5$ | 可完成较好的膈肌运动,呼吸已不困难,但肺活量小。肩胛骨可上提,肩关节可上提,肘关节可屈曲(肱二头肌作用),但无肘关节伸展动作(肱三头肌瘫痪),没有腕关节背伸动作 | 高靠背手动电动轮椅 |
| $C_6$ | 肩关节可以完成屈曲,伸展及内收,外展,旋转等动作。肘关节可以屈曲,但不能伸展。增加了腕关节的主动背伸功能,但屈指肌力弱。可完成上半身更衣动作,床上翻身,起坐及平面转移 | 可配备普通手动轮椅 |
| $C_7$ | 肩关节除内收、外展、屈曲、伸展、旋转等动作外,亦可水平外展。肘关节亦可以伸展动作(肱三头肌作用),腕关节亦可屈曲,掌指关节可伸展,但是手的握力不良。除翻身、起坐外,尚可完成双上肢的支撑动作,可使臀部上提,从而较好的完成平面以外的转移动作,如从床到轮椅或从轮椅到便器的转移 | 普通手动轮椅(短距离)或手控式电动轮椅(长距离) |

续表

| 损伤平面 | 损伤特点 | 需要轮椅类型 |
|---|---|---|
| $T_{1\sim2}$ | 部分肋间肌和上部躯干肌存在功能,手指功能正常(手内在肌和短拇外展肌正常)。上肢功能正常,可完成大部分日常生活和转移动作,但腰背肌力不足 | 手动/电动两用轮椅 |
| $T_{6\sim7}$ | 肋间肌和上部躯干肌大部分存在功能,可独立由床上转移至轮椅,但是使用矫形器仍不能完成上下台阶动作 | 手动/电动轮椅 |
| $T_{12}$ | 肋间肌、躯干肌和腹肌正常,躯干平衡功能好,使用膝踝足矫形器和拐可大步幅4点步行训练(功能性),可完成大部分生活动作 | 包括驾驶残疾人汽车,操纵轮椅过障碍。普通轮椅(包括运动轮椅) |
| $L_1$ | 腰方肌存在功能,可使骨盆上移 | 同上 |
| $L_2$ | 髂腰肌存在功能,髋关节可主动屈曲、内收,使用KAFO可能做到实用性步行 | 同上 |

$L_3$ 及以下的损伤患者一般不需要使用轮椅

2. 轮椅上正确坐姿　脊髓损伤患者,由于长时间坐轮椅导致关节变形、肌肉萎缩,所以要保持良好坐姿,即头颈需正直,脊柱也要伸直,保持正常的生理曲线,骨盆的位置要端正,不要倾斜;膝关节的位置要求髌骨正向前方,不要偏向一侧,如果两膝关节向内侧靠拢(髋关节内旋),可用枕头将两膝撑开,保持膝关节的位置端正;两脚尖也要正对前方,使脚后跟能够接触到脚踏板,如图 9-3-54 所示。

3. 轮椅上减压　压疮是脊髓损伤患者常见并发症,卧床患者要求不少于 2h 翻身 1 次,坐轮椅要求不少于半小时抬一次臀,上肢功能较好的脊髓损伤患者可以手握轮椅扶手抬臀,上肢功能较差患者,可以利用轮椅上姿势改变臀部的压力分布,如图 9-3-55 至图 9-3-59 所示。

4. 手握轮椅手轮圈的姿势　大拇指和大鱼际压扶在手轮圈正上方,示指、中指和环指在手轮圈铁管的下方,小指辅助在旁边,虚扶在轮圈上,如果五个手指都握紧手轮圈,就会导致手腕不灵活。所以,接触轮椅用力的部位是拇指、大鱼际、示指、中指和环指。肘关节不要向外展开过大,那样也会影响手腕的运动功能。

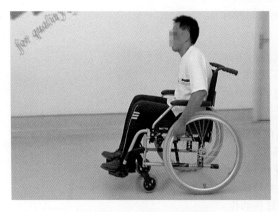

图 9-3-54　轮椅上正确坐姿

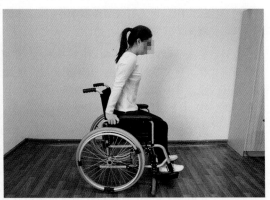

图 9-3-55　轮椅上减压步骤 a

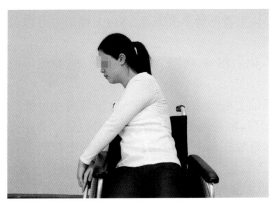

图 9-3-56 轮椅上减压步骤 b

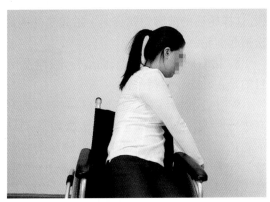

图 9-3-57 轮椅上减压步骤 c

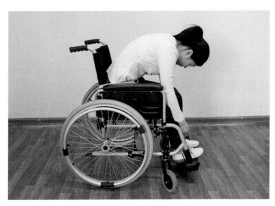

图 9-3-58 轮椅上减压步骤 d

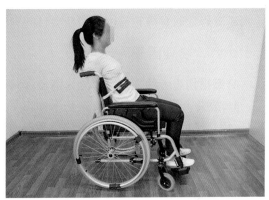

图 9-3-59 轮椅上减压步骤 e

5. 向前驱动轮椅时手和臂的动作 同时提肩、屈肘，用手握在躯干垂直线后方手轮圈上，然后伸肘，用大鱼际和拇指指腹紧压住手轮圈向前下方用力推动（手在手轮圈上用力的距离尽量长一些），由拇指指腹最后离开手轮圈。当手离开手轮圈后，两臂、两手要立即充分放松，并随惯性向下后方伸直划弧摆动，然后屈肘，手握住手轮圈成为下一个动作的开始。

6. 驱动轮椅上下坡的姿势 上下坡时需要有较强的上肢肌力作为基础。上坡时身体前倾，双手分别置于手动圈顶部之后，腕关节背伸、肩关节屈曲并内收向前推动车轮。通过转换车轮方向，使之与斜坡相交还能使轮椅在斜坡上立足。下坡时伸展头部和肩部，并应用手制动，可将双手置于车轮前方或在维持腕关节背伸时将一掌骨顶在手动圈下方进行制动。

7. 抬前轮练习 抬前轮技术要领是大多数脊髓损伤患者必须掌握的，掌握抬前轮技术之后，可克服外出路上所遇到的一些障碍。比如路上有一条仅 5cm 深，宽 5cm 的小沟，或一个 5cm 高的台坎，轮椅的前脚轮直径为 12cm，如果不会抬前轮技术，那么这个沟、台坎就成为前脚轮很难越过的障碍。如果掌握了抬前轮技术，先将前脚轮抬起，然后只用两大轮向前行走到沟或台前，把前脚轮越过障碍物后着地，用轮椅的大轮去过沟和台就变得很容易。初练抬前轮，患者都会感到失去重心，非常害怕。首先要消除他们恐惧心理，这是练习掌握动作的先决条件。治疗师站在轮椅的后面，用两手扶住轮椅的两个扶手，告诉患者"请放心，有我在身体后面进行保护，不会向后翻倒。"告诉患者两手握紧手轮圈在基本位置，先向后拉至手轮圈的 12 点位左右,然后突然向前推手轮圈,向后拉和向前推的两个动作之间不能有停顿,这样轮椅的前脚轮就会向上抬起离开地面。让患者反复多次练习,体会怎样用力可以轻松抬起前轮。

8. 抬着前轮向前行走、曲线行走、向左拐弯、向右拐弯、向左、右连续旋转。这些练习的目的是在动态中保持平衡。

9. 上下台阶练习　上下台阶时需要有较强的上肢肌力作为基础。台阶的高度由低渐高进行训练。从静止位上台阶步骤如下:①开始位,前轮离台阶数公分,面对台阶。②先将前轮抬起置于台阶上。③驱动大轮向前将前脚轮放在台上。④双手置于驱动手轮恰当位置。⑤躯干前倾,双臂用力将轮椅摇上台,完成上台阶。而向后退下台阶和上面相反步骤:首先将躯干前倾,无腰、背肌功能者可将躯干靠近大腿,然后向后慢慢摇动轮椅大轮先下台,然后小轮着地。

在基本训练的基础上,为了进一步提高患者操纵轮椅的灵活性,增强上肢、躯干的力量,以及身体的耐力,还可以对患者进行轮椅篮球、乒乓球、羽毛球、轮椅竞速(长、短距离二种)、轮椅越障碍计时赛等轮椅体育运动项目的训练。

### 十六、物理因子治疗

脊髓损伤患者的理疗主要分为消炎、消肿、止痛、解痉和神经肌肉刺激五大类。

1. 消炎　脊髓损伤患者,损伤平面以下由于感觉和运动功能障碍,常见软组织急慢性炎症,损伤平面以上,由于承担身体负荷过重,易造成运动性劳损。根据炎症的性质和部位的深浅,可选用不同的理疗方法,急性炎症可使用无热量超短波、紫外线、微波治疗;慢性炎症可选用微热量超短波、抗生素药物离子导入、红外线(注:患者有感觉障碍,必须控制好红外线灯离皮肤的距离)等。

2. 消肿　脊髓损伤患者,由于损伤平面以下失神经支配,造成肌肉瘫痪,经常会出现下肢的肿胀,颈脊髓损伤患者的上肢也会伴有肿胀。消肿的理疗有蜡疗、磁疗、温热量超短波、气压治疗和淋巴回流治疗等,但由于脊髓损伤患者的温度觉障碍问题,一般只选用气压治疗、淋巴回流和磁疗。

3. 止痛　完全性脊髓损伤患者,疼痛主要集中在损伤平面周围区域,不完全性脊髓损伤患者疼痛主要集中在肢体的远端,此外,患者日常生活活动大大增加了上肢的负荷,腕关节和肩关节运动劳损也较常见。理疗中镇痛疗法较多,磁疗、干扰电、间动电疗、经皮神经电刺激均具有显著的镇痛作用,而红外线、蜡疗、TDP、短波等有温热作用的物理因子,虽然也能镇痛,但对于有痛温觉障碍的脊髓损伤患者显然不适合。

4. 解痉　痉挛是脊髓损伤患者最常见的并发症之一,治疗痉挛的方法很多,例如理疗、牵伸、药物、神经阻滞和手术等,理疗在这些方法中往往起辅助作用,治疗师在给患者做牵伸训练之前做些温热疗法,如磁热振、熏蒸等,有条件的可以做水疗。

5. 神经肌肉刺激　神经肌肉刺激疗法,理论上是促进脊髓损伤患者瘫痪肢体功能恢复的重要方法之一。低频及中频电疗均可以兴奋神经和肌肉,常常用于萎缩的肌群。功能性电刺激疗法是最常用的刺激方法,是应用某种参数的电刺激作用于已丧失功能或功能低下的肢体,使其产生即时效应来代替或矫正肢体已丧失的功能。应用功能性电刺激去刺激运动神经肌肉的同时,也刺激着传入神经;经脊髓投射到高级中枢,从而影响本体感受机制,有助于皮质中枢兴奋痕迹的建立,进而又会对功能性电刺激所引起的步态和姿势的改善起永久性效应。这种运动功能的代偿性恢复或重建,对脊髓损伤患者的心理状态具有深刻影响,甚至可以影响到一些瘫痪患者整个生命和社会活动。功能性电刺激和一般的神经肌肉电刺激疗法有所不同,前者是对肢体已丧失功能的代替和矫正,后者是一种对失神经支配肌肉进行治疗的手段;前者的应用是以中枢神经病损引起的瘫痪,后者的治疗对象主要是外周神经病损引起的瘫痪。功能性电刺激分体表电极和植入性电极两种刺激方式,其中体表电极对皮肤的电阻较大,因此所需要的电流强度也大;植入性电极免除了皮肤的阻抗,其所需要的电流强度常较体表电极小,但操作复杂,常出现不良反应。

## 十七、作业治疗

就作业疗法而言,脊髓损伤患者的康复治疗目标应包括强化上肢(肩、肘、腕)肌力;维持、扩大关节活动度,预防关节挛缩;提高身体耐力;训练使用外力驱动型矫形器、腕关节驱动式抓握矫形器、自助具等特殊器具;达到最大限度的日常生活活动的自理;协助解决因身体障碍而产生的心理、社会的适应问题;恢复与家属、朋友的人际关系;重新就业等。

脊髓损伤患者很多日常生活活动动作都需要别人帮助,事实上不同节段的脊髓损伤与 ADL 活动有密切的关系。进食、更衣、梳洗和修饰、如厕、家务劳动等项目难度较大,作业治疗师不仅要对患者进行专门训练,而且在功能难以改善时还要进行环境控制、改造等。

$C_5$ 损伤患者的腕关节以及手指的各种功能受到损害,所以双手的把持动作十分重要,与日常生活动作的独立性有十分密切的关系。例如,患者可以通过双手把持口杯以及牙刷、剃须刀等物体,独立进行饮水、刷牙和刮胡子等动作。为此,可采用双手夹住塑料球或其他物体,并将其移动到另外的位置,可根据患者恢复状况调整把持物体的重量及难度,以帮助提高腕及手的功能。

$C_6$ 损伤的患者通过刻苦训练,大多能在辅助具的帮助下完成基本的日常生活和自我护理动作。这些动作包括洗脸、洗手、刷牙、梳头、刮胡子、剪指甲、穿脱衣服、吃饭、运用外用集尿器。完成这些活动所必须的动作能力包括移动能力、坐位或者站位平衡、上肢运动功能等。如坐位平衡能力有所改善以后,可开始进行更衣动作训练,对服装的要求:选择材料比较爽滑、轻便、样式简单、比较宽松的服装为宜(尤其是鞋子和袜子)。另外,在拉锁、袜口部位安装环扣十分有利于患者使用,裤子等使用松紧带最便于患者使用。

训练手功能的作业项目很多,如黏土塑像、陶土工艺、编织、刺绣、弹琴、书法、插板、打字、珠算、组装、分拣、下棋等,这些作业治疗项目都能够改善手的精细功能活动,训练创造性技巧。棋类、扑克、麻将等活动既有娱乐的作用,又是训练手指对粗、细、大、小、方、圆等不同规格、不同形状的物体抓握的良好机会。如果患者上肢力量差,可以借助固定型或动力型手功能支架悬吊前臂进行减重,使其上肢处于最大功能的位置,以最小的力最大化地发挥手残余功能。

当前,医学的进步使得一些新技术用于脊髓损伤患者的手功能的恢复,如肌腱转移手术,计算机虚拟取物技术,植入式功能性电刺激技术等,但是这些技术的运用仍然离不开作业治疗对手功能的训练,只有结合作业治疗手功能的恢复才能达到最佳的效果。

经过合理的训练以及对生活环境的改造,$C_7$、$C_8$ 损伤的患者是可以实现利用轮椅的条件下生活自立。患者在床上能自己翻身、坐起和在床上移动;能自己进食,检查容易产生褥疮部位的皮肤;能独立穿衣和进行个人卫生动作(但不能自换导尿管);能独立进行各种转移;能利用上肢给下肢做关节活动度活动。

文体治疗不仅有利于提高其日常生活和工作能力,使残疾人自身的能力和价值观得以体现,也可焕发出自强不息、奋发向上的精神,同时通过参加文体活动也提高了生活的乐趣。文体治疗的常用方法包括游泳、水中运动、各种球类、医疗体操等。

通过康复小组的共同努力,部分患者虽然截瘫、四肢瘫但仍有能力和机会从事教师、业务管理、企业管理等职业;截瘫患者上肢功能良好,通过工作和职业技能的培训,可以从事计算机操作、打字、文秘或技术工等工作。

环境物理结构的改造可以包括非房屋结构和房屋结构的改造。非房屋结构的改造指的是治疗师帮助患者找一些更安全的地方去存放可能引起绊倒危险的物品、家具,或重新摆放物件以腾出更多的空间方便日常的生活活动。房屋结构的改造,例如墙壁、地板、过道和楼梯的改造。改造的目的通常是为了增加活动的安全性,如在楼梯上增加斜坡、增加门的宽度以便于轮椅的通过、浴室和厕所环境设置的改造等。当然,还要顾及患者和家属的喜好和文化背景等因素。否则环境改造可能会给患者和家属带来新的问题或造成新的障碍。

物件的改造包括使物件更实用,易于使用或更易于拿取。在考虑物件的实用性时,必须要注意物件的外观不能太怪异和唐突,但同时又要有效地弥补环境的缺陷和不足。例如,一些脊髓损伤患者不太乐意使用外形庞大的轮椅升降机,他们更乐意使用电梯。另一方面,物件的使用要配合患者的感觉运动能力和认知功能水平,例如,在楼梯上加装高度适合的扶手,可以弥补患者肌力和关节活动度的不足。

考虑到作业活动的改造时,可以从五个方面考虑。①调整作业活动的复杂程度:作业活动的复杂程度与活动所需的技巧水平以及活动的程序有关,治疗师可以对这两个方面进行调节以适合患者的功能状况。②调整活动的时间界限:包括调整活动所需的时间和时间上的安排,使得活动简单化或复杂化。例如,为活动编排好流程,事先设定好活动的步骤以及所需的时间。③对活动的要求进行调节:例如,根据患者的活动能力,对活动的数量和质量上的要求进行调整。④对活动的结果或趣味性进行调节:例如,有些活动要强调其结果,有些活动则侧重于强调其过程的有趣程度。⑤调整活动的社会属性:也就是说,治疗师对活动的合作性和竞争程度进行调整,活动可以是单独也可以是合作的形式进行。

### 十八、心理治疗

心理康复包括心理和行为两方面,几乎素有脊髓损伤患者在伤后仅有严重心理障碍,包括极度压抑或忧郁、烦躁,甚至发生精神分裂症。因此康复治疗时必须向患者进行耐心细致的心理康复,以达到真正地回归家庭,回归社会。

1. 支持性心理治疗　对于患者的问题给予鼓励性的回答,帮助患者建立信心,挖掘自己的潜能,积极参加康复训练。家庭和社会都要给予理解和支持,帮助学习和掌握一定的生活技能,给患者创造自理的机会。

2. 认知行为治疗　对于多数脊髓损伤的患者来说,不同程度的性功能和生育功能障碍,是影响患者的心理和生活质量的主要原因之一。帮助他们解决这些问题,是改善情绪,促进其主动康复,提高生活质量的重要措施。

3. 回归家庭和社会　脊髓损伤的患者可以根据脊髓损伤平面的不同,通过利用自助器具或轮椅,尽量达到 ADL 的自理,扩大生活活动的范围,回归家庭和社会。应针对各个患者的功能障碍给予相应的指导,同时要指导家属的护理和家庭环境的调整,制订周密的出院计划。

通过心理康复,给予心理上的援助,使脊髓损伤患者从完全依赖、被他人照顾的"患者角色"中挣脱出来,发挥自己最大的潜能,掌握独立生活的能力以及一定的专业知识、技能,承担他们力所能及的家庭和社会义务。

## 十九、传统康复治疗

脊髓损伤患者总的治疗原则应根据患者在疾病的早、中、晚期症状及表现的不同而区别对待。在疾病的早期,主要是以气滞血瘀为主,属实证,治宜"结者散之,留者攻之",故治疗应以活血化瘀为治疗大法;而在疾病的中、后期,属虚证,治疗则主要以补气血、益肝肾、强筋骨为主。

针灸可减轻或缓解疼痛。针刺可以激活神经元的活动,从而释放出 5-羟色胺、内源性鸦片样物质、乙酰胆碱等神经递质,加强了镇痛作用。若在激痛点(trigger point)进行针刺,对治疗肌肉疼痛有效。针灸治疗可以用体针、耳针,也可以用电针。

推拿和按摩对关节或脊柱进行推拿治疗,有助于最大限度的牵伸肌肉,改善异常收缩,减轻活动时的疼痛。推拿和按摩可以帮助放松紧张的肌肉和减轻触痛点的疼痛。

除此之外,传统体育康复法、气功康复法(如放松功、细碎易筋经)、饮食康复法、自然康复法、娱乐康复法均可以根据患者的损伤程度、损伤时期适时采用,起到相应的治疗作用。

## 二十、矫形器与辅助具应用

脊髓损伤患者在急救阶段,凡是怀疑脊髓伤的患者在急救阶段即应重视矫形器的使用,例如应用颈托、脊柱和四肢固定装置等急救用具保持平卧体位,避免转运过程中的二次脊髓损伤。后期康复阶段应用矫形器的主要目的是帮助患者实现移动,辅助患者进行站立、步行,提高患者日常生活自理能力,改善患者心理状态,减少由于长期卧床而可能出现的并发症,改善患者生活质量,帮助患者回归家庭和社会。

根据脊髓损伤患者功能障碍的程度和日常生活能力训练的结果,为了代偿患者丧失的功能,提高日常生活能力水平,作业治疗师的重要工作内容之一是为患者设计制作或购买自助器具,并指导患者熟练地使用这些器具,以方便患者在器具的帮助下能完成日常生活的一些动作如梳洗、剪指甲、取物、穿着鞋袜、备餐、进食、洗澡、步行等。

患者卧床期间,要根据患者的功能水平改制呼唤铃,设法将其尽可能接近患者,并将开关设计为利用按动、呼吸等方式以便患者操作;另外,最好将电视、收音机、阅读台及阅读灯等的开关也设计成为患者能够自行控制的形式。$C_4$ 以上损伤患者可以借助口棒或者头棒,利用头颈部的运动进行电脑键盘操作、调控电视遥控器、阅读翻页等。$C_5$ 损伤的患者通常利用前臂平衡矫形器(balanced forearm orthosis,BFO)和 arm sling 等上肢悬吊装置,帮助患者对上肢和前臂的控制,使得手向口和头方向的移动变得容易,从而使患者有可能完成打字、进食、个人卫生、上衣穿脱动作。$C_6$、$C_7$ 损伤患者适用特殊的书写自助具、键盘操作自助具和剃须自助具。功能更好一些的患者可以将笔、调羹或牙刷的把手加粗加长,以便于抓握和使用。

脊髓损伤患者在康复训练中使用合适的矫形器和辅助用品用具,是完成日常生活活动的必需条件,尤其在作业治疗中。患者使用矫形器能够独立地完成日常生活动作,除了能增强自信心和改善心理状态外,也为回归家庭和社会创造了条件,这是康复的最终目的。

由于不同的脊髓损伤水平面功能障碍不同,残存的功能也不同。因此,选用的矫形器和辅助用品用具也不尽相同。在临床康复治疗中,需要根据患者脊髓损伤平面、患者康复情况、当地康复治疗水平和患者自身经济水平等量身定制,没有一种"最好"的矫形器和辅助用品用具,而要根据患者个体化情况应用合适的矫形器和辅助用品用具,使患者残存能力得到最大限度的发挥(表9-3-3)。

表 9-3-3　根据损伤平面试用的矫形器及辅助器

| 损伤平面 | 矫形器适配 | 辅助器具适配 |
| --- | --- | --- |
| $C_3$ | 无 | 呼吸机、高靠背轮椅、吹吸气控制的环境控制器 |
| $C_4$ | 上肢平衡式前臂矫形器(BFO)、长对掌矫形器、背侧腕手矫形器 | 高靠背电动轮椅、吹吸气控制的环境控制器 |
| $C_5$ | 背侧弹性伸腕矫形器、对掌矫形器 | 高靠背电动轮椅 |
| $C_6$ | 恩根型矫形器(WHO)、万能生活袖带 | 普通手动轮椅 |
| $C_7$ | 万能袖带 | 手动式轮椅或手控式电动轮椅、按键式环境控制系统 |
| $C_8$ | 躯干髋膝踝足矫形器 THKAFO(双拐治疗性小步幅步行训练) | 普通轮椅、残疾人专用汽车 |
| $T_{1-3}$ | 髋膝踝足矫形器 HKAFO(双拐治疗性大步幅步行训练) | 普通轮椅、残疾人专用汽车 |
| $T_{4-9}$ | 交互式步行矫形器(RGO、ARGO) | 普通轮椅、残疾人专用汽车 |
| $T_{10-11}$ | 截瘫行走器 WALKABOUT | 普通轮椅、残疾人专用汽车 |
| $T_{12} \sim L_2$ | 膝踝足矫形器 KAFO | 普通轮椅、残疾人专用汽车 |
| $L_3 \sim S_2$ | 踝足矫形器 AFO | 残疾人专用汽车 |

对患者及家属的培训也相当重要,教会他们如何正确穿脱和使用矫形器和辅助用品用具,使其科学安全地应用矫形器和辅助用品用具,充分发挥矫形器和辅助用品用具的作用。根据治疗需要确定穿戴矫形器的时间,有的患者需要持续穿戴,有的只需训练、工作时穿戴。同时对大部分患者来说,由于使用矫形器是一个较长时间的过程,做好矫形器的维护与保养是保证治疗、充分发挥矫形器作用、延长矫形器使用寿命的重要措施。在患者治疗的过程中,嘱咐患者做到:按要求穿带矫形器;保持矫形器干燥,防潮防锈,保持矫形器清洁;在金属关节部位经常涂抹润滑油;暂不使用时,将矫形器放在安全的地方,防止重物的挤压;避免矫形器接触到锐器;不要把矫形器在高温下烘烤,尤其是低温热塑材料;不要用高浓度洗涤剂清洗,更不能接触化学物品;若发现松动、破损等问题,应及时送交制作部门处理。

## 二十一、康复机器人

康复机器人(rehabilitation robots)技术是一种新的运动神经康复治疗技术,作为医疗机器人的一个重要分支,贯穿了康复医学、生物力学、机械学、电子学、材料学、计算机科学以及机器人学等诸多领域。为了更好地促进运动康复和实现运动控制,自动化和机器人辅助的运动康复从20世纪90年代开始出现。康复机器人将机器人技术应用于康复医疗领域,不仅可以将康复医师从繁重的训练任务中解放出来,减轻医疗人员的负担,而且还可以详细客观地记录训练过程中的治疗数据,供康复医师分析和评定康复训练效果。根据康复医学理论和人机合作机器人原理,在一套由计算机控制的步态模拟控制系统的控制下,帮助患者模拟正常人的步行规律进行康复训练,锻炼下肢肌肉,恢复神经系统对行走功能的控制能力,达到恢复下肢运动功能的目的。

康复机器人具有如下特点:①是一种自动执行指令的机器;②具有人的功能;③可以协助康复医疗,而不是取代;④具有运动反馈;⑤安全、实用、有效。

一种被称为 LOKOMAT 的康复机器人能对脊髓损伤患者的踏车训练进行自动控制,并且通过视觉、触觉和听觉反馈模式来进行跨越障碍物训练,满意度可达80%。在机器人辅助康复训练方面已经建立了小规模应用。今后研发的步态机器人应能将干扰感觉信息输入最小化,易化正确的感觉信息输入和步态力学,并智能化地根据外界变化同步作出辅助量大小调整;还可为机器人配以合适的生物信息检测系统,实现生物反馈控制,以提高康复效果。

## 二十二、驾驶技术训练

残疾人汽车驾驶座位改成可以伸出车外的轮椅转移台,患者只需要把轮椅驶上转移台后操控相应按钮,转移台就会自动固定好轮椅并转移至驾驶位置,然后他们就可以借助改装好的驾驶设备驾驶汽车。一些厂家基于人性化考虑设计了可以伸出车外的汽车座椅,更加方便下肢力量不足的残疾人或老年人。

如驾驶座位保留,上文中提及的平面转移技术和非平面转移技术可以应用于轮椅和汽车的转移中。在该转移过程中,患者先将轮椅最大可能的靠近汽车放置,将脚踏和扶手移开,一侧上肢向前侧方置于汽车的坐垫之上,身体前倾,通过该侧上肢支撑和头颈下方扭转实现转移,在上车后,将轮椅折叠放置在身旁或身后。汽车至轮椅的转移过程相反。

(李勇强　刘晓艳)

## 参 考 文 献

[1] 励建安,许光旭.实用脊髓损伤康复学.北京:人民军医出版社,2013.
[2] 陈仲强,周谋望,刘楠.脊髓损伤康复速查.北京:人民军医出版社,2011.
[3] 王玉龙,高晓平,张秀花.康复功能评定学.2版.北京:人民卫生出版社,2013.
[4] 燕铁斌,窦祖林,冉春风.实用瘫痪康复.2版.北京:人民卫生出版社,2010.
[5] 燕铁斌,窦祖林,王玉龙.现代康复治疗学.广东:广东科技出版社,2004.
[6] 刘宗惠,徐霓霓译.Duus 神经系统疾病定位诊断学-解剖、生理、临床.北京:海军出版社,2006.
[7] 励建安,毕胜主译.急性医疗康复.北京:人民军医出版社,2013.

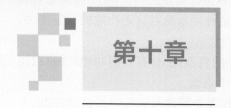

# 第十章

# 周围神经损伤的康复

## 第一节 概　述

### 一、定义

周围神经损伤（peripheral nerve injuries，PNI）是指周围神经干或其分支受到外界直接或间接作用而发生的损伤。习惯上将炎症性质的称为神经炎（neuritis），将外力作用的称为神经损伤，将营养、代谢、中毒等所致的称为周围神经病（peripheral neuropathy）。损伤后的表现多与其受累神经的运动、感觉和自主神经成分有关的多重功能障碍。

周围神经损伤的治疗除积极采取康复治疗外，根据患者损伤情况的严重程度可配合使用药物治疗（神经生长因子等）、手术治疗（神经探查术、移植术等）或新兴的组织工程学技术（如骨髓间充质干细胞移植或基因疗法等）。

### 二、损伤原因

周围神经损伤的原因有很多种，常见原因主要有机械性损伤，如利器直接切割神经，骨折脱位时的牵拉伤等。火器伤、挤压伤，如被体内组织压伤的内源性挤压（骨痂压迫），或者被钝器直接打击等造成的外源性挤压伤。反复摩擦刺激而发生损伤，如创伤性尺神经炎等。医源性损伤包括石膏或夹板包扎过紧，止血带应用时间过长、关节整复过程中，神经受到牵拉、产伤性神经损伤等。代谢性或结缔组织疾病、肿瘤放疗等引起的周围神经损伤。目前我国尚没有系统全面的关于周围神经损伤的总发病率、患病率、致残率以及与医疗费用支出相关的调查结果。但是随着糖尿病等慢性病的高发，2型糖尿病患者中周围神经的神经病变发生率达74%，自主神经病变达52%，可以看出周围神经损伤已是一类常见病与高发病。

### 三、损伤分类

周围神经损伤的分类主要按照其损伤周围神经结构的程度分为两种方法，即英国学者Seddon的三类神经损伤分类法和澳大利亚学者Sunderland的五度损伤分类法。两种分类有相似之处，具体对应比较见表10-1-1。

表 10-1-1　Seddon 损伤分类与 Sunderland 分类比较

| Seddon 神经损伤类型 | Sunderland 分类 | 特征 |
| --- | --- | --- |
| 神经失用（neurapraxia） | Ⅰ度损伤 | 轴突没有断裂，暂时性神经传导功能中断，其功能可于 3~4 周完全恢复 |
| 轴索断裂（axonotmesis） | Ⅱ度损伤 | 神经内膜完整，远端出现华勒变性（Wallerian degeneration），仅出现神经支配区感觉消失，肌肉无力、萎缩 |
| 神经断裂（neurotmesis） | Ⅲ度损伤 | 神经纤维远端发生华勒变性，但神经束膜完整。恢复时易与末梢器官出现错接现象，功能不能完全恢复 |
|  | Ⅳ度损伤 | 神经束遭到严重破坏或者发生广泛断裂，除神经外膜完整外，其余结构均受到损伤。神经细胞再生时易形成神经瘤，瘢痕程度严重 |
|  | Ⅴ度损伤 | 神经外膜在内的整个神经干完全断裂，失去连续性，运动感觉功能完全丧失 |

## 四、临床表现与功能障碍

临床上，周围神经损伤后多出现与其支配区相匹配的不同程度的肌肉弛缓性麻痹、感觉障碍和自主神经系统功能紊乱等。同时，周围神经损伤常伴有多种合并症和并发症，因此还常存在软组织肿胀、骨折、感染等其他问题。

（一）运动功能障碍

主要表现为受损神经所支配的肌肉弛缓性瘫痪，肌张力降低或消失，肌肉萎缩，深反射减弱或消失，关节挛缩和特有的肢体畸形，如尺神经损伤所致的爪形手畸形、胫神经损伤后的"钩状足"畸形等。

（二）感觉功能障碍

感觉障碍的表现与所受损神经支配的区域和损伤程度有关，如局部麻木、刺痛、灼痛、过敏、减退或实体感消失等，且一般认为麻木的定位价值更大。虽然皮肤感觉神经有重叠分布，但部分神经存在单一感觉支配区域，对诊断帮助更大。如桡神经单一神经支配区是在第一、二掌骨间背侧的皮肤。

（三）自主神经功能障碍

周围神经的自主神经纤维以交感性质居多，因此神经损伤后，血管舒缩功能等会出现相关的功能障碍，早期以活跃为主，如血管扩张，皮温升高、潮红和干燥。2 周后，会逐渐出现以营养不良为表现的症状，如皮脂减少，皮肤苍白、高位损伤常伴有的骨质疏松等。

（四）心理问题

主要表现为急躁、焦虑、抑郁、躁狂等。担心神经损伤后不能恢复，长期就诊的医疗费用，或者生活能力的下降等。

（五）其他问题

常见的合并症有受损区域无疼痛保护机制，对外界刺激不敏感而出现的继发性损伤，多种因素造成的关节挛缩、畸形，以及"肌肉泵"机制失衡或瘢痕影响等造成的肢体反复的肿胀等。

### 五、恢复与预后

周围神经损伤后的恢复主要与神经胞体的变性速度和运动终板消失速度有关。神经细胞胞体在48h内就已发生改变,15~20天内是其分解的高峰期。肌肉的运动终板形态结构6周后退变加速,16周后运动终板消失。所以细胞体和运动终板的保留数量是影响预后的因素。神经纤维变性后需经过髓鞘化的生长成熟期才会完成功能恢复。一般来说,部分失神经支配的患者其恢复病程与轴索断裂的部位有关,一般在3~6个月或更长时间。完全性失神经支配的患者恢复多在6个月以上,甚至不能恢复。因此,周围神经损伤后,本身的损伤程度、损伤部位与脊髓的位置,以及再生纤维与周围组织的微环境都是影响损伤神经功能预后的重要因素。

(李　睿)

## 第二节　康复评定

周围神经损伤后详细的病史采集和体格检查是明确损伤部位、性质、功能障碍的主要途径。损伤早期准确详尽的评估结果既可影响早期手术处理方案的选择,也会影响后期康复治疗计划的制订与修改。对于情况复杂可借助仪器完成评估。同时,治疗人员应全面了解患者,包括心理、职业、经济等状况,以方便更准确地确定目标、计划和预后判断等。周围神经损伤的评估应在神经恢复的不同阶段分次进行评定,以便更好地进行训练和掌握治疗进程。

### 一、运动功能评估

运动功能检查主要针对损伤神经所支配肌肉的运动功能、形态和相邻关节功能的情况进行整体评估。主要内容如下:

(一)围度测量

通过测量判断患者躯体畸形、肌肉萎缩、肿胀的程度及范围。肌肉萎缩是周围神经损伤最为常见的继发性问题,常常因肿胀而忽略了肌肉萎缩的问题。检查时可使用卷尺测量或容积仪测量受累肢体的围度并与对侧肢体进行对比(图10-2-1)。围度测量时应注意皮尺的松紧度和读数的规范化,手部体积最好使用排水体积法。

(二)肌力和关节活动范围测定

目前徒手肌力评定方法(manual muscle test,MMT)仍然被常规用来评估肌力情况。评估时应按照标准体位详细检查并记录受损部位每块肌肉的肌力情况(具体见评定相关书籍)。对一些较大的受累肌肉也可以使用仪器进行测量,如等速肌力测试仪、握力计等。同时,还应关注受损肌肉的运动速度、肌张力、耐力等变化。在检查肌力时,对有交叉功能的肌群需要注意仔细触摸关键肌腹的收缩和肌腱的滑动情况。关节活动范围的评估应注意区分主、被动活动范围的差异,重视正确使用量角器、保证检查者的体位、固定等,以提高测量的信度与效度。

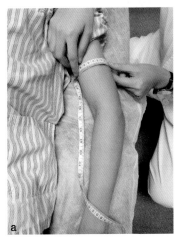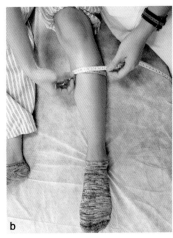

图 10-2-1　卷尺测量肢体围度

a. 上肢；b. 下肢

（三）运动功能恢复量表评定

英国医学研究院神经外伤学会将神经损伤的运动功能恢复情况分为六级，简单明了，是评定运动功能恢复情况最常用的方法。由于上肢及手部功能活动较多，临床常使用成套量表评定上肢神经损伤。目前信效度较高，运用较广泛的量表主要有日本神户医学部开发使用的简易上肢功能康复评定（simple hand function evaluation，SHEF）、Carroll 上肢功能评估表和 Purdue 钉板试验。SHEF 是配有一个简易的功能评定箱（图 10-2-2），内有大、中、小的立方体木块、圆球、小钢珠、小圆木棍、小圆铁片、小胶片和秒表等组成。共包括 10 个检查项目，如按要求转移木块、翻转小圆铁片等。每个项目分别进行计时，根据所花时间和完成情况得分，每项最高得分为 10 分，最低分为 1 分，满分 100 分，最终结果用恢复率（实际得分/正常分）来表示，表 10-2-1 列出了各年龄段的正常值。Carroll 评估法包括抓、握、侧捏、对捏、写名字等 33 个动作。每项顺利完成得3 分（写名字得 4 分），时间延长或不顺利得2 分，部分完成得 1 分，不能完成 0 分。Purdue 钉板试验以评估手部精细能力为主，测

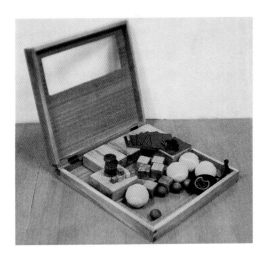

图 10-2-2　简易上肢功能康复评定用具

试者需要按照顺序和位置要求在两列分别有 25 个小孔的针板上插入各项组件。

二、感觉功能评估

由于感觉神经有交叉支配的现象，所以神经受损后，评定时感觉消失区往往较实际支配区小，且边缘有一感觉减退区。感觉障碍的评估除了应包括常见的触觉和痛觉刺激外，还可做温度觉试验、单丝压觉试验、Tinel 征检查等。对于感觉评估的记录可以分别记录每一类

表 10-2-1　SHFF 各年龄段的正常值

| 年龄(岁) | 正常分 | 满分 |
| --- | --- | --- |
| 15~39 | 100 | 100 |
| 40~49 | 99 | 100 |
| 50~59 | 98 | 100 |
| 60~69 | 94 | 100 |
| 70~79 | 90 | 100 |

型感觉的测试结果,也可以使用已有的感觉评估量表进行记录,如英国医学研究会 1954 年提出的感觉功能评估 5 级标准,其简便实用,得到广泛应用。或者 LOMA LINDA 大学制定的感觉评估表,该评估参考两点辨别觉(2 points distance,2PD),用 6 种不同的颜色区分不同的感觉级别。但此评估表对于感觉过敏的患者不适用,易增加评估的假阳性结果。此表建议每月检查,6 个月为一周期。上下肢各神经主要感觉支配区域可参见表 10-2-2。

表 10-2-2　上下肢各主要神经感觉支配区域列表

| 主要肢体神经名称 | 感觉区 |
| --- | --- |
| 腋神经 | 肩部和臂部上 1/3 外侧面 |
| 肌皮神经 | 前臂外侧面 |
| 正中神经 | 手掌桡侧 2/3 皮肤、桡侧三个半指掌面,中、远节指背面皮肤 |
| 尺神经 | 手掌尺侧一个半指掌面,手背尺侧半和尺侧两个半指背面的皮肤,小指和环指相对缘掌侧皮肤 |
| 桡神经 | 上臂背侧皮肤、前臂背侧皮肤、手背桡侧和桡侧两个半指近节指背面 |
| 股神经 | 股前和膝关节前面皮肤,小腿内侧面 |
| 闭孔神经 | 股内侧面皮肤 |
| 股后皮神经 | 股后侧面 |
| 胫神经 | 小腿后部、足底、足趾小指缘内侧皮肤 |
| 腓总神经 | 小腿外侧面、足背与足趾皮肤 |

(一)触觉评估

皮肤的触觉较为模糊,与神经恢复程度关系不大。对皮肤的精细感觉检查,可通过患者的一些动作来判断,如扣纽扣、非直视下触摸物体并说出物体形状、大小及质地。

(二)单丝压觉试验(S-W 法)

单丝试验(semmes-weinstein monofilament test,S-W 法)是通过不同直径的细丝接触患者皮肤(图 10-2-3),询问患者是否能够感觉不同单丝对皮肤的不同压力和敏感度来区分神经损伤的程度和恢复情况。常用测试顺序从 2.83mm 的单丝开始,每个号丝垂直作用皮肤 1~1.5s,4.08mm 前的每个号丝测试 3 次,>4.08 的测试 1 次。正常人对轻压觉(1.65~2.83mm)十分敏感。

（三）痛觉检查

评估者常用大头针的尖部以合适的力量轻刺患者皮肤,让患者陈述具体的部位及感觉（图10-2-4）。检查顺序应从痛觉异常的部位逐渐过渡到正常部位,但痛觉过敏的患者应反向进行。测试时,为了避免主观或暗示作用,患者需要全程闭眼测试,并在两侧肢体分别进行测试。有痛觉差异时,要详细记录障碍的类型、部位和范围。

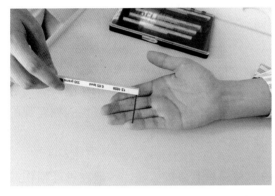

图10-2-3　单丝触压觉试验（示例为尺神经区域）

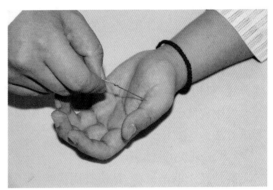

图10-2-4　痛觉检查（示例为正中神经区域）

（四）温度觉检查

检查时用盛有热水（40~45℃）及冷水（5~10℃）的两个直径较小的试管测试。让患者闭眼下分辨冷热两种试管。注意试管的管底面积与皮肤接触面不要过大,接触时间以2~3s为宜,并进行两侧对称部位比较。

（五）振动觉检查

利用音叉进行的振动觉检查是一种定性检查方法。通常选取256Hz的音叉,检查时拨动音叉后将音叉柄末端轻轻置放于患者的受检部位（图10-2-5）,通常选择骨性突出明显处,如桡骨茎突处,患者需要同时回答是否感到振动和振动位置两个问题才可算完成测试。如果想定量精确测试,需要使用振动觉阈进行检查。

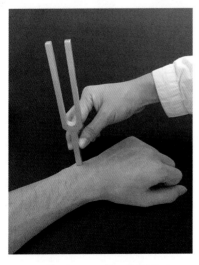

图10-2-5　振动觉检查

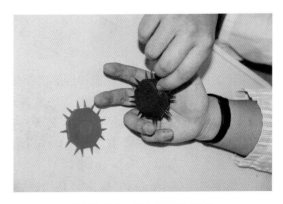

图10-2-6　两点辨别觉测试

（六）Weber 两点辨别觉试验

对于手指的感觉评估，两点辨别觉检查是目前较为灵敏及准确地方法，其结果同神经的功能恢复呈较大的相关性。检查可以使用手指触及的粗略判断法（正常误差手部<3.5mm，躯干<1cm），也可使用两点触觉测量器沿所检查区域长轴以均匀的力量刺激两点皮肤，受检者回答其感觉是"一点"还是"两点"。检查距离可以逐渐缩小至受检者只能区分出"一点"为止（图 10-2-6）。远端手指的正常距离是 2~4mm，两点辨别觉>5mm 表示触觉功能丧失（感觉缺失）。人体不同部位的两点辨别距离不同。

（七）褶皱试验

测试是将患者双手浸泡在 42.2℃的清水中 20~30min，直到健手出现皱纹，然后按 0~3度分级、照相。0 度表示缺乏皱纹、3 度表示正常皱纹。因失神经支配的手指在浸入热水后不会发生皮肤皱缩现象，所以此测试为周围神经损伤的神经支配恢复情况提供一项客观的测试方法。

（八）Tinel 征检查

即神经干叩击试验，是检查周围神经再生的一种简单有效的方法。一般在神经损伤或修复术后 6 周由近端向远端进行，也可以反向诱发麻刺感。定期重复此检查，可了解神经再生的部位和速度。若神经修复术后 2~3 个月，仍然只在神经受损处出现叩击痛，则说明神经再生的情况不乐观。

（九）自主神经功能检查

常用发汗试验，包括 Minor 淀粉-碘试验、茚三酮试验等。通过显色原理进行交感神经损伤的检查。随着自主神经系统副交感神经的再生和功能改善，汗腺分泌功能亦会恢复。

（十）综合感觉测试

Moberg 拾物试验是常用的有关手部两点辨别觉和触觉结合感觉测试方法。测试要求分别测量健、患手在两种状态下（睁眼和闭目）患手完成捡起 16 项日

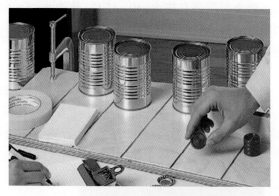

图 10-2-7　Jebsen 手功能评估系统

常生活用品的时间和效率。Jebsen 手功能评估系统测量患者按照要求完成 7 项日常生活动作的时间（图 10-2-7）。

三、电生理评定

电生理学检查能较好地反映出神经肌肉所处的功能状态，对确定周围神经损伤的部位、程度和确定治疗方案（特别是电刺激）等均具有重要作用。目前，常用于临床的电生理检查方法有强度-时间曲线、肌电图检查、神经传导检查、诱发电位测试等。肌电图应在 1 个月内重复检查 2~3 次，以免因误差而造成误判延误治疗。

（一）强度-时间曲线

强度时间曲线（intensive/time，I/t）是一种神经肌肉兴奋性的电诊断方法。通过时值的测定、I/t 曲线形状描记和适应比值等指标判断不同程度的神经损伤，即正常支配、部分失神

经和完全失神经支配。

（二）肌电图检查

通过针极式电极进行肌电图检查，可判断神经受损的程度是神经失用或轴突断裂或神经断离。主要根据测试中纤颤电位、正峰波数量、新生电位相位、恢复运动相甚至干扰相来客观地判断神经再生情况。

（三）神经传导速度测试

此测试既可以用于感觉神经也可用于运动神经功能检查，以确定受损部位，是对周围神经病损最为有效的检测方法。正常情况下，四肢周围神经的传导速度一般为 40~70m/s。周围神经损伤后，传导速度减慢（图 10-2-8）。神经完全离断时，神经传导速度为 0（图 10-2-9）。

（四）体感诱发电位检查

体感诱发电位（sensory evoked potential，SEP）具有定量评估、定位测定和重复性好等优点。对常规肌电图难以查出的病变，SEP 可协助诊断，如周围神经靠近中枢部位的根性损伤等。

### 四、影像学检查

目前，超声检查和磁共振检查也成为诊断周围神经损伤程度的常用方法。高频超声具有多项优点，如无创伤、定位准确、多层面、多角度、实时动态显像、重复性强等。在周围神经损伤的研究中，其诊断吻合率均高于 90%，尤其对于神经卡压和小儿神经损伤。神经磁共振成像（magnetic resonance neurography，MRN）已证明在神经再生评估方面具有较高敏感性。

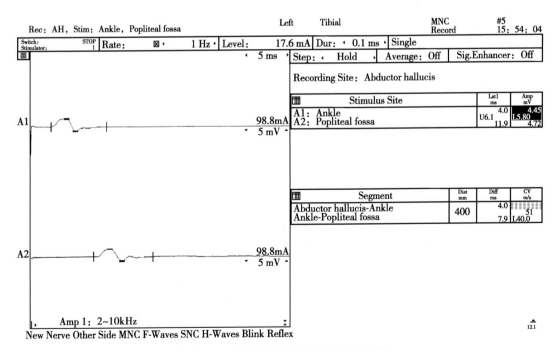

图 10-2-8　胫后神经运动传导检查图形示例

结果显示内踝和腘窝两个刺激点的潜伏期延长，波幅低于正常，传导速度轻度减慢 40m/s

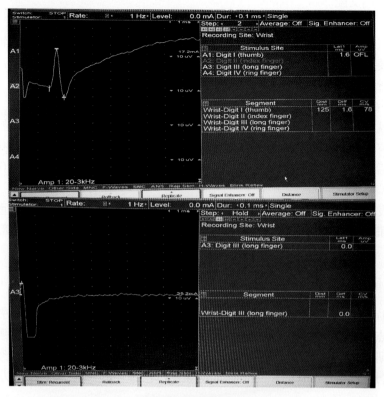

**图 10-2-9    正中神经感觉传导检查图形示例**

结果显示患侧未引出感觉神经电位,上为健侧,下为患侧

(李　睿)

# 第三节　康复治疗

　　周围神经损伤后,临床康复的目标主要是防治并发症与合并症,促进神经再生,为神经再支配创造良好的肌肉与关节等基础条件,促进运动与感觉功能的恢复,最终改善患者的生活与工作能力。治疗原则应为尽早开始,治疗方法可根据疾病的分期、损伤位置或手术方式的不同进行运动和感觉多方面的、有针对性的处理。以下内容将从分期和位置两个方向进行介绍。

## 一、按照疾病分期处理

### (一)早期(伤后0~3周)处理

　　这个时期主要针对致病因素、早期合并症和并发症的预防为主,如水肿、萎缩、畸形等。治疗方法应尽早去除致病因素,减轻神经压迫,代谢障碍等问题。

　　1. 物理因子治疗

　　(1)高频电疗法:局部无金属内固定者,用无热量短波、脉冲式超短波或微波,根据部位的大小,选择对置或并置,时间以 8~10min 为宜,1 次/d。

（2）光疗法：常用红斑量的紫外线，每天照射1次，氦氖激光（10~20mW）或半导体激光照射神经受损部位或者沿神经走向选择穴位照射，每次5~10min即可。红外线等其他温热光疗用于24h后的治疗，但需注意对存在感觉障碍的患者，避免烫伤。

（3）冷敷：对于刚发生神经损伤的患者（24h内），局部有红肿热痛的急性炎症反应，此时应积极采取冷敷的疗法，暂时使血管收缩，减缓症状。

2. 运动疗法 神经修复术后3周内是运动疗法的相对禁忌指征，为了预防神经粘连建议只在神经缩短位区间内及邻近关节进行被动活动。被动活动时应注意活动的范围和力度，防止被动运动牵拉而引起神经缝合处的断裂，术后都要在充分固定后进行。

3. 矫形器治疗 神经修复所需时间较长，此期运动训练较少，容易出现关节挛缩。因此，防止挛缩等关节畸形出现的功能性矫形支具尤为重要。此阶段应根据具体情况，以固定、保护及维持肢体关节功能位为要求的静态支具进行治疗（图10-3-1）。

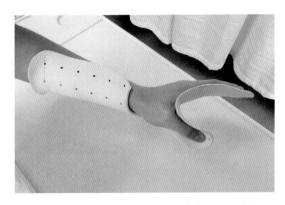

图10-3-1 静态支具示例（手部功能位固定支具）

4. 高压氧治疗 高压氧对周围神经具有改善微循环、减少自由基形成和细胞凋亡等作用，因此有助于早期神经的生长和恢复。一般选择200~250kPa的氧压下，治疗60~80min，中间休息10min，治疗60次左右。

（二）中期（伤后4~6周）处理

主要目的是预防粘连、挛缩和继发畸形，提高神经的抗张力，改善感觉功能。

1. 物理因子治疗

（1）电疗法：音频疗法可起到软化瘢痕、预防粘连的作用。使用时可同时配合离子导入的方法，如$I^-$，$Cu^{2+}$每次20min。

（2）超声治疗：周围神经对超声的吸收比值比较高，故使用脉冲式移动法的低强度（声强约为$1w/cm^2$）超声治疗，可促进局部血液循环，提高代谢，促进周围神经的再生。

（3）水疗法：对局部伤口愈合良好者可用温水浸浴、漩涡浴等可一定程度上缓解肌肉紧张和改善局部循环。水浴的温度可选择为40℃以下，每次20~30min，2~3次/d。有条件的情况下，也可早期进行水中的主被动活动。

（4）压力治疗：使用正压顺序循环治疗，可利用气囊按照从远端向近端逆向作用于肢体，促进血液回流，防止肢体肿胀（图10-3-2）。也可以选择弹性绷带或肌内效贴布（图10-3-3）进行压力治疗。

（5）神经肌肉电刺激：失神经支配肌肉常常不可避免的会出现不同程度的肌肉萎缩，低频电刺激疗法对于早期预防或减缓相关肌肉萎缩非常重要。

1）波形：以三角波为宜，但对完全失神经支配的患者宜选用指数波。

2）波形频率：为10~25Hz，引起肌肉强直收缩。

3）脉宽：等于或大于失神经肌肉的时值（最好参考I/t曲线数据）。

4）电流强度：在参考健康区域可忍受的程度下，调至能引起肌肉最大收缩且患者无不适。需注意患者的感觉障碍引起局部电流灼伤。

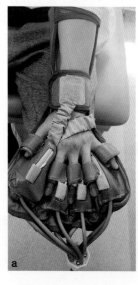
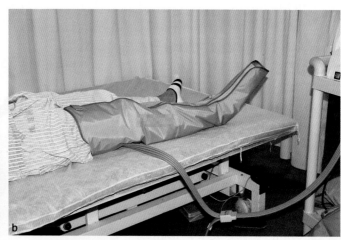

图 10-3-2　肢体压力治疗
a. 手部压力循环治疗；b. 下肢压力循环治疗

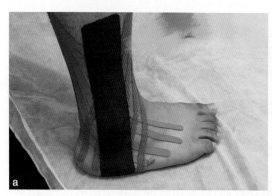
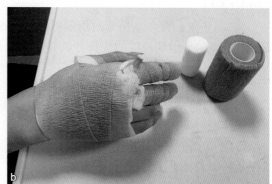

图 10-3-3　贴布
贴布(a)与弹力绷带(b)疗法

5）电极位置：应按照神经走向，找准肌肉运动点进行电刺激（图 10-3-4），各肌肉的运动点可参考肌肉的解剖位置或者通过肌电反应寻找（如桡神经可在肱骨外上髁前方或上臂背侧中上 1/3；腓总神经可在腓骨小头处）。

6）治疗频率：每次治疗分为三组，每组 10~20 次收缩，组间休息 5~10min 每天治疗 1~3 次。

2. 运动疗法　减少关节制动，积极进行主动运动和被动运动。每天数次的关节被动活动可以预防神经与周围组织的粘连，但需严格把握活动范围，不可造成受损神经的过度牵拉。适当的肌力训练有助于运动功能的恢复，运动量及运动方式的选择可按照神经损伤和肢体瘫痪程度进行。训练原则应按照肌力训练原则实施，即超量恢复原则、循序渐进以及动作缓慢。具体方式如下：

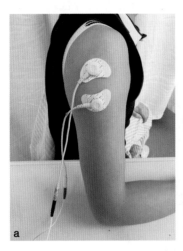
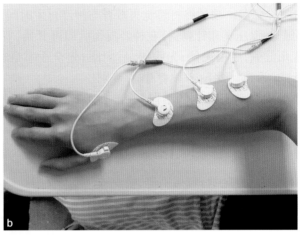

**图 10-3-4　神经肌肉电刺激**
a. 腋神经损伤后刺激三角肌中束；b. 桡神经损伤刺激指总伸肌与腕伸肌肌群

（1）肌力 1~2 级：应使用助力运动方法，即治疗师帮助患者完成动作、或患者用健侧辅助患侧肢体运动，或者借助滑轮（图 10-3-5）、悬吊带、滑板、水的浮力等去除重力影响下进行运动。也可使用肌电生物反馈，通过可视信号帮助患者有效地收缩目标肌肉或肌群。

（2）肌力 2~3 级：采用范围较大的助力运动、主动运动，逐渐减少辅助的力量，但应避免肌肉过度疲劳。

（3）肌力 3⁺~4 级：应进行抗阻运动，同时还应进行速度、耐力和协调性练习。多用哑铃、沙袋、弹力带（图 10-3-6），也可用组合器械作为训练器具。抗阻运动的方法有渐进性抗阻运动、短暂最大负荷等长收缩、等速训练等。

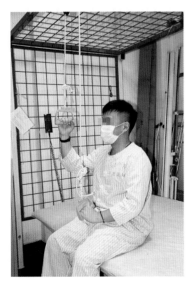

**图 10-3-5　滑轮辅助运动**（右侧臂丛神经上干损伤后，左手利用滑轮辅助右手肩前屈）

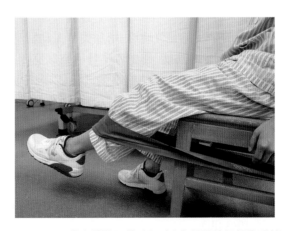

**图 10-3-6　弹力带抗阻伸膝运动**（左侧股神经损伤后抗阻伸膝训练）

3. 感觉训练　神经损伤后,轴索的生长和感觉冲动传导均存在非特异性现象,感觉常常不能完全恢复。要始终将感觉再教育与神经再生时间紧密结合。患者部分浅感觉的恢复(如轻触觉、深压觉和针刺觉)在神经损伤后即可开始,要求患者每天多次反复进行训练,原则为先用健侧,后用患侧;先睁眼,后闭眼;先全手掌后指腹的顺序进行,每次训练时间以 10~15min 为宜。此期需教育患者鉴别出静态触觉和动态触觉的不同,改善和矫正感觉定位功能。主要训练的类型包括移动性触觉、持续性触觉、压觉和触觉定位。

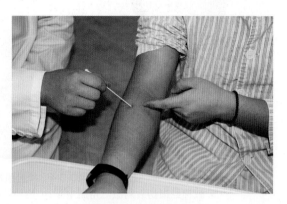

**图 10-3-7　移动触觉训练**
示例为正中神经损伤区域

(1) 移动性触觉:可用铅笔、橡皮或指尖在治疗区域上下移动,嘱咐患者先观察刺激,再闭眼,集中注意力仔细感受,然后睁眼并口述动作。如果患者主观认识到的感觉和事实有差异,需要患者在睁眼状态下多次反复感受刺激并强化感知(图 10-3-7)。

(2) 持续性触压觉:用铅笔、橡皮、小木块或小铁棍等压在手指或手掌的某个地方,产生持续触压觉。训练程序和方法同移动性触觉。

(3) 触觉定位:患者闭眼,要求患者用手指出治疗者所刺激的部位。如患者出现错误,则可睁眼描述感觉,然后再次重复上述动作。开始时,位置距离变化宜大,可根据患者的正确率逐渐缩短变化的距离,但一般不<7mm 间距。

4. 感觉过敏的处理　皮肤的感觉异常或过敏是神经再生过程常出现的情况。主要因为暂不成熟的再生神经末梢敏感度增高所致。治疗应该采用恰当的脱敏方法帮助患者学习抑制不适感,可选取水疗、按摩、振动器等方式,刺激强度遵循从弱到强、从小到大循序渐进的原则,即先学会保护敏感区域,再接受敏感区的逐级刺激。如出现剧烈疼痛可注射乙醇、维生素 $B_{12}$ 和苯酚等。

（三）后期（伤后 6 周以后）处理

康复目的是矫正关节畸形、增加关节主动活动范围、肌力、肢体的灵活性和协调性、提高感觉灵敏性、恢复手功能、使患者早日回归家庭和社会,重返工作岗位,提高生活质量。

1. 运动疗法　肌力训练应继续进行,以维持适当的肌肉围度。具体方法可参照中期治疗。并逐渐加强受累肌肉的精细控制训练和耐力。

(1) 肌力训练:肌力训练包括耐力和爆发力,其中耐力是维持患者在日常生活中保持长时间有效功能活动的保证。耐力训练的方法可参考相关书籍。

(2) 精细运动练习:当肌力逐渐恢复至正常水平时,就应积极开展肌肉的精确控制能力训练。包括有拮抗肌与主动肌不同速度下相互协调性动作、主动肌与协同肌交互的控制性动作,如掌指关节伸直时屈曲指间关节(图 10-3-8a)或在指间关节伸直时,屈掌指关节或等内容(图 10-3-8b)。

(3) 镜像治疗:镜像治疗(mirror therapy,MT)是目前兴起的一项治疗新途径(图 10-3-9)。利用镜子在脑中造成幻象,以激活大脑内手部图像的印象,多用于上肢神经损伤治疗。有学者对接受了上肢正中神经、尺神经及指屈肌修补术的患者,在未拆除石膏时就开始 MT,

同时配合感觉再教育治疗（双手的感觉刺激要一致），治疗频率为每次 30min，1 周 3 次，持续 5 个月直至拆除石膏后的家庭训练，Rosen 评分和 DASH 问卷评估患者的患手触觉改善明显。

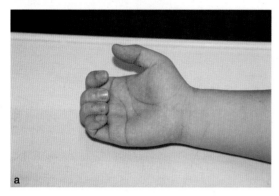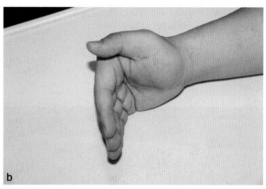

**图 10-3-8 精细运动练习**
a. 屈曲指间关节；b. 屈曲掌指关节

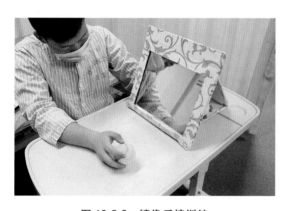

**图 10-3-9 镜像反馈训练**

2. 感觉再训练 患者的感觉综合辨别力即实体觉（正中神经和尺神经损伤后易出现）的提高是此时训练的重点。当患者动态和持续触觉恢复后，即能分辨出 30Hz 和 256Hz 振动觉时，即可开始实体觉训练，同时保持其他基础感觉训练。鼓励患者在双侧活动中比较使用工具和触摸材料的感觉，并多进行双侧活动，如拍球、编织等。感觉再训练过程中要经常评估、记录训练和教育的效果，并及时调整方案。具体训练内容主要包括关节本体感觉、形状辨别觉、质地辨别觉及日常物品辨别觉等。

（1）形状辨别觉：从辨别形状差异大的物体开始，循序渐进地过渡到形状只有细微差别的小物品。训练时应在睁眼和闭眼两种情况下分别进行，对闭眼状态下回答错误的患者，需反复通过视觉反馈感受刺激（图 10-3-10）。

（2）质地辨别觉：形状觉恢复较好后可引导患者开始对同种形状不同质地的物品如金属柱体、木质、砂纸、皮革、帆布、塑料、毛质圆柱等进行鉴别练习。之后再以生活用品进行训练。训练原则同形状辨别觉（图 10-3-11）。

（3）混合训练：当单一性质的辨别觉完成较好时，可以用性质交叉的物品进行训练，如金属质地的圆形、皮革质地的棱柱和帆布质地的方形相互混合鉴别。

3. 日常生活训练 ADL 训练应贯穿整个治疗周期，强度和形式可根据患者功能障碍的部位、程度和感觉运动评估的结果进行选择，如基本生活活动训练、打字、泥塑、修理仪器等。治疗中应不断调整训练的难度和时间，以逐渐增强肌肉状态、协调性和灵活性为目标，促进患者掌握日常和工作性的实用技巧。

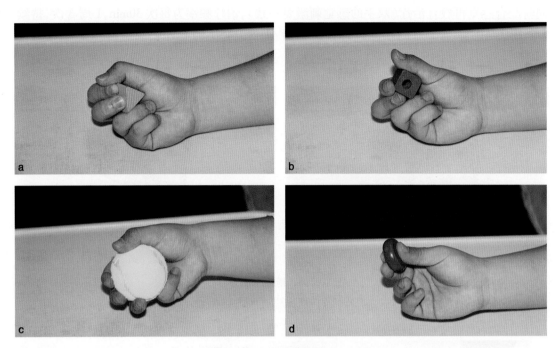

**图 10-3-10　形状辨别训练**
a. 棱柱状；b. 圆柱状；c. 球形；d. 饼状

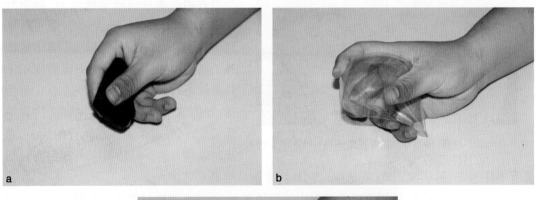

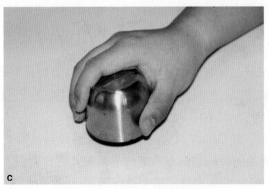

**图 10-3-11　质地辨别觉训练**
a. 软垫；b. 塑料；c. 不锈钢

4. 心理治疗 周围神经损伤患者在治疗后期常伴有悲观、焦虑、抑郁等心理问题。治疗应借助医学心理宣教、心理辅导、集体治疗等方式帮助患者排解不良情绪，甚至减轻或消除这些心理问题。作业治疗可选择目的明确且能发挥患者主观能动性的集体活动，可有效消除上述心理问题和提高其日常生活能力。

5. 矫形器及辅助器具治疗 周围神经损伤后矫形器的选择和佩戴应贯穿整个康复治疗的不同阶段。矫形器在此期已从静态保护性支具过渡到可有助于肢体活动或回归日常生活的动态功能性支具，如腓总神经所致的足下垂，可穿戴踝关节功能支具控制患者在步行模式中踝

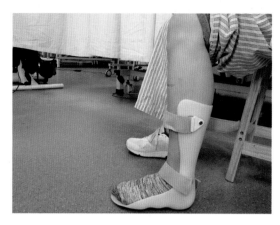

图 10-3-12 踝足矫形器

关节的正确位置（图 10-3-12）。选配支具要严格遵循无痛、舒适、方便、有效的原则，并且应指导患者正确的穿戴时间、方式及其他注意事项。

## 二、按照损伤位置处理

### （一）臂丛神经损伤

1. 解剖与损伤 臂丛神经由第 5 颈神经至第 1 胸神经根组成。分为根、干、股、束、支，终末形成腋、肌皮、桡、正中、尺神经等。对于臂丛神经损伤应区分根、干、束、支的损伤，对根部损伤还应区分节前和节后。肌电图和体感诱发电位有利于节前、节后的鉴别，节前损害预后较差。臂丛神经的组成复杂、分支多、行程长，伤后功能障碍严重，损伤较为常见，锁骨骨折、肩关节脱位、分娩时的牵拉伤、颈部手术及放射性治疗引起。

2. 临床分类 临床常按照位置分为上臂丛（$C_5 \sim C_7$）和下臂丛（$C_8 \sim T_1$）损伤。神经损伤后肌肉泵机制受损，上肢常处于下垂位、腋部有瘢痕等原因易引起上肢静脉回流受阻，上肢肿胀。应积极使用体位摆放、主被动活动，循环充气压力治疗、磁疗、音频治疗、肩吊带、弹力绷带等。

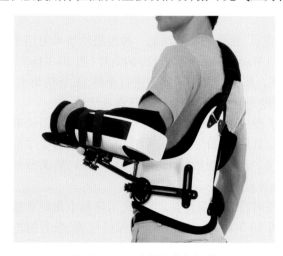

图 10-3-13 肩外展支架佩戴

非手术治疗 3 个月无效可考虑手术治疗，如臂丛探查术、神经肌腱移位术等。

（1）上臂丛损伤：以肩、肘、腕关节的运动功能障碍为主，手指活动尚可，上肢伸侧感觉障碍等，康复治疗应使用肩外展支架保护（图 10-3-13），通过按摩、被动活动、物理因子疗法和主动抗阻运动等方法防止肌肉萎缩，促进神经恢复。

（2）下臂丛损伤：临床不多见，症状多为手的功能障碍，常有骨间肌萎缩、手指屈伸障碍等，治疗应特别注意需要早期开始使用功能支具，将腕关节保持在功能位，并尽早开始手部各关节的被动活动。

（3）全臂丛损伤：较严重，伴有自主神经功能障碍，预后较差。若积极进行康复，患肢功能仍不能恢复，应训练健侧肢体进行功能代偿或神经移位术。

（二）腋神经损伤

腋神经为臂丛后束的分支，支配小圆肌、三角肌及三角肌表面的皮肤。外伤、肩关节后脱位、腋拐使用不当等也可损及腋神经。主要表现为肩外展困难、外旋无力，三角肌萎缩，出现方肩及三角肌皮肤感觉障碍。治疗应使用肩吊带或三角巾（图 10-3-14）以预防肩关节的内收、内旋挛缩和肱骨头下方脱位。强化训练肩外展和外旋运动的肌力，并借助神经肌肉电刺激、短波或微波治疗，药物等促进神经生长。

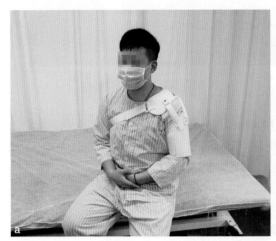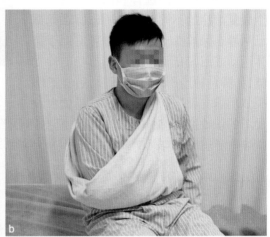

图 10-3-14    肩吊带与三角巾固定法
a. 肩吊带；b. 三角巾

（三）桡神经损伤

桡神经为臂丛后束的终末支，在上肢周围神经中最易受到损伤，多数是外伤引起。上肢置于肩外展外旋位手术、桡骨颈骨折、极度疲劳后的不良睡姿史（"周六瘫"）也可引起损伤。桡神经损伤按肘关节位置分为上部损伤和下部损伤。上部损伤常表现为伸肘困难、垂腕、并伴有虎口区域感觉障碍。前臂损伤常无伸肘困难。桡骨小头脱位主要为伸指困难，但无垂腕和虎口区皮肤感觉丧失。

恢复运动功能是桡神经损伤患者的康复重点，尤其是抓握功能。神经松动技术可用于桡管综合征（图 10-3-15）和桡浅神经卡压综合征（Wartenberg's 综合征）的治疗（图 10-3-16）。功能性支具也有利于运动功能恢复（图 10-3-17）。如已经发生挛缩则进行牵伸、关节松动术、超声波治疗、神经肌肉电刺激等。也可选用打磨抛光板、桌上足球、飞镖等作业活动。

对于桡管综合征患者，激惹性较高时第 1 步（图 10-3-15a）：保持示指和中指掌指关节伸直、前臂旋前，患者同侧肩胛骨上提、颈椎侧屈且屈腕 20°；第 2 步（图 10-3-15b）：腕关节回到伸直位，同时肩与颈缓慢有节律地回到中立位。若激惹性减弱时（图 10-3-15c），肩关节外展 40°左右，前臂旋前，腕关节掌屈 30°以牵拉桡神经。

对于桡浅神经卡压综合征患者，激惹性高时首先将前臂被动旋后，示指和中指的掌指关节维持伸直位，进行拇指的主动对掌运动（图 10-3-16a）；前臂和手指保持位置，患者拇指主动回到原有位置（图 10-3-16b）。激惹性减弱时，神经在近端松弛，患者前臂旋前到中立位后主动完成拇指对掌（图 10-3-16c），然后前臂旋后位下主动将拇指移回（图 10-3-16d）。

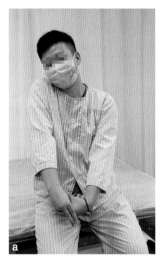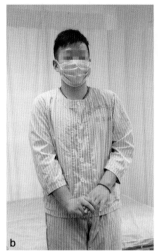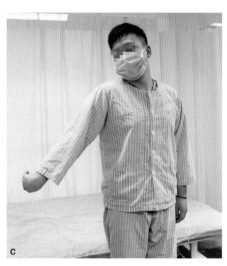

图 10-3-15　桡管综合征的神经松动术

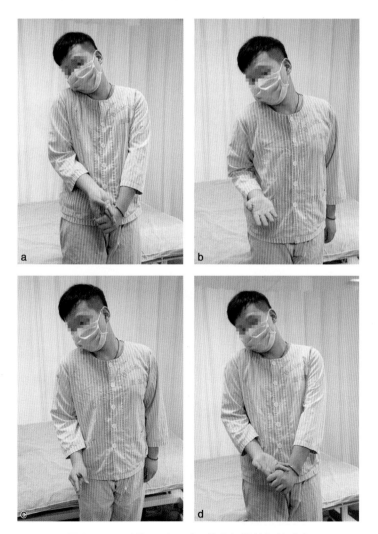

图 10-3-16　Wartenberg's 综合征的神经松动术

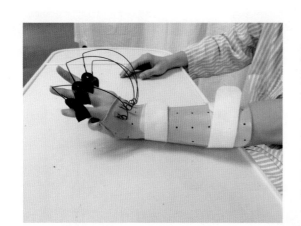

图 10-3-17 桡神经功能动力性支具

（四）正中神经损伤

由臂丛内外侧束的内外侧头组成，腕部以上位置表浅，在前臂近端损伤出现桡侧腕屈肌、拇、示、中指指屈肌及大鱼际肌瘫痪萎缩，拇指不能对掌和外展，出现"猿手"畸形。在腕部损伤，只有拇指外展和对掌功能障碍。正中神经损伤的治疗应兼顾运动和感觉功能。运动功能可应用低频电刺激（刺激靶点位于腕部及肘部，目标肌肉拇短展肌）、被动关节活动、生物反馈疗法、针灸和药物等方法。肌力达到 3 级或以上后进行肌力训练（图 10-3-18）及精细动作练习。手部复合感觉的训练以及感觉过敏区的脱敏治疗需着重处理。拇指对掌支具，如联合尺神经损伤可佩带动力损伤支具（图 10-3-19）有助于 ADL 能力提高。

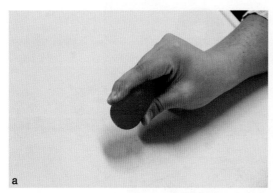
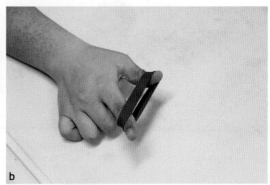

图 10-3-18 正中神经损伤肌力训练
a. 拇对掌训练；b. 拇指外展训练

（五）尺神经损伤

尺神经发自臂丛神经内侧束。损伤后主要出现尺侧腕屈肌、第 4、5 指深屈肌和蚓状肌、小鱼际肌和骨间肌萎缩，呈"爪形手"，拇指不能内收。刺激的靶点位于腕尺部及肘部尺神经沟处和小指展肌。有动力作用的屈掌指关节尺神经矫形支具可预防关节屈曲畸形。应着重训练手指分开、合拢（图 10-3-20，图 10-3-21）和掌指关节屈伸运动，以及球状抓握、圆柱状抓握等需 4、5 指参与的动作。指导患者使用软/硬毛刷反复擦刷手掌尺侧和环指、小指（图 10-3-22）。教育患者注意保护尺侧感觉障碍区，并注意避免该区受压。

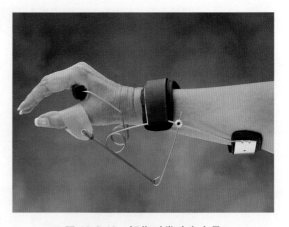

图 10-3-19 拇指对掌动力支具

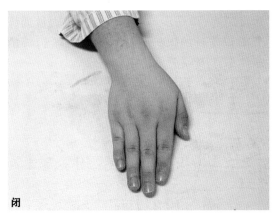
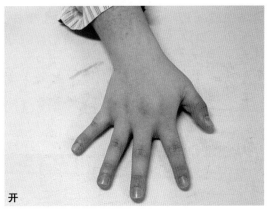

闭　　　　　　　　　　开

图 10-3-20　手部骨间肌训练

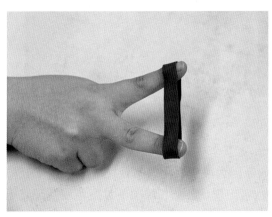
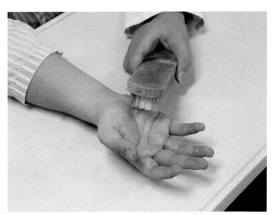

图 10-3-21　手部骨间肌抗阻训练　　　　　图 10-3-22　尺神经区域刷擦

（六）坐骨神经损伤

坐骨神经为全身最长的神经,来自腰骶丛神经,但其总干的损伤远比其终支的损伤少见。根性损伤多见于腰椎间盘突出、脊柱骨折、椎体外伤脱位等外在压迫。干性损伤原因多见于周围肌肉、骨骼的损伤,如臀部肌内注射不当、股骨干骨折等。坐骨神经损伤部位较高时,易出现屈膝不能和足及足趾运动障碍。跟腱反射消失,小腿外侧感觉障碍或疼痛,足底感觉丧失等。

坐骨神经损伤后的康复需要较长时间,容易出现并发症,因此早期就应进行积极的康复治疗。积极利用物理因子和肌力训练有助于刺激瘫痪肌群。有学者研究发现,平衡和协调训练可提高坐骨神经再生,恢复并防止比目鱼肌萎缩,改善肢体性能。感觉训练或经皮神经电刺激等可缓解疼痛。踝足(或膝踝足)矫形器预防膝、踝关节挛缩和足内外翻畸形。还需做好康复宣教,若出现下肢肿胀可在睡觉时抬高患肢(图 10-3-23)或用循环治疗仪进行治疗。

（七）股神经损伤

股神经来源于 L2-L4 节段,肌支支配腰大肌、髂腰肌、缝匠肌、股四头肌。损伤原因一般为肿瘤、血肿压迫和手术误伤,单纯损伤较少见。主要表现为伸膝和屈髋无力,股四头肌萎缩,膝反射消失。训练应着重进行伸膝、屈髋主被动抗阻训练。配合神经肌肉电刺激,肌力达3级或以上时可进行功率自行车、上楼梯、多角度蹲起、蹲马步等进行股四头肌力量训练(图10-3-24)。早期也可在髋膝矫形器或膝关节限位支具的保护下进行站立和步行等的训练。

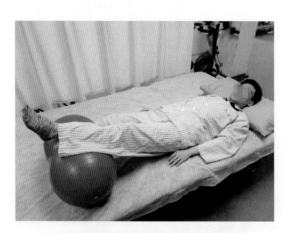

图 10-3-23　抬高患侧下肢图示

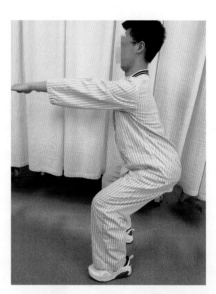

图 10-3-24　股四头肌闭链训练

（八）胫神经损伤

胫神经为坐骨神经的分支,其损伤最常见的原因为股骨髁上骨折或膝关节脱位。胫神经损伤后小腿后侧肌群瘫痪无力,足部感觉消失,可出现足外翻和踝关节过度背屈及足底压疮或神经性溃疡,如果损伤出现在腓肠肌和趾长屈肌分支以下则只出现足趾运动障碍和足底感觉障碍。损伤后应加强足内翻、跖屈肌群的肌力,如弹力带抗阻内翻提踵训练(图10-3-25),同时进行感觉训练。健康教育以足底保护为主,如鞋垫舒适、不长时间站立等。建议早期穿戴踝足矫形器或矫形鞋以预防足部畸形。

（九）腓总神经损伤

腓总神经损伤是下肢神经损伤中最为常见的一种类型。多因腓骨小头或腓骨颈骨折、小腿石膏固定太紧、腘窝后方切割伤或胫腓关节后脱位等引起神经损伤。

若腓浅神经受损表现为足下垂、足背屈和内翻障碍。若腓深神经受损以足外翻障碍,呈马蹄内翻足和"跨阈步态"。治疗应按治疗目标综合选择适当的物理治疗。神经肌肉电刺激的电极可置于外踝上前方约10cm处和腓骨小头下3~5cm处(图10-3-26)。早期也应佩戴足吊带或踝足矫形器纠正步态,防止继发性损伤。

（十）糖尿病性周围神经病变

糖尿病周围神经病变(diabetic peripheral neuropathy,DPN)是糖尿病最常见的并发症之一,对60%~90%的糖尿病患者进行神经功能详细检查,均有不同程度的神经病,且比例在逐渐上升。范围可涉及多类神经。小纤维受累者以针刺样疼痛症状为主,大纤维受累者深部钝痛觉、振动觉、位置觉、反射或肌力异常较明显。运动功能障碍稍晚于感觉障碍。

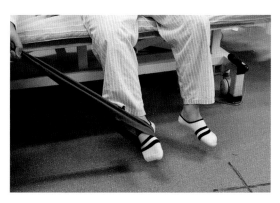

图 10-3-25　弹力带抗阻内翻训练

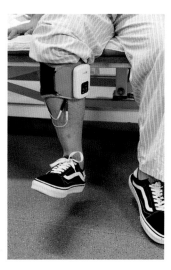

图 10-3-26　足下垂神经肌肉电刺激

从临床症状、体征、电生理诊断、量化感觉评测和自主神经功能 5 个方面都可进行量化的诊断,其中至少 1 个方面异常方可诊断 DPN。这种神经病理性疼痛的发病机制仍不明确,有效地控制血糖是预防和治疗此类病变的基本措施。康复治疗可从以下几种方式进行对症处理。

1. 温热疗法　高频电疗通过热效应和非热效应用于 DPN 的治疗,缓解患者的疼痛症状,延缓神经病变的进展。红外线治疗能增加外周感觉输入,促进 DPN 患者保护性感觉的恢复,每次治疗 20~30min,每天或隔天 1 次,10~20 次为 1 个疗程。

2. 磁疗法　脉冲电磁场(pulsed electro-magneticfields,PEMFs)兼有电效应与磁效应。有学者使用 10Hz PEMFs 治疗 DPN 患者,每次 10~20min,患者临床症状减轻,周围神经的传导功能及脊髓运动神经元的反应敏感性改善,尤其对初期患者以及 10 年以上者效果明显。也有学者使用静磁场鞋垫治疗,结果发现可显著减轻患者肢端的麻木感、针刺感、烧灼感。这可能由于静磁场能穿透皮肤至皮下 20mm,起到抑制表皮、真皮中的异位伤害性感受器。

3. 经皮神经电刺激疗法　经皮神经电刺激疗法(transcutaneous electric nerve stimulation,TENS),采用频率 1~160Hz,波宽 2~500μs,单相或双相不对称方波脉冲电流进行止痛治疗。治疗时将刺激电极置于椎旁、腓肠肌、足部,或者置于痛点、相应神经节段或穴位,治疗 20~60min。

4. 运动疗法　DPN 患者由于足底的触压觉及本体感觉输入减少,可引起平衡功能障碍。触觉替代装置以及下肢远端肌群的肌力训练可有效减轻前后轴摇摆。中等强度的耐力性训练(50%~80%心率储备)可有效改善 DPN 患者的电生理学表现。降低振动觉阈值,还可预防或延缓糖尿病患者发生 DPN,改变 DPN 的病程。

5. 矫形器治疗　DPN 患者由于神经病变引起足部肌肉萎缩和压力失衡,以及肢体末梢的保护性感觉减弱或丧失,常出现 Charcot 关节病及足部的慢性溃疡。使用踝足矫形器可促进溃疡的愈合,但对 Charcot 关节病的效果尚不肯定。

6. 健康宣教　嘱咐患者按时用 40~45℃的温水泡脚,早晚各泡脚 1 次,每次 20~30min。尤其要注意对脚趾间皮肤进行清洁,保持其干燥,并对脚趾进行多次按摩,直到下肢有发热的感觉为止。选择透气性较好的棉袜和布鞋,不要赤足行走,以免异物损伤脚底。注意皮肤温度有无变化,是否发生溃疡、外伤等症状。

### 三、健康宣教及注意事项

健康宣教可以让周围神经损伤的患者对疾病的认识有一个较为明确的概念。早期就从神经损伤的严重性、恢复原理和长期性等方面了解康复治疗早期介入的必要性,以便日后顺畅地开展康复评估和治疗介入。

1. 感觉障碍区的保护 周围神经损伤后,尤其是正中神经、尺神经和胫神经,常有部分区域存在保护性感觉的缺失,需提醒并指导患者在日常注意防护障碍区,如避免将受累区域暴露于热、冷、尖锐锋利的物品和器具,谨慎使用热水和炉火等;对吸烟者,强调不可用感觉缺失部位捏香烟;尽量穿舒适的鞋子,注意单脚负重时间不能过长等。

2. 避免过度使用 周围神经修复时间较长,保护好受损肢体,防止出现二次创伤是十分重要的,特别对于有工作需求的患者。治疗人员应强化患者自我保护意识,教导一些预防性手段,如避免长时间使用同一工具作业,对于用具较小,抓握压力大的问题可通过加粗、加软握把改善。若受压局部出现水疱、皮肤破溃或其他问题时,应及时减压、治疗,防止进一步损伤和继发感染。

(李 睿)

## 参 考 文 献

[1] 林光华. 神经物理治疗学. 2 版. 台北:禾枫书局有限公司,2010.

[2] 张晗,徐义明,白跃宏. 周围神经损伤后物理治疗及进展. 中国康复,2011;26(5):376-380.

[3] 王茂斌,Bryan J. O'Young,Christopher D. Ward. 神经康复学. 北京:人民卫生出版社,2009.

[4] Paula MH,Barbosa RI,Marcolino AM,et al. Early sensory re-education of the hand after peripheral nerve repair based on mirror therapy:a randomized controlled trial. Braz J Phys Ther,2016,20(1):58-65

[5] 顾立强,裴国献. 周围神经损伤基础与临床. 北京:人民军医出版社,2001.

[6] 李文军,顾玉东. 周围神经损伤后手部感觉恢复的研究进展. 复旦学报(医学版),2004,31(5):545-548.

[7] Rosen B. Lundborg G. Early use of artificial sensibility to improve sensory recovery after repair of the median and ulnar nerve. Scand Plast Reconstr Surg Hand Surg,2003,37(1):54.

[8] Rosen B,Dahlin LB,Lundborg G. Assessment of functional outcome after nerve repair in a longitudinal cohort. Scand Hast Reconstr Surg Hand Surg,2000,34(1):71.

[9] 徐晓君,周俊明,张沈煜,等. 臂丛神经损伤康复治疗研究进展. 中国康复医学杂志,2010,25(11):1102-1105.

[10] 励建安,项洁,倪隽. 社区神经康复学. 北京:人民军医出版社,2014.

[11] 陆廷仁. 骨科康复学. 北京:人民卫生出版社,2007,693.

[12] Bonetti LV,Korb A,Da Silva SA,et al. Balance and coordination training after sciatic nerve injury. Muscle Nerve,2011,44(1):55-62.

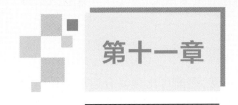

# 第十一章

# 运动神经元病的康复

## 一、定义

运动神经元病(motor neuron disease,MND)是一种不明原因的选择性侵犯脑干运动神经元、脊髓细胞前角细胞、皮层椎体细胞以及锥体束的慢性进行性神经变性疾病。主要临床表现为肌无力、肌肉萎缩与椎体束征,最后导致吞咽困难和呼吸肌无力而死亡,而感觉和括约肌一般不受累。MND与阿尔茨海默病、帕金森病同为神经系统变性疾病,但发展速度更快和性质更加严重,发病率为2/10万~3/10万,80%~90%的患者多于发病后3~5年死亡。

## 二、分型

运动神经元病尚未有公认的分型,临床根据肌无力、肌萎缩、肌肉纤颤和锥体束损害等不同组合分为4型:肌萎缩侧索硬化(amyotrophic lateral sclerosis,ALS),脊肌萎缩症(spinal muscular atrophy,SMA),原发性侧索硬化(primary lateral sclerosis,PLS)和进行性延髓麻痹(progressive bulbar palsy,PBP),其中ALS为最常见的类型。本章着重对ALS加以阐述。

1. ALS的临床概述

(1) 病因与发病机制:ALS的病因目前尚无定论,可能包括遗传因素、氧化应激、兴奋性毒性、神经营养因子的缺乏、环境因素、自身免疫、细胞凋亡、细胞骨架和轴索运输障碍等。流行病学研究显示,遗传、环境和衰老是ALS发病的易感因素,其中遗传在家族性ALS中有明确的作用。

(2) 临床症状:ALS可分为三型:散发型、家族型和关岛型。

1) 散发型:多在中年发病,男性多于女性,大多数以单侧上肢的下运动神经损害症状起病,表现为手指活动不灵,手力弱,伴有同侧伸腕困难,或以整个或上肢近端无力起病,随后出现大小鱼际肌和蚓状肌等手部小肌肉萎缩,逐渐向近端发展,可伴或不伴下肢痉挛性瘫痪、肌张力升高、腱反射亢进和病理征阳性等。也有少数病例自下肢起病,逐渐累及上肢。病程晚期可出现延髓麻痹,表现为讲话含糊不清,咀嚼和吞咽困难,舌肌萎缩,伴有震颤。一般眼外肌不受累,不累及括约肌。病程逐渐进展,最终因呼吸肌麻痹或并发呼吸道感染而死亡。

2）家族型:大多数为高外显率的显性遗传,要了解患者的家族史,并建议其家族人员行DNA 监测,可预测其子孙或兄弟姐妹罹患该病的风险。

3）关岛型:罕见,略。

（3）辅助检查手段

1）神经电生理检查:早期运动神经传导速度基本正常,逐渐可出现复合运动动作电位幅度下降,只有部分患者运动传导速度减慢,但不低于正常值下限的 70%,感觉神经一般正常。肌电图呈失神经支配改变,如纤颤电位、束颤电位、运动单位数目减少等,在疾病发展过程中,失神经和神经再支配现象可同时存在,小力收缩时运动电位时限增宽、波幅增大、多电位增加,大力收缩呈单纯相电位。胸锁乳突肌肌电图检查异常对该病有重要诊断意义。

2）神经影像学检查:CT 和 MRI 可见大脑皮质不同程度的萎缩,部分患者头 MRI 出现T2 加权像皮层高信号。

3）肌肉活检:早期可见到散在的小范围的萎缩性 I 型和 II 型肌纤维,后期可见肌肉群萎缩现象。用于鉴别类似于 ALS 的肌肉疾病。

近几年出现了多项新技术可辅助诊断 ALS,有以下几项:

1）三叉神经-颈反射:用来评定最早累及上段颈髓及延髓的亚临床损害,可提高本病亚临床检出率,为早期诊断提供了一种有效方法。

2）腹直肌肌电图检测:可检测胸段下运动神经元损害,提高早期诊断率。

3）咀嚼肌运动诱发电位检测:可以评定皮质脑干束功能障碍可以敏感地评估头区上运动神经元受损的亚临床损害,提高了早期诊断率。

4）胸锁乳突肌肌电图及上肢皮节体感诱发电位:该检查结果可与颈椎型脊髓病进行鉴别。

5）电生理检测动态评估 MND 病情变化:包括运动单位估数、复合肌肉动作电位、接触性热痛诱发电位等。可监测疾病发展的自然过程、早期了解肌肉的失神经支配状态、定量评估病情进展与治疗的效果。

（4）诊断:目前尚无一种特异的检查方法可确诊 ALS,目前的诊断过程均为排除性诊断。目前诊断 ALS 的诊断依据如下:

1）临床、肌电图或神经病理学有下运动神经元损害的证据;

2）临床检查有上运动神经元损害的证据;

3）症状或体征在一个部位内进行性扩展至其他部位;

同时排除以下两点:

1）有能解释上运动神经元和下运动神经元损害的其他疾病的电生理依据。

2）有能解释临床体征和电生理的其他疾病的影像学依据。

2. SMA　主要累及脊髓前角细胞,也可累计脑神经运动神经核,其特点为多在 30 岁左右发病,男性多见,临床表现为肌无力、肌萎缩、肌束颤动等下级运动神经元损害表现,首发症状为手部小肌肉萎缩、无力、逐渐向近端上臂、肩胛带发展,远端萎缩明显,肌张力降低,腱反射减弱,无感觉障碍和括约肌功能障碍,可累及延髓引起呼吸肌麻痹,常死于肺部感染。

3. PLS　选择性地损害锥体束为其疾病特点,多在 40 岁以后发病,病变首先累及下胸段皮质脊髓束,出现进行性强直性双下肢无力,逐渐累及上肢,肌张力升高,腱反射亢进,病理征阳性,病情进行性加重,可逐渐出现假性延髓性麻痹地体征,一般不伴有感觉障碍及膀胱功能障碍。

4. PBP　累及桥脑、延髓的运动神经核,多在 40~50 岁以后起病,常以舌肌萎缩为首发症状,伴有舌肌颤动,随后腭、咽、喉、咀嚼肌、舌肌均受累逐渐萎缩无力,以至患者出现言语不清、咀嚼无力、吞咽困难、饮水呛咳、舌肌萎缩等。咽喉肌和呼吸肌无力使患者咳嗽无力、咽反射消失,双侧皮质脑干束受累可引起假性延髓性麻痹,患者可出现强哭强笑、下颌反射亢进,真性和假性延髓性麻痹可并存。病情进展迅速,预后差,患者于发病后 1~3 年内死于呼吸肌麻痹、肺部感染等。

### 三、临床治疗

针对 MND 至今尚无非常有效的治疗方法。

（一）病因治疗

1. 抗兴奋性氨基酸毒性治疗　利鲁唑是目前国际唯一批准的治疗用药,价格昂贵。主要抑制中枢神经系统的谷氨酸能神经传导,可增强肌力,延长 MND 患者的存活时间及推迟气管切开时间,但仅能使患者生存期延长半年左右,不能显著改善症状及根治 MND,适用于轻中度患者。

2. 神经营养因子　目前神经营养因子仅处于实验或临床研究阶段。

3. 清除自由基和抗氧化治疗　维生素 E 具有抗氧化和清除自由基作用,但没有肯定的临床实验结果证实其有效。

（二）对症治疗

可以改善患者的生活质量。具体治疗方案见表 11-1-1。

表 11-1-1　运动神经元病对症治疗方法

| 症状 | 治疗方法 |
| --- | --- |
| 流涎、多涎 | 三环类抗抑郁药、肉毒毒素、阿托品、唾液腺的放射治疗、东莨菪碱、鼓索切断术 |
| 分泌物清除困难 | 气管切开术、家用吸痰器、愈创木酚甘油醚、雾化吸入 0.45% 盐水和 N-乙酰半酰胺酸 |
| 强哭强笑 | 三环类抗抑郁药、选择性 5-羟色胺再摄取抑制剂 |
| 喉痉挛 | 抗组胺剂、$H_2$-受体阻滞剂、质子泵抑制剂、舌下含服劳拉西泮滴剂 |
| 颈无力下垂 | 颈圈、围颈、带有支撑的高背轮椅 |
| 交流困难 | 便签和铅笔、可擦写的书写板、笔记本电脑 |
| 呼吸困难、晨起头痛 | 双水平正压气道通气、气管切开术 |
| 睡眠障碍、晨起头痛 | 夜间的血氧测定、双水平正压气道通气 |
| 肢体挛缩 | 夜间夹板、牵伸 |
| 足下垂 | 踝-足矫形器 |
| 继发无力的摔倒 | 拐杖、步行器、轮椅 |
| 床上活动 | 带有围栏的床 |

续表

| 症状 | 治疗方法 |
| --- | --- |
| 浴室安全性和功能性 | 小隔栏的淋浴、淋浴椅、加大延伸的厕椅、安装厕浴杆 |
| 家庭环境改造 | 楼梯、台阶、座椅升降、辅助上升装置、斜坡 |
| 便秘 | 溶剂性泄剂、膳食纤维 |
| 尿急 | 索利那辛、米拉贝隆 |
| 痉挛 | 加巴喷丁、巴氯芬、苯二氮草类、安替比林、卡马西平、乙哌立松、替扎尼定 |
| 安全性 | 安全索、家庭安全评估 |

（三）康复治疗

运动功能障碍为 MND 的首发症状，因此早期介入康复治疗，预防并发症，并将康复治疗贯穿在整个病程中，根据患者的病情变化逐渐调整治疗方案，保持患者的运动能力，延缓卧床，改善生活质量就显得尤为重要。康复治疗主要包括物理治疗、作业治疗、认知及吞咽治疗、言语治疗、心理治疗、辅助器具、营养支持、传统康复治疗、环境调整和改造等。

（姜永梅　田亚茹）

## 第二节　康复评定

ALS 是 MND 最为常见和最易识别的表型，故在对该病的评定及康复治疗中多以 ALS 代表 MND 这一组疾病。ALS 是一组病因未明的慢性进行性神经退行性病变，主要表现为肌无力及肌萎缩，随着身体受累部位的增加，患者生活自理能力逐渐下降，参与日常生活活动也受到限制。当病变累及下肢时，由于步行能力下降、体力耐力受限，患者生活依赖性逐渐增加，因不能继续从事工作，不能参与体育活动、娱乐活动，常常退出社会交往。进入病程后期，除眼球可活动外，全身各运动系统均受累，运动功能、言语功能逐渐丧失，生活自理能力大部分依赖或完全依赖，社会交往能力基本丧失。

### 一、运动功能评定

运动功能评定包括肢体周径、肌力、肌张力、关节活动度、步态、平衡功能等，目的是了解患者运动功能损伤程度以及残存功能。

（一）肢体周径

常用皮尺测量肢体的周径，以了解患侧肢体有无肌肉萎缩及萎缩的程度，通常以测量肌腹部位为佳。一般情况下，ALS 患者四肢有不同程度的肌肉萎缩，但患者长期卧床时，应注意下肢有无肿胀、足背动脉搏动减弱或消失。

（二）肌力评定

肌力评定是测定患者在主动运动时肌肉或肌群的收缩力量，以评定肌肉的功能状态；ALS 患者的肌力评定与一般肌力评定标准相同，但是如果患者病情不允许在标准体位下进行肌力评定时，需全面考虑给予肌力评定，常用徒手肌力检查和器械肌力检查对四肢、躯干

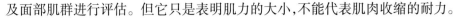

及面部肌群进行评估。但它只是表明肌力的大小，不能代表肌肉收缩的耐力。

（三）肌张力评定

当疾病累及下运动神经元时，肌张力降低；病变累及锥体束时，肌张力增高。临床上常采用改良 Ashworth 痉挛评定量表评估肌张力。

（四）关节活动度评定

早期关节活动受限不明显，随着病程的进展，肌痉挛限制患者的关节活动范围。临床上常用的方法是 180° 的通用量角器测量，评定关节本身活动范围时，应以关节被动活动度为准。

（五）步态分析

ALS 患者常常因为痉挛、肌力降低等因素导致步态异常，临床常用步态分析有两种，一种为定性的目测法，一种为定量的器械检测法。

（六）平衡功能评定

可以通过观察法和量表法进行评定，也可以用平衡测量仪进行定量分析。

1. 观察法　通过观察患者在坐位及站位时能否保持静态平衡和动态平衡。

2. 量表法　因评分简单、应用方便，在临床上普遍使用。量表法中信度和效度比较好的是 Berg 平衡量表和 Tinetti 活动能力量表。

二、躯体感觉功能评定

躯体感觉功能评定包括浅感觉检查、深感觉检查及复合感觉检查。ALS 一般无客观感觉障碍。

三、呼吸功能评定

研究显示 80%ALS 患者因呼吸衰竭死亡，主要由于呼吸肌麻痹以及肺内感染。呼吸功能评估包括主观症状和客观检查两大类，上述检查受精神因素及呼吸系统状态两个因素影响，由于呼吸功能检查需要患者高度配合，因此，必须重复多次进行，取其比较恒定的值。

（一）主观症状评定

临床上常以日常生活中有无出现气短、气促症状为标准。采用六级制，即按日常生活中出现气短、气促症状，分成六级。

（二）肺功能检查

用力肺活量（forced vital capacity，FVC）及第 1 秒用力呼气容积（forced in one second，FEV1），是提示呼吸肌受累的重要依据。美国神经病学院和欧洲神经病学会联盟的 ALS 治疗指南均将 FVC<50% 预计值列为无创通气的使用指标。

（三）呼吸肌力检查

临床常分为力量测定、耐力测定和疲劳测定。

四、吞咽功能评定

吞咽困难是 ALS 最常见的临床症状，包括颌骨活动无力、疲劳、流涎、进食哽噎或进食慢等，有效的吞咽功能是维持患者营养状态的必要条件。评估吞咽功能常用的量表如下：

（一）标准吞咽功能评定量表（standardized swallowing assessment，SSA）

检查第一步包括意识、头与躯干的控制、呼吸、唇的闭合、软腭运动、喉功能、咽反射和自主咳嗽;第二步让患者吞咽 5ml 水 3 次,观察有无喉运动、重复吞咽、吞咽时喘鸣及吞咽后的喉功能等情况;如果 3 次吞咽中 2 次正常或 3 次均正常,让患者吞咽 60ml 水,观察吞咽需要的时间、有无咳嗽等。该量表的最低分为 18 分,最高分为 46 分,分数越高,说明吞咽功能越差。

### (二) Gugging 吞咽功能评估表 (Gugging swallowing screen, GUSS)

此量表能够全面评估各种形状食物的吞咽情况,包括固体、半固体和液体食物,并根据吞咽障碍程度推荐详细的饮食指导,对吞咽障碍患者的护理有较大的指导意义。

### 五、认知功能康复评定

ALS 患者存在着一定程度的认知功能障碍,患者的认知功能障碍会影响到其他功能的评定与治疗,及时发现并给予康复治疗能够显著提高患者的生存质量。临床可采用简明精神状态检查量表(mini-mental state examination, MMSE)、蒙特利尔认知评估量表(montreal cognitive assessment scale, MoCA)。

### 六、言语-语言功能康复评定

几乎所有的 ALS 患者在疾病进展过程中都会出现运动性构音障碍。早期出现语速下降、发音异常或构音不准;进展期出现构音障碍严重、语言相关肌肉严重无力、发音明显受影响;后期 85%~90% 患者语音清晰度损伤,严重影响日常交流。临床常采用 Frenchay 评估量表评定构音障碍的严重程度。

### 七、心理康复评定

ALS 是一种慢性进行性疾病,尚无有效治疗方法,随着病情发展,逐渐丧失的运动功能、生活自理能力及社会交往能力,将对患者的心理产生重大影响,常表现出不同程度的抑郁、焦虑等负面心理反应,可通过汉密尔顿抑郁量表和焦虑量表康复评定。

### 八、心肺功能康复评定

心肺功能康复评定对了解 ALS 患者心脏功能储备和适应能力及制订康复处方有重要的价值。临床上常使用运动肺功能仪和活动平板试验评定心肺功能,最大耗氧量($VO_{2max}$)是人的综合体力的重要指标。ALS 患者运动强度一般要求 40%~70% 最大耗氧量范围内。

### 九、营养状态评定

目前尚无有效的方法阻止 ALS 患者的病情发展,营养管理可能对延长患者存活期及提高生活质量有重要的作用。足够的营养支持是 ALS 患者基本需求,现阶段比较普遍的临床营养评定有两种。

### (一)测定身体组成的临床营复评定方法 (body composition assessment, BCA)

1977 年 Blackburn 所研究的 BCA 营养评定方法在临床得到应用,该方法通过测定患者的身高、体重、三头肌皮褶厚度、血浆蛋白、氮平衡等客观资料,从不同的侧面反映患者的营养状态,但有一定的局限性,临床实际应用时应综合测定,全面考虑。

### (二)主观的全面康复评定方法 (subjective global assessment, SGA)

依靠详尽的病史和体格检查等资料为患者的营养状况做全面的评估。其理论基础是身体组成改变与进食改变,消化吸收功能改变,肌肉的消耗、身体功能及活动能力改变等相关联。由于该方法不需要任何生化检查数据,便于临床医护人员掌握,故在临床上常在生化试验前用作判断患者有无营养不良。

## 十、环境评定

居住环境评定对每一位 ALS 患者在一定程度上保持功能独立来说都十分必要,评定的依据是调查问卷和与患者及其家属所做的交流,必要时进行家访。观察的主要内容包括两大部分,即住宅的外部结构和内部结构,主要考察楼梯、进入住宅的通道、户内入口和通道、浴室等。

## 十一、日常生活活动能力评定

早期患者日常生活活动能力一般不受影响,随着病程进展,肌力、肌张力、平衡、步态等功能的改变,会影响患者的日常生活,此时应及时进行日常生活活动能力的评定,一方面了解其日常生活能力,另一方面根据评定的结果判断是否需要他人的照料。临床上最常用的量表是改良的 Barthel 指数,也可采用 FIM 量表进行评估。

## 十二、生存质量评定

ALS 自我评估问卷(AQ-40)是目前临床使用比较广泛的评定表,该量表可对绝大多数 ALS 患者身体运动能力、生活自理能力、饮食、社会交往、情绪反应进行评定。量表评定的是患者对自己健康状况的了解,记录患者的自我感觉和日常生活状况,反映患者生活质量。

(张艳明 陈晨)

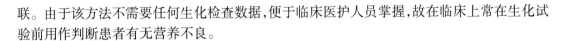

## 第三节 康 复 治 疗

康复治疗对 ALS 引起的肌肉萎缩、肌无力及运动功能障碍虽然不能完全根治,但可以通过适当的康复治疗延缓运动功能减退,提高患者自理能力和生存质量。ALS 患者疾病不断的进展,决定其康复是一个动态过程,康复治疗人员最重要、最困难的工作是判断病情进展。ALS 患者的康复治疗主要包括物理治疗、作业治疗、吞咽治疗、认知治疗、言语治疗、心理治疗、辅助器具、营养支持、传统康复治疗、环境调整和改造等。

### 一、物理治疗

#### (一)肌力训练

指肌肉收缩的力量,肌力训练分为肌力运动和肌耐力运动,肌力运动又分为被动运动、助力主动运动、主动运动及抗阻力运动。肌耐力是指有关肌肉持续进行某项特定作业的能力,其大小可以用从开始收缩直到出现疲劳时已收缩了总次数或所经历的时间来衡量,常以有氧运动为主要训练方法,避免过度运动加重病情。

1. 肌力训练 适当的运动训练强度为主,避免出现疲劳现象。

(1)被动运动:当患者肌力 0 级或 1 级时,则需要治疗师进行被动运动,被动运动不仅可以保持关节正常活动度,还可以预防关节挛缩、肌肉萎缩和静脉血栓的形成;肢体活动由近端到远端,达到关节生理活动度即可,动作轻缓匀速;如果被动活动过程中出现疼痛或阻力,应查明原因再进行训练。

(2)助力主动运动:当患者肌力在 3 级以下时,患者无法抗重力完成关节运动,则需要治疗师诱发并辅助患者完成主动运动,以逐步增强肌力,在训练时要随着肌力的恢复不断地改变辅助的方法和力量。助力主动运动分为徒手辅助主动运动、悬吊辅助主动运动和浮力辅助主动运动。

1)徒手辅助运动:利用治疗师的手法,不需要任何器械的帮助。

2)悬吊辅助主动运动:利用绳索、挂钩、滑轮等简单装置,将运动的肢体悬吊起来,以减轻肢体的自身重量,然后在水平面上进行训练,训练时可以利用变化的体位和不同位置的滑轮、挂钩设计出丰富多彩的训练方法。

(3)主动运动:指患者主动以肌肉收缩形式完成的运动,运动时既不需要助力,也不用克服外来阻力,适用于肌力达到 3 级或以上患者,主动运动时应取正确的体位和姿势,将肢体置于抗重力位,避免出现代偿。

2. 肌耐力训练　相对小负荷量、多次重复的运动为主要运动。

（二）肌张力训练

常以缓慢持久的牵拉来缓解肌张力,即牵张训练,抑制异常的痉挛模式。牵张训练是使病理性缩短的软组织延长的一种治疗方法,ALS 患者主要针对的是痉挛和挛缩的肌肉。主要分为被动牵张和自我牵张。

（三）平衡训练

指人体所处的一种稳定状态,以及无论处在任何位置、运动或受到外力作用时,能自动地调节并维持姿势的能力,即当人体重心垂线偏离稳定的支撑面时,能立即通过主动的或反射性的活动使重心垂线返回到稳定的支撑面内,这种能力就称为平衡能力。

1. 坐位平衡训练　是康复训练中的一项重要内容,患者是否能独立保持坐位平衡,是将来能否步行的判断标准;坐位平衡的训练分为长坐位的平衡训练和端坐位的平衡训练。

(1) 长坐位的平衡训练:主要包括静态平衡训练和动态平衡训练。

1)静态平衡训练:患者取长坐位,治疗师于患者后方用手支撑患者双肩,用下腹和大腿支撑患者的背部辅助完成长坐位,治疗师逐渐减少对患者的辅助及保护,当患者可独立完成长坐位后,可让患者通过活动上肢或治疗师给予患者一定外力破坏患者维持平衡的能力,还可以嘱患者缩小双腿之间的间距来增加训练难度,如长坐位双手支撑训练、长坐位无支撑训练、长坐位双腿并拢训练(图 11-3-1、图 11-3-2、图 11-3-3)。

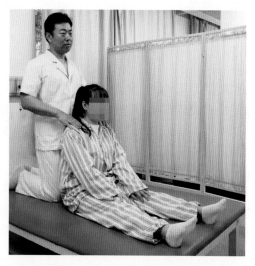

图 11-3-1　长坐位双手支撑训练

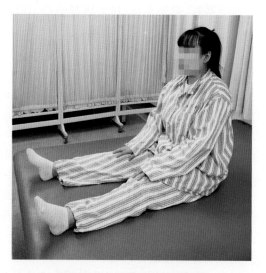

图 11-3-2　长坐位无支撑训练

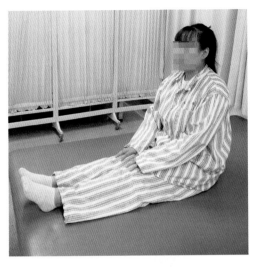

图 11-3-3　长坐位双腿并拢训练

2）动态平衡训练:当患者在没有任何依靠和辅助的情况下,可独立保持长坐位静态平衡时,即可开始动态平衡训练。

（2）端坐位的平衡训练:分为静态平衡训练和动态平衡训练。

1）静态平衡训练:患者端坐于没有椅背的椅子或治疗床上,治疗师在患者后方用手支撑患者双肩,逐渐减少辅助力量,由保护状态逐渐过渡到无保护状态,逐步使患者能独立保持坐位平衡,然后治疗师可从前后左右不同角度推患者,增强患者保持平衡的能力,如端坐位双手支撑训练、端坐位单手支撑训练、端坐位无支撑训练(如图 11-3-4、图 11-3-5、图 11-3-6)。

2）动态平衡训练:当患者坐位平衡达到一级时,即可开始动态的坐位平衡训练。常用方法有躯干前屈训练、侧屈训练和旋转运动训练(如图 11-3-7、图 11-3-8、图 11-3-9),或坐站转移训练。

2. 立位平衡训练　原理与坐位平衡训练一样,训练时,患者可以面对姿势镜,这可帮助患者了解自己的姿势,并引导患者进行自我矫正及保持正确姿势。如平衡杠内站立训练、单腿站板训练、平衡板上站立训练(如图 11-3-10、图 11-3-11、图 11-3-12)。

（四）呼吸训练

尽早进行呼吸功能康复训练治疗是延长 ALS 患者生命的重要措施之一,训练内容包括深呼吸训练、增加肺活量训练、腹肌肌力维持训练、体位改变等训练。

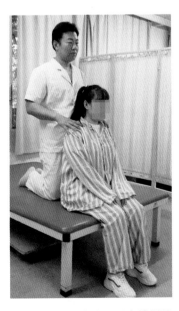

图 11-3-4　端坐位双手支撑训练

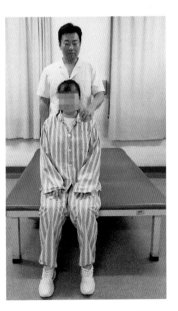

图 11-3-5　端坐位单手支撑训练

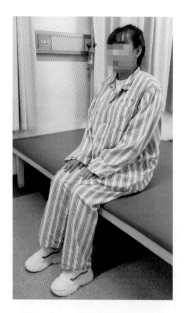

图 11-3-6 端坐位无支撑训练

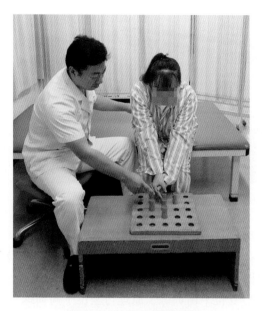

图 11-3-7 躯干前屈训练

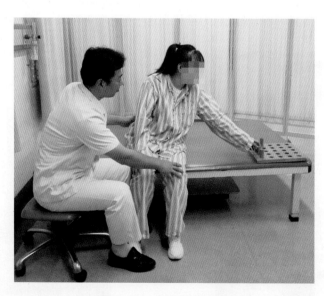

图 11-3-8 躯干侧屈训练

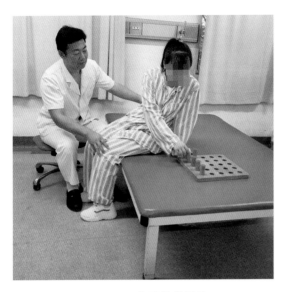

图 11-3-9　躯干旋转训练

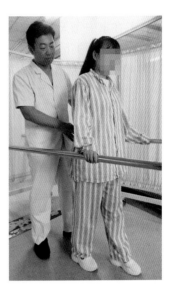

图 11-3-10　平衡杠内站立训练

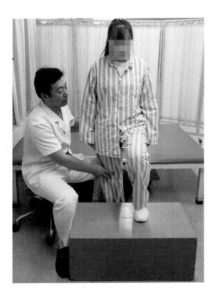

图 11-3-11　单腿站板训练

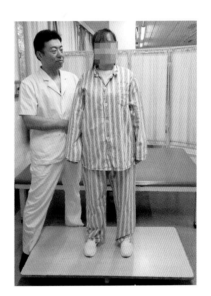

图 11-3-12　平衡板上站立训练

（五）器械辅助治疗

根据患者的情况可以选择中频电刺激治疗、上肢康复机器人训练、下肢康复机器人训练、康复踏车训练、跑步机诱发或增强肌肉力量和肌肉耐力训练。若病情允许，可同时使用几种仪器辅助治疗。

二、作业治疗

ALS 患者的作业治疗目的是维持患者的独立功能，尽可能保证患者的日常生活活动能力，主要从基础性日常生活活动能力和功能性日常生活活动能力等方面进行训练。

（一）基础性日常生活活动能力训练

指患者在家中每天所需的最基本的、粗大的、不利用工具的日常生活活动,包括自理活动和功能性移动两类活动。

1. 自理活动　包括穿衣、洗漱、梳妆、进食、如厕、洗澡等。

2. 功能性移动　包括翻身、从床上坐起、由坐到站、行走、转移、上下楼梯等。

转移训练是 ALS 患者回归家庭、回归社会必不可少的能力之一;独立的转移不仅能够提高患者日常生活活动能力,还能提高患者回归家庭、回归社会的信心。

（二）功能性日常生活活动能力训练

指人们在社区中独立生活所需的高级技能,如交流和家务劳动等,常需要使用各种工具,所以称之为工具性日常生活活动能力。如当 ALS 患者的语言交流受到影响,帮助患者选择合适的辅助用具等。

### 三、吞咽治疗

吞咽障碍是 ALS 常见的并发症,具有如下特点:①个体差异大。②合并言语障碍。③出现较早,发展迅速。疾病早期应加强唇、舌、面肌和颈部肌肉的肌力训练;进食时多采用坐位,颈稍前屈曲;进行摄食训练先用糊状或胶状食物,少量多次,逐步过渡到普通食物。随着病情进展,指导患者以代偿方法,包括姿势调整、感觉刺激、改变食物性状等方法完成自主摄食。使用声门上提和双重吞咽方法预防误吸和加强咽喉部清理。鼻饲是晚期患者必须的代偿方法,胃造瘘术留置胃管也是常用的治疗方法。

### 四、认知治疗

ALS 患者认知治疗包括注意力、记忆力及执行能力训练。

（一）注意力训练

注意力是一种在指定时间内关注某种特定信息的能力,临床常从注意力稳定性、广度、分配性和转移四方面进行训练。

（二）记忆力训练

训练方法分为两种,一种为直接训练法,例如学习数字串、背诵诗词等;一种为辅助训练法,进行行为补偿策略,利用环境提示或邻近环境提示或远的环境提示。

（三）执行功能训练

执行功能训练包括提取信息、排列顺序、问题状况的处理、从一般到特殊的推理、分类、做预算等。

### 五、言语治疗

大多数 ALS 患者会出现语言交流的困难,其构音障碍表现既有痉挛型又有弛缓型。早期表现软腭无力、闭唇不能、舌运动困难;后期出现声带麻痹和呼吸困难。ALS 患者说话常有呼吸音、音调单一、声音嘶哑、鼻音过重、后咽腔共鸣。言语治疗师可以进行局部冰敷减轻舌肌痉挛,进行舌肌、面肌等相关肌肉肌力训练,但要注意训练强度,避免过度疲劳加重肌无力,训练患者控制语速、增加停顿,提高言语清晰度。言语治疗师应定期评估患者的交流能力,后期患者无法完成正常交流时,提供适当的辅助交流工具,如有图形和文字的指示板或计算机语言合成器等。

## 六、心理治疗

ALS 患者常合并情绪障碍,加之疾病的难治性,极易出现较大的情绪变化,出现严重的失眠、焦虑、抑郁等情绪,且情绪与患者的疾病程度、受教育程度、病情直接相关,需要及时干预,必要时以焦虑抑郁药物辅助治疗,改善患者情绪。

## 七、辅助器具

ALS 患者上肢远端无力导致上肢使用日常用品困难,甚至写字、打字都无法进行,下肢无力导致行走困难、易跌倒等,合适辅助器具在一定程度上补偿、减轻或抵消了 ALS 患者的功能缺陷,促进其独立生活或减轻患者家属的照顾负担。

## 八、传统康复治疗

中医认为健脾益肾治本,熄风、化痰、祛瘀随症配用治标。采用醒脑开窍针刺法配合华佗夹脊刺、经筋刺法等多种针刺法,推拿按摩有助于促进病损肌群功能的康复,增加血液循环,消除运动后疲劳,缓解肌肉的疼痛、痉挛。

## 九、营养支持

ALS 出现营养障碍的发生率是 15%～55%,营养不良可使 ALS 患者死亡风险增加 7.7 倍。ALS 患者的膳食管理提倡富含优质蛋白、维生素和热量,且易消化;并指导患者及陪护人员建立规律饮食、均衡营养的膳食习惯。

## 十、环境调整和改造

针对性地对患者家居、社区及工作环境进行评估,提出减少环境限制的具体办法,进行必要的家居环境改造,最大限度利用患者残存功能,提高患者日常生活活动能力和生活质量。

## 十一、康复教育

由于本病目前尚无有效疗法,一旦确诊,医务人员要耐心细致的做好解释工作,多与患者及家属进行沟通,细致讲解疾病相关知识,与患者及家属建立有效的交流方式,经常询问患者的心理感受,使患者积极配合治疗。

（张艳明　陈晨）

## 参 考 文 献

[1] 樊东升. 神经病学. 北京:人民出版社,2004.
[2] 乔雷,张俊,樊东升. 肌萎缩侧索硬化患者生存预测及其相关危险因素的研究. 中华医学杂志,2008,88 (11):742-745.
[3] 樊东升,张俊,邓敏. 肌萎缩侧索硬化/运动神经元病的基础与临床研究. 北京大学学报(医学版),2009,41(3):279-281.
[4] 吴江. 神经病学. 北京:人民卫生出版社,2005.

［5］ H. Royden Jones,樊东升译. 奈特神经系统疾病彩色图谱. 北京:人民卫生出版社,2009.

［6］ 王茂斌,Bryan J. O'Young,Christopher D. Ward. 神经康复学. 北京:人民卫生出版社,2009.

［7］ 樊东升. 神经病学. 5 版. 北京:人民出版社,2004:221-224.

［8］ 王茂斌. 康复医学科诊疗常规. 北京:中国医药科技出版社,2012.

［9］ 李成. 运动神经元患者的营养支持与康复管理分析. 中国保健营养,2016,(15):340-341.

［10］ 李和平,张博爱,江泽,等. 间歇经口至食管管饲对运动神经元病所致吞咽障碍患者营养状况及肺部感染的影响. 中华物理医学与康复杂志,2016,38(8):602-604.

［11］ 胡小花,郭健,徐仁伵等. 运动神经元病的中医药研究现状. 中国老年学杂志,2015,(16)4703-4705.

［12］ 燕铁斌. 物理治疗学. 2 版. 北京:人民卫生出版社,2013.

［13］ 何成奇. 神经康复物理治疗技能操作手册. 北京:人民卫生出版社,2017.

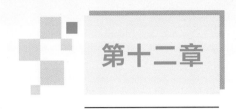

# 第十二章

# 急性炎症性脱髓鞘性多发性神经病的康复

## 第一节 概 述

急性炎症性脱髓鞘性多发性神经病（acute inflammatory demyelinating polyneuropathy，AIDP）又称急性炎症性多发性神经根神经炎（acute inflammatory demyelinating polyradiculo-neuritis），即吉兰-巴雷综合征（Guillain-Barre. syndrome，GBS），也称格林-巴利综合征。是以周围神经和神经根的脱髓鞘及小血管周围淋巴细胞及巨噬细胞的炎性反应为病理特征的自身免疫性疾病，是多发性神经炎中的一种特殊类型，是目前导致全身性瘫痪较常见的原因。临床主要表现为四肢对称性迟缓性瘫痪，脑神经损害，感觉障碍，疼痛，脑脊液蛋白-细胞分离现象，重症患者会出现呼吸肌瘫痪，伴有缺氧症状。

目前，GBS 的确切病因不明，多认为本病是一种自身免疫性疾病，与空肠弯曲菌（campy-lobacter jejuni，CJ）等肠道、呼吸道病原及疱疹病毒等相关。GBS 发病前较多患者有感染、疫苗接种及手术史等，以空肠弯曲菌感染关系最为密切。

GBS 的年发病率国外为 0.6~4/10 万人，我国的流行病学资料尚不完善，但以儿童和青壮年多见。临床主要表现为双侧对称性弛缓性瘫痪，受累肢体远端疼痛，感觉障碍以及对称性手套、袜套型感觉减退为特点，初期肌肉萎缩可不明显，后期肢体远端可有肌肉萎缩，重症患者可出现呼吸肌瘫痪，甚至伴缺氧症状。

实验室检查可见周围血细胞轻度升高，生化检查正常。脑脊液蛋白-细胞分离现象是本病典型症状之一。通过神经电生理检查，可见运动及感觉神经传导速度（NCV）明显减慢、远端潜伏期延长，动作电位波幅正常或下降。发病早期可能仅有 F 波或 H 反射延迟或消失。

有研究表明，早期介入康复治疗有助于改善急性炎症性脱髓鞘性多发性神经病患者受损的功能，防治并发症，减少残疾程度，缩短康复时间，提高日常生活能力。

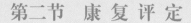

## 第二节    康 复 评 定

（一）运动功能评定

1. 肌力评定    参见相关章节。

2. 关节活动度测定    参见相关章节。

3. 运动功能评定量表    参见相关章节。

4. 患肢围度的测量    用尺测位或容积仪测量受累肢体的围度并与相对应的健侧肢体比较。

5. 运动功能恢复等级评定    由英国医学研究会（BMRC）提出，将神经损伤后的运动功能恢复情况分为六级，简单易行，是评定运动功能恢复最常用的方法（表 12-2-1）。

表 12-2-1    GBS 预后运动功能恢复等级评定表

| 恢复等级 | 评定标准 |
| --- | --- |
| 0 级（M0） | 肌肉无收缩 |
| 1 级（M1） | 近端肌肉可见收缩 |
| 2 级（M2） | 近、远端肌肉可见收缩 |
| 3 级（M3） | 所有重要肌肉功能抗阻力收缩 |
| 4 级（M4） | 能进行所有运动，包括独立性的或协同的运动 |
| 5 级（M5） | 完全正常 |

（二）日常生活活动能力评定

常用改良的 Barthel 指数进行 ADL 评分。

（三）感觉功能评定

病损后感觉消失区往往较实际损伤小，且感觉消失区边缘存在感觉减退区。感觉功能的评定有浅感觉（触觉、痛觉、温觉）、深感觉（位置觉、振动觉）和复合感觉（两点分辨觉及实体觉）的检查，此外还可以做 Von Frey 单丝压觉试验。病损后感觉功能恢复的评定可参考英国医学研究会的分级评定表（表 12-2-2）。

表 12-2-2    感觉功能恢复等级评定表

| 恢复等级 | 评定标准 |
| --- | --- |
| 0 级（S0） | 感觉无恢复 |
| 1 级（S1） | 支配区皮肤深感觉恢复 |
| 2 级（S2） | 支配区浅感觉和触觉部分恢复 |
| 3 级（S3） | 皮肤痛觉和触觉恢复且感觉过敏消失 |
| 4 级（S3） | 到 S3 水平外，两点分辨觉部分恢复 |
| 5 级（S4） | 完全恢复 |

（四）反射检查

反射检查时需患者充分合作，并进行双侧对比检查。常用反射有肱二头肌反射、肱三头肌反射、桡骨膜反射、膝反射、踝反射等。

（五）自主神经检查

常用发汗试验。

（六）电诊断检查

对周围神经病损，电诊断检查具有重要意义，具有诊断和功能评定的价值。常用的方法如下：

1. 肌电图检查 对 GBS 有重要的诊断和评定价值，其改变与病情严重程度及病程有关，可判断失神经的范围与程度以及神经再生的情况。急性期（病后 2 周内）常有运动单位电位减少、波幅降低，但运动神经传导速度可正常，部分患者可有末端潜伏期的延长。2 周后逐渐出现失神经性电位，病程进入恢复期或更晚时，可见多相电位增加，出现小的运动单位电位，运动神经传导速度常明显减慢，并有末端潜伏期的延长，感觉神经传导速度也可减慢。

2. 神经传导速度的测定 可以确定传导速度、动作电位幅度和末梢潜伏时间。既可用于感觉神经，也可用于运动神经的功能评定，以及确定受损部位。正常情况下，四肢周围神经的传导速度一般为 40~70m/s。神经损伤时，运动神经传导速度常明显减慢，且末端潜伏期较正常人明显延长，有的部位有阻断。

# 第三节 康复治疗

## 一、临床治疗

1. 营养支持 足够的糖类、蛋白质、B 族维生素及维生素 C 等。保证电解质（如 $K^+$、$Na^+$）平衡，以防低血容量、低血压及神经肌肉兴奋性降低，尽可能给予胃肠道营养，以维持胃肠道功能及菌群平衡。

2. 辅助呼吸 如果出现呼吸肌麻痹是 GBS 的主要危险。重症患者应在重症监护病房治疗，考虑气管插管的时机，密切观察患者呼吸困难程度，最好依靠临床估计而不是血氧饱和度或动脉氧分压的下降，同时应加强护理，如定时翻身拍背、雾化吸入和吸痰等，保持呼吸道通畅，预防感染等并发症。

3. 免疫球蛋白静脉滴注（intravenous immunoglobulin, IVIG） 调节免疫网络的平衡，阻断抗体介导的免疫损害作用，促进神经再生，兼有保护全身性体液免疫抗感染的作用。应在呼吸肌麻痹前尽早施用，用于急性期患者可缩短疗程，IVIG 过敏或存在 IgA 型抗体者、心力衰竭、肾功能不全患者禁用。

4. 血浆置换（plasma exchange, PE） 通过血浆置换去除致病性抗体和细胞因子，减少对神经的损害，恢复免疫网络的平衡，宜在发病后 2~3 周内进行，用于重症或呼吸肌麻痹患者。血浆置换疗法能够改善症状、缩短疗程和减少合并症。主要禁忌证是严重感染、心功能不全、心律失常及凝血机制障碍等。血浆置换可合用激素，以预防新的抗体产生和疾病复发。

5. 激素治疗（corticosteroids） 皮质类固醇激素是最早治疗 GBS 的药物,曾广泛应用,近年来国内外有资料显示常规剂量激素并不能阻止其病情发展和缩短病程,且会产生很多不良反应。亦有试验证实短期内高剂量静脉注射甲泼尼龙联合丙种球蛋白可能有效治疗GBS,但仍存在较大疑惑,需进一步研究。

6. 其他临床治疗 此外,还应进行有效的抗感染治疗和预防并发症。而重症 GBS 及GBS 在其他药物治疗效果不佳或有用药禁忌的情况下可以试用环磷酰胺或硫唑嘌呤,辅以神经代谢活化剂,如辅酶 A、腺苷三磷酸、细胞色素 C、神经生长因子等。

## 二、康复治疗原则与方法

### （一）康复治疗原则

GBS 患者常伴有各种不同程度的运动障碍及感觉障碍,应针对不同情况进行相应的康复训练。康复治疗人员应在 GBS 患者病情平稳后,为其制订合适的康复训练计划,使患者能及早进行康复治疗。康复治疗时,应遵循个体化原则,根据不同的时期、不同的功能障碍进行有针对性的处理。早期主要是消肿、止痛、改善呼吸功能、减少卧床并发症,预防患者肌肉萎缩和关节挛缩;中、后期主要是采用各种综合治疗手段促进受损神经的恢复与再生,减慢或减轻肌肉萎缩,维持和扩大关节活动范围,预防关节挛缩、畸形等并发症的发生,增强肌力和耐力,提高步行能力和平衡协调能力,解除心理障碍,对于无法完全恢复的肢体,可使用矫形器,使患者能够最大限度地恢复生活能力和社会活动能力。

### （二）康复治疗方法

1. 呼吸功能训练 渐进式呼吸功能训练能改善恢复期吉兰-巴雷综合征患者的肺功能,改善患者运动能力,提高日常生活活动能力。在疾病发展早期,针对患者的具体情况进行相应治疗,对呼吸麻痹患者,主要进行主动腹式呼吸、辅助呼吸以及以缩唇呼气配合肢体动作进行训练。对呼吸肌肌力减弱者,进行胸部扩张练习和呼吸肌群的柔韧性训练。有肺部感染者,积极进行体位引流和排痰治疗,同时训练患者进行有效咳嗽。

2. 运动疗法 GBS 患者运动治疗主要进行肌力训练和关节活动度训练。GBS 患者可出现双侧下肢或四肢的力弱或完全麻痹。当患者的运动控制能力逐渐下降时,由于关节的制动、肢体的肿胀、疼痛、不良肢位、肌力不平衡等因素,常易出现受累关节的疼痛、肌肉短缩和萎缩、关节挛缩。

早期康复治疗主要是良肢位摆放、关节的被动运动,以防止关节挛缩畸形、肌肉失用性萎缩和压疮形成。被动运动具有重要作用,为防止肌肉挛缩变形,主要做拮抗肌被动运动,以保持正常的活动范围。受累肢体各关节,早期应做全关节活动范围各轴向的被动运动,每天至少 1~2 次,以保持受累关节的正常活动范围。若受损程度较轻,则视患者肢体麻痹程度而决定做被动运动、辅助下的主动运动或主动运动。治疗初期,应正确摆放体位,以保持肢体功能位,保护无力的肌肉,预防挛缩和失用导致的畸形。肌力在 3 级或 3 级以下时,主动活动受限,可进行持续被动活动。被动关节活动应从近端关节开始,动作轻柔,并且只活动到痛点。早期肌力训练根据患者肌力分级进行训练,若受累神经支配肌肉肌力为 0~1 级时,进行被动运动;而受累神经支配肌肉肌力为 2~3 级时,应进行助力运动、主动运动及器械性运动,但应注意运动量不宜过大,以免肌肉疲劳。

中期运动治疗主要利用患者尚存的肌力进行康复训练,对受累肌肉进行被动运动,诱发主动肌力运动,循序渐进地进行增强肌力训练（等张、等长肌肉收缩训练）及辅助器械（电动斜床站立等)的训练。受累神经支配肌肉肌力为 0~3 级时,训练如前文所述;当受累神经支配肌肉肌力为 3~4 级时,可进行适度的抗阻练习,以争取肌力的最大恢复。根据瘫痪肌肉的肌力情况决定增强肌力训练的模式,如为了训练最大肌力需做等张收缩训练,而等长收缩可训练肌肉的耐久力,并采用视觉和听觉的反馈作用提高训练效果。如下肢以静止性的负重等长训练为主,手以精细、灵活性活动为主。此期患者呼吸储备功能尚未完全恢复,肌力相对低下,容易产生疲劳,对训练引起的过劳性无力特别敏感,因此应严格按照循序渐进的原则,由助力运动过渡到主动运动。

后期(恢复期)的运动治疗由主动运动过渡到抗阻运动,采用渐进性抗阻力训练时要注意适量的原则,随着患者肌力及耐受力的增加逐渐增加活动阻力。当受累的肌肉的肌力增至 4 级时,在进行以上抗阻力运动训练同时,进行速度、耐力、灵敏度、协调性与平衡性的专门训练。训练患者翻身、起坐、坐位平衡、爬行位保持平衡、扶杠站立、平行杠内步行、扶杖步行等。肌力训练除徒手肌力训练外,还可利用沙袋、拉力器、哑铃、股四头肌训练器、腕关节训练器、手功能训练器等进行训练。日常生活能力训练进行由坐位到立位、立位平衡、站立行走的训练,同时指导患者进行进食、洗漱、沐浴、穿衣、如厕和转移活动等训练,使患者的功能得到最大限度的恢复,生活达到完全自理。

3. 物理因子治疗　物理因子治疗对于缓解疼痛、防治关节挛缩、促进随意运动的恢复等均具有一定的治疗价值。由于 GBS 患者肌力下降是由于神经疾病引起,因此电刺激疗法对受累肌肉和感觉异常者均适用。而适当时机选用肌电生物反馈或神经肌肉电刺激疗法,针对运动点进行治疗,可加强患者的肌肉收缩和感觉刺激,促进康复。失神经支配后第 1 个月,肌肉萎缩速度最快,宜及早采用电刺激疗法,防止或减轻肌肉萎缩,而在失神经后数月仍可用电刺激进行治疗。当肌肉未恢复主动运动时,对瘫痪肌肉可根据电生理检查结果选用不同波形参数的低频脉冲电刺激疗法,使肌肉产生节律性收缩,通常选用三角形电流进行电刺激,对完全失神经支配的肌肉需采用指数曲线电流,选择性作用于瘫痪肌肉。当肌肉出现主动活动时,开始使用肌电生物反馈疗法。其他物理因子的应用,如早期应用红外线、超短波、短波和微波等疗法,既有利于改善局部血液循环和局部营养,促进炎症消除以及水肿吸收,又有利于促进神经再生和神经传导功能的恢复。另外,热敷疗法可改善局部血液循环,松解粘连,缓解疼痛,帮助水肿的吸收。

4. 作业治疗　吉兰-巴雷综合征患者在病情稳定,无禁忌证情况下尽早进行作业治疗可以明显提高生活质量,早日回归家庭和社会。作业治疗通过日常生活活动能力训练和作业活动分析改进,可以促进脊髓神经血液循环,改善脱髓鞘神经部位供血,提高脊髓神经髓鞘修复能力,提高运动神经和感觉神经传导速度,使瘫痪的肌肉逐步恢复运动功能和感觉功能,进而恢复行走和日常生活能力。

日常生活活动能力训练主要进行翻身坐起、床上移动、坐位平衡训练等。日常生活活动能力的训练应始于疾病早期,在综合训练的基础上,开始如个人卫生、穿衣、进食、转移、上下楼梯等日常生活活动能力训练。除极重症 GBS 外,一般均可达到日常生活活动自理。在进行肌力训练时应注意结合功能活动和日常生活活动训练。如上肢练习洗脸、梳头、穿衣、伸手取物等动作;下肢练习踏自行车、踢球动作等。

根据功能障碍的部位、程度、肌力及耐力的检测结果,采用适宜的作业活动。随着患者肌力和耐力的增加,可逐渐增加活动的阻力。可采用如编织、皮革工作、打字、木工、雕刻、缝纫、踩自行车、修理仪器和制陶等作业治疗方法,以增加肌肉的灵活性和耐力。应用活动的上肢支持物和夹板,避免肌肉疲劳和使其获得独立完成的能力。一般由坐位活动,到直立床站立、斜板站立、站立架站立的作业活动。通过频繁地抓握和放松的手工活动或游戏,增加手的操作能力和灵敏性。当患者独立活动能力增加时,应尽早开始日常生活活动训练,如翻身、坐起、进食、穿衣、如厕、使用轮椅等,提高患者生活自理能力。随着肌力的增加,主动活动能力的改善,应通过作业活动来增加身体两侧的协调性和整合性。通过缓慢增加治疗量和工作时间来改善耐力。注意避免患者疲劳,强调关节的保护。

治疗中不断增加训练的难度和时间,以增强身体的灵活性和耐力。作业治疗可以改善肢体平衡性和协调性,使失用手恢复到实用手,提高双手精细动作能力。作业治疗还可以防止关节挛缩、变形,避免出现肩痛和肩-手综合征。在改善运动功能的同时,作业治疗对患者心肺功能改善也有很大益处。

5. 感觉训练　随着患者感觉功能的恢复,应积极进行感觉刺激。感觉脱敏者,可反复刺激过敏区,克服患者过敏现象,如将肢体置于漩涡水中 15~30min,漩涡从低速逐渐到高速。对实体感觉缺失者,可给予不同质地、不同形状的物体进行感觉功能训练。先进行触觉训练,用软的物体(如橡皮擦)摩擦手指掌侧皮肤,然后进行振动觉的训练。后期训练则涉及对多种物体大小、质地、形状和材料的鉴别,可将一系列不同大小、不同形状、不同质地、不同材料制成的物体放在布袋中让患者用手触摸辨认,如橡皮块、螺钉、硬币、钥匙、回形针和扣子等。感觉训练的原则是先进行触觉训练,再进行振动觉训练。由大物体到小物体,由简单物体到复杂物体,由粗糙质地到细滑质地,由单一物体到混合物体。

6. 康复工程　GBS 患者由于肢体长期的弛缓性瘫痪、肌力弱或完全消失,受累肌肉与其拮抗肌之间不平衡以及疼痛和水肿等因素的影响,造成受累关节功能受限,极易出现肌肉、肌腱和关节挛缩变形。早期可使用自助具或支具来补偿上下肢所丧失的功能,防止挛缩发生的最好方法是将肢体保持于良好体位,并用夹板与支具将关节取最利于日常生活的角度固定。例如上肢腕、手指肌无力者可使用夹板固定,胸神经损伤致前锯肌麻痹时,可使用复杂的肩胛带固定架,足部肌力不平衡所致足内翻、足外翻、足下垂,可使用下肢短矫形器,大腿肌群无力致膝关节支撑不稳定,小腿外翻、屈曲、挛缩,可使用下肢长矫形器。矫形器应用,除在功能训练时脱下,原则上卧床或休息时均应使用。

7. 传统医学治疗　有研究表明,中医辨证用药、针灸及推拿等治疗对 GBS 患者康复具有一定的治疗价值。针灸治疗可采用毫针刺法、电针法、头针法、耳针法等针刺不同的穴位并取得一定的治疗效果。

8. 心理治疗　由于功能障碍以及医疗所致的经济负担,GBS 患者多伴有心理问题,对这类患者应首先进行全面的心理评定,再针对性地开展心理治疗。此外,运动时过度疲劳会引发心理问题,产生一定程度的抑郁、焦虑、紧张、恐怖等神经心理学改变。因此要特别注意运动处方的设计,同时做好心理疏导工作,使患者能正确对待疾病引起的后遗症。常用的治疗方法包括支持性心理治疗、催眠术、松弛训练、生物反馈疗法、森田疗法等。治疗时不急躁不厌烦,可采用心理咨询、集体治疗、患者示范等方式来消除或减轻患者的心理障碍,使其发挥主观能动性,积极地进行康复治疗。

### 三、康复结局

研究显示,本病为自限性疾病,一般多于发病 4 周时达到高峰,症状和体征停止进展,经数周或数月恢复,恢复中可有短暂波动,很少复发。患者存活率很高,有少部分患者死于呼吸肌麻痹,幸存者中,大约95%在6个月~2年内完全恢复。完全恢复的患者可重新获得正常肌力,并在全范围或接近全范围内进行关节活动,触觉、前庭觉和本体感觉恢复正常或接近正常,可独立进行行走,恢复手的基本生活活动功能,能独立进行日常生活活动、生产活动和娱乐活动。有前期空肠弯曲菌感染的患者预后较差;以轴索变性为主的患者病程较迁延且恢复不完全;高龄、起病骤急或辅助通气者预后不良。早期进行有效的治疗及支持疗法可降低重症患者的病死率。

### 四、健康宣教

平时应尽量注意饮食卫生,避免腹泻、感冒等可诱发GBS发生的影响因素。当患者出现快速进行性麻痹时,需要尽快诊断GBS。而为了改善患者愈后,研究应继续致力于识别疾病严重程度的新生物标志物,以及避免轴突损伤的更好方法。所有GBS患者都需要细致的监护,并能从支持性护理和早期的具体治疗中获益。一旦患病就需要细致的防护,GBS发病后有可能累及呼吸肌,应注意保持呼吸道通畅,及时排痰,注意患者的呼吸情况变化。现有的治疗方法在许多患者中并不充分,尤其是在存在急性炎性脱髓鞘多发性神经病变的情况下。因此,应鼓励患者家属帮助患者进行肢体被动活动,改善关节活动,增加全身肌肉力量,改善肺通气,促进血液循环。GBS发病后应综合采用各种治疗手段进行恢复,促进受损神经的恢复与再生,减慢或减轻肌肉萎缩,注意预防关节挛缩、畸形、压疮等并发症的发生,增强肌力和耐力训练,解除心理障碍。使患者最大限度地恢复自主生活能力和社会活动能力,从而回归家庭和社会。

### 参 考 文 献

[1] 倪朝民.神经康复学.北京:人民卫生出版社,2008.

[2] 孟香沂.吉兰巴雷综合征谱系疾病诊疗进展.国际儿科学杂志,2016,43(11):847-853.

[3] 杜秋萍,刘中奇,王淑改等.吉兰巴雷综合征康复治疗的疗效探讨.中国实用神经疾病杂志,2008,11(8):18-20.

[4] 孔繁荣,莫一琨等.吉兰-巴雷综合征的评定与治疗观察.中国康复理论与实践,2007,13(2):169-170.

[5] 李双英,付家和.急性炎症性脱髓鞘性多发性神经病的诊治分析.World Latest Medicine Information(Electronic Version),2017,17(13):58.